Lip Aesthetic and Perioral Rejuvenation for the Orientals

潘柏林//主编

东方人唇部美容与口周年轻化手术图解

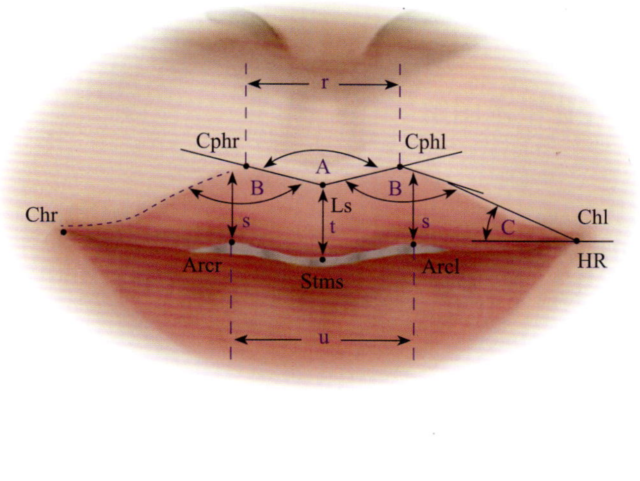

北京大学医学出版社

DONGFANGREN CHUNBU MEIRONG YU KOUZHOU NIANQINGHUA SHOUSHU TUJIE

图书在版编目（CIP）数据

东方人唇部美容与口周年轻化手术图解 / 潘柏林主编．—北京：北京大学医学出版社，2021.2

ISBN 978-7-5659-2347-0

Ⅰ.①东…　Ⅱ.①潘…　Ⅲ.①唇－美容术－图解
Ⅳ.① R782.2-64

中国版本图书馆 CIP 数据核字（2020）第 247763 号

东方人唇部美容与口周年轻化手术图解

主　　编：潘柏林
出版发行：北京大学医学出版社
地　　址：（100083）北京市海淀区学院路 38 号　北京大学医学部院内
电　　话：发行部 010-82802230；图书邮购 010-82802495
网　　址：http：//www.pumpress.com.cn
E-mail：booksale@bjmu.edu.cn
印　　刷：北京金康利印刷有限公司
经　　销：新华书店
责任编辑：李　娜　**责任校对：**靳新强　**责任印制：**李　啸
开　　本：889 mm × 1194 mm　1/16　**印张：**21.75　**字数：**478千字
版　　次：2021年2月第1版　2021年2月第1次印刷
书　　号：ISBN 978-7-5659-2347-0
定　　价：280.00元

本书由

北京大学医学科学出版基金资助出版

编委会名单

主　编

潘柏林

副主编

汪海滨　刘筱菁

主　审

赵振民（北京大学第三医院）
李　东（北京大学第三医院）

编　委（按姓名汉语拼音排序）

安　阳（北京大学第三医院）
曹培培（北京明德医院）
曹　烨（北京大学口腔医院）
常瑞华（北京明德医院）
丁　鹏（北京普瑞美口腔）
段　婧（广东省第二人民医院）
郝　光（北京大学第三医院）
洪伟晋（广东省第二人民医院）
贾　珊（北京大学第三医院）
李方伟（广东省第二人民医院）
李华刚（重庆奥妃整形美容门诊部）
林福传（广东省第二人民医院）
林恒如（北京伊美尔医疗集团上海瑞阳整形医院）
刘筱菁（北京大学口腔医院）
刘艳华（广东省第二人民医院）
龙　艳（贵州省人民医院）
潘柏林（北京大学第三医院）
万俊华（广州星面孔医疗美容门诊部）
汪海滨（广东省第二人民医院）
王绥江（广东省第二人民医院）
魏明慧（北京薇琳医疗美容医院）
武思乔（北京大学第三医院）
辛　语（辛语文绣）
闫　夏（北京赛德阳光口腔）
张思源（北京大学第三医院）
张　颂（北京大学第三医院）
张有良（广东省第二人民医院）
赵润蕾（北京大学第三医院）
赵葳蕤（广东省第二人民医院）
赵振民（北京大学第三医院）
周文武（安徽省蚌埠市第一人民医院）
周　洋（北京大学口腔医院）

绘　图

陈　静（北京大学第三医院）

主编简介

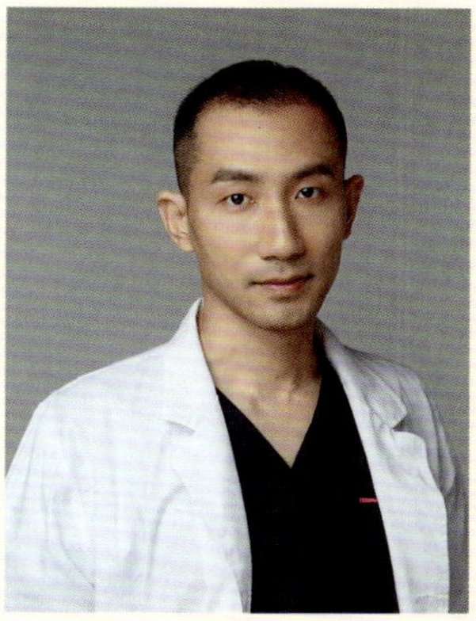

潘柏林，北京大学第三医院成形外科副主任医师、副教授；2002 年毕业于北京大学医学部临床医学专业，2008 年获得北京大学整形外科学博士学位；日本东京昭和大学形成外科访问学者。

擅长唇部整形美容新术式的研究与实践，在传统唇部手术术式基础上，结合当前亚洲女性审美需要，先后开展上唇人中短缩手术、口角上提手术、唇部综合整形等新兴唇部整形项目，运用综合诊疗技术进行唇裂继发畸形的美学修复，与多个中心的口腔颌面外科及正畸专业合作开展口腔 - 牙齿 - 唇部联合序列治疗项目，打造“微笑美学”的唇齿结合理念、牙齿正畸与修复联合唇部综合整形的美容序列治疗等。

在国内率先构建“跨性别”综合诊疗团队，联合多学科开展心理支持、激素替代、性别重置手术、气质塑造等序列诊疗服务，为跨性别人群提供专业医疗与照护以及人文关怀。开发《跨性别心理行为量表》、“TransMed”微信小程序等跨性别医疗专利。

现任国际美容整形外科协会（ISAPS）会员，世界跨性别健康专业协会（WPATH）成员，国内首个跨性别专项基金“栢林基金”发起人，“中国微笑行动”唇腭裂救治志愿医生，联合国开发计划署中国性 / 别少数群体权益保护政策顾问团特邀医疗专家，中国整形美容协会微创与皮肤美容分会委员。

副主编简介

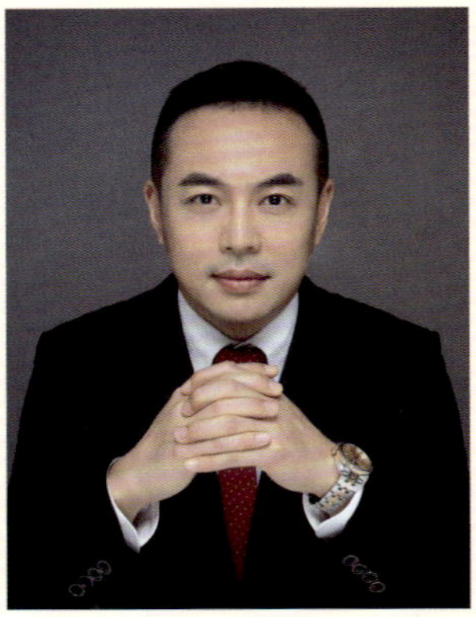

汪海滨，广东省第二人民医院整形美容科副主任、主任医师、硕士生导师；南方医科大学医学博士，美国明尼苏达大学访问学者。任中国整形美容协会乳房整形分会常委兼秘书长，中国妇幼保健协会医疗美容专委会常务副会长、乳房整形学组组长，中国整形美容协会眼整形分会常委，广东省医学会整形外科学分会常委，广东省医师协会整形外科分会常委，中华医学会整形外科学分会耳再造学组委员；《中华医学美学美容杂志》编委、专栏主编，《中华实验外科杂志》《中国美容整形外科杂志》编委。擅长各种耳郭畸形的诊治、眼部综合整形、乳房整形、唇部整形、面部微创注射微整形等。

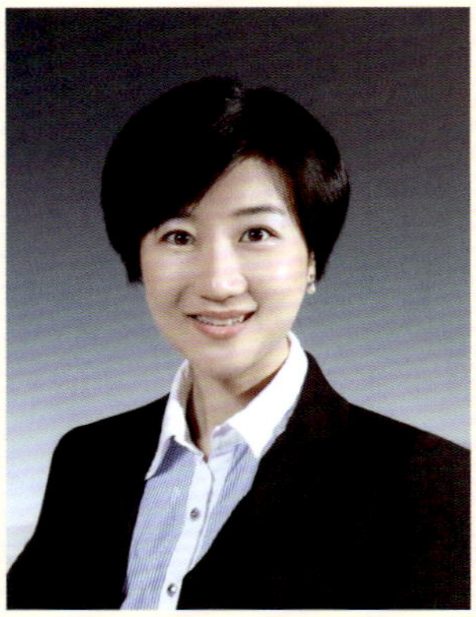

刘筱菁，北京大学口腔医院激光整形美容室主任、颌面外科副主任医师。任中华口腔医学会口腔医学计算机专业委员会委员、中国整形美容协会美容与再生分会常务理事、北京医学会激光医学分会委员、中国卫生信息与健康医疗大数据学会第一任委员，国际坚固内固定协会（AO）亚太地区讲师。作为课题负责人承担国家科技部 863 计划、国家自然科学基金等多项省部级以上科研项目。SCI 收录论文 50 余篇（第一作者及责任作者 12 篇），获得发明专利 2 项。擅长正颌外科手术、面部整形美容手术、注射美容、激光美容治疗等。

序　一

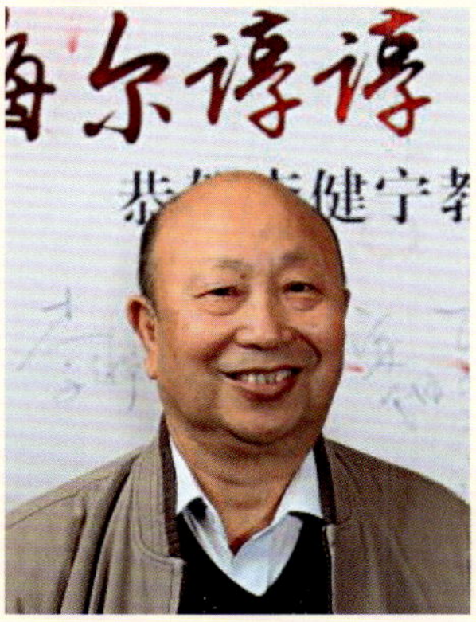

编者注："仰之弥高，钻之弥坚"。感谢导师引领走进整形外科的大门，谨以此书报答导师的谆谆教诲和无微不至的关怀，师恩毕生难忘！

拜读潘柏林医师主编的《东方人唇部美容与口周年轻化手术图解》一书，甚感欣慰！

一晃 15 年，昔日的爱徒潘柏林今日已成长为唇部美容领域中的先行者。他在整形外科基本原则的基础上，善于总结经验，经过多年的积极探索，闯出一条与众不同的别样路线，我为之自豪！尤其潘医生愿意将自己的探索经验毫无保留地与同道分享，精神可嘉！

本书的出版有助于满足当前业界对唇部整形项目的学习需求，从基础概念、实用手段、专题讲座等方面，同时结合当前医疗美容市场对唇部美容的新概念和观点，循序渐进地对唇部整形美容进行了详尽的介绍和剖析，在国内尚未有同样专题著作出版的情况下，具有创新性意义。本书涉及内容全面，逻辑清晰，语言流畅易懂，配图形象生动，图文并茂，有助于读者更好地掌握唇部整形美容的基本概念与技能，是值得推广的唇部整形美容专业书籍。

愿潘医生不忘初心、再接再厉，为唇部整形美容事业再创佳绩！

北京大学第三医院成形外科

序　二

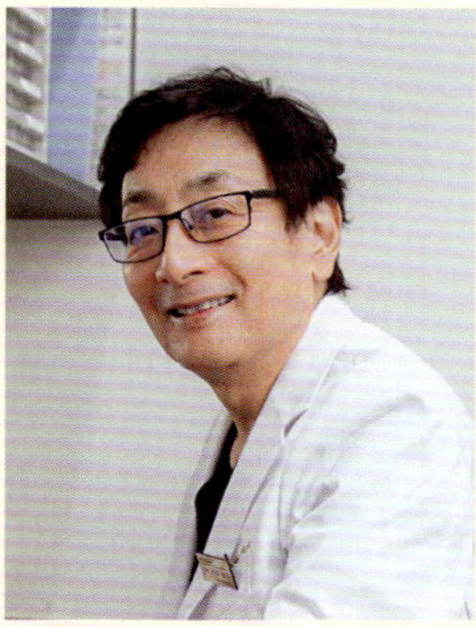

编者注：感谢酒井先生在2011年时给予的帮助与指导，并且无私传授“上唇人中短缩手术”技巧的跨国恩情！先生平易近人，亦师亦友，感恩终生。

唇の形というと、一般の方はあまり興味を持たないかもしれません。しかし、「くちびる」の形は、顔の微妙な美しさに関与しています。最近では、目や鼻と同様に、唇に関心を持つ患者様も増えているようです。

まず、赤唇部では、厚すぎても薄すぎてもだめな様です。また、微妙なカーブの存在も大切です。上口唇では、M型がきれいとか、口角部が微妙にあがる、スマイルリップが良いなどと言われています。

さらに上口唇赤唇部の上方、鼻孔の下の部位は上口唇白唇部と言われ、ここが長すぎる事も悩みのタネになる事があります。また、この部位では「人中」と言われる特別な形態があります。小さな峰（人中陵）と谷（人中窩）の存在です。これらの形態を整える人中短縮術や人中形成術が考案されています。これらの人中に関する手術の基本となるのは、唇裂形成で行う口輪筋の前鼻棘への釣り上げです。つまり、人中形成は唇裂手術の技術の応用なのです。ただ、上口唇の皮膚を切除するだけでは、人中形成はできません。

口唇に関わる手術は繊細にしてデザイナブルなのです。そして形成外科の縫合技術の巧みを必要とします。

この書が、形成外科を目指す若い医師の指南書として、また、形成外科専門医の医師のさらなる技術の磨きとなることを信じてやみません。

酒井倫明

日本形成外科学会　専門医　指導医・医学博士

序二译文

说起嘴唇的形状，一般人可能不太感兴趣。但是，嘴唇的形状与面部微妙的美丽有关。近年来，与追求眼睛、鼻子的美丽一样，对嘴唇很感兴趣的求美者也在逐渐增多。

首先，红唇太厚或太薄都会影响美观。其次，精致的唇形曲线也很重要。当前，上唇呈“M”形比较漂亮，嘴角部分稍微上扬，“微笑唇”也比较受欢迎。

上唇红唇上方、鼻孔下方的部位被称为上唇白唇部，此处过长也会成为烦恼的根源。该部位有被称为“人中”的特殊形态，由“小峰”（唇峰）和“谷”（唇谷）构成。改善这些形态的人中短缩术和人中成形术被设计出来。这些与人中有关的手术是基于唇裂修复术的口轮匝肌的前鼻棘悬吊技术。也就是说，人中整形手术是唇裂手术技术的延伸应用。只切除上唇的皮肤，人中结构不能形成。

唇部整形手术需要精细设计和操作，并对整形外科缝合技术有较高要求。

这本书可以作为以整形外科为目标的年轻医生的指南书。同时，我相信它会成为整形外科专科医生进一步提高技术的参考书。

酒井倫明

日本形成外科学会　专门医　指导医・医学博士

序　三

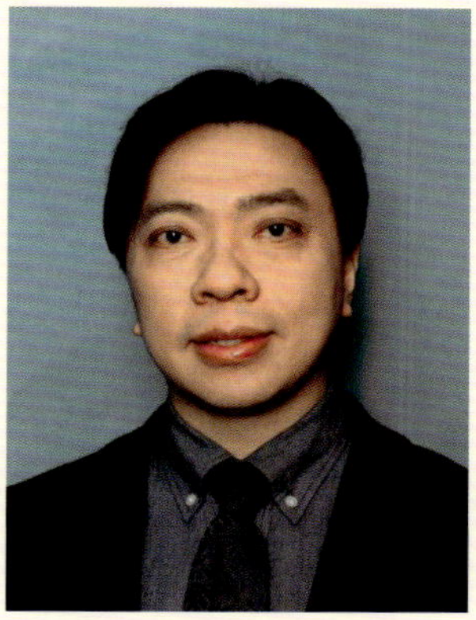

编者注：感谢林晓曦老师给予的指引与感化，林老师的勤奋、自律、谦和和包容永远是后辈的榜样！

在整形美容外科领域，现在大家经常谈到眼鼻整形、轮廓整形以及微创注射这些核心话题。而口唇及其相关的骨骼及轮廓本处于面部核心部位，却因为在骨性和软组织整形中涉及非常专业的技术门槛，让很多从事这一领域的医生避而远之，甚至望而却步。这两个门槛分别是正颌外科技术，以及口唇软组织美学、重建理论及实践体系。

北京大学第三医院（以下简称北医三院）成形外科作为医疗美容行业的先驱者之一，历来以严谨谦逊的学风及良好的美学修养备受同行推崇和敬重。多年来，我们和北医三院成形外科的同仁们保持着深厚的友谊。初次结识潘柏林博士大约在十年前，他作为年轻医生在上海交通大学医学院附属第九人民医院（以下简称上海九院）整复外科进修学习，当时给我的印象是他非常有学术追求、谦逊实在。有两件事情给我们留下了深刻的印象：借当年北医三院承办中华医学会医学美学与美容学分会年会的机会，潘医生精心安排了一次南北专家们的联谊会，留下很多美好的回忆；后来，潘医生把在上海九院的学习交流体会在丁香园论坛上做了很细致的实时分享，让很多同道都身临其境，很受欢迎，又增进了友谊。

十年间，我们能看到潘柏林博士的成长，在一个并没有被学界广泛关注的新兴领域，大胆尝试，另辟蹊径。当中经历过的艰辛，我感同身受，但信念执着才是发展至今的核心动力！

祝贺本书的出版，为从事面部整形美容尤其是唇部与口周整形美容的同道提供参考，也希望口腔颌面外科同行多给予指正，并能从中受益。祝愿大家能够坚持这一份追求，继续推动唇部与口周相关整形美容领域的理论和实践发展。

林晓曦

上海交通大学医学院附属第九人民医院整复外科

前　言

对于唇部整形美容的兴趣产生，起初源于我的一些社交习惯。在与人说话沟通时，有些人的目光习惯落在对方的眼睛上，而我却通常会落在口唇及其周围。久而久之，出于职业思维习惯，我会比较用心地去赏析唇部的美。我发现，无论是静态还是动态，唇部及口周结构对于表达人的情感、气质、魅力，以及对面部整体美学的作用都相当重要。我也产生了一些疑惑，同为面部重要美学单位的五官之一，为何唇部远不如眼部和鼻部受到大众以及同行的关注？这是本土现象吗？我带着这个疑问查阅了一下国外的数据和文献。我发现早在 20 世纪八九十年代，就有一些知名学者发表过以大量案例总结研究为基础的唇部美容与年轻化的学术文章；然而直到去年为止，我们查阅国际美容外科权威组织——国际美容整形外科协会（International Society of Aesthetic Plastic Surgery, ISAPS）的调查数据后发现，唇部美容依旧没有作为一个独立的亚专业纳入学术分野中。可见该领域尽管有需求，但尚未达到一个体面的学术高度，甚至在行业中，尽管有不少唇腭裂修复整形的教材和专著，但迄今为止尚未有一部唇部美容方面的学术著作出版。这也成为我编写出版此书的原动力之一。

也许是兴趣驱动，又或者是不愿在热门专业竞争的性格使然，我始终坚持着这个专业方向，并且对其前景充满信心。于是，从早先输出一些美学观点的文章开始，到逐步吸纳一些符合适应证的求美者，我开始了这个“蓝海领域”的试步。在早期的探索中，面临的最大困难是参考资料非常有限。虽然有些项目如上唇人中短缩（upper-lip lift）等在欧美很早就见文献报道，但是在瘢痕风险成倍增加的东亚人群中的手术经验借鉴却寥寥无几；而近几年在流行趋势推动下出现的一些唇部美容项目诸如“M 唇”“花瓣唇”“口角上提”等，更是毫无参考，我只能硬着头皮下刀，尝试“吃第一只螃蟹”。在该领域技术经验普遍欠成熟的前期，我们用真诚服务赢得了口碑，从而积累了越来越多的求美者；同时也得益于中国市场的无限潜力，尽管是相对冷门的项目，也同样出现了成规模的求美者群体，民间的知识传播、经验分享不断涌现。经过十年的摸索实践，我们逐渐探索出一些具备理论体系的审美观点、治疗策略、手术方式、护理流程等，并且逐渐完善团队的服务标准、规范化流程、技术力量的可持续发展、相关领域的合作、科研的同步等，打造出专注于唇部美容整形的学院品牌。

本书内容绝大部分源于本团队多年的临床实践经验，包括审美策略、操作技术、市场动向、服务理念等，而一些唇部美学序列治疗中涉及的周边领域也邀请了相关专业的权威专家共同编写。从唇部美容的美学基础、基本技能开始，到当前各种流行项目的具体手术讲解，以及最终综合成唇部美容与整形相关专题的序列治疗策略。本书涵盖了人中部位整形、上下红唇部位整形、口角整形、颏部整形、唇部注射微整形，以及注射后并发症处理、唇部与口周年轻化、唇裂继发畸形、唇部瘢痕、唇部缺损、颌面畸形等多方面内容，其中大部分内容尚未见于其他现有的整形美容专业书籍中，可谓“首次亮相”，希望能为从事唇部整形美容或对该领域感兴趣的同道提供参考。

诚然，正如大家所知，出于严谨的治学态度，一个成熟的治疗方案需要多中心的参与、长时间的随访和大样本的研究，才能得出经得起推敲和值得推广的结论及应用指南。而唇部整形美容是近年来才逐渐受到关注并且呈日益上升的趋势，目前尚未处于全面普及阶段，行业中对此领域的研究和摸索也尚未完全成熟，很多经验仍处于积累和考证阶段。故本书中的内容亦可能存在欠缺之处，恳请广大读者批评指正，共同进步。

感谢所有参与本书编写的专业人员的无私付出，感谢李健宁教授、酒井倫明教授、林晓曦教授、赵振民教授、李东教授对本书内容的批阅与指导，感谢北京大学医学出版社的帮助与支持，感谢所有在本书编写与出版过程中提供过帮助的同道及朋友们，也衷心感谢我的团队成员多年的支持与同行！新的时代，也赋予行业新的使命。希望通过我们大家的努力，能使唇部整形美容领域的学术高度和行业标准在国内乃至国际上都有更进一步的提升。

北京大学第三医院成形外科

目 录

基础篇

实战篇

进阶篇

基础篇

唇部美容及口周年轻化的基本术语、审美基础、治疗规范流程与基本操作技术。

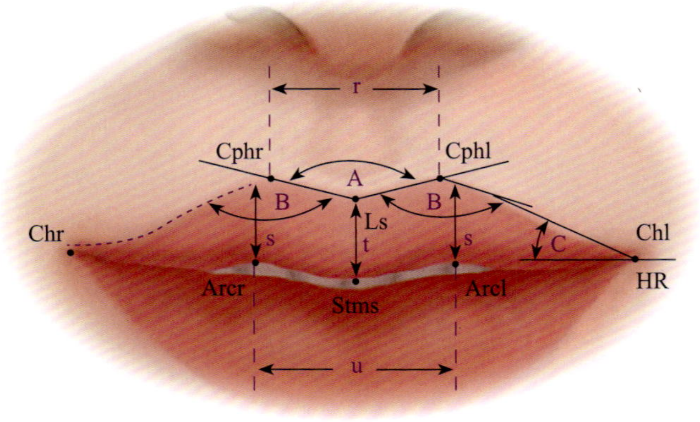
r
Cphr
Cphl
A
B
B
Ls
Chr
s
t
s
C
Chl
Arcr
Stms
Arcl
HR
u

第一章

唇部与口周美学标准化名称

俗话说："工若善其事，必先利其器"。在开始本书内容之前，我们首先必须要规范该领域所涉及的行业标准术语。众所周知，近几年唇部美容在国内发展迅速，在市场的推动下，越来越多的新型手术方式逐渐产生、改良并且被推广应用。在此过程中，伴随产生了诸多新的唇部美学概念与名词，其中有很多精细的形态学描述尚未在传统的整形美容外科教材中被提及，某些众所周知的美学结构也只有"俗称"，缺乏标准化的统一用语。

为了对唇部美容相关术语进行标准化统一，潘柏林医生团队参考了国外相关英文文献 48 篇、国内中文文献 26 篇、国外英文学术著作 3 部、国内学术著作 2 部、国内医学美学教材 1 部和医学美容行业网站 14 个，对于已经通用的传统唇部美学名称予以沿用，对目前国内尚无标准术语，而国外文献已有英文术语的美学名称予以翻译；对国外亦无标准术语的美学名称，在参考国内行业习惯以及相关文献资料的基础上予以命名。

一、唇部及口周美学亚单位标准名词（按照美学部位排序）

1. **上唇白唇**（cutaneous upper-lip）[1]　是指双侧鼻翼、鼻孔、鼻小柱根部以下，双侧鼻唇沟以内，上唇唇红缘（"丘比特弓"）以上的皮肤组织所在的区域范围[2]。本名称沿用传统医学美学术语。

2. **鼻唇沟**（nasolabial crease）[3-5]　英文又称"nasolabial fold"[2,6]，中文俗称"法令纹"，是颧和唇之间的界沟，其位置在鼻翼两侧至嘴角两侧，其加深是由于上唇方肌收缩运动时，面颊部松弛的组织和上唇白唇部位致密的组织相互作用的结果。本名称沿用传统医学美学术语。

3. **鼻翼**（nasal alar）[7-9]　是指从鼻尖两侧延伸至上唇和面颊部的鼻孔侧壁，鼻尖两侧呈弧状隆起的部分。本名称沿用传统医学美学术语。

4. **鼻槛**（nostril sill）[7-9] 个别英文文献中称“nasal sill”[10]，是指于鼻小柱底部和鼻翼底部之间水平的脊状突起，通常是鼻肌基底部本身的体积容量造成的隆起。该肌肉从鼻肌翼部发出后向上向内走行止于鼻底处皮肤。本名称沿用传统医学美学术语。

5. **鼻小柱根部**（base of the nasal columella）[6-8] 鼻小柱与上唇白唇连接处。本名称沿用传统医学美学术语。

6. **人中嵴**（philtral columns）[1,6,11-13] 部分英文文献称“philtral ridge”[3,14-15]，是指唇峰与鼻小柱基底之间隆起的连线，是两侧口轮匝肌口周部纤维在白唇皮肤交错连接形成所致[16-17]。本名称沿用传统医学美学术语。

7. **人中沟**（philtral groove）[16] 也称“人中凹”，部分英文文献称“philtral dimple”[3,18]，是指于上唇白唇上方、两侧人中嵴之间的一条发育程度不同的纵沟。本名称沿用传统医学美学术语。

8. **上唇唇红缘**（vermilion border of upper-lip）[13-14,19] 也称“红唇缘”“白线”，是指上唇及下唇的红唇与白唇交界线，上唇唇红缘呈弓形，具备“唇峰”和“唇谷”曲线，亦被形象地称为“丘比特弓”（Cupid's bow）[15]。本名称沿用传统医学美学术语。

9. **唇嵴**（white roll）[3,15-16,20] 上唇唇红缘高出于皮面的条状隆起，系因口轮匝肌口唇部中央向前弯曲形成[16]。本名称沿用传统医学美学术语。

10. **唇峰**（peak of Cupid's bow）[17,21] 上唇唇红缘在双侧人中嵴尾侧端表现为山峰样抬起，构成“丘比特弓”的最高处，系因同侧提上唇肌部分肌纤维直接止于唇峰处的黏膜所致[16]。本名称沿用传统医学美学术语。

11. **唇谷**（valley of Cupid's bow） 是上唇唇红缘的中央最低凹处，两侧唇峰的内侧部分，上接人中沟，下与唇珠相毗邻。既往医学术语中尚未有该定义的标准命名，参考行业现行用语习惯以及对应中文“唇峰”的表达方式予以命名。

12. **唇弓内侧嵴**（medial segment of Cupid's bow，Ls-Cph）[13,22] 是指上唇唇嵴在同侧唇峰点与唇谷点之间的部分。参考国内相关文献予命名。

13. **唇弓外侧嵴**（lateral segment of Cupid's bow，Cph-Ch）[13,22] 是指上唇唇嵴在同侧唇峰点与口角点之间的部分。参考国内相关文献予命名。

14. **上唇红唇**（vermilion of upper-lip） 是指上唇唇红缘以下，口裂以上，两侧口角点之间的红唇组织所在区域。本名称沿用传统医学美学术语。

15. **红唇体**（vermilion of lip）[23] 包含红唇黏膜、黏膜下组织、腺体（唇黏液腺）和肌肉（口轮匝肌）。本名称沿用传统医学美学术语。

16. **中央唇珠**（central tubercle/vermilion tubercle）[11,23-25] 上唇红唇体中央部分两侧穹窿之间的

红唇组织，通常表现为向前、向下凸出的相对丰满的球状隆起。本名称沿用传统医学美学术语。

17. **穹窿**（upper arches） 上唇红唇唇珠外侧，口裂呈向上弯曲的弓状段。国外部分文献中表达为“upper arches”[26]，尚未有中文名称，参考行业现行用语习惯予以命名。

18. **唇阜**（lateral thickenings） 上唇口角内侧增厚凸出的红唇组织，也可能不明显或缺如，丰满者可产生口角上扬的视觉效果。国外部分文献中表达为“lateral thickenings”[26]（上唇外侧增厚），尚未有中文名称。因其局部隆起的形态特点，参考“泪阜”“阴阜”等中文用语习惯，试命名为“唇阜”。

19. **干湿唇交界线**（vermilion-mucosal junction）[1] 或称红线（wet line/red roll），指红唇的干性黏膜与湿性黏膜之间的交界线。

20. **口角**（oral commissure）[12,27-28] 个别英文文献称“corner of the mouth”[28-30]，是指上下唇在两侧的汇合处，也是颧大肌、颧小肌、提上唇肌、提口角肌、笑肌、降口角肌等各表情肌的共同止点。两侧口角距离反映口裂的大小。本名称沿用传统医学美学术语。

21. **口裂**（oral fissure）[31-32] 上唇红唇和下唇红唇之间的裂隙。静息状态自然闭合时呈一条线，称口裂线。本名称沿用传统医学美学术语。

22. **上唇游离缘**（lip line of the upper-lip）[20,33] 放松状态平行红唇体正面观时上唇红唇体的下缘。本名称沿用传统医学美学术语。

23. **下唇红唇**（vermilion of lower-lip）[34] 是指下唇唇红缘以上，口裂以下，两侧口角点之间的红唇组织所在的区域。本名称沿用传统医学美学术语。

24. **下唇侧唇珠**（paramedian tubercles of lower-lip） 也称“旁正中结节”，左右各一，是下唇红唇矢状中央沟两侧相对丰满的红唇组织，也可能不明显或者缺如。该结构在注射丰唇领域中多受关注，国外部分文献中表达为“paramedian tubercles”[26]，尚未有中文名称，参考行业现行用语习惯予以命名。

25. **下唇矢状中央沟**（central notching of lower-lip） 下唇红唇正中央的矢状沟或凹陷明显者可相对映衬出两侧的侧唇珠，亦有不明显或者缺如者。也可通过注射或手术方式人工成形。国外部分文献中表达为“central lower-lip notching”[35]，尚未有中文名称，参考行业现行用语习惯予以命名。

26. **下唇唇红缘**（vermilion border of lower-lip） 是下唇红唇与白唇皮肤相交界的边界线。本名称沿用传统医学美学术语。

27. **下唇游离缘**（lip line of the lower-lip）[36] 放松状态平行红唇体正面观时下唇红唇体的上缘。本名称沿用传统医学美学术语。

28. **颏唇沟**（labiomental crease）[3,12] 下唇与颏部（颏前点）之间的凹陷或折痕称为颏唇沟，也可能不明显或者缺如。本名称沿用传统医学美学术语。

29. **木偶纹**（marionette lines）[27,37-38] 又称“流涎纹”，指下颊部由于脂肪及皮肤松弛下垂引起与颏部相对紧致的皮肤组织之间形成的皱褶。本名称沿用传统医学美学术语。

二、唇部及口周美学标志点标准名词（按照美学部位排序）

1. **鼻底点**（subnasale，Sn）[3,12,-13] 个别文献称“鼻下点”[39]，是上唇白唇皮肤与鼻小柱根部连接线的中点。本名称沿用传统医学美学术语。

2. **人中嵴顶点**（apex of philtral column，Sbal）[13] 是人中嵴与鼻小柱根部的交点，其又进一步可分为左侧人中嵴顶点（Sball）和右侧人中嵴顶点（Sbalr）。本名称沿用传统医学美学术语。

3. **唇峰点**（crista philtri，Cph）[13,40] 双侧唇峰的最高点，进一步可分为左侧唇峰点（Cphl）和右侧唇峰点（Cphr）。本名称沿用传统医学美学术语。

4. **唇谷点**（labrale superius，Ls）[41-42] 是上唇唇红缘的中点，唇谷最低点。国外文献中有相关英文名称及缩写，国内个别文献称“人中点”[13]，但笔者认为容易引起歧义，依据中文习惯命名为“唇谷点”。

5. **口裂点**（stomion，Stm）[3,14,16,18] 是指静息状态下，双唇自然闭合时，上下唇闭合时交接的最前点，即口裂线中点。国外文献中有相关英文名称及缩写，中文名称参考个别中文文献予以命名[13]。其进一步可分为上唇口裂点（Stms）和下唇口裂点（Stmi）。

6. **穹窿点**（top point of the upper arches，Arc） 指上唇游离缘在穹窿处的最高点。个别文献用“唇珠外侧口裂点”（缩写Lsto）[13]形容唇珠的外侧端，但笔者认为该名词未能准确表达“穹窿最高点”的定义，故依据中文习惯在“穹窿”的基础上命名。其进一步可分为左侧穹窿点（Arcl）和右侧穹窿点（Arcr）。

7. **唇阜点**（lowest point of the lateral thickenings，Lth） 是上唇唇阜结构最低点，在“唇阜”的基础上命名。又进一步可分为左侧唇阜点（Lthl）和右侧唇阜点（Lthr）。

8. **口角点**（cheilion，Ch）[43-44] 是口角的最外侧点，即上唇唇红缘及下唇唇红缘在两侧口角的交点。国外文献中有相关英文名称及缩写，尚未有中文名称，参考行业现行用语习惯予以命名[13]。又进一步可分为左侧口角点（Chl）和右侧口角点（Chr）。

9. **下唇侧唇珠顶点**（top point of the paramedian tubercles，Pmt） 是侧唇珠的最高点。尚未有中英文命名，参考行业现行用语习惯予以中文及英文命名。进一步可分为左侧侧唇珠顶点（Pmtl）和右侧侧唇珠顶点（Pmtr）。

10. **下唇唇红缘中点**（labrale inferius，Li）[45-47] 是下唇唇红缘的中点。

11. **颏唇沟中点**（sublabiale，Sl）[13,22,48] 是颏唇沟正中最深点。本名称沿用传统医学美学术语。

12. **颏前点**（pogonion，Pog）[13,18,20,22,49] 根据实际表达含义又可区分为“软组织颏前点”及“骨性颏前点”[50-51]，前者指头部以 Frankfort 眶耳平面定位时，颏部软组织在正中矢状面上的最前点。本名称沿用传统医学美学术语。

13. 颏下点（menton，Me）[13,18,20,22,49] 根据实际表达含义又可区分为“软组织颏下点”及“骨性颏下点”[50-51]，前者指头部以 Frankfort 眶耳平面定位时，颏部软组织在正中矢状面上的最低点。本名称沿用传统医学美学术语。

唇部美学亚单位及标志点如图 1-1 所示。

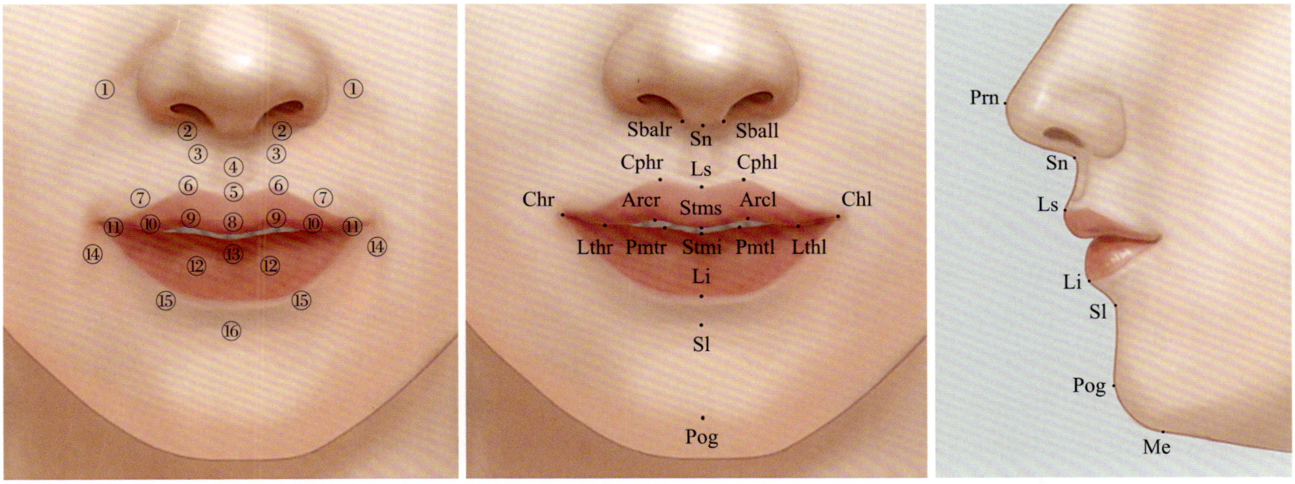

图 1-1 唇部美学亚单位及标志点（示意图）

❶ 鼻唇沟；❷ 鼻槛；❸ 人中嵴；❹ 人中沟；❺ 唇谷；❻ 唇峰；❼ 上唇唇红缘；❽ 上唇中央唇珠；❾ 穹窿；❿ 唇阜；⓫ 口角；⓬ 侧唇珠；⓭ 下唇矢状中央沟；⓮ 木偶纹；⓯ 下唇唇红缘；⓰ 颏唇沟

Prn：鼻尖点；Sn：鼻底点；Sbalr：右侧人中嵴顶点；Sball：左侧人中嵴顶点；Ls：唇谷点；Cphr：右侧唇峰点；Cphl：左侧唇峰点；Arcr：右侧穹窿点；Arcl：左侧穹窿点；Lthr：右侧唇阜点；Lthl：左侧唇阜点；Chr：右侧口角点；Chl：左侧口角点；Stms：上唇口裂点；Stmi：下唇口裂点；Pmtr：右侧下唇侧唇珠顶点；Pmtl：左侧下唇侧唇珠顶点；Li：下唇唇红缘中点；Sl：颏唇沟中点；Pog：颏前点；Me：颏下点

（潘柏林 龙 艳）

参考文献

[1] Sarnoff DS, Gotkin RH. Six steps to the “perfect” lip. J Drugs Dermatol, 2012, 11(9): 1081-1088.

[2] Carey JC, Cohen MM, Curry CJ, et al. Elements of morphology: standard terminology for the lips, mouth, and oral region. Am J Med Genet A, 2009, 149A(1): 77-92.

[3] Ponsky D, Guyuron B. Comprehensive surgical aesthetic enhancement and rejuvenation of the perioral Region. Aesthet Surg J, 2011, 31(4): 382-391.

[4] Guyuron B, Michelow BJ. Nasolabial crease: a challenge, a solution. Plast Reconstr Surg, 1994, 93(3): 522-529.

[5] Guyuron B. The armamentarium to battle the

recalcitrant nasolabial crease. Clin Plast Surg, 1995, 22(2): 253-264.
[6] Raphael P, Harris R, Harris SW. Analysis and classification of the upper lip aesthetic unit. Plast Reconstr Surg, 2013, 132(3): 543-551.
[7] 姜婵媛．鼻槛的特征及唇裂鼻槛畸形修复方式的研究进展．实用口腔医学杂志，2015, 31(5): 720-723.
[8] Gunter JP, Rohrich RJ, Adams WP. 达拉斯鼻整形术．2 版．李占强，牛勇敢．北京：人民卫生出版社，2009: 4-8.
[9] Weston GW, Poindexter BD, Sigal RK, et al. Lifting lips: 28 years of experience using the direct excision approach to rejuvenating the aging mouth. Aesth Plast Surg, 2009, 29(2): 83-86.
[10] Foda HMT. Nasal base narrowing: the combined alar base excision technique. Arch Facial Plast Surg, 2007, 9(1): 30-34.
[11] Perenack JD, Biggerstaff T. Lip modification procedures as an adjunct to improving smile and dental esthetics. Atlas Oral Maxillofac Surg Clin North Am, 2006, 14(1): 51-74.
[12] Kar M, Muluk NB, Bafaqeeh SA, et al. Is it possible to define the ideal lips? Acta Otorhinolaryngol Ita, 2018, 38(1): 67-72.
[13] 高兴，蒯新春，吴晓珊，等．汉族青年口唇形态及相关指标测量的研究．中国美容整形外科杂志，2010, 21(5): 263-267.
[14] Kim SW, Oh M, Park JL, et al. Functional reconstruction of the philtral ridge and dimple in the repaired cleft lip. J Craniofac Surg, 2007, 18(6): 1343-1348.
[15] Penna V, Stark GB, Voigt M, et al. Classification of the aging Lips: a foundation for an integrated approach to perioral rejuvenation. Aesth Plast Surg, 2015, 39(1): 1-7.
[16] Rogers CR , Meara JG , Mulliken JB. The philtrum in cleft lip: review of anatomy and techniques for construction. J Craniofac Surg, 2014, 25(1): 9-13.
[17] Perkins SW, Sandel HD IV. Anatomic considerations, analysis, and the aging process of the perioral region. Facial Plast Surg Clin North Am, 2007, 15(4): 403-407.
[18] Hassan B, Suzan S, Figen G, et al. Digitalized analysis of philtral anatomy for planning individual treatment. Surg Radiol Anat, 2017, 39(11): 1183-1189.
[19] Fulton JE, Rahimi AD, Helton P, et al. Lip rejuvenation. Dermatol Surg, 2000, 26(5): 470-474.
[20] Surek CC, Guisantes E, Schnarr K, et al. “No-Touch” technique for lip enhancement. Plast Reconstr Surg, 2016, 138(4): 603e-613e.
[21] Mulliken JB. Double unilimb Z-plastic repair of microform cleft lip. Plast Reconstr Surg, 2005, 116(6): 1623-1632.
[22] 艾荷秀，罗仁．口唇部形态及相关研究．现代口腔医学杂志，2002, 16(1): 73-74.
[23] Loose NA. Anatomy and lip enhancement. 2nd edition. Paris: Medical Publishing, 2014: 4.
[24] Mutaf M. V-Y in V-Y procedure: new technique for augmentation and protrusion of the upper lip. Ann Plast Surg, 2006, 56(6): 605-608.
[25] Jacono AA. A new classification of lip zones to customize injectable lip augmentation. Arch Facial Plast Surg, 2008, 10(1): 25-29.
[26] Janis JE. Essentials of Aesthetic Surgery. New York: Thieme, 2018: 645-648.
[27] Cohen JL, Thomas J, Paradkar D, et al. An interrater and intrarater reliability study of 3 photographic scales for the classification of perioral aesthetic features. Dermatol Surg, 2014, 40(6): 663-670.
[28] Perkins SW. The corner of the mouth lift and management of the oral commissure grooves. Facial Plast Surg Clin North Am, 2007, 15(4): 471-476, vii.
[29] Goldman A, Wollina U. Elevation of the corner of the mouth using botulinum toxin type a. J Cutan Aesthet Surg, 2010, 3(3): 145-150.
[30] Choi YJ, Kim JS, Gil YC, et al. Anatomical considerations regarding the location and boundary of the depressor anguli oris muscle with reference to botulinum toxin injection. Plast Reconstr Surg, 2014, 134(5): 917-921.
[31] 孟庆兰．汉族青年口唇形态及口裂的测量．中

国实用美容整形外科杂志，2004, 5(6): 305-307.
[32] Farkas LG, Katic MJ, Hreczko TA, et al. Anthropometric proportions in the upper lip-lower lip-chin area of the lower face in young white adults. Am J Orthod, 1984, 86(1): 52-60.
[33] Lapatki BG, Mager AS, Schulte-Moenting J, et al. The importance of the level of the lip line and resting lip pressure in Class Ⅱ, division 2 malocclusion. J Dent Res, 2002, 81(5): 323-328.
[34] Mcintyre GT, Millett DT. Lip shape and position in Class Ⅱ division 2 malocclusion. Angle Orthod, 2006, 76(5): 739-744.
[35] Austin HW, Weston GW. Rejuvenating the aging mouth. Perspectives in Plastic Surgery, 1994, 8(1): 27-56.
[36] Sabri R. The eight components of a balanced smile. J Clin Orthod, 2005, 39(3): 155-167.
[37] 吴溯帆. 整形外科名词汇编. 杭州：浙江科学技术出版社，2013: 68.
[38] Carruthers A, Carruthers J, Hardas B, et al. A validated grading scale for marionette lines. Dermatol Surg, 2008, 34(Suppl 2): S167-172.
[39] 卢钰，王增全. 可视治疗目标对错𬌗患者软组织变化预测的临床研究. 广西医科大学学报，2010, 27(2): 227-229.
[40] Ayoub A, Garrahy A, Millett D, et al. Three-dimensional assessment of early surgical outcome in repaired unilateral cleft lip and palate: part 2. lip changes. Cleft Palate Craniofac J, 2011, 48(5): 578-583.
[41] Anic-Milosevic S, Mestrovic S, Prlić A, et al. Proportions in the upper lip-lower lip-chin area of the lower face as determined by photogrammetric method. J Craniomaxillofac Surg, 2010, 38(2): 90-95.
[42] Garg S. Corelation among soft tissue points namely maxillary point, labrale superius and pronasale. 重庆医科大学，2013.
[43] Ioi H, Kang S, Shimomura T, et al. Effects of buccal corridors on smile esthetics in Japanese and Korean orthodontists and orthodontic patients. Am J Orthod Dentofacial Orthop, 2012, 142(4): 459-465.
[44] Menezes MD, Rosati R, Ferrario VF, et al. Accuracy and reproducibility of a 3-dimensional stereophotogrammetric imaging system. J Oral Maxillofac Surg, 2010, 68(9): 2129-2135.
[45] Wu SQ, Pan BL, An Y, et al. Lip morphology and aesthetics: study review and prospects in plastic surgery. Aesthet Plast Surg, 2019, 43(3): 637-643.
[46] Penna V, Fricke A, Iblher N, et al. The attractive lip: a photomorphometric analysis. J Plast Reconstr Aesthet Surg, 2015, 68(7): 920-929.
[47] Penna V, Stark GB, Eisenhardt SU, et al. The aging lip: a comparative histological analysis of age-related changes in the upper lip complex. Plast Reconstr Surg, 2009, 124(2): 624-628.
[48] Hwang K, Heo WY, Jeong JM, et al. Anthropometric comparison of the idealized youth and hideous old man of Leonardo's profile drawings. J Craniofac Surg, 2014, 25(6): 2223-2226.
[49] Wong WW, Davis DG, Camp MC, et al. Contribution of lip proportions to facial aesthetics in different ethnicities: a three-dimensional analysis. J Plast Reconstr Aesthet Surg, 2010, 63(12): 2032-2039.
[50] 罗卫红，傅民魁. 对评价侧貌唇的审美线 E 线、B线、H线一致性、敏感性的研究. 口腔正畸学，1997, 4(2): 58-60.
[51] 邵玶，赵媛，闰伟军. 唇部软组织线距测量与区域面积测量的相关性研究. 中国美容医学，2010, 19(2): 257-259.

插图来源

图 1-1 由北京大学第三医院陈静绘制。

第二章

唇部与口周美学应用解剖

一、唇部及口周的体表范围

唇部及口周的体表范围为：正面观上界对应鼻小柱、鼻孔基底、鼻翼的下界；两侧边界是鼻唇沟、口角、颊部内侧；下界为颏部和下颌缘。该范围内的体表美学标志包括鼻唇沟、人中嵴、人中沟、唇嵴、红唇、口角、木偶纹、颏唇沟等，其详细定义和解剖学基础可参见第一章相关内容。

二、唇部及口周的解剖层次

红唇以外的区域层次从表及里依次是：皮肤层、皮下组织层、浅表肌肉腱膜系统（superficial musculoaponeurotic system, SMAS）、韧带及间隔层、黏膜下层及口腔黏膜层。皮下组织层主要包括皮下浅表脂肪室、面动脉系统分支、面神经、三叉神经和浅层面部肌肉。SMAS 层包括肌肉以浅的浅筋膜层、肌肉以及肌肉以深的深筋膜层、颊脂垫。黏膜下层在湿唇范围里包含有散在的唇腺，分泌黏液湿润口腔。红唇区域的表层是红唇黏膜，覆盖有特殊的复层鳞状上皮组织，形成嘴唇的红色部分，并由干湿唇交界线（红线）分为外侧的干唇黏膜及内侧的湿唇黏膜（图 2-1）。

三、唇部及口周皮下脂肪室

唇部及口周是一个生动的结构，不仅负责语言、进食等重要功能，还是表情、性征的表达器官。其复杂的动态行为是由皮肤、皮下脂肪室，以及多系列表情肌共同参与完成。其中皮下脂肪室是影响唇部及口周外形轮廓的重要结构。

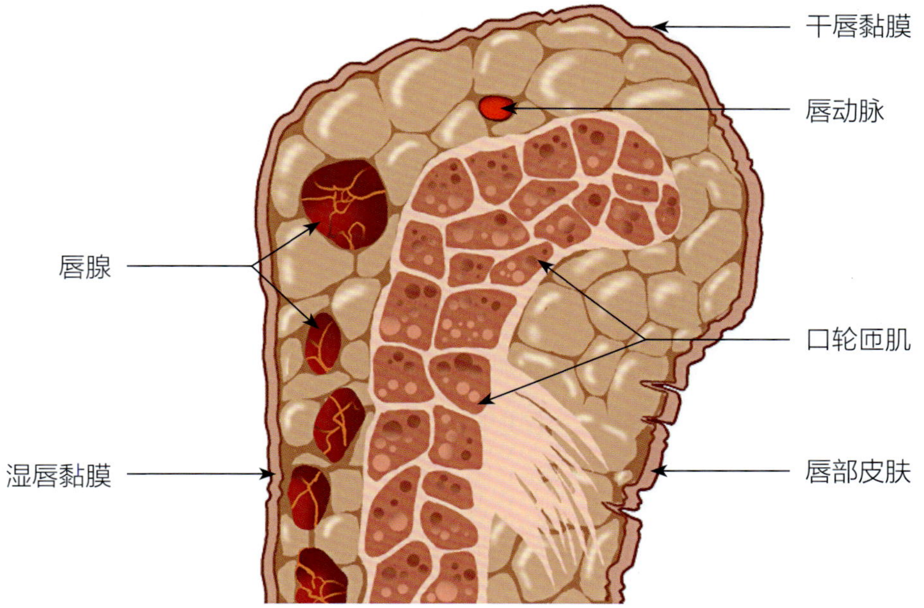

图 2-1　唇部及口周切面解剖结构（示意图）

脂肪室的概念是由 Rohrich 等[1]提出，他们通过新鲜尸头亚甲蓝注射发现面部脂肪组织被分隔成一个个独立的“脂肪室（fat compartment）”，分隔脂肪组织的隔膜形成一个整体的框架，为面部提供一个“支持系统”。面部脂肪组织被 SMAS 分成浅层和深层脂肪组织，其容量的减少与面部衰老的表现息息相关[2]。

唇部及口周区域的皮下脂肪室包括：上唇中央脂肪室、上唇外侧脂肪室、上唇上脂肪室、上唇下外脂肪室、下唇中央脂肪室、下唇内侧脂肪室、下唇外侧脂肪室、颏脂肪室等（图 2-2）。这些脂肪

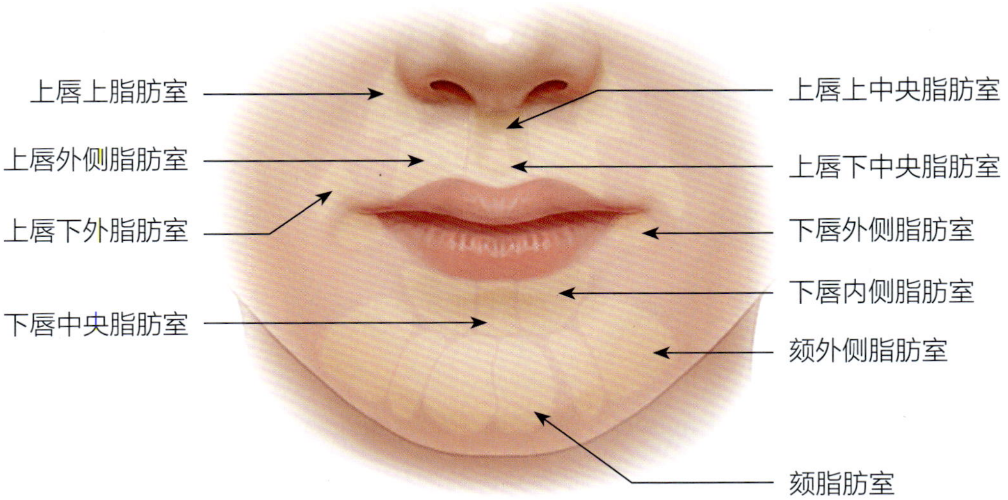

图 2-2　唇部及口周皮下脂肪室（示意图）

室的分布、边界以及内含结构，与唇部形态的满意度、手术和注射治疗操作技巧，以及术后并发症的出现都有密切的关系，将在后面的章节具体介绍。

四、唇部及口周的肌肉

唇部及口周的肌肉按照部位与功能可以分为上提组、下降组以及口轮匝肌。从浅到深又分为四个层次：第一层为降口角肌、笑肌、浅层口轮匝肌和浅层颧大肌，第二层为颧小肌、颈阔肌和提上唇鼻翼肌，第三层为提上唇肌、深层口轮匝肌和深层降下唇肌，第四层为提口角肌、颏肌、深层的颧大肌和颊肌[3-4]。

（一）上提组肌群

该组肌群呈辐射状汇入上唇的口轮匝肌周围，主要作用是上提上唇和口角（表 2-1）。

表 2-1　上提组肌群

表情肌	作用	起点	止点
颧大肌	向外上牵拉口角	颧骨颧颞缝前方	口角及唇部皮下
颧小肌	向外上牵拉口角	颧骨颧颌缝后方	口角内侧和上唇外侧皮下
提上唇肌	向上牵拉上唇	上颌骨眶下缘和颧突	与口轮匝肌交织
提上唇鼻翼肌	向上牵拉鼻翼，向上牵拉上唇	上颌骨额突和眶下缘	内侧束止于鼻大翼软骨，外侧束参与口轮匝肌构成
降鼻中隔肌	向上牵拉上唇中央，向下牵拉鼻尖	上颌骨鼻棘	鼻中隔和鼻翼后部
笑肌	向后外上牵拉口角	腮腺咬肌筋膜	口角及唇部皮下
提口角肌	向上牵拉口角	尖牙窝	口角皮下

1. **颧大肌**（zygomaticus major muscle） 其起源于颧骨的外侧部分，向下内侧走行至口角，并插入口轮匝肌和提口角肌内，因此微笑时可实现提升口角的作用。支配颧大肌的神经为面神经的颧支和颊支。

2. **颧小肌**（zygomaticus minor muscle） 其走行于颧大肌的内侧，也同样起自于颧骨的外侧部分，向内下走行至上唇，它可提升上唇并加深鼻唇沟。面神经的颧支和颊支同样支配颧小肌。

3. **提上唇肌**（levator labii superioris muscle） 其起源于眶下缘下方 10 mm 左右，行走至上唇的外侧，近似一个长方形而非三角形，其内侧的肌纤维连接鼻唇沟的深部。大部分的提上唇肌内侧与鼻肌的鼻翼部分汇合，提上唇肌的部分深部组织可延伸至鼻前庭的皮肤。其同样由面神经的颧支和颊支支配。

4. **提上唇鼻翼肌**（levator labii superioris alaeque nasi muscle） 其位于提上唇肌的内侧，起源于上颌骨的额突部分，向下插入至上唇和鼻翼。提上唇鼻翼肌可分为深、浅两个部分，浅层部分向下行走至提上唇肌的浅面，深层部分行走至提上唇肌的深面。收缩提上唇肌和提上唇鼻翼肌可提升上唇并加深鼻唇沟，收缩提上唇鼻翼肌甚至可扩大鼻孔。其同样由面神经的颧支和颊支支配。

5. **降鼻中隔肌**（depressor septi nasi muscle） 其起于上颌骨鼻棘，肌纤维向上止于鼻翼和鼻中隔，收缩时可下降鼻中隔，缩短上唇。降鼻中隔肌如果比较强大，临床上可能出现上唇短缩的外形，收缩时可能导致鼻尖高度下降，甚至引起露龈笑。其由面神经颊支支配。

6. **笑肌**（risorius muscle） 它是一条非常薄而纤长的肌肉，其起源解剖变异很大。它可起自颧弓、腮腺咬肌筋膜或侧面部的颈阔肌，并止于口角。当微笑时，笑肌可将口角向侧面拉起[5]。面神经的颊支支配笑肌。

7. **提口角肌**（levator anguli oris muscle） 其起源于眶下孔下方的尖牙窝，向下走行至口角汇入口轮匝肌，主要用来提升口角。其由面神经的颧支和颊支支配。

（二）下降组肌群

该组肌群呈辐射状汇入下唇的口轮匝肌周围，主要作用是下降下唇和口角[6-7]（表 2-2）。

表 2-2　下降组肌群

表情肌	作用	起点	止点
降口角肌	下降口角	下颌骨外斜线	口角皮下
降下唇肌	下降下唇	下颌骨外斜线	下唇及颏部皮下
颏肌	前伸下唇	下颌骨切牙根尖牙槽突	颏部皮下

1. **降口角肌**（depressor anguli oris muscle） 降口角肌同笑肌一样存在于口周肌肉的最浅层，大致呈三角形。它起源于下颌骨的斜线及降下唇肌外侧的下颌骨的颏结节处。其起源处与降下唇肌、颈阔肌相融合。其向内上方延伸并逐渐缩窄，并最终汇聚到口角，与笑肌、口轮匝肌融合。其作用功能为向下、向内牵拉口角。面神经的下颌缘支支配降口角肌。该肌肉力量的亢进可能引起静态或动态的口角下垂，可通过手术或肉毒毒素素拮抗减弱其肌力来减轻口角下垂的程度。

2. **降下唇肌**（depressor labii inferioris muscle） 降下唇肌起源于降口角肌的深面、下颌骨的斜线上。它向内上方延伸至下唇的皮肤和黏膜内并与口轮匝肌相融合。它向下、向内牵拉下唇[8]。面神经的下颌缘支支配降下唇肌。

3. **颏肌**（mentalis muscle） 颏肌为一块很小的肌肉，起源于下颌骨的切牙窝，向下覆盖颏区并插入到下颌区的皮肤内，呈圆顶状。它可将下唇向上抬起并向外突出，收缩颏肌可在下巴上形成皱纹。面神经的下颌缘支支配颏肌。

（三）口轮匝肌

口轮匝肌（orbicularis oris muscle）环绕口周，可视为口周的括约肌，分为深、浅两层以分别实现上唇的双重功能。深层的口轮匝肌从一侧口角延伸到对侧，可完成嘴巴闭合的动作。浅层的口轮匝肌与面部表情肌混合在一起来共同完成面部表情动作。口轮匝肌不像眼轮匝肌一样仅仅为圈状的括约肌，其一部分的肌纤维为唇固有肌群，另一部分从不同方向的口周围肌群发出，插入汇合进来并最终共同构成口轮匝肌。口周围肌群中相当一部分起自于颊肌，构成口轮匝肌的深层。颊肌在内侧靠近口角处相互交叉，即起于上颌骨的肌肉向下插入下唇，起于下颌骨的肌肉向上插入上唇。口轮匝肌的浅层在两侧口角处由提口角肌和降口角肌共同构成并相互交叉，即提口角肌的纤维向下插入下唇，降口角肌的纤维向上插入上唇，并一直向上连接到靠近面中线的皮肤层。与此同时，提上唇肌、降下唇肌、颧大肌以大致斜向的方向与横向圈状的口轮匝肌混合。口轮匝肌的唇固有肌群是从口轮匝肌真皮层下斜向发出穿过整个唇组织厚度到达口腔黏膜层，并与此同时，与上方的上颌骨和鼻部发出的肌肉以及下方的下颌骨发出的肌肉相汇合。面神经的颊支支配口轮匝肌。

（四）颊肌

颊肌（buccinator muscle）起源于上颌磨牙和下颌磨牙的牙槽部分的外侧，并起源于翼突下颌缝的前缘。颊肌分为四个瓣：第一个瓣起自于上颌骨，第二个瓣起自于翼突下颌缝，第三个瓣起自于下颌骨，第四个瓣起自于第三个瓣的下方并内下侧走行至口轮匝肌下方，不同于以上三个瓣可一直到达下颌骨的中线部分。

唇部及口周肌群示意图和新鲜尸体解剖图如图 2-3、2-4 所示。

（五）唇部及口周表情肌群在唇部整形美容中的应用

唇部是人类的重要器官，是行使进食、发音、语言以及表情等功能的必备条件，这些功能与唇周表情肌的功能密切相关。而在美容外科中，表情肌群的功能也会影响到相关的唇部美学状态。例如降鼻中隔肌力量过于亢进可能引起中央部上唇的露龈笑，提上唇肌和提上唇鼻翼肌力量过于亢进可能引起两侧上唇的露龈笑以及重唇，降口角肌力量过于亢进可能引起表情时口角下垂，口周两侧的表情肌肌力不平衡可能引起表情时的口角歪斜，口轮匝肌的持续作用会逐渐导致口周纹的出现与加重，颏肌的收缩引起颏部皱纹（“核桃纹”）的出现以及颏部放置假体的移位等。以上情况如果造成唇部动态的不美观，可以通过肉毒毒素拮抗或者手术阻断得到改善，在后续的相应章节中会有详细的叙述。

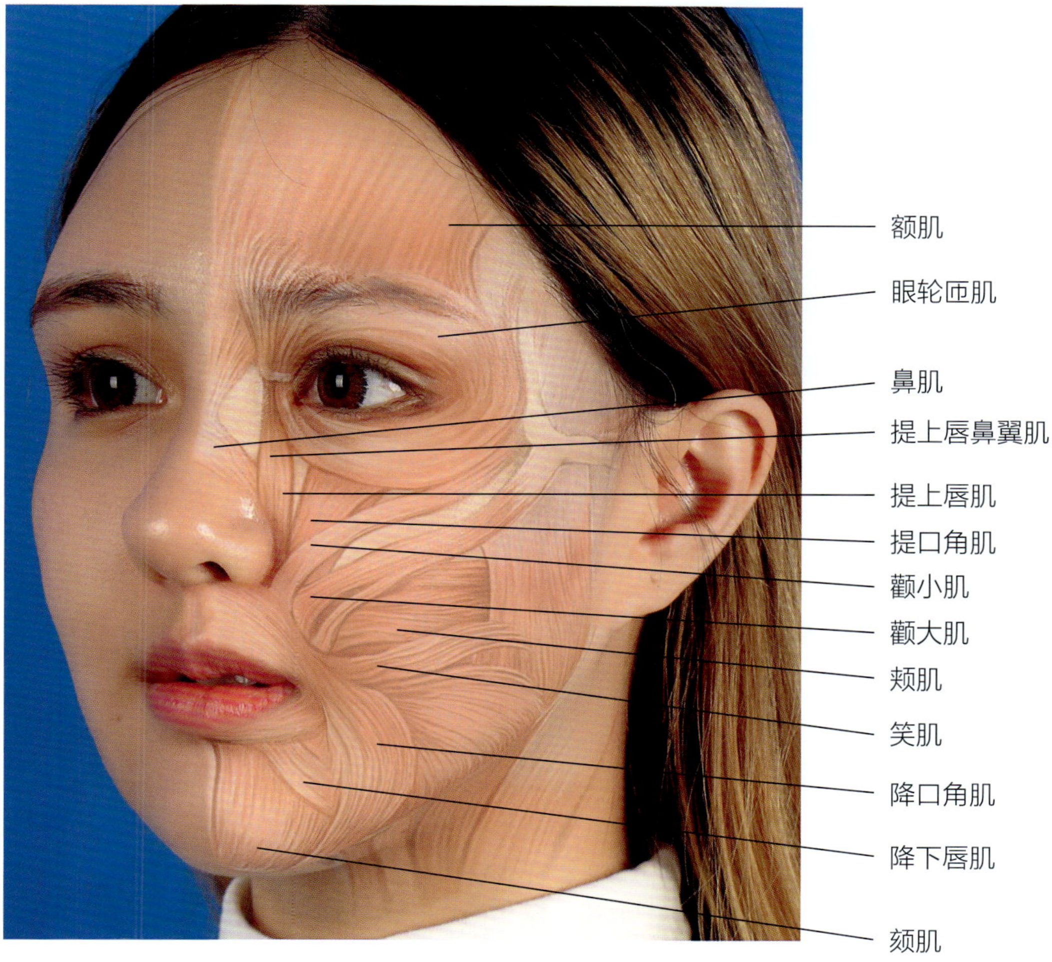

图 2-3 唇部与口周肌群（示意图）

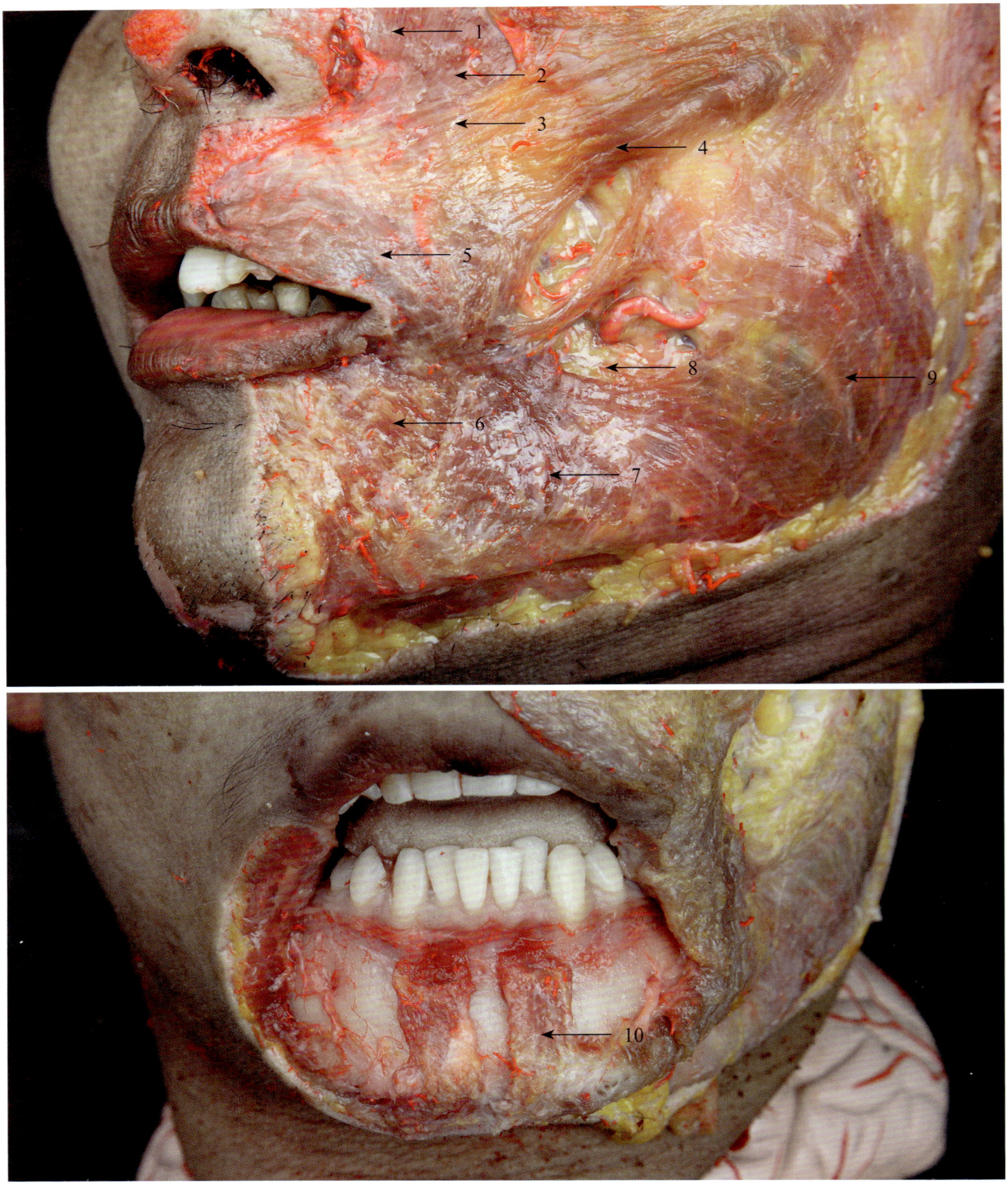

图 2-4　唇部与口周肌群（新鲜尸体解剖）

❶ 提上唇鼻翼肌；❷ 提上唇肌；❸ 颧小肌；❹ 颧大肌；❺ 口轮匝肌；❻ 降下唇肌；❼ 降口角肌；❽ 笑肌；❾ 咬肌；❿ 颏肌

五、唇部及口周的动脉系统

（一）唇部与口周血供来源体系 [9-10]

唇部及口周的血供非常丰富，由面动脉和上颌动脉分支供应，两支动脉在此区域有广泛的吻合。

1. **面动脉**（facial artery） 通常来说，面动脉起自于颈外动脉，在位于下颌角前 3 cm 左右出现并可触及动脉搏动，随后穿过腮腺筋膜向内上方走行到达眼部。其层次位于颧肌、笑肌深方，颊肌、降口角肌浅方。面动脉在靠近口角处发出分支供应唇部血流，分别为下唇动脉、上唇动脉，并走行于口轮匝肌深面。随后发出分支供应鼻部及眼部血流的终支称为内眦动脉 [11]（图 2-5）。

2. **上颌动脉**（maxillary artery） 上颌动脉是颈外动脉系统的终末分支，具有三个主要分支，即颏动脉、颊动脉和眶下动脉。颏动脉从颏孔中穿出，是下牙槽动脉的末端分支，主要为下巴和下唇供血。颊动脉横穿颊肌以供应颊部组织。眶下动脉通过眶下孔到达面部，供应下眼睑、睑颊和侧鼻的血液。

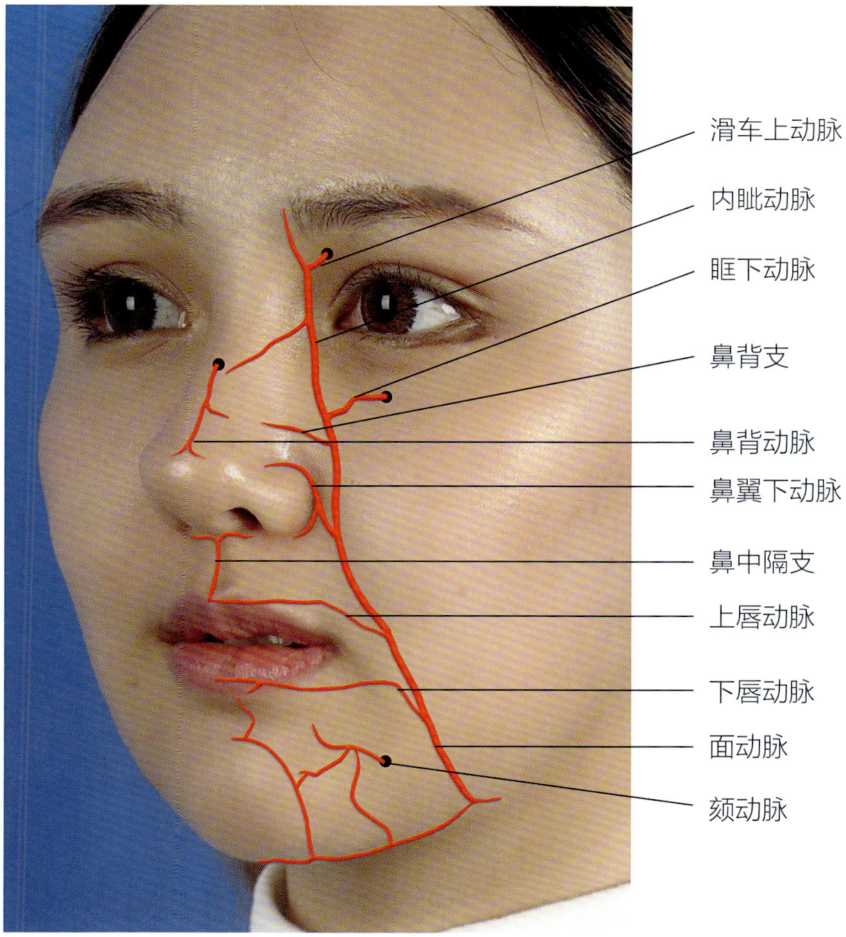

图 2-5　唇部与口周动脉（示意图）

（二）下唇区域的血流供应

下唇动脉作为面动脉在下唇区域的主要分支主要供应下唇的黏膜、小唾液腺以及唇肌肉组织。下唇区域的血流主要分为两种不同模式[12]：第一种为面动脉在口角处发出下唇动脉（inferior labial artery，ILA），下唇动脉沿着下唇唇红缘向前走行；第二种为面动脉在口角下方发出分支，而后沿着唇颏沟向上，这一支也常描述为水平唇颏动脉（horizontal labiomental artery，hLMA），以与下唇动脉相区分。水平唇颏动脉发出几支竖直的分支与下唇动脉相吻合，或者与颏下动脉（submental artery，SMA）相吻合，称为竖直唇颏动脉（vertical labiomental artery，vLMA）。另外，在唇颏沟的深层走行了一支水平分支靠近肌肉深层以及颏的骨膜，称之为水平颏支（the horizontal mental branch）（图 2-6）。

1．**下唇动脉**　下唇动脉（ILA）从面动脉的发出点位于口角下方或靠近口角，其深入到口轮匝肌下，在口角处位于口腔黏膜层下，随后逐渐变浅，在靠近面中线处又再次加深。

2．**水平唇颏动脉及竖直唇颏动脉**　水平唇颏动脉（hLMA）通常以水平方向靠近面中线，位于降下唇肌深面，并与对侧的水平唇颏动脉相吻合。但也有些会出现不与对侧相吻合而改为竖直方向最后到达下唇。

竖直唇颏动脉（vLMA）为下唇动脉的下降支或水平唇颏动脉的上升支，以口轮匝肌为划分标准可分为深、浅支。源于下唇动脉的下降深、浅支支配口周皮肤及口腔黏膜。源于水平唇颏动脉的上升深支与上升浅支相互吻合，在口轮匝肌上形成血管吻合丛。

3．**颏下动脉**　颏下动脉（SMA）位于降下唇肌的深面，同样形成深、浅支在口轮匝肌下方边界与下唇动脉或水平唇颏动脉相吻合[13]。

（三）上唇区域的血流供应

上唇区域的血流供应主要分为两种不同模式：第一种为面动脉的主干分出几种不同的分支，分别供应上唇区域、鼻翼的下半部以及鼻唇沟；第二种为面动脉的主干分出一支到上唇，而后再发出分支到鼻翼下半部及鼻唇沟。上唇的分支也就是人们所熟知的上唇动脉（superior labial artery，SLA）。供应鼻翼的下半部以及鼻唇沟这两支分别称为鼻翼下动脉（inferior alar artery，IAA）和鼻外侧动脉（lateral nasal artery，LNA）。上唇动脉发出竖直的分支到达鼻中隔，称为鼻中隔支（NSbr）（图 2-6）。

1．**上唇动脉**　上唇动脉（SLA）从面动脉的发出点位于口角附近，大部分的发出点高于口角，也有小部分的发出点位于口角水平线或低于口角。其发出点距口角外侧 12 mm 左右。上唇动脉在口角处位于上唇红缘边界上方，随后走行逐渐下降，在面中线处低于唇红缘边界水平。上唇动脉位于口轮匝肌及口腔黏膜之间，一般呈双侧对称分布。两侧的上唇动脉的口径和分布方式相近，也有部分会出现一侧口径更大，其口径范围为 0.3 ~ 3 mm 不等[14]。

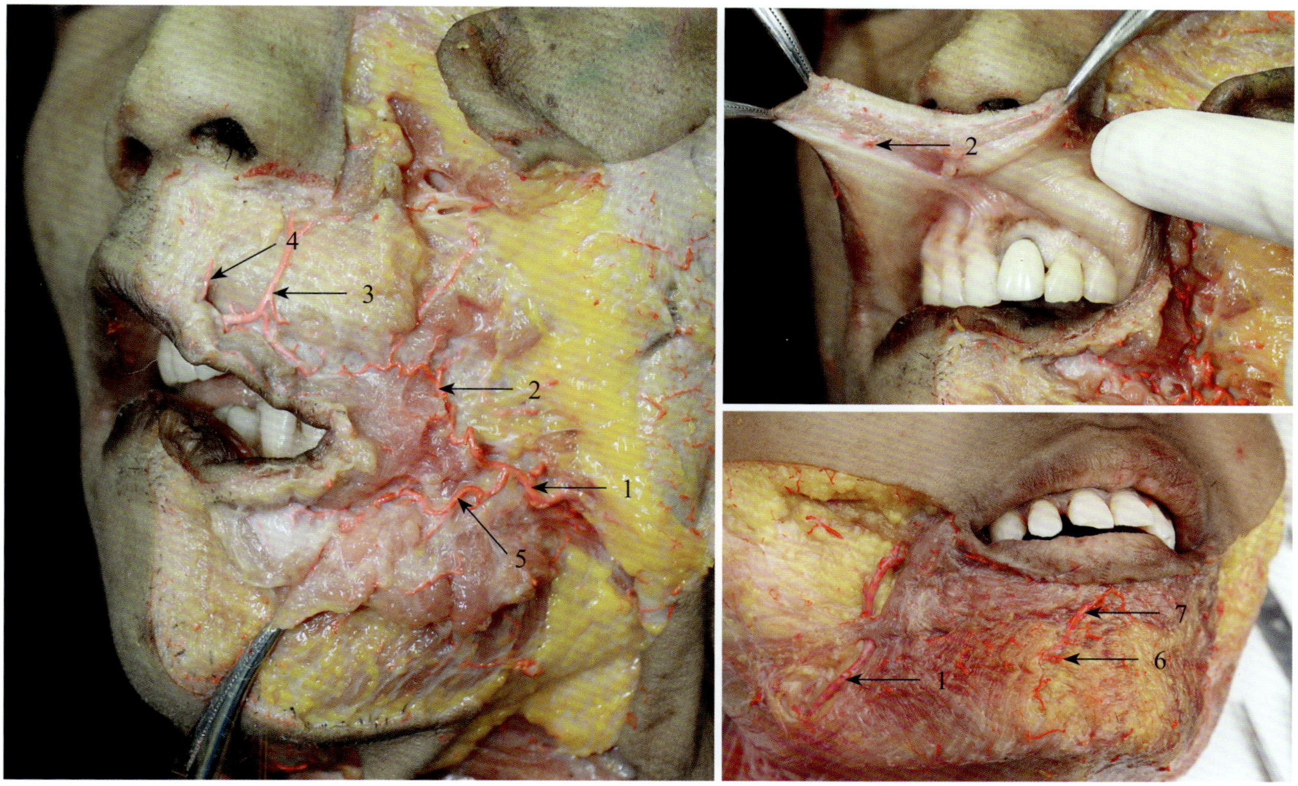

图 2-6 唇部与口周动脉（新鲜尸体解剖）

❶ 面动脉；❷ 上唇动脉；❸ 鼻翼下动脉；❹ 鼻中隔支；❺ 下唇动脉；❻ 水平唇颏动脉；❼ 竖直唇颏动脉

2. 鼻翼下动脉 鼻翼下动脉（IAA）大多起自面动脉，少部分起自上唇动脉，起始后自鼻翼基底外侧稍下方沿鼻前孔基底水平向内走行，沿途分支分布于鼻前庭及鼻中隔可动部，与上唇动脉的分支吻合[15]。

3. 鼻外侧动脉 鼻外侧动脉（LNA）大多起自面动脉，少部分起自眶下动脉，起始后于鼻上外侧软骨下部浅面与鼻下外侧软骨外侧脚上缘之间，呈弓形向前、内、下走行至鼻尖，沿途有许多分支分布于鼻端，与鼻背动脉、上唇鼻底动脉及对侧同名动脉吻合。

（四）唇部及口周动脉血供在唇部整形美容中的应用

唇部及口周充足的血供可以保证和维持红润的唇色、敏锐精细的感触功能，以及丰富的表情功能。同时，丰富的侧支循环也使该部位发生坏死及感染风险都相对较低；但另一方面，手术或损伤引起的出血与淤血的风险也相应增高，术中如果解剖到上唇动脉或下唇动脉主干，应尽量给予保护以免损伤（图 2-7）。术野注意严密止血。术后如出现红唇局部青紫或淤黑，应首先考虑局部组织出血，需加强压迫及冰敷。丰富的血供以及组织储量也使一些美容手术并发症的可修复余地相对较大，并且也为唇部缺损的组织瓣修复提供了有利的供区条件。

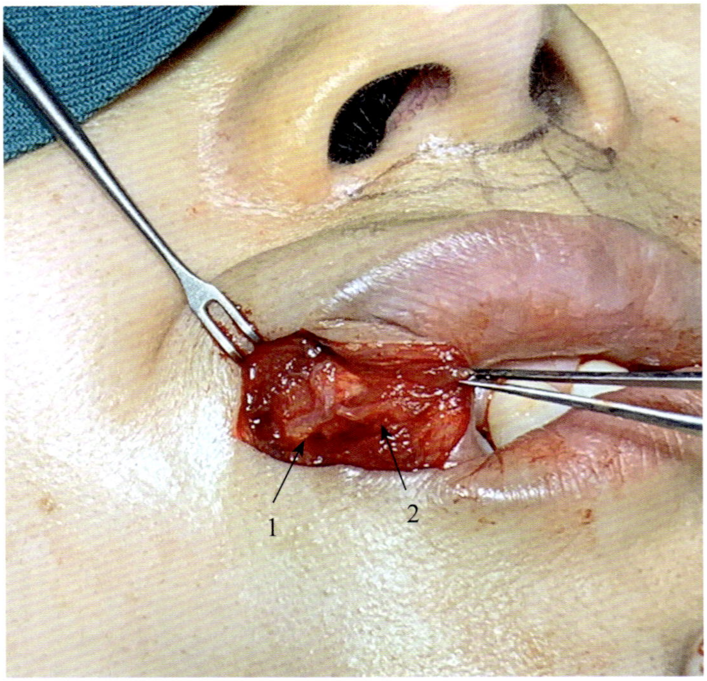

图 2-7　口角上提术中所见

❶ 面动脉；❷ 上唇动脉

六、唇部及口周的静脉与淋巴系统

面静脉（facial vein）与相应面动脉的分布方式相似，但血流方向相反，因此面静脉同面动脉一样斜向下走行至下颌角，并接收很多分支的静脉回流。下唇静脉（inferior labial vein）与颏静脉（mental vein）相连通，而后回流至面静脉。上唇、鼻外侧以及下眼睑的静脉回流至眶下静脉，而后到达颞下区域和翼状静脉丛[16]。

鼻部外侧和面颊淋巴液直接流到下颌下三角的下颌下淋巴结。下颌下淋巴结位于颌下腱鞘内，或颌下腱鞘与下颌骨之间。下唇以及上唇两侧的淋巴排至同侧下颌下淋巴结。口腔周围区域的淋巴液主要引流至颏下淋巴结。下唇中部、舌前尖、口腔底以及下巴的淋巴液排入双侧的颏下淋巴结，还有一些淋巴液可能会进入腮腺和下颌下淋巴结。而下颌下和腮腺淋巴结中的淋巴液将进一步排进食管 - 胃淋巴结。面部的淋巴管也可能绕过下颌下淋巴结而直接排入颈淋巴结和颈底部淋巴结（图 2-8）。

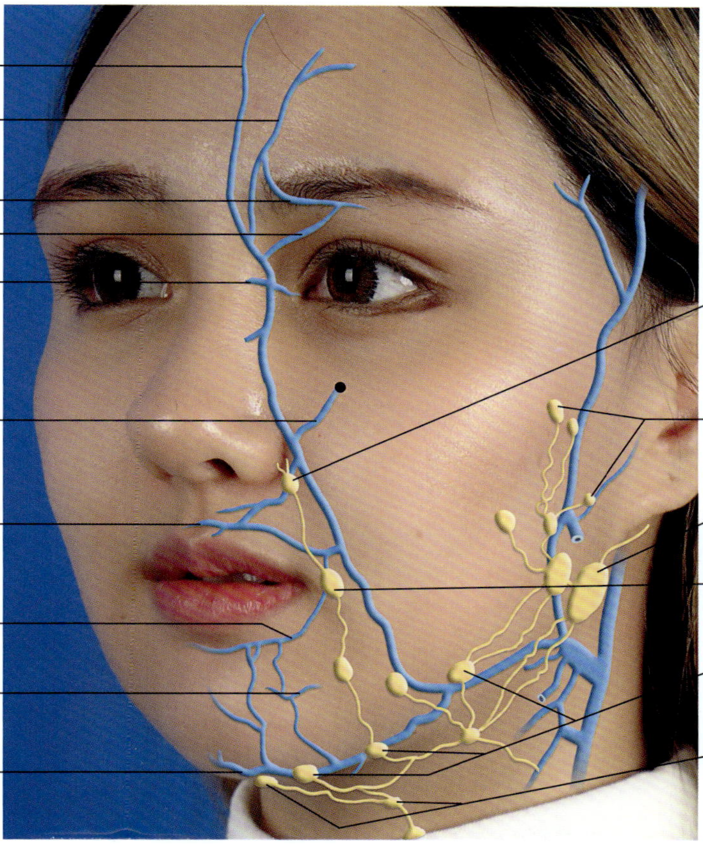

图 2-8　唇部与口周静脉与淋巴系统（示意图）

七、唇部及口周的神经系统

唇部及口周的主要支配神经有感觉功能的三叉神经（trigeminal nerve）和运动功能的面神经（facial nerve）。三叉神经为面部独立的感觉神经系统，从颅骨的孔中穿出，由三部分组成，即眼支、上颌支和下颌支。而面神经有一条神经干穿过乳突孔后在腮腺内分为两个部分，即颞面部和颈面部，随后分为五个分支支配面部肌肉（图 2-9）。

（一）三叉神经及分支

对于唇部及口周，主要由三叉神经的上颌神经和下颌神经这两个分支来支配该区域的感觉功能。

1. 上颌神经（maxillary nerve）　它是感觉神经，含一般躯体感觉纤维，经海绵窦外侧壁穿圆孔出颅，发出眶下神经、上牙槽神经、颧神经及翼腭神经等，分布于上颌牙、牙龈、鼻腔黏膜等。其中眶下神经（infraorbital nerve）支配上唇感觉。眶下神经的上唇神经分支与来源于下颌神经的颊神经（buccal nerve）以及颏神经的角神经分支共同支配口角的感觉。另外，眶下神经和颊神经之间有神经

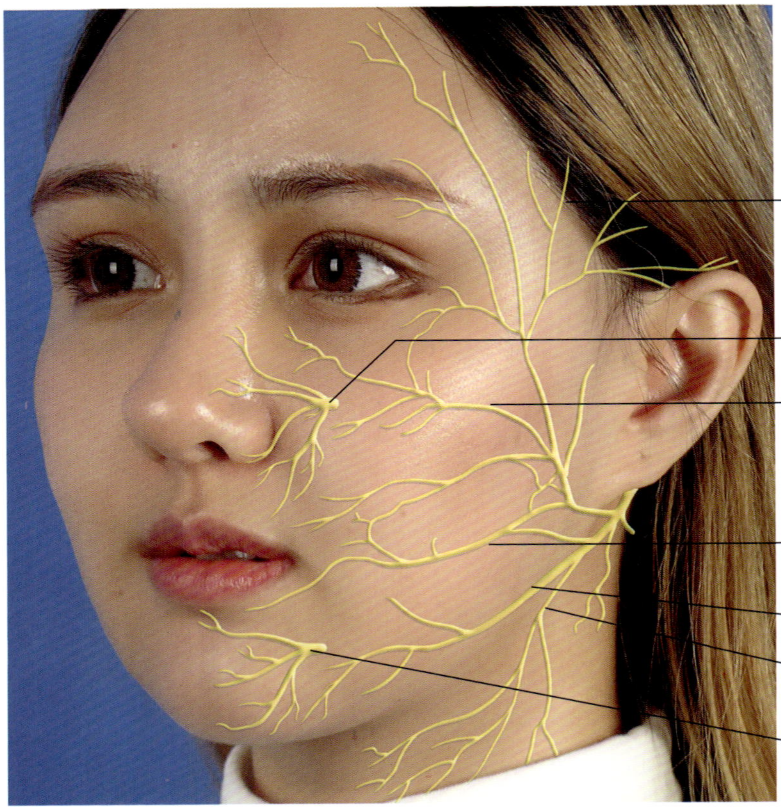

图 2-9　唇部与口周神经系统（示意图）

从吻合，颏神经和颊神经在口角上下方也有神经丛吻合。

2. **下颌神经**（mandibular nerve）　它是三叉神经最大的一束分支，属于混合神经，由特殊内脏运动纤维和一般躯体感觉纤维组成。下颌神经穿卵圆孔出颅后，其前侧分出颊神经，在咬合平面内向内侧走行至口角，支配面颊及口角感觉；后侧又分出耳颞神经和舌神经，耳颞神经支配颞部以及耳前区域皮肤的感觉，舌神经支配舌部前 2/3 部分的感觉。下颌神经终支从下颌孔进入下颌骨并行走于下颌管内，在此部分称为下牙槽神经（inferior alveolar nerve），而后从颏孔中钻出形成颏神经（mental nerve）。颏神经支配下唇、下颌以及颊部感觉。

（二）面神经及分支

面神经是以运动神经为主的混合神经，主要支配面部表情肌和传导舌前 2/3 的味觉及支配舌下腺、下颌下腺和泪腺的分泌。面神经在腮腺下方穿出后支配面部表情肌群，可分为五支行走于 SMAS 层下：颞支和颧支为上方的分支部分，颊支为中间部分，下颌缘支和颈支为下方的分支部分。面神经的颧支和颊支都穿过咬肌和颊脂垫，位于 SMAS 层的深面，并在两个分支之间存在神经吻合，支配颧大肌、颧小肌、提上唇肌、提上唇鼻翼肌、提口角肌、降鼻中隔肌、笑肌、口轮匝肌以及颊肌等。

面神经的下颌缘支从腮腺的下边缘穿出，而后在位于下颌角前下颌缘 1/4 长度的位置跨过面动脉，穿出腮腺咬肌筋膜沿着下颌缘于 SMAS 层下向前走行，在到达降口角肌后浅出，支配降口角肌、降下唇肌和颏肌[17]。

（三）唇部及口周神经支配在唇部整形美容中的应用

上唇的感觉主要由眶下神经支配，下唇的感觉主要由颏神经支配，该解剖特点决定了可以通过眶下神经阻滞及颏神经阻滞来达到上唇和下唇的良好麻醉。神经阻滞的优点在于麻醉效果彻底，而且可以避免红唇局部浸润麻醉引起的红唇组织肿胀，术中不会影响效果判断。但上述两处的阻滞麻醉都难以达到口角部位，而颊神经阻滞的麻醉效果又不如眶下神经和颏神经彻底，故近口角处仍需要补充局部麻醉。

（赵葳蕤　段　婧　潘柏林）

参考文献

[1] Joel EP, Rod JR. Facial Topography: clinical anatomy of the face. Boca Raton: CRC Press, 2012: 248-284.

[2] 袁荣，罗盛康．面部脂肪室的研究进展．中国临床解剖学杂志，2019, 37(2): 228-230.

[3] Lee JG, Jung SJ, Lee HJ, et al. Quantitative anatomical analysis of facial expression using a 3D motion capture system: application to cosmetic surgery and facial recognition technology. Clin Anat, 2015, 28(6): 735-744.

[4] Ilankovan V. Anatomy of ageing face. Br J Oral Maxillofac Surg, 2014, 52(3): 195-202.

[5] Bae JH, Lee JH, Youn KH, et al. Surgical consideration of the anatomic origin of the risorius in relation to facial planes. Aesthet Surg J, 2014, 34(7): NP43-49.

[6] Mendelson BC, Freeman ME, Wu W, et al. Surgical anatomy of the lower face: the premasseter space, the jowl, and the labiomandibular fold. Aesthetic Plast Surg, 2008, 32(2): 185-195.

[7] Huettner F, Rueda S, Ozturk CN, et al. The relationship of the marginal mandibular nerve to the mandibular osseocutaneous ligament and lesser ligaments of the lower face. Aesthet Surg J, 2015, 35(2): 111-120.

[8] Le Louarn C. A new approach to functional anatomy of the lower face: Role of the hyoplatysmal ligament, of the platysma and of the depressor labii lateralis. Ann Chir Plast Esthet, 2016, 61(2): 101-109.

[9] Tansatit T, Apinuntrum P, Phetudom T. A typical pattern of the labial arteries with implication for lip augmentation with injectable fillers. Aesthetic Plast Surg, 2014, 38(6): 1083-1089.

[10] Lee SH, Lee M, Kim HJ. Anatomy-based image processing analysis of the running pattern of the perioral artery for minimally invasive surgery. Br J Oral Maxillofac Surg, 2014, 52(8): 688-692.

[11] Lee HJ, Won SY, O J, et al. The facial artery: a

comprehensive anatomical review. Clin Anat, 2018, 31(1): 99-108.
[12] Awni S, Conn B. Caliber-persistent labial artery: a rarely recognized cause of a lower lip swelling-report of 5 cases and review of the literature. J Oral Maxillofac Surg, 2016, 74(7): 1391-1395.
[13] Tang M, Ding M, Almutairi K, et al. Three-dimensional angiography of the submental artery perforator flap. J Plast Reconstr Aesthet Surg, 2011, 64(5): 608-613.
[14] Lee SH, Gil YC, Choi YJ, et al. Topographic anatomy of the superior labial artery for dermal filler injection. Plast Reconstr Surg, 2015, 135(2): 445-450.
[15] 向宇燕，周小兵，谢巍，等. 鼻内镜下泪囊鼻腔吻合术的解剖学基础. 解剖学研究，2009, 31(6): 447-449.
[16] Cotofana S, Steinke H, Schlattau A, et al. The anatomy of the facial vein: implications for plastic, reconstructive, and aesthetic procedures. Plast Reconstr Surg, 2017, 139(6): 1346-1353.
[17] Kochhar A, Larian B, Azizzadeh B. Facial nerve and parotid gland anatomy. Otolaryngol Clin North Am, 2016, 49(2): 273-284.

插图来源

图 2-1、2-2、2-3、2-5、2-8、2-9 由北京大学第三医院陈静绘制；
图 2-4、2-6 由广东省第二人民医院整形科提供；
图 2-7 由北京大学第三医院潘柏林医生团队提供。

第三章

唇部与口周美学测量及分析

一个有吸引力的嘴唇到底有没有标准？或者说，有没有适合东方人的标准？

这是一个比较难回答的问题，所谓“萝卜白菜，各有所爱”。我们在临床工作中发现，不同的红唇厚度、不同的嘴唇形状、不同的人中长度、不同的嘴巴大小都各自具有一定的“粉丝群”。所以，我们不宜刻板地按照既往的教科书去定义嘴唇应该符合什么样的美学标准，而应在面诊当中根据求美者的实际脸型与气质，以及求美者的喜好来综合评价。

然而，即便如此，我们也应该对唇部及口周的一些常用美学数据有所掌握，因为只有数字才可以把我们对美学改造的智慧量化表达出来并客观记录下来。本章在第一章“唇部及口周美学标准化命名”的基础上，参考大量中外文献，结合笔者团队多年积累的资料，将目前临床上常用的唇部及口周美学测量数据进行归纳，并依据目前大众审美的普适观念，对一些求美者关注的关键测量指标进行美学分析。

以下将唇部和口周分成五个美学单位分别进行阐述。

上唇白唇区域（cutaneous upper-lip）

一、区域范围

上唇白唇区域是指双侧鼻翼、鼻孔、鼻小柱根部以下，双侧鼻唇沟以内，上唇唇红缘（“丘比特弓”）以上的皮肤组织 [1]。

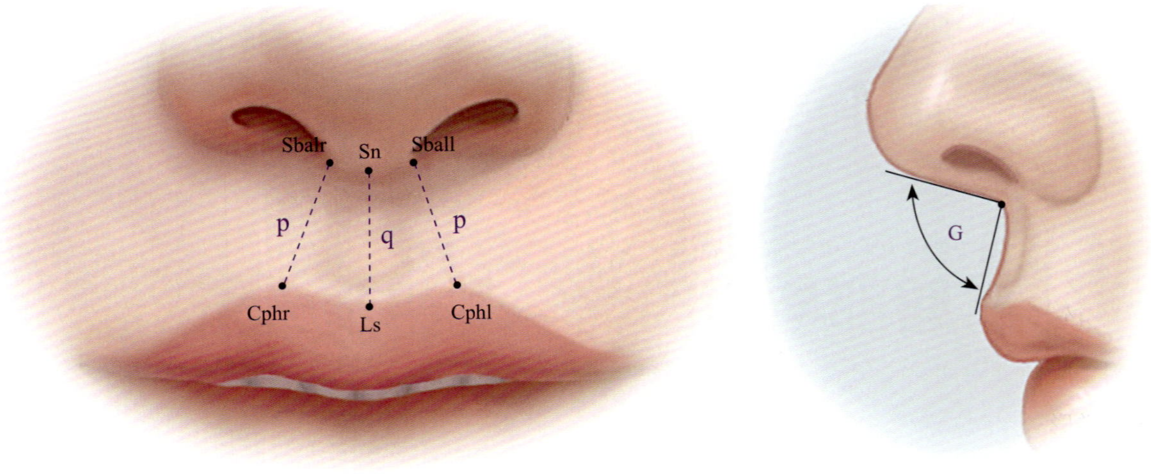

图 3-1　上唇白唇区域美学测量参数（示意图）
p：人中嵴长度；q：人中沟长度；∠G：鼻唇角

二、本区域美学测量参数（图 3-1）

1. **人中嵴长度**（length of philtral column，Sbal-Cph）[2]　指从同侧人中嵴顶点到唇峰点的距离，通常中国人此数值在男性为（13.4 ± 2.3）mm，女性为（12.2 ± 2.0）mm[3]。其又进一步可分为左侧人中嵴长度（Sball-Cphl）和右侧人中嵴长度（Sbalr-Cphr）。

2. **人中嵴突出度**（protrusion of philtral column）　指人中嵴与上唇皮肤表面在矢状方向上的前突出度差。

3. **人中沟长度**（length of philtral dimple，Sn-Ls）[2]　指从鼻底点到唇谷点的距离，通常中国人此数值在男性为（14.5 ± 2.5）mm，女性为（12.7 ± 2.0）mm[3]。人中嵴长度和人中沟长度都反映了上唇白唇的高度，在进行唇裂修复及上唇提升年轻化手术中有参考意义[4-6]。

4. **人中沟深度**（depth of philtral dimple）　指人中沟最深点与相应位置人中嵴之间在矢状方向上的突出度差。

5. **鼻唇角**（nasolabial angle）　指侧面观鼻底点与鼻小柱点连线和鼻底点与上唇最前点连线的前夹角，中国人该角度平均值在 97.6° ~ 97.8°，男女之间无显著差异[3]。

三、本区域美学考量分析

（一）正面观

上唇白唇区域正面观的美学考量包括上唇白唇的高度、人中嵴和人中沟立体结构的明显度、上唇唇红缘的形态，以及动态表情（大笑等）时牙齿和牙龈露出程度等。

上唇白唇的高度即从鼻基底到上唇唇红缘之间的距离，通常可以用人中嵴的长度（Sbal-Cph）反映，也可参考人中沟长度（Sn-Ls）。过长的上唇白唇会给人以年长、严肃、刻板的印象，而过短的上唇白唇则可能引起露齿过多、露龈笑甚至口呼吸等不雅面容。此数值并没有绝对的理想值，而是因不同的面部长度、丰满度以及性格气质等而标准不同。

人中嵴和人中沟的立体结构即人中嵴突出度和人中沟深度。如果这两者呈现较明显的高度差，则呈现比较精致、生动而有立体感的上唇。而双侧人中嵴根据其相互关系，亦呈现不同的形态类型，通常有“正梯形”“平行形”“括号形”及“不明显形”[2]（图 3-2）。

上唇唇红缘即“丘比特弓”的形态包含的美学参数包括：唇弓外侧嵴的曲度方向（Cupid’s bow curvatures）、唇峰间距和唇峰角度、唇谷深度和唇谷角度，以及唇峰 - 口角坡度等。该内容在下文“上唇红唇区域”中详细阐述。

动态表情（大笑等）时牙齿和牙龈露出度反映动态美感。通常，美观的笑容为露出八颗上牙的牙冠而无牙龈露出；相反，如果露出牙龈或者过少的牙齿露出都会使笑容的美感降低。该部分也可以参考口腔颌面外科相关书籍的“微笑美学”内容[7]。

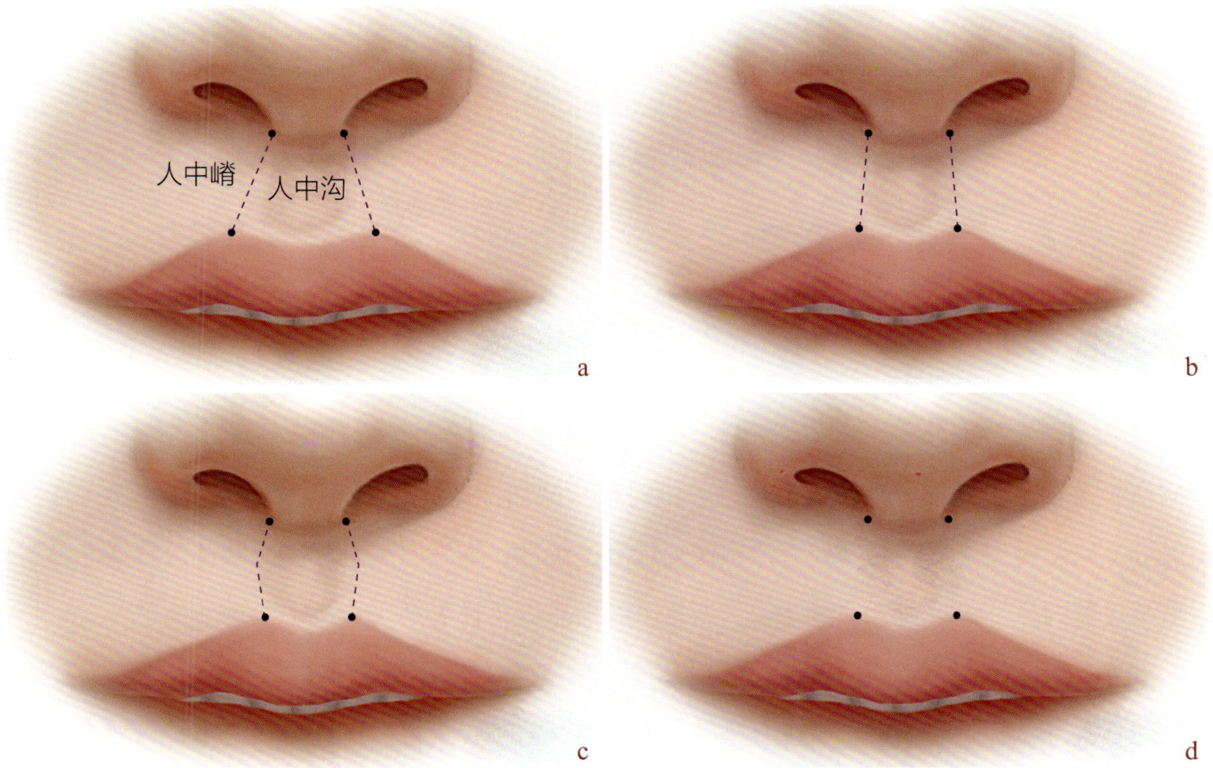

图 3-2　上唇白唇人中嵴形态分类（示意图）

a. 正梯形；b. 平行形；c. 括号形；d. 不明显形

（二）侧面观

上唇白唇区域侧面观的美学考量包括鼻唇角、人中嵴的坡度与曲线、唇峰或唇谷处唇嵴的突出度、唇弓外侧嵴的坡度与曲线等。

鼻唇角是鼻底点与鼻小柱点连线和鼻底点与上唇突点连线的前交角。该角度一般在 90° ~ 100° 比较符合东亚人的审美。过小的鼻唇角常见于“鹰钩鼻”或者上唇过于突出的个体；而过大的鼻唇角常见于短鼻（朝天鼻）、平直型或后缩型上唇等个体。

人中嵴的坡度曲线在侧面观分为突出凹形、突出直形、突出凸形、平直形和后缩形五种形态（图 3-3）。一般突出凹形的曲线会呈现唇珠上翘的外观；相反，突出凸形、平直形甚至后缩形的曲线则容易产生严肃、老态的印象。侧面观该曲线在下端连接唇峰后，曲线自然延续到唇峰或唇谷处的唇嵴，饱满突出的唇嵴也会使人中嵴坡度曲线呈现下凹形而映衬出上翘的唇珠。

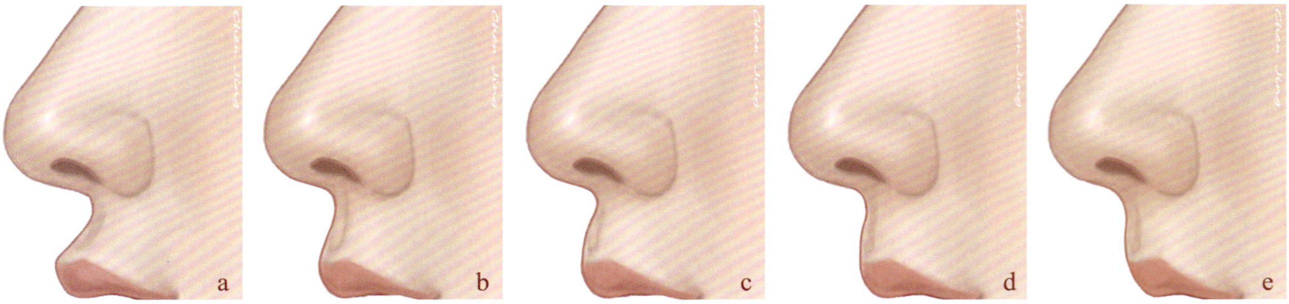

图 3-3　上唇白唇区域侧面观形态分类（示意图）

a. 突出凹形；b. 突出直形；c. 突出凸形；d. 平直形；e. 后缩形

四、本区域应用美容外科手术

1. **原发 / 继发唇裂修复术**　原发唇裂表现为一侧白唇不全或完全中断裂开；继发唇裂通常表现为患侧白唇过长或过短，合并瘢痕形成，人中嵴结构缺如，鼻翼变宽，唇峰不明显，“丘比特弓”形态消失等。原发唇裂修复需要修补裂隙，恢复红唇连续性；继发唇裂修复需要调整白唇高度，弱化瘢痕，缩窄过宽的鼻翼，重建人中嵴结构，恢复唇峰形态等（详见第十六章）。

2. **上唇人中短缩术**　缩短上唇白唇皮肤，使上唇整体向上提升，可同时在一定程度上外翻增厚红唇，达到唇部年轻化的效果。通常有鼻翼下方切口、唇红缘上方切口、鼻孔内小切口埋线悬吊等多种手术方式。唇部提升效果显著，但主要集中在靠中线部位，且外切口方法有一定瘢痕形成风险（详见第八章第一节）。

3. **上唇唇红缘成形术** 直接在唇红缘做切口，可调整唇弓外侧嵴形态、唇峰高度与唇峰间宽度、唇谷深度等，效果明显，但有一定切口瘢痕形成风险。也可以通过唇部文绣调整（详见第九章第一节）。

4. **人中嵴成形术** 加强人中嵴的突出度，通常可以通过注射透明质酸、自体脂肪或者自体真皮方式取得短暂效果（详见第八章第三节）。

5. **人中沟成形术** 加深人中沟的深度，可以通过局部埋线取得短暂效果（详见第八章第三节）。

6. **鼻小柱根部提升术** 用于改善鼻小柱根部脱垂、鼻唇角过钝者。一般采用鼻中隔软骨尾侧端部分切除以及鼻前庭内侧壁黏膜切除的方法。

7. **鼻小柱根部延长术** 用于改善鼻小柱根部退缩、鼻唇角过锐者。一般采用鼻小柱基底填充或者鼻综合整形等方法改善，亦可以通过上唇人中短缩术有限地下移鼻小柱根部来改善。

上唇红唇区域（vermilion of upper-lip）

一、区域范围

上唇红唇区域是指上唇唇红缘以下，口裂以上，两侧口角点之间的红唇组织。

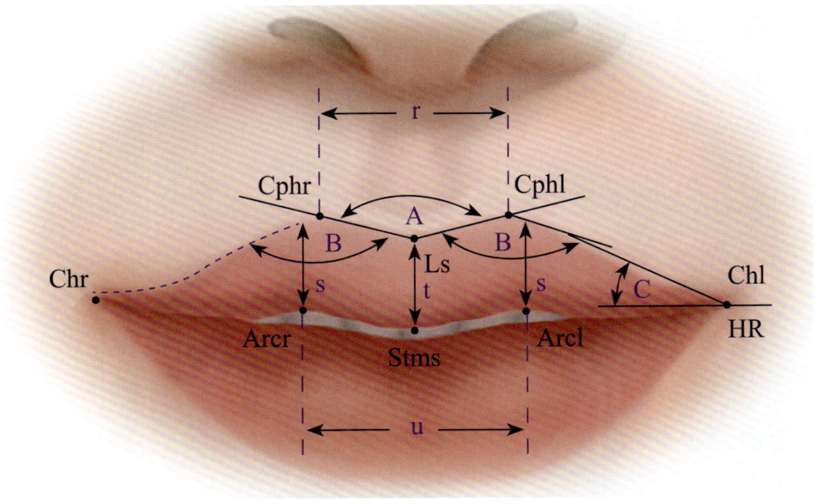

图 3-4 上唇红唇区域美学测量参数（示意图）

r：唇峰间距；s：穹窿部位高度；t：唇珠中央高度；u：唇珠宽度；∠A：唇谷角度；∠B：唇峰角度；∠C：唇峰 - 口角坡度

二、本区域美学测量参数（图 3-4）

1. **唇峰间距**（distance between crista philtri right and left points，Cphl-Cphr）[2] 指两侧唇峰之间的水平距离。中国人通常男性在（12.1 ± 1.3）mm，女性在（11.0 ± 1.5） mm[3]。

2. **唇峰角度**（Cupid's bow angle，∠Ls-Cph-Ch） 唇峰点两侧唇红缘相交的角度，分左右两侧。中国人一般男性在（140.5 ± 10.0）°，女性在（134.4 ± 7.3）°[8]。

3. **唇谷角度**（central bow angle[7]，∠Cphl-Ls-Cphr） 个别文献也称"唇弓中央角"，是唇谷点两侧唇红缘相交的角度。中国人一般在（141.5 ± 9.7）°，男女无显著差异[3]。

4. **唇谷深度**（depth of valley） 两唇峰连线 Cphl-Cphr 中点至唇谷点 Ls 的垂直距离。一般中国人男性为（2.3 ± 0.7）mm，女性为（2.1 ± 0.5）mm[3]。

5. **唇峰 - 口角坡度**（∠Cph-Ch-HR） 是同侧唇峰点与口角点的连线与水平线（HR）的夹角。

6. **上唇唇珠中央高度**（midline upper red lip height，Ls-Stms） 是指唇谷点至口裂点的垂直距离。中国汉族人一般男性为（9.3 ± 1.3）mm，女性为（8.7 ± 1.1）mm[3]。

7. **上唇穹窿部位高度**（upper red lip height at arches） 是指穹窿与其向上的垂线与上唇唇红缘交点之间的距离，通常接近唇珠中央高度。该数值决定了上唇游离缘的形态。

8. **上唇唇珠宽度**（width of upper-lip tubercle，Arcl-Arcr） 即两侧穹窿点之间的距离。

9. **上唇唇珠突出度**（protrusion of upper-lip tubercle） 侧面观上唇中央唇珠向前突出的程度，一般以唇珠最前点与 Ricketts 提出的 E 审美平面之间的距离来评价。

三、本区域美学考量分析

（一）正面观

上唇红唇区域正面观的美学考量主要有：唇红缘（"丘比特弓"）形态，包括两侧唇峰间距、唇峰角度、唇谷深度与唇谷角度、唇弓外侧崤弧度以及唇峰—口角坡度等美学参数；以及红唇主体的形态，包括红唇厚度、唇珠宽度（两侧穹窿间距离）、穹窿弧度、唇阜的位置及丰满度，以及放松状态下上颌正中切牙暴露程度等。

上唇唇红缘即"丘比特弓"的形态中，唇峰间距（Cphl-Cphr）、唇峰角度（∠Ls-Cph-Ch）、唇谷角度（∠Cphl-Ls-Cphr）以及深度，是近年来发现影响唇红缘形态的重要但是容易被忽略的因素。过宽的唇峰间距、过大的唇峰角度和唇谷角度，以及过小的唇谷深度，都会使"丘比特弓"显得过于平坦，整体口裂显得大而不精致；相反，过窄的唇峰间距、过小的唇峰角度和唇谷角度，以及过大的唇谷深度，又显得唇形很尖耸而突兀，曲线起伏过于明显而不自然，给人刻薄、不好接近的印象。

唇弓外侧嵴（Cph-Ch）指的是上唇唇嵴在同侧唇峰点与口角点之间的部分，该部分唇嵴除了突出度受关注以外，其线条走行也会影响上唇整体形态的美学。一般来说，中国人唇弓外侧嵴的曲度方向有内弧形、平直形及外弧形三种（图 3-5），三种形态中没有绝对的孰优孰劣，求美者中对此形态的偏好选择也因人而异。

唇峰 - 口角坡度（∠Cph-Ch-HR）可反映唇部外侧的下垂度，如果角度过大则呈现口角下垂的印象。

上唇红唇厚度（即自然闭合时上下的高度）在中央和两侧不同的位置分别不同，不宜笼统地用一个数值来表述，应该进一步细化为唇珠部位、穹窿部位、唇阜部位等的各自厚度。

唇珠中央高度（Ls-Stms）是指唇谷点至口裂点的垂直距离。目前，丰满突出的唇珠相对符合多数中国人的审美，所以近年来注射丰唇项目备受青睐，尤其是针对唇珠部位的填充，使其在厚度与突出度上均有所增加。

穹窿部位高度是指穹窿与其向上的垂线与上唇唇红缘交点之间的距离，通常美观的上唇这个高度接近唇珠中央高度，该数值决定上唇游离缘的形态。当前求美者中比较受欢迎的“M”形上唇则是该数值略小于唇珠中央高度，使上唇游离缘呈现较明显“M”形曲线，表达精致的东方美。

唇珠宽度即两侧穹窿点之间的距离（Arcl-Arcr），通常在唇峰间距正常美观的前提下，唇珠宽度等于或略大于唇峰间距，过宽的唇珠显得红唇游离缘线条欠精致，过窄的唇珠显得突兀而不自然。穹窿弧度应过渡圆滑，不宜存在切迹样转折，否则会显得人工痕迹嫌疑。

唇阜一般应位于口角内侧 8 ~ 10 mm 的红唇，美观的唇阜应该丰满，突出红唇游离缘而使唇阜两侧的游离缘形成角度，并且最低点位置低于口角点，使其呈现口角上扬的外观。

口唇自然放松时，上颌正中切牙一般只露 2 mm 高度，上下唇游离缘之间的间隙上下高度不超过 3 mm；微笑时牙冠部分外露，不露牙龈 [10]。

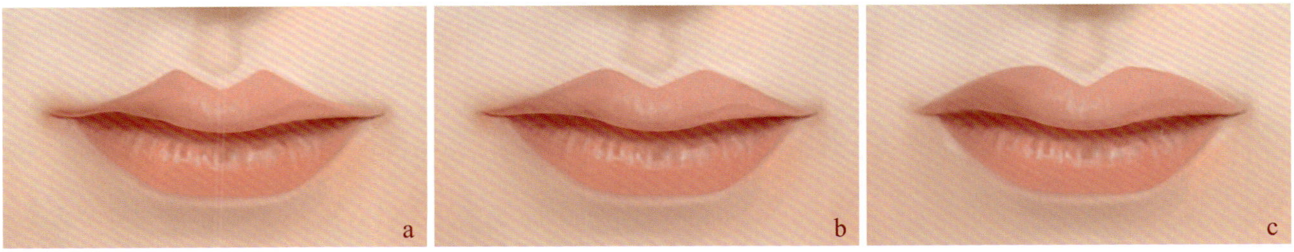

图 3-5　上唇唇弓外侧嵴曲度形态（示意图）

a. 内弧形；b. 平直形；c. 外弧形

（二）侧面观

上唇红唇区域侧面观的美学考量主要评价唇珠的突出度。根据唇珠最前点与 Ricketts 提出的 E 审美平面之间的距离一般可分为三类（图 3-6）：凸唇，唇珠最前点与 E 审美平面水平间距小于 2 mm；正唇，唇珠最前点与 E 审美平面水平间距在 2 ~ 4 mm；缩唇，唇珠最前点与 E 审美平面水平间距大于 4 mm。黄种人如亚洲人的唇形多为正唇，黑种人如非洲人多为凸唇，而白种人如欧美各国人常为正唇形或缩唇[11]。但实际上，汉族人的审美与该标准相比，唇珠最前点与 E 审美平面的距离要更加短一些。

对于唇珠饱满度的评价，除了唇珠最前点位置以外，还包括唇珠的轮廓曲线，即从唇谷点开始，向前到唇珠最前点，然后再下行到口裂点所形成的连线。丰满的唇珠该三点连接线可呈现饱满的圆弧形，而干瘪的唇珠则可能唇珠最前点与口裂点呈直线连接，甚至唇珠最前点缺如，唇谷点与口裂点呈直线连接。

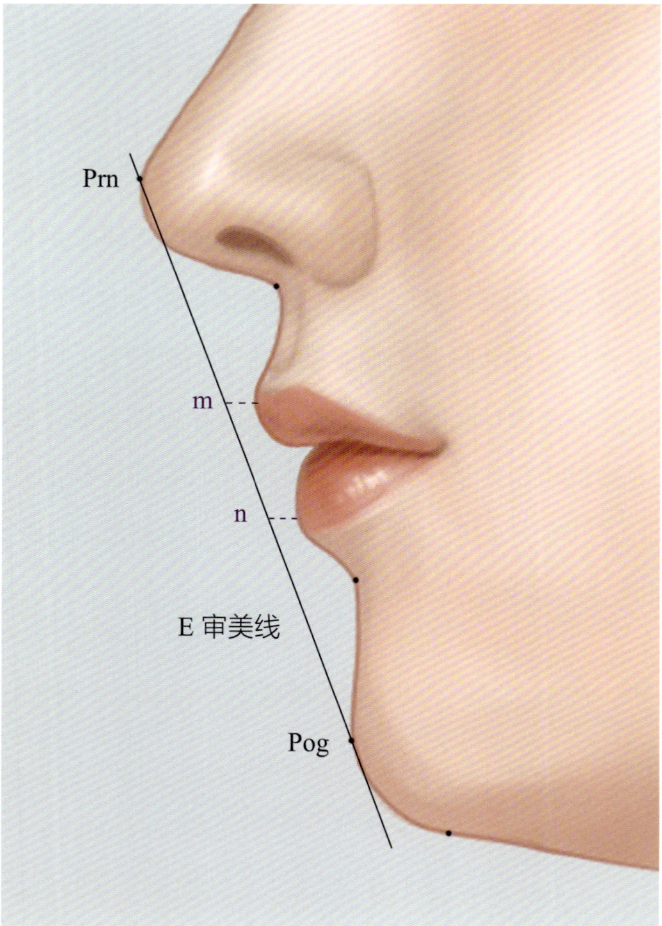

图 3-6　红唇侧面观美学测量参数（示意图）

m：上唇最前点与 E 审美线距离；n：下唇最前点与 E 审美线距离

四、本区域应用美容外科手术

1. **继发唇裂红唇修复术** 继发唇裂红唇畸形的表现通常为患侧唇峰不明显，“丘比特弓”形态消失，患侧红唇瘢痕性增厚，中央唇珠缺如等。修复原则主要是恢复唇峰连续性与“丘比特弓”形态，修薄患侧肥厚的红唇，重建中央唇珠等，需要综合应用红唇修薄、局部红唇瓣移转、组织填充等多种手段完成（详见第十六章）。

2. **注射丰唇术** 针对上唇红唇丰满度不足，或者缺乏满意唇形者，一般可以通过注射医用透明质酸或者自体脂肪达到丰满度临时增加的效果（详见第九章第一节）。

3. **上唇红唇修薄术** 针对上唇红唇过厚或者重唇的求美者，通过切除横形的红唇黏膜、黏膜下组织、部分口轮匝肌以及部分过度活跃的唇黏膜腺，达到减少红唇主体厚度的目的（详见第九章第二节）。

4. **上唇“M”形红唇成形术** 根据求美者的需要，通过综合应用修薄以及局部增厚的方法，整体改善上唇唇珠的宽度及长度、两侧穹隆厚度及弧度、唇阜的位置与宽度，使上唇红唇主体及游离缘呈现“M”形的曲线[12]，表达东方红唇的精致美（详见第九章第三节）。

5. **唇红缘整形术** 主要针对上唇唇红缘“丘比特弓”形态进行矫正，包括唇峰的提升、加宽，唇谷提升，唇弓外侧嵴提升等，但有一定切口瘢痕形成风险。也可以通过唇部文绣代替（详见第九章第三节）。

下唇红唇区域（vermilion of lower-lip）

一、区域范围

下唇红唇区域指下唇唇红缘以上，口裂以下，两侧口角点之间的红唇组织（图 3-7）。

二、本区域美学测量参数

1. **下唇中央高度**（midline lower red lip height，Stmi-Li） 指下唇红唇中央的高度，即下唇口裂点与下唇唇红缘中点之间的垂直距离。中国汉族人一般为男性（10.9 ± 1.8）mm，女性为（9.7 ± 2.0）mm[3]。

2. **下唇侧唇珠高度**（height of paramedian tubercles of lower-lip） 指侧唇珠顶点与其向下垂线到

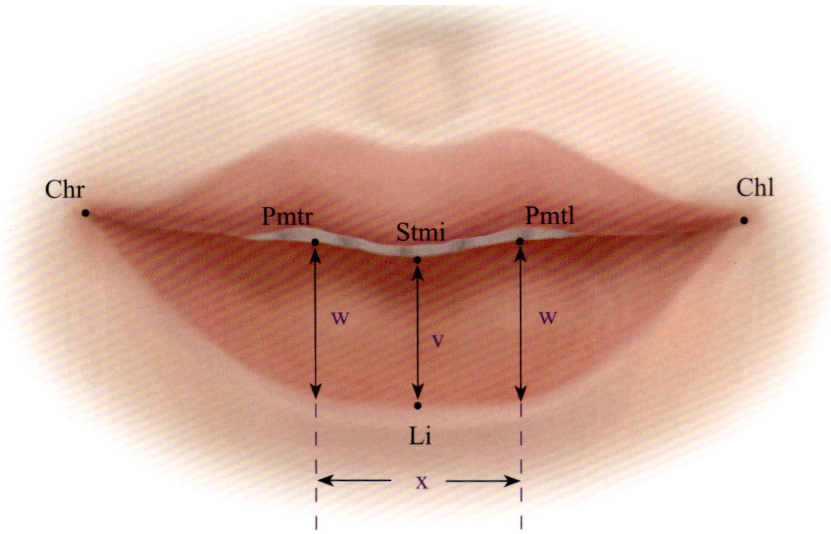

图 3-7　下唇红唇区域美学测量参数（示意图）
v：下唇中央高度；w：侧唇珠高度；x：侧唇珠间距

下唇唇红缘的交点之间的距离。

3. **下唇侧唇珠间距**（distance between paramedian tubercles of lower-lip，Pmtl-Pmtr）　指两侧唇珠顶点之间的水平距离。

4. **下唇侧唇珠突出度**（protrusion of paramedian tubercles of lower-lip）　侧面观下唇侧唇珠向前突出的程度，一般以侧唇珠最前点与 Ricketts 提出的 E 审美平面之间的距离来评价。

三、本区域美学考量分析

（一）正面观

下唇红唇区域正面观的美学考量包括矢状中央沟的深度、宽度，侧唇珠的宽度、高度（饱满度），顶点位置等。

矢状中央沟（central notching of lower-lip）是近几年逐渐被大家所关注的一个下唇美学形态，指的是下唇正中央存在一条前后走行的沟，相对地将下唇红唇分成左、右两瓣。这种形态多见于儿童时，成年后只存在于少部分的天然个体中，个别求美者因喜好该美学结构，也有诉诸人为手术形成。笔者认为该沟的深度不要超过 1 mm，应与两侧的红唇体过渡流畅，名为“沟”，实质上应该是平缓的矢状凹陷，如果起伏突然，会有人工痕迹感，后者见于个别手术成形后。也有部分求美者认为下唇不必存在矢状中央沟，而更喜欢与两侧旁正中部分厚度相当甚至较两侧更为丰满的中央部。

下唇中央两侧通常为比较丰满的红唇体，国外文献中有称“旁正中结节”（paramedian tubercles）[12]，中文翻译为“侧唇珠”相对贴切。其每侧宽度一般认为占据同侧下唇宽度的内 1/2 部分会相对美观，这样两侧侧唇珠总宽度占据下唇总宽度的中央 1/2，视觉上会显得下唇比较向中央集中而呈现“小嘴”的效果。侧唇珠顶点一般位于同侧下唇红唇体中内 1/3 的位置为宜，过于靠外会形似“佛祖唇”而有年龄感。侧唇珠顶点与其向下垂线到下唇唇红缘的交点之间的距离即侧唇珠的高度，当存在较深的矢状中央沟时，侧唇珠高度大于下唇中央高度。

（二）侧面观

下唇红唇区域侧面观的美学考量主要包括侧唇珠的突出度及其轮廓曲线。侧唇珠的突出度同样通过其最前点与 E 审美平面之间的距离评价，一般这个距离在 1 ~ 2 mm 相对比较美观（图 3-6），同时还要参考与上唇的位置关系。当眶耳平面处于水平位置时，一般下唇侧唇珠最突出点比上唇中央唇珠最突出点略靠后。唇珠的轮廓曲线应呈现饱满的圆弧。

四、本区域应用美容外科手术

1. **注射丰唇术**　针对下唇红唇丰满度不足，或者缺乏满意唇形者，一般可以通过注射医用透明质酸或者自体脂肪达到丰满度临时增加的效果。通常可以考虑重点填充侧唇珠（详见第十章第一节）。

2. **下唇红唇修薄术**　针对下唇红唇过厚的求美者，通过切除横形的红唇黏膜、黏膜下组织、部分口轮匝肌以及部分过度活跃的唇黏液腺，达到减少红唇主体厚度的目的（详见第十章第二节）。

3. **下唇侧唇珠成形术**　通过设计下唇湿唇黏膜双侧 V-Y 推进瓣，进行侧唇珠成形，相对于注射丰唇方法效果维持时间较长（详见第十章第一节）。

4. **下唇外侧红唇修薄术**　通过修薄下唇外侧 1/2 部分红唇，并错位缝合，使下唇中央部分相对突出，视觉上达到缩短下唇的效果（详见第十章第三节）。

口角区域（oral commissure）

一、区域范围

口角区域指唇皐外侧上下唇区域的红唇黏膜组织，上下唇唇红缘在最外侧连接的区域。

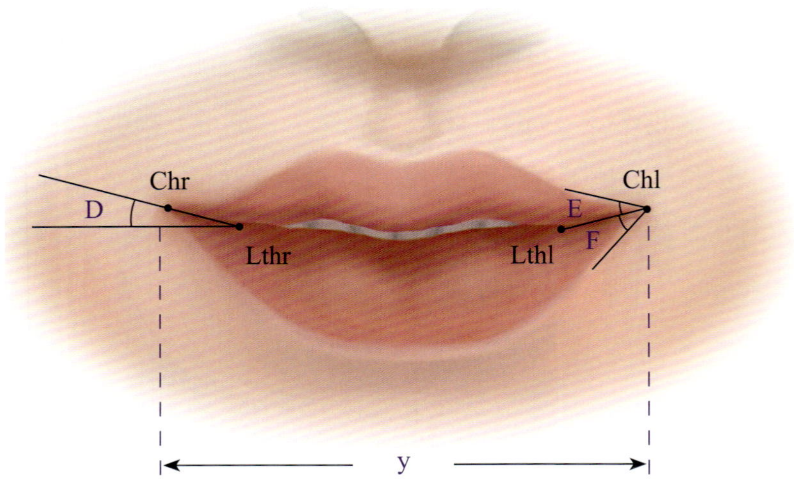

图 3-8　口角区域美学测量参数（示意图）

y：口裂宽度；∠D：口角上扬 / 下垂度；∠E：上唇口角角度；∠F：下唇口角角度

二、本区域美学测量参数（图 3-8）

1. **口角上扬 / 下垂度**　指唇阜点 - 口角点之间的连线（Ch-Lth）与水平线之间的角度，如果该角度为正（即水平高度唇阜点在口角点下方），则认为该口角上扬；否则，则认为该口角下垂。

2. **口裂宽度**（width of oral fissure，Chl-Chr）　两侧口角点之间的水平距离，汉族成年人一般男性为（47.6 ± 3.7）mm，女性为（45.1 ± 3.3）mm，但仍会随年龄增长而增大[9]。

3. **颊廊间隙**（buccal corridor）　指微笑时上颌后牙颊侧面与口角以及脸颊的口腔黏膜之间的区域。

4. **上唇口角角度**（upper-lip angle）　指上唇红唇缘与游离缘在口角处的夹角[8]。

5. **下唇口角角度**（lower-lip angle）　指下唇红唇缘与游离缘在口角处的夹角[8]。

三、本区域美学考量分析

1. **口角的上扬 / 下垂度**　这也是目前求美者日益关注的一个特征，但目前尚未有一个标准的衡量方法。有些文献中提到用口角点与口裂线之间的关系作为评价[9]，但笔者认为，口裂线本身可能因上唇游离缘的形态而呈现不同的形态，并非固定的水平线而可能表现为一定的弧度，所以口裂线本身难以作为一个恒定的参照物；另外，口角上扬 / 下垂的程度有时候会受到上唇唇峰 - 口角坡度的影响，在该坡度过大的时候，即使口角部位上扬，亦同样会呈现“口角下垂”的错觉。所以，评价口角的上扬/下垂度时，笔者认为相对更准确的评估方法是采取唇皂点-口角点之间的连线与水平线之间的角度，如果该角度为正（即水平高度唇皂点在口角点下方），则认为该口角上扬；否则，则认为该口角下垂。

2. 口裂宽度（Chl-Chr） 教科书里曾定义口裂宽度在46～55 mm为“宽大型”，36～45 mm为“中等型”，30～35 mm为“窄小型”[14]。实际上，口裂大小还需要配合脸型、红唇体丰满度、红唇唇形，甚至气质以及求美者审美偏好等因素综合评价。

3. 颊廊间隙 这是微笑美学中评价动态美学的一个重要指标，该概念最早由口腔科医生Moore提出。根据正面微笑时颊旁间隙占微笑宽度的比例，将微笑分为宽度微笑、中度微笑和狭窄微笑等几类[13]，临床中可配合口腔科医生调整口裂大小以改善该美学指标。

4. 口角闭合度 指唇皂点与口角点之间的上下红唇闭合程度，正常情况下一般是紧密贴合，微笑时轻微分开，闭合不全或间隙过宽可见于个别口角整形术后。

四、本区域应用美容外科手术

1. 口角开大术 针对认为口裂过小的求美者，可以通过口角唇红缘处切口将口角点外移，使口裂有限地增大，可能出现的风险是可见的局部切口瘢痕（详见第十一章第一节）。

2. 口角上提术 针对口角下垂者，通过口角组织的上提或冗余皮肤的去除，达到使口角点高于同侧唇皂点，从而实现口角上扬，可能出现的风险同样是可见的局部切口瘢痕[15]（详见第十一章第一节）。

3. 酒窝及梨窝成形术 两者均为在做微笑表情时，因脸部的肌肉相互牵动而产生的局部皮肤凹陷。酒窝一般位于口角外上侧约2 cm处，梨窝一般位于口角下方约1 cm处。可以通过埋线或口内小切口配合辅助器具等方式进行酒窝或梨窝成形[16]（详见第十一章第二节）。

4. 木偶纹去除术 通过填充、提升甚至切除等方法去除口角下方木偶纹（详见第十一章第三节）。

颏部区域（mental region）

一、区域范围

口角、下唇唇红缘以下，下颌缘以上的区域称为颏部。

二、本区域美学测量参数

1. **颏高度**（height of chin，Li-Me） 指下唇唇红缘至软组织颏下点之间的距离。

2. **颏唇沟深度**（depth of labiomental fold） 指颏唇沟最深点（Sl）与软组织颏前点（Pog）之间的水平距离，一般该数值在男性和女性平均为 6 mm 和 4 mm[17]。男性颏唇沟相对更深，颏部更加显为突出，轮廓感更强。

3. **颏突出度**（protrusion of chin） 评估可有多种参照，与鼻根点进行参照可去除唇部容积变化带来的影响，即软组织鼻根点引出一条与 Frankfort 眶耳平面相垂直的垂线，颏前点应接近或触及该垂线。

三、本区域美学考量分析

（一）正面观

颏高度（Li-Me）的美学评价一般会根据整个面部的综合情况考虑。首先可以参考“三庭”的美学比例原则，即在鼻根部和鼻小柱根部做两条水平线，将面部分成上、中、下三等分；而在面下 1/3 部分，口裂再将其分成上、下两部分，许多学者认为，协调的上下两部分的高度比关系应为 1∶2，而在亚洲女性中可略小于该比值[14]。

颏部与两侧下颌缘相延续，部分人呈圆滑的弧线，部分人以一定的角度相接，故其轮廓形态也相应分为圆颏、方颏、尖颏、长颏等（图 3-9），不同的形态可能表达不同的气质。例如圆颏相对表达明朗、快活；尖颏相对表达性感，但会略欠稳重；方颏表达阳刚、坚定，偏男性化等。同时还需要观察颏部形态是否对称，是否存在偏颌。

另外，个别人颏部软组织垫中央存在矢状的沟，将颏部脂肪垫分成左右两半，相对多见于面型相对较宽、面部较丰满的男性。

（二）侧面观

颏部区域侧面观的美学考量主要观察颏唇沟深度和颏部突出度。颏唇沟深度一般在男性和女性平均为 6 mm 和 4 mm，恰当的颏唇沟深度使颏部显得更加突出，轮廓感更强。

颏部突出度评估可有多种参照，其一与鼻根点进行参照，软组织鼻根点引出一条与 Frankfort 眶耳平面相垂直的垂线，颏前点应接近或触及该垂线；其二与上唇和下唇突出点进行参照，颏前点应略靠后于下唇突出点，下唇突出点略靠后于上唇突出点；其三评估颏前点与鼻尖和上下唇的位置关系，Ricketts 提出的连接鼻尖点及颏前点的 E 审美平面，在东方人中上唇与下唇突出点应接近或触碰该平

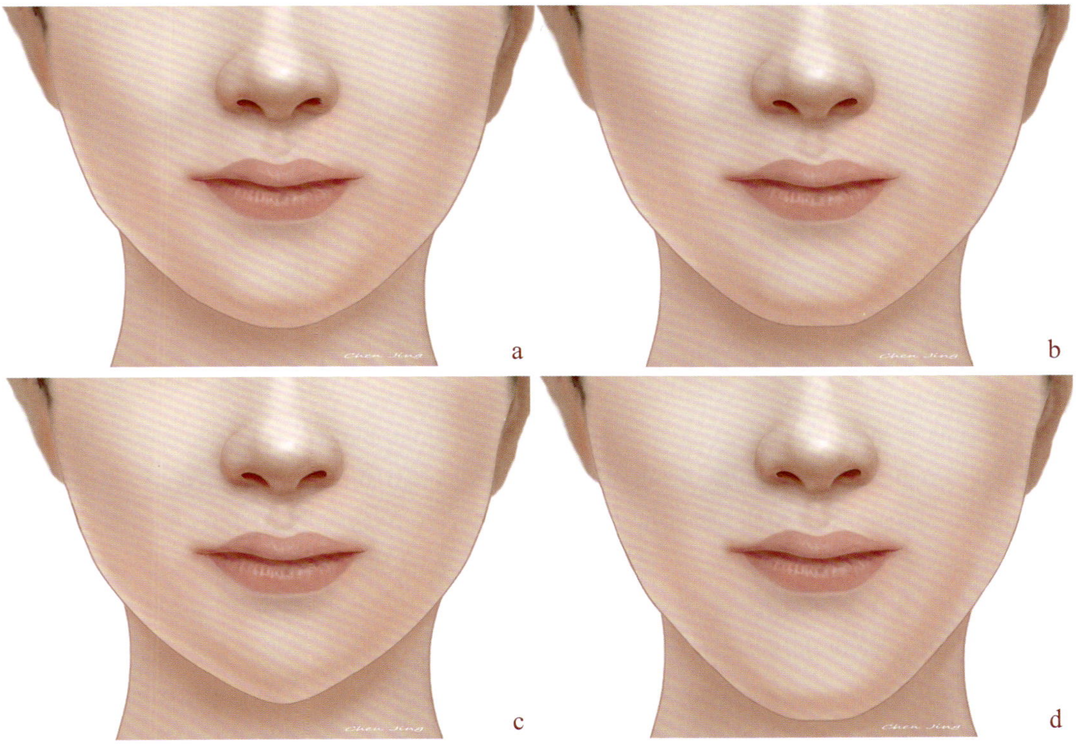

图 3-9　颏部正面轮廓分类（示意图）

a. 圆颏；b. 方颏；c. 尖颏；d. 长颏

面（图 3-6）。颏部过于突出，会显得夸张、轻佻；相反，颏部突出度不足，会显得迟钝、稚气。

四、本区域应用美容外科手术

1. **颏部增大术**　又称"隆颏术"，针对颏部高度或者突出度不足的个体，可以通过填充植入物增加其高度或突出度，以达到以上美学标准（详见第十二章第一节）。

2. **颏部缩短术**　针对颏部过长或者过于突出的个体，通过截骨或者磨骨手术减少其高度或者突出度，以达到以上美学标准（详见第十二章第二节）。

3. **颏部缩窄术**　针对正面观颏部过于宽大，甚至呈方颏者，尤其是女性，希望颏部更加圆润甚至呈"锥子形"者，可通过两侧截骨减少颏部的宽度，使颏部与两侧下颌缘圆滑过渡（详见第十二章第二节）。

4. **颏部截骨前移**　针对颏部高度过长，而突出度不足的个体，截骨手术不能满足突出度的改善，而填充植入物又会引起颏部高度更加加长。可以通过截骨减少高度，骨块向前移动并固定增加突出度。该术式常见于口腔颌面外科治疗双颌前突颏后缩的案例（详见第十九章）。

5. 下颌骨偏颌矫正　针对颏部及下颌缘两侧不对称者，综合运用正颌手术、截骨、植入物填充等手段矫正到对称（详见第二十章）。

（潘柏林　李华刚）

参考文献

[1] Carey JC, Cohen MM, Curry CJ, et al. Elements of morphology: standard terminology for the lips, mouth, and oral region. Am J Med Genet A, 2009, 149A(1): 77-92.

[2] Hassan B, Suzan S, Figen G, et al. Digitalized analysis of philtral anatomy for planning individual treatment. Surgical and Radiologic Anatomy, 2017, 39(11): 1183-1189.

[3] 高兴，翦新春，吴晓珊，等. 汉族青年口唇形态及相关指标测量的研究. 中国美容整形外科杂志，2010, 21(5): 263-267.

[4] 尹宁北. 中国式功能性唇裂修复术：从解剖性复位到生物力学仿真. 中华口腔医学杂志，2017, 52(4): 212-217.

[5] Bailin P. Upper-lip lift with a "T" shaped resection of the orbicularis oris muscle for Asian perioral rejuvenation: a report of 84 cases. J Plast Reconstr Aes, 2017, 70(3): 392-400.

[6] Eun LD, Hur SW, Ho LJ, et al. Central lip lift as aesthetic and physiognomic plastic surgery: the effect on lower facial profile. Aesthet Surg J, 2015, 35(6): 698-707.

[7] 吴佳静，张卫兵. 微笑美学的客观评价指标. 口腔医学，2017, 37(3): 281-284.

[8] Wong WW, Davis DG, Camp MC, et al. Contribution of lip proportions to facial aesthetics in different ethnicities: a three-dimensional analysis. J Plast Reconstr Aesthet Surg, 2010, 63(12): 2032-2039.

[9] 孟庆兰. 汉族青年口唇形态及口裂的测量. 中国实用美容整形外科杂志，2004, 5(6): 305-307.

[10] Burston CJ. Lip posture and its significance in treatment planning. Am J Orthod, 1967, 53(4): 262-284.

[11] Wu SQ, Pan BL, An Y, et al. Lip morphology and aesthetics: study review and prospects in plastic surgery. Aesthet Plast Surg, 2019, 43(3): 637-643.

[12] Janis JE. Essentials of Aesthetic Surgery. New York：Thieme, 2018: 645-648.

[13] Marc B, Ackerman. Buccal smile corridors. Am J Orthod Dentofacial Orthop, 2005, 127(5): 528-529.

[14] 王向义. 美容局部解剖学. 2 版. 北京：人民卫生出版社，2010: 46-58.

[15] 潘柏林. 外切法口角上提术治疗口角下垂. 中华整形外科杂志，2016, 32(2): 145-147.

[16] 胡琼华，王鹏，汪锋，等. 酒窝形成外固定器的设计及自然酒窝成形术. 中国美容整形外科杂志，2009, 20(4): 206-208.

[17] Michelow BJ, Guyuron B. The chin: Skeletal and soft-tissue components. Plast Reconstr Surg, 1995, 95(3): 473-478.

插图来源

本章全部图片由北京大学第三医院陈静绘制。

第四章

唇部与口周美学评估及术前沟通

一个人成熟的标志不是知道自己能做什么就去做，而是知道自己不能做什么而不做。同样，一个出色的手术大师往往并不仅因为他的手术案例非常多，或者手术技巧特别优秀，还因为他清楚地知道哪些案例可以做，哪些案例慎重做，哪些案例不可以做。对于整形美容手术来说，一套成体系的术前评估与筛选流程，对减少失败风险，提高求美者术后满意度具有重要的意义，在唇部及口周美学项目上同样也不例外。

根据以下步骤来评估来诊的求美者，有助于为唇部美容和口周年轻化求美者提供最佳方案和术后效果的理性预估。

步骤 1：一般状态评估与沟通

通过简单交谈了解求美者的精神面貌、心理状态、手术动机、审美观念、沟通能力以及术后期望值，避免为精神状态不稳定、手术动机欠理性、审美观念过于偏离正常、沟通困难、术后期望值过高的求美者施行手术。同时，身体存在严重系统性疾病，或手术产生的健康风险难以预测者，建议在身体条件好转稳定以后再考虑手术。该原则与其他整形美容手术的评估原则一致，不再赘述。

步骤 2：口周轮廓评估与沟通

遵循整形外科设计理念“先硬后软”“先轮廓后皮囊”的基本原则进行术前评估。

无论是正面还是侧面，面部轮廓都是影响整体颜值的关键因素，如果口周骨组织轮廓欠佳，即使唇部软组织手术“做成花”，改善效果也只能是杯水车薪，达不到预想的期望。所以，轮廓需先于唇部软组织进行矫正，一方面能够改善面部轮廓形态，另一方面也为唇部软组织手术打下良好基础。

对于存在以下轮廓特点的个案，建议先针对轮廓进行一些改善与调整。

一、“突嘴”畸形

“突嘴”畸形即“双颌前突颏后缩”，包括上颌骨和下颌骨的骨性前突、齿性前突，以及颏部后缩，在中国人中并不少见。上颌骨前突通常会并发上唇人中过短、上唇红唇外翻或厚唇、露龈笑等情况[1]（图 4-1）。通常此类求美者最初会以改善人中过短、露龈笑或者红唇过厚为主要目的来诊，个别求美者也可能认为自己的上唇人中过长，希望手术缩短，但如果直接针对这些情况进行软组织的整形手术，恐怕效果并不满意，即在颌骨前突的情况下，人中延长与露龈笑矫正难以有明确的改善[2-3]，厚唇修薄或者人中短缩可能直接导致前突的上牙露齿度增加等。

对于“双颌前突颏后缩”的情况，应首先建议求美者进行正颌手术改善颌骨前突，以齿性前突为主的也应建议先进行正畸。多数情况下，骨性前突得到彻底改善后，人中过短、露龈笑的问题便能随之改善，上唇红唇亦会一定程度内翻而减轻过厚的印象，合并人中过长者在正颌手术后人中长度可能会更长，后续再进行人中短缩项目会产生更满意的效果（更多内容详见第十九章）。

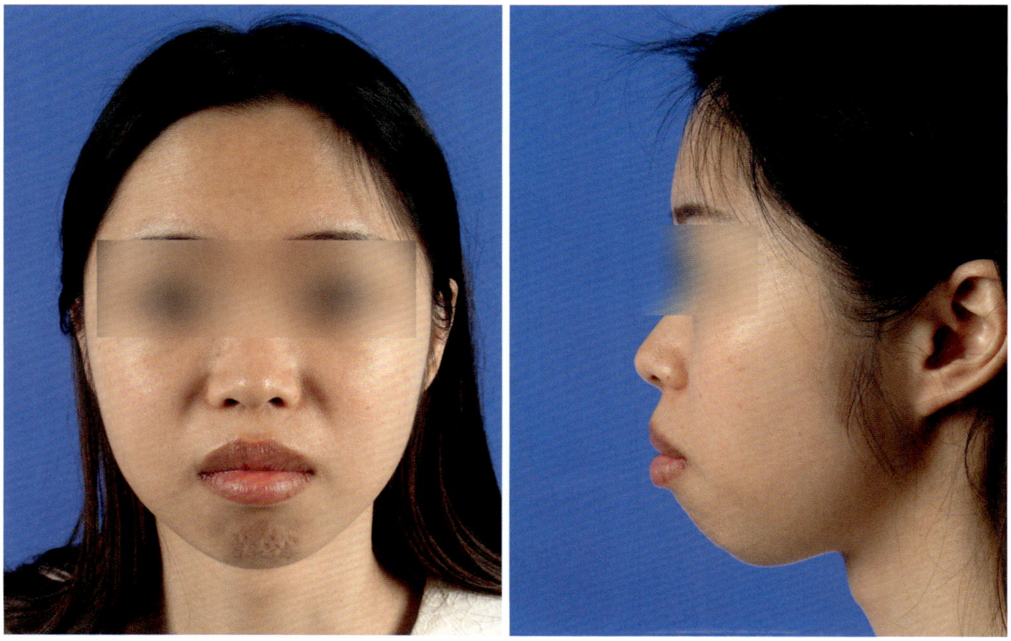

图 4-1　双颌前突颏后缩

二、反殆畸形

反殆畸形俗称“地包天”“兜齿”，是一种常见的牙颌面发育性畸形，一般可分为“齿性畸形”和“骨性畸形”两种。前者是单纯因为牙齿的排列错乱造成的，上下颌骨的发育及位置正常，此类畸形不需要行正颌手术，只需请口腔科医生重新排列牙齿即可；后者是由于上下颌骨发育异常造成的，也可见于先天性唇裂继发上颌骨发育不良等，严重的骨性反殆畸形不但影响面部轮廓，还影响进食和语言，需要采用手术的方法矫治[4]。无论是齿性畸形还是骨性畸形，反殆通常会继发上唇软组织的塌陷，表现为上唇正面观唇红缘平坦，人中嵴、人中凹结构不明显；侧面观白唇呈现平直形，唇珠突出度与丰满度均不足，甚至上唇最前点在下唇最前点之后（图 4-2）。严重反殆畸形建议先在口腔颌面外科进行骨性和齿性的畸形矫正，在改善中面部塌陷的同时也能使上唇软组织随之前进；否则，在骨性或齿性反殆状态下，单纯通过软组织填充很难达到明显改善中面部 - 上唇塌陷的效果（更多内容详见第二十章）。

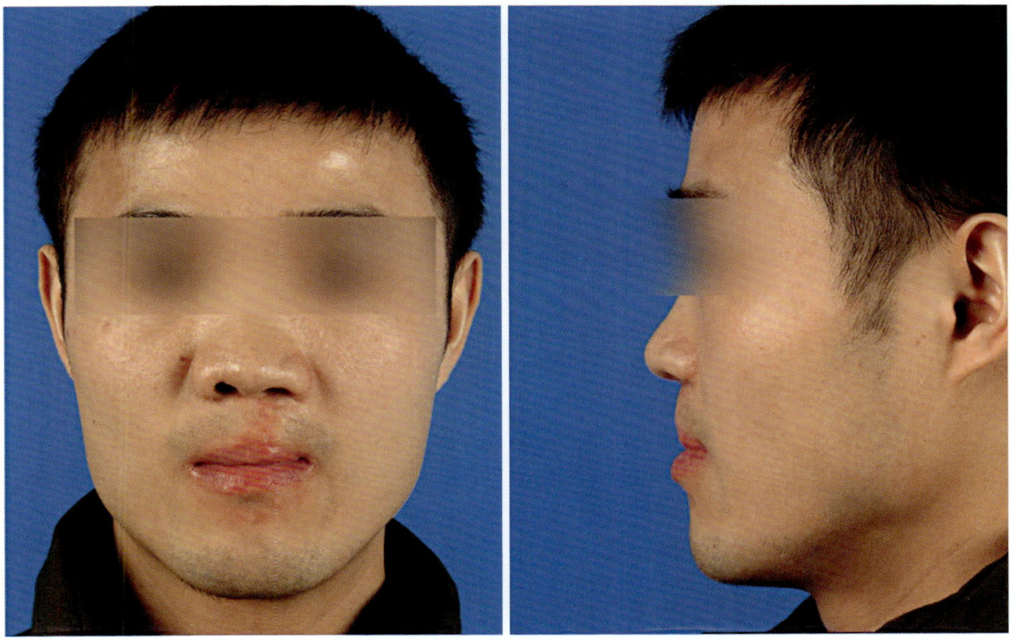

图 4-2　反殆

三、偏颌畸形

偏颌畸形是指上下颌侧方关系不调，牙中线不一致，颏部偏斜为主要临床特征的一类复杂畸形，是颌骨畸形中极为常见的一类[5]。它常造成患者双侧颜面不对称及颌关系紊乱，严重影响患者容貌、咀嚼、发音功能，给患者生理及心理造成巨大的压力。偏颌畸形对唇部及口周的影响有上下唇中线不一致、两侧口裂大小不对称、下唇偏斜等（图 4-3）。偏颌畸形的求美者往往会首先因为唇部两侧的静态或动态不对称前来就诊，但原则上应建议先行颌面外科的干预，从根本上矫正上下颌侧方关系不正后，再观察软组织的状态。实际上，通常骨性偏颌矫正后，软组织的偏斜也会有所改善；冒然直接进行唇部的矫正手术，难免会造成新的不对称，增加术后不满意的发生率。

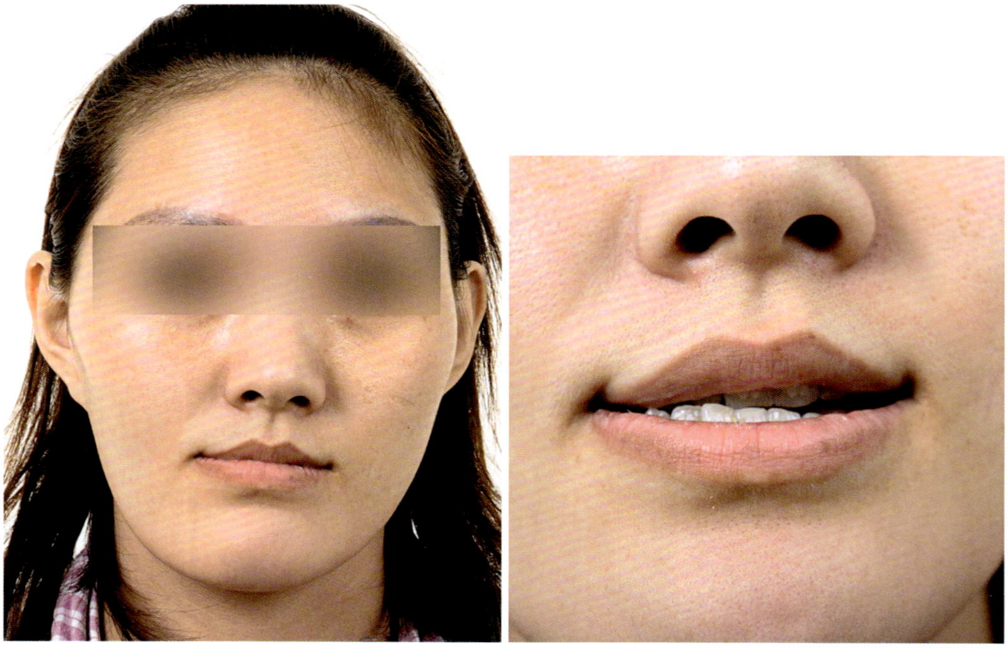

图 4-3 偏颌

四、牙列不美观

俗话说“唇齿相依”，美丽的红唇也需要有整齐洁白的牙齿相配衬。因为在笑容、言语的时候，牙齿会最先暴露并冲击旁人的视觉，甚至在一些人中偏短、红唇偏薄的人群中，放松状态可能存在 1 ~ 3 mm 高的露齿度，故牙齿的整齐与否、牙色是否美观等都会直接影响整体颜值，牙齿美学越来越受到求美者的关注。这在唇部美容手术中同样需要警惕。一些手术项目例如人中短缩、上唇修薄等，都有可能引起术后露齿度增加，牙齿的美观程度也会直接影响到术后的整体效果。因此，术前需要检查是否存在牙齿前突、牙列不齐、牙面变色或缺损、牙冠过短、龋齿、牙龈炎等情况（图 4-4），如存在上述情况，建议先到口腔科就诊，相关情况改善后再进行唇部手术。

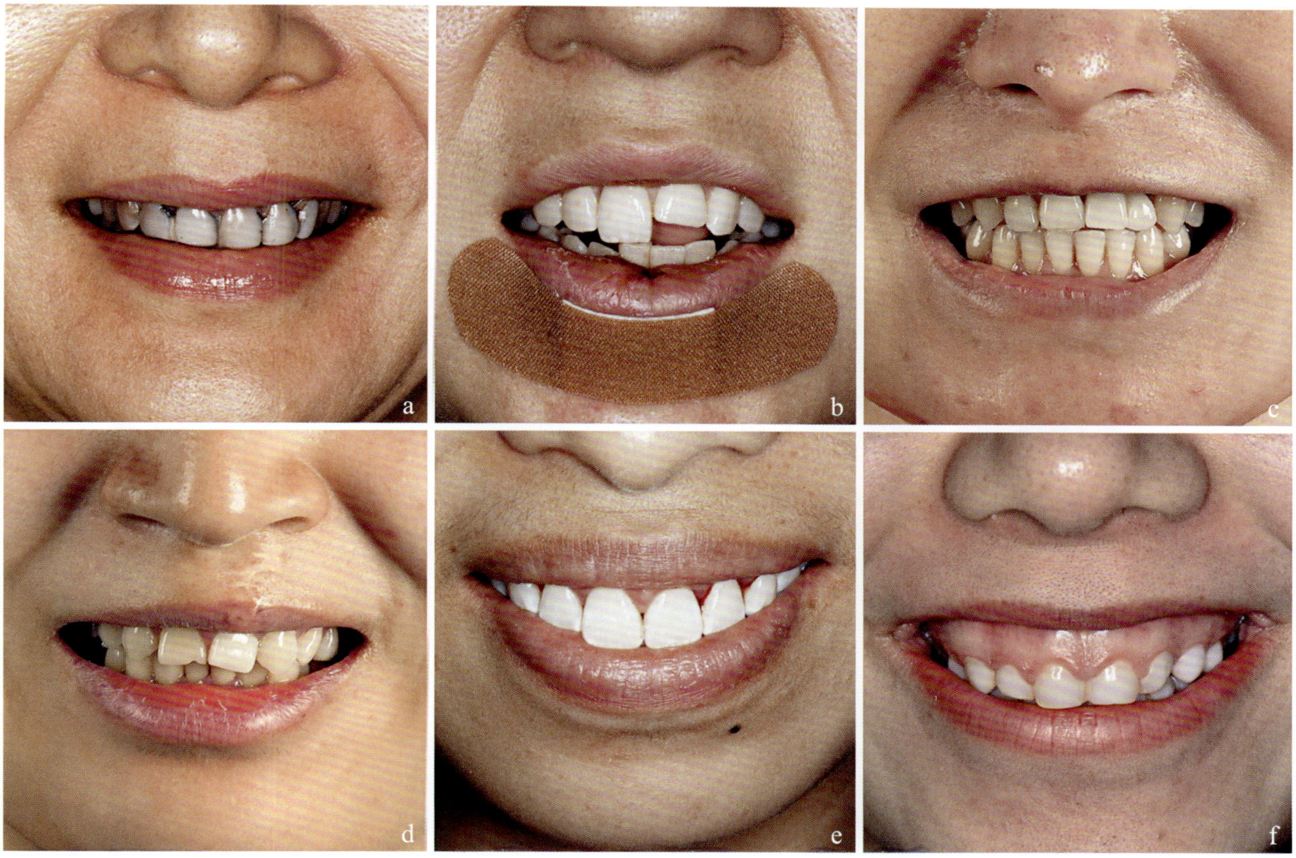

图 4-4　牙列不良状况

a. 不良贴面伴牙龈萎缩；b. 前牙缺损；c. 对刃殆及牙色黄；d. 牙列不齐；e. 上牙前倾伴形态过大；f. 牙冠过短及颌骨垂直发育过度

五、长颏与颏后缩

长颏指下颌骨颏部上下发育过度（图 4-5）；颏后缩指下颌骨颏部前后发育不足，甚至侧面呈“鸟嘴”样外观，通常会合并下唇厚唇以及外翻[6]（图 4-6）。对于长颏的求美者，如果有人中短缩的诉求，术前需要评估人中短缩后是否会引起下庭口裂上下两部分的高度比例失调，必要时可以考虑先进行颏部缩短。对于颏后缩合并双颌前突者，建议在正颌手术的基础上再行颏成形截骨前移，或单纯颏后缩者也可以进行假体填充，在轮廓改善的同时也可以一定程度上改善下唇厚唇外翻的状态（更多内容详见第十二章）。

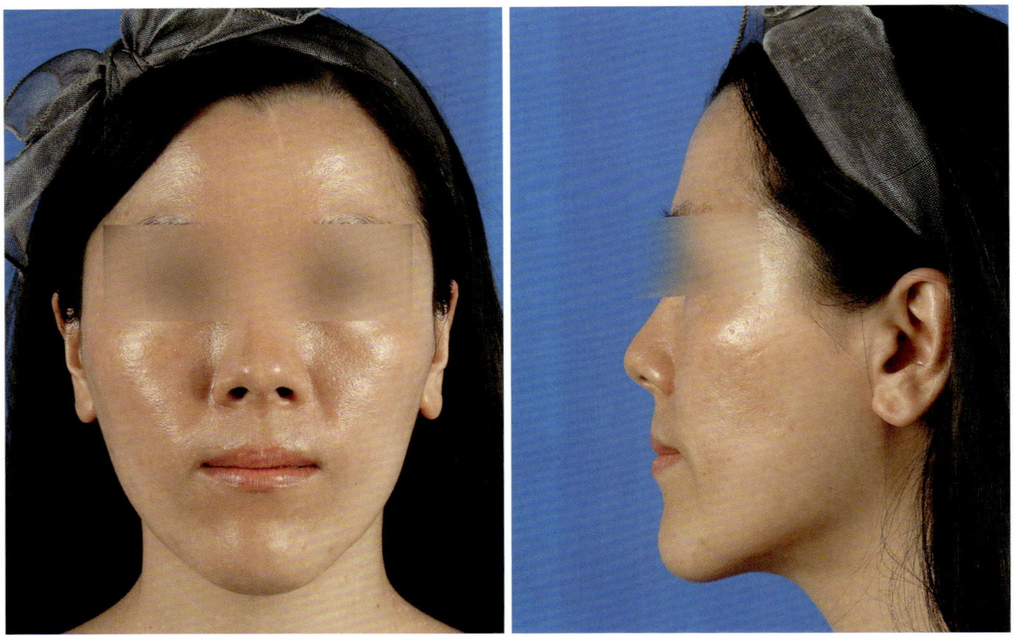

图 4-5 长颏

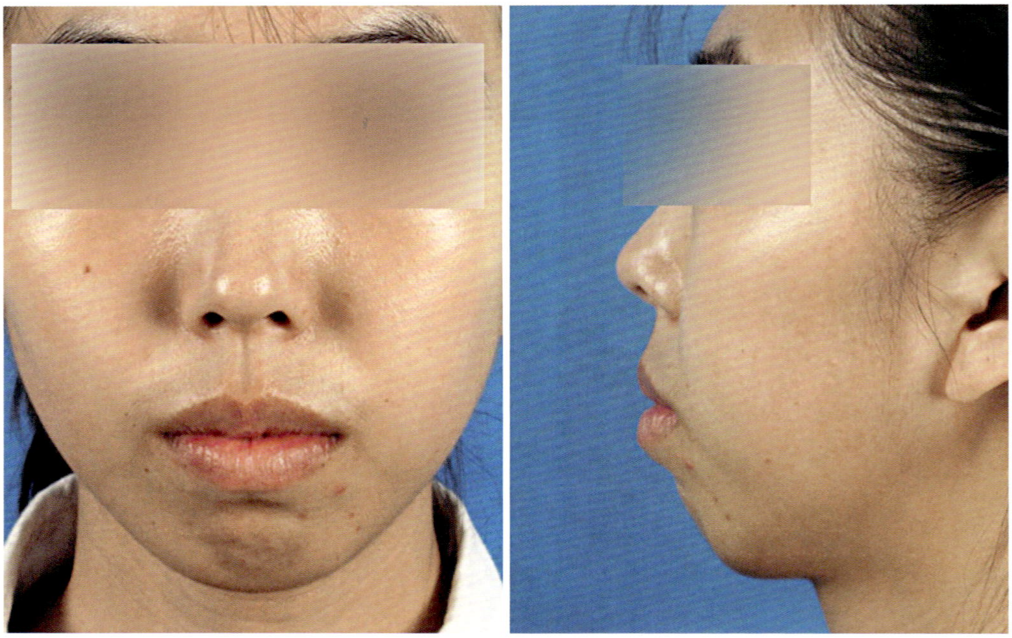

图 4-6 颏后缩

六、鼻尖、鼻小柱与鼻基底

鼻尖突出度、鼻小柱与鼻唇角、鼻基底丰满度等与上唇关系密切，在进行人中部位手术时也需要考虑这些部位指标的影响。在鼻尖突出度不足、鼻基底塌陷的情况下，上唇和下唇不宜过于丰满，否则会有“突嘴”的印象，这在唇部注射填充以及唇形综合整形的设计上需要注意，必要时先进行鼻尖的抬高或者鼻基底的填充。鼻小柱与鼻唇角在人中部位手术时需要术前评估，对于本身存在鼻小柱偏斜的个体需要及时发现并且告知，以免术后处于被动；在与求美者充分沟通的前提下也可以通过人中部位手术适当改善鼻小柱根部的偏斜。鼻唇角在本书中指的是侧面观鼻小柱与上唇白唇的成角，一般男性在 94°～97°、女性在 97°～100° 时相对美观。该夹角可以通过人中短缩手术适当调整，但需要在术前准确评估并且与求美者做充分的沟通。对于需要首先进行鼻尖、鼻小柱或鼻基底部位整形手术者，建议术后至少恢复半年以后再进行唇部的手术，以免因未恢复稳定时再次手术带来的风险与不确定性。

步骤 3：唇部软组织评估与沟通

在第三章“唇部及口周美学测量与分析”里，已经阐述了唇部及口周的一些常用美学指标参数，在轮廓硬组织条件满意的前提下，可以针对求美者的整体面容比例、表现的气质，以及其具体要求个性化设计，通过改变这些美学指标参数来达到美学目的。

一、上唇白唇区域

评估指标：正面观包括上唇白唇的肤色和肤质、人中的高度、人中嵴和人中沟立体结构的明显度、上唇唇红缘的形态、两侧静态对称性、是否存在瘢痕、动态表情（微笑及大笑等）时牙齿和牙龈露出程度以及两侧对称性等；侧面观包括鼻唇角角度、人中嵴的坡度及曲线、唇峰或唇谷处唇嵴的突出度等。

在这个区域任何唇部手术的设计时，都需要综合考虑以上美学指标。例如在设计人中短缩手术时，需要同时考虑是否需要进行人中沟的加深；另外，人中短缩手术主要提升上唇中央部位，而对近口角部位提升效果有限，手术是否会引起上唇形态的坡度增加而形成中央高、两侧低的“富士山”印象，而这种现象在不同的个体中所呈现的整体效果也存在差异，在某些面容上会更加美观，而在另外一些面容上却相反，所以术前沟通需要进行面对面的触诊，对术后效果进行个体化的模拟，让求美者从镜像中看到这个效果并且确认符合自己的要求，再决定进行手术。而手术切除皮肤的宽度设计，也需要在基本美学原则的基础上，再次根据求美者的个性喜好而最终微调确定，其中还包括对两侧对称性的观察，存在两侧唇峰高低不一致时还需要在手术前对两侧进行差别设计。手术前务必充分观察两侧动态表情是否存在不一致，存在不一致者详细记录在术前档案中，必要时可录下视频。该部位更多的美学评估经验可参考第八章相关内容。

二、上唇红唇区域

评估指标：正面观包括两部分，一是唇红缘（“丘比特弓”）形态，包括唇峰间距、唇峰角度、唇谷深度与唇谷角度、唇弓外侧嵴弧度、唇峰 - 口角坡度以及唇红缘两侧对称性等美学参数，二是红唇主体的形态，包括唇色、红唇厚度、唇珠宽度（两侧穹窿间距离）、穹窿弧度、唇阜的位置及丰满度，以及放松状态下上颌正中切牙暴露程度和动态时的两侧对称性等；侧面观主要评价上唇唇珠突出度。

对于不同的个体喜好及气质，应充分沟通，并且在不偏离普适审美的范围内尊重求美者的要求，不宜按照统一标准而进行千篇一律的设计。例如唇红缘的形态，尤其唇弓外侧嵴，一般内弧型会比较精致小巧，有现代感；外弧型相对比较古典、保守，首先需遵从求美者希望自己表达的特点进行选择设计。不仅如此，求美者的要求很可能会更加细化到内弧或者外弧的程度，希望进行微调。接诊医师如果考虑手术，术前需要评估这种微调的精准度能否达到求美者的要求，并且手术瘢痕风险能否接受。如果求美者对效果要求较高，或对手术的顾虑较重，也可以考虑用红唇文绣的方式改善，相对精准而低风险，但需要说明可能存在色差问题（可参考第六章第三节）。除了唇红缘形态，对上唇红唇的形态喜好也因人而异，包括唇珠高度、突出度、宽度，上唇的厚度等，不同的个体都会有不同的偏好，术前需要当面沟通，可以用模拟签在求美者唇上进行形态的比划，模拟术后的效果（图 4-7），

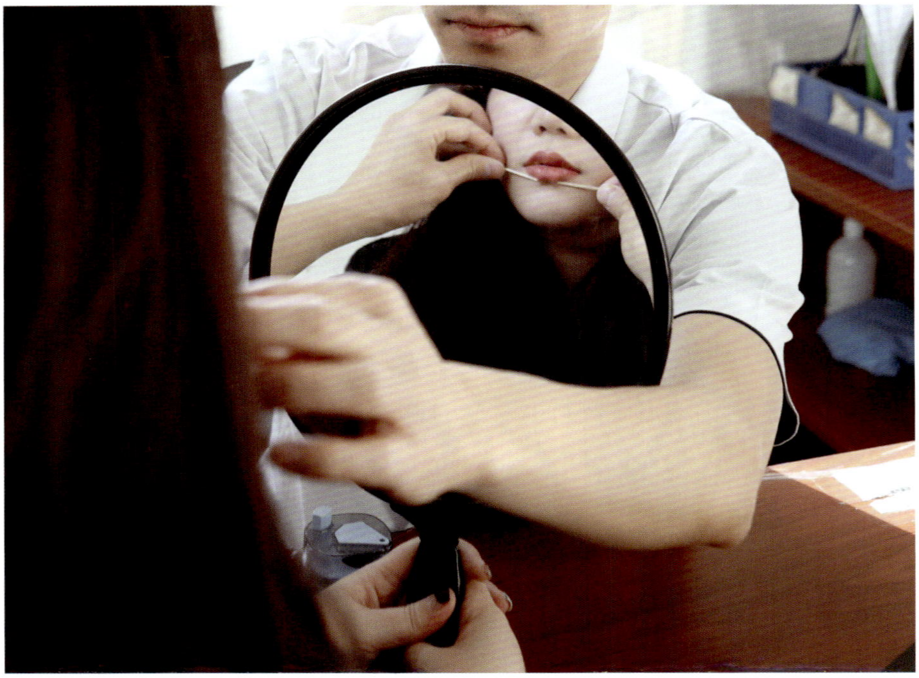

图 4-7　术前模拟效果沟通

通过镜像了解求美者的意见，获得确认后再进行画线设计。与白唇部位评估一样，手术前务必充分观察红唇两侧在动态时是否存在不一致，例如唇珠偏斜一侧、两侧红唇厚薄不一等，存在不一致者详细记录在术前档案中，必要时可录下视频。该部位更多的美学评估经验可参考第九章相关内容。

三、下唇红唇区域

评估指标：正面观主要是下唇红唇形态，包括唇色、厚度，是否存在侧唇珠和矢状中央沟结构，以及其相应的美学特征和对称性；侧面观主要是红唇是否外翻、侧唇珠的突出度和饱满曲线，以及颏唇沟深度等。

与上唇一样，下唇的厚度与形态同样存在不同的个体偏好，对于侧唇珠与矢状中央沟，有偏爱曲线形态特征分明者，有偏爱存在该形态但是曲线相对温和自然者，也有拒绝该形态而偏爱下唇中央丰满而两侧红唇逐渐变薄者。不同的形态特点可能适合于不同的面型和气质，同样需要与求美者进行面对面模拟沟通而确定方案。注意同样要观察动态时下唇两侧的对称性，不一致提示两侧降下唇肌或降口角肌肌力存在不平衡。侧面下唇突出度与丰满度一般需要参考鼻尖点与颏前点连线（E 审美平面）的位置关系，术前需要与求美者沟通对该位置关系的具体要求。另外，对于鼻尖突出度或颏部突出度不足的求美者，应首先建议进行鼻尖或颏部的改善，获得良好的侧面硬组织轮廓后再进行唇部设计，将会达到更理想的效果。下唇外翻往往同时存在颏后缩，或者颏唇沟相对较浅，这种情况下同样应优先考虑颏部填充，通常颏部突出度改善后，下唇外翻也会在视觉上有一定程度改善。该部位更多的美学评估经验可参考第十章相关内容。

四、口角区域

评估指标：主要评价口角上扬 / 下垂度和口裂宽度，以及两侧的对称性。

通常是在口角上提手术或开大手术前评估。口角是上扬还是下垂，通过测定唇阜点与口角点的水平位置关系可以明确判断，需要评估的是是否存在影响口角上提手术整体效果的术前不良因素。这些术前不良因素包括上唇红唇过厚、面部皮肤严重松弛、明显的木偶纹等。上唇红唇尤其在近口角处红唇过厚者，口角上提手术可能会引起术后唇阜部位的过厚，造成口裂线在该位置的转折过于明显，导致不自然的外观，建议先进行或同时进行厚唇修薄手术；口角外侧皮肤松弛严重者，可能造成口角上提术后局部组织臃肿堆积；术前木偶纹明显者，可能在口角上提术后会进一步加重[7]，这两种情况都应该建议求美者先进行下面部的提升，改善口角外侧皮肤严重松弛以及木偶纹的情况后再进行口角上提术。

口裂的大小也是求美者比较关心的指标，但临床中发现，用固定的数值范围去定义口裂是“宽”还是“窄”，在美学评估与方案设计中并无太多应用价值，因为对于“大口”和“小口”的定义及喜好，不同的求美者有不同的诠释。实际上，要求“小口开大”和“大口改小”的求美者都不在少数，所以手术方案也是在尊重求美者的意愿基础上进行选择。

无论是口角上提还是口角开大，手术设计上提或开大的幅度都需要根据求美者的实际喜好来沟通商定。术者还需要考虑的是，针对术后皮肤松弛反弹而需要在设计时做出矫枉过正量的估算；另外，术前需要对两侧口角做精确的测量，详细记录两侧的口角高度与口裂宽度。对于两侧不对称者，静态不对称可在手术设计中适当调整，而动态不对称往往与肌肉力量不平衡有关，随表情动作的增大而明显（图 4-8），则难以通过手术矫正。该部位更多的美学评估经验可参考第十一章相关内容。

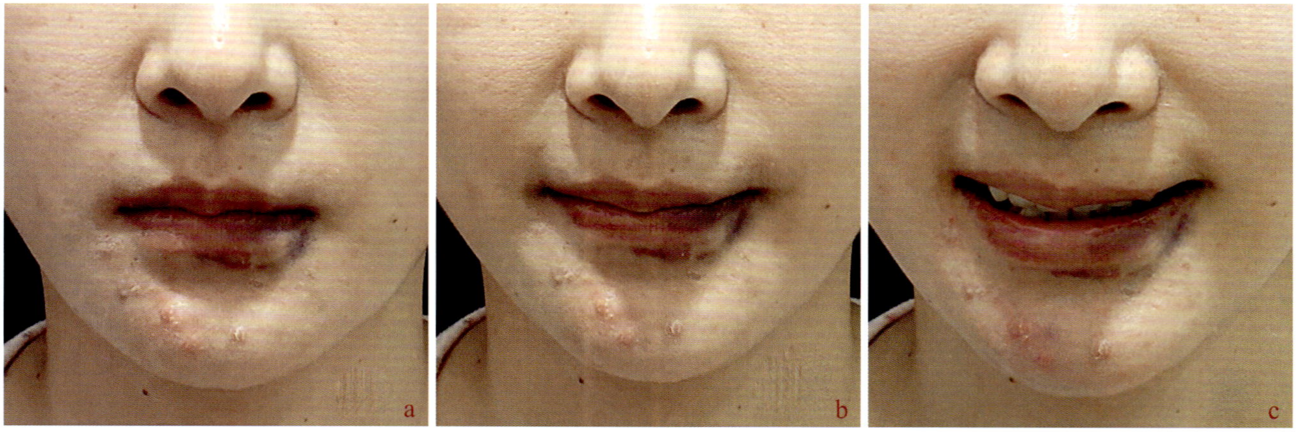

图 4-8　口角动态不对称

a. 放松态；b. 微笑态；c. 大笑态

步骤 4：制订方案及规划疗程

经过步骤 1 ~ 3 的综合评估，可以为求美者拟定初步的治疗方案和日程，注意还是遵循“颌骨→牙齿 / 鼻部 / 颏部→口周面部软组织→唇部”的先后顺序进行安排。原则上，每两个步骤的治疗间隔至少 3 个月以上，以保证每一步都能术后恢复稳定且瘢痕充分软化，下一步得以进行准确的术前评估，并且也有助于术中操作不受瘢痕影响。

以下面的个案为例，该求美者 42 岁，自诉口周轮廓不美观，红唇薄且缺乏精致形态，两侧面部皮肤松弛（图 4-9）。此案例应该如何设计改善方案？

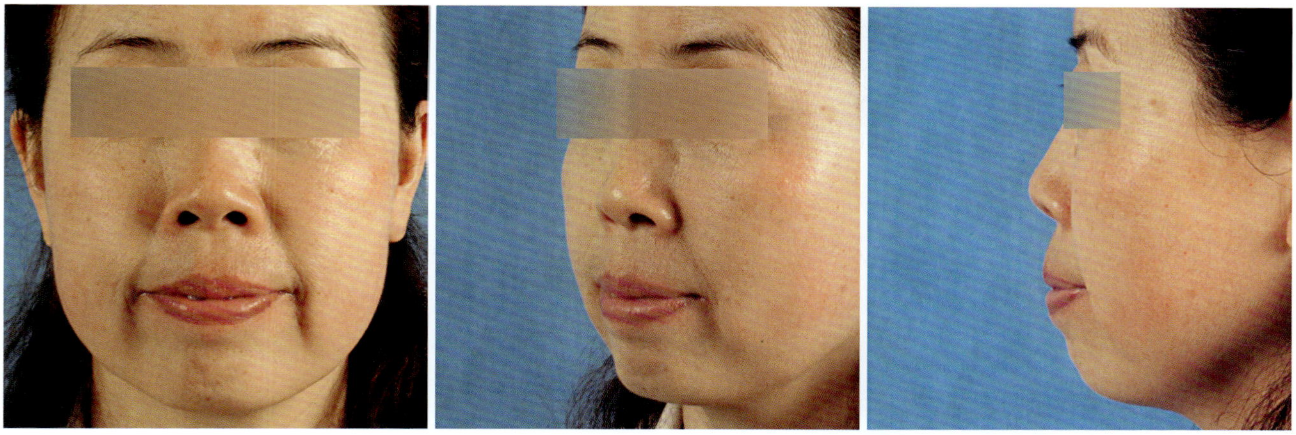

图 4-9　综合美学评估案例（女，42 岁）

按照上述原则进行评估，该求美者中年状态，人中偏长，红唇偏薄，侧面观可见上下颌骨存在前突状态，直接进行人中和红唇的改善恐怕会露齿而影响美观，故先建议进行正颌手术改善前突状态，同时术后配合正畸改善牙齿前突状态，由此轮廓能得到理想的矫正。该求美者口角下垂明显，同时也观察到其两侧颊部皮肤明显松弛，并且已造成口角下方木偶纹的形成，故建议其考虑面部的除皱与提升，为下一步改善口角下垂构建良好的周围软组织基础。以上项目都完成后，最后唇部可以考虑人中短缩、注射丰唇、唇形调整，以及口角上提手术来综合改善，从而达到唇部美化和口周年轻化的效果。

（潘柏林　李华刚）

参考文献

[1] Leonardi R, Annunziata A, Licciardello V, et al. Soft tissue changes following the extraction of premolars in nongrowing patients with bimaxillary protrusion. A systematic review. Angle Orthod, 2010, 80(1): 211-216.

[2] Robbins JW. Differential diagnosis and treatment of excess gingival display. Pract Periodontics Aesthet Dent, 1999, 11(2): 265-272.

[3] Monaco A, Streni O, Marci MC, et al. Gummy smile: clinical parameters useful for diagnosis and therapeutical approach. J Clin Pediatr Dent, 2004, 29(1): 19-25.

[4] Cho D, Choi DS, Jang l, et al. Changes in natural head position after orthognathic surgery in skeletal Class Ⅲ patients. Am J Orthod Dentofacial Orthop, 2015, 147(6): 747-754.

[5] 丁寅．骨性偏颌畸形诊断与治疗．中国实用口腔科杂志，2010, 3(5): 257-260.

[6] 柯志勇. 下颌后缩畸形的三维重建及模拟手术的研究. 广州：南方医科大学，2010.

[7] 潘柏林. 外切法口角上提术治疗口角下垂. 中华整形外科杂志，2016, 32(2): 145-147.

插图来源

图 4-3 由北京大学口腔医院刘筱菁提供；
图 4-4 由北京赛德阳光口腔闫夏提供；
其余图片由北京大学第三医院潘柏林医生团队提供。

第五章

唇部与口周标准围术期流程

项目高度专业化的发展，必然对项目过程的每一个环节都有独特的标准要求。成套的唇部及口周围术期标准化流程包括：专科问诊、格式化病历、术前谈话、标准化照相、术区准备、体位与麻醉、消毒与铺巾、器械与材料、手术记录、术后注意事项等。

一、专科问诊内容与格式化病历

问诊内容包括来诊者的一般信息、主要诉求、既往相关手术及治疗史以及基本健康状况等。唇部体格检查包括唇部及口周的各项测量参数，如有条件可通过三维摄影系统进行拍摄，应用系统测量软件进行各种数据测量会更加准确（图 5-1）；无三维摄影条件者，需要用标尺、卡尺以及量角器，在来诊者面部及唇部良好固定的前提下准确测量（图 5-2）。微笑测量时注意将微笑程度进行统一标准化，可以将露出八颗上齿作为参考标准。

所有问诊信息完整采集后，记录在表格病历中（图 5-3、5-4）。表格病历的优势一是简单便利，二是全面、无疏漏，能够在问诊的同时高效地完成病历的书写。另外，具备 His 电子病历系统的医疗机构，表格病历的设置还可用于各种信息的统计与分析，有助于为将来的科研与教学作积累。

二、术前谈话要点

唇部与口周手术的不同项目可能有不同的特点，但是亦有很多共性的方面。在术前沟通时，需要将术后可能的效果以及一些常见的风险和可能出现的并发症充分告知求美者。谈话内容包括以下几方面。

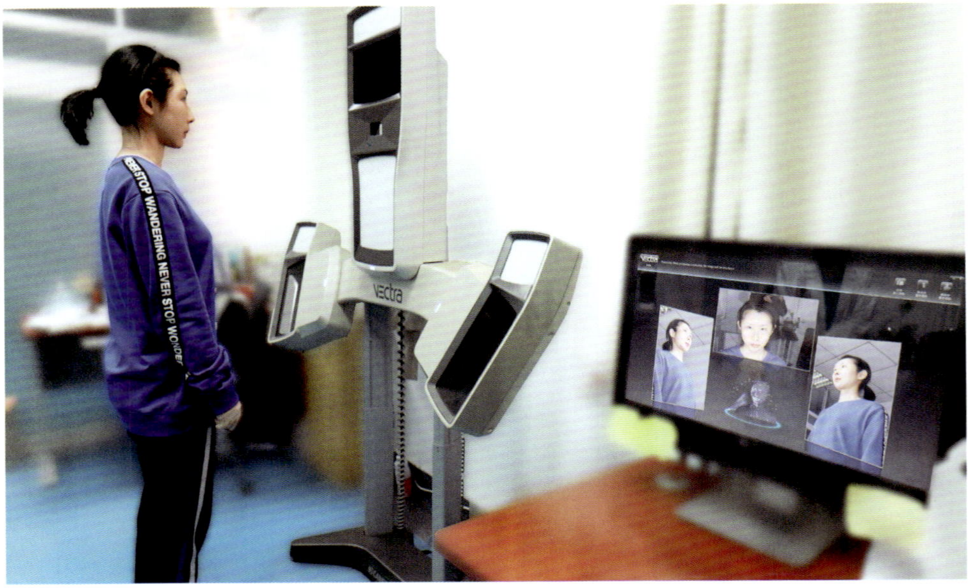

图 5-1　三维摄影与测量系统

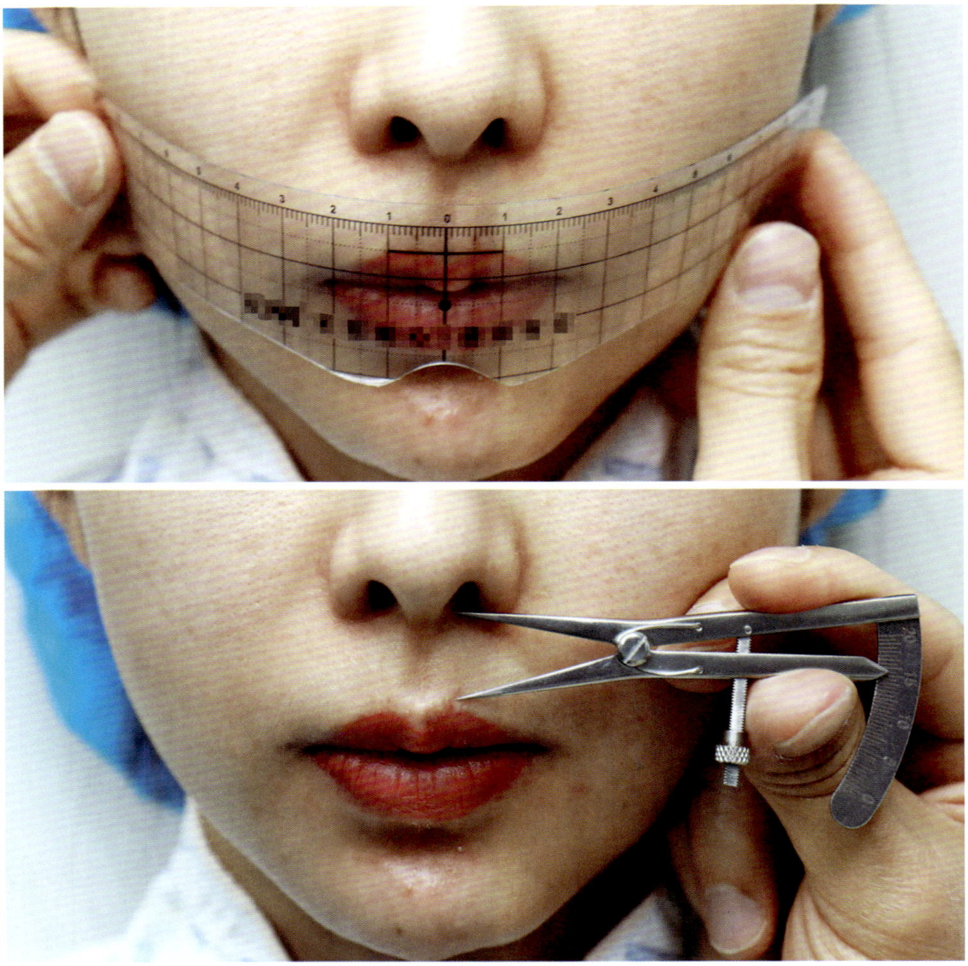

图 5-2　唇部测量

唇部整形面诊记录

姓名:__________ 性别:__________ 年龄:__________ 婚姻:__________
曾用名:__________ 国籍:__________ 民族:__________ 所在地:__________
职业:__________ 工作单位:______________________________
联系方式:移动电话______________ 微信____________ 其他____________

主诉:

□ 上唇人中过长	□ 上唇人中过短	□ 人中嵴不明显
□ 人中沟不明显	□ 唇峰平坦	□ 唇峰间距过窄
□ 唇峰间距过宽	□ 唇峰不对称	□ 唇弓外侧嵴过凸
□ 唇弓外侧嵴过凹	□ 唇红缘形态不佳	□ 外侧人中过长
□ 上唇红唇过厚	□ 上唇红唇重唇	□ 上唇唇珠过长
□ 上唇唇珠过宽	□ 上唇唇珠过窄	□ 上唇唇珠平坦 / 缺如
□ 上唇红唇过薄	□ 上唇红唇形态不满意	□ 上唇红唇不对称
□ 下唇红唇过厚	□ 下唇侧唇珠缺如	□ 下唇侧唇珠形态不佳
□ 下唇红唇中央沟缺如	□ 下唇红唇两侧过厚 / 外翻	□ 下唇红唇不对称
□ 下唇红唇过薄	□ 口角下垂	□ 口裂过宽
□ 口裂过窄	□ 木偶纹	□ 露龈笑
□ 双颌前突颏后缩	□ 反殆畸形	□ 深覆殆
□ 牙列不齐	□ 静息状态露齿过度	□ 酒窝 / 梨窝缺如
□ 颏部后缩	□ 颏部过长	□ 颏部过宽
□ 颏部过尖	□ 颏部前突	□ 继发唇裂畸形
□ 唇部瘢痕	□ 唇部注射填充术后	□ 红唇部分缺损
□ 红唇唇色暗淡	□ 其他____________________	

补充情况:

基础健康:

高血压:□ 无 □ 有(最高:______/______ mmHg,药物控制:□ 无 □ 有)
糖尿病:□ 无 □ 有(空腹血糖:________ mmol/L,药物控制:□ 无 □ 有)
心脏病:□ 无 □ 有(心功能__________________,药物控制:□ 无 □ 有)
肝　炎:□ 无 □ 有(_______________________,药物控制:□ 无 □ 有)
传染病:□ 无 □ 有(_______________________,药物控制:□ 无 □ 有)
其　他:____

整形手术史:

鼻尖 / 鼻小柱整形:□ 无 □ 有(时间:____________,项目:________________)
鼻翼整形:□ 无 □ 有(时间:__________________,项目:________________)
鼻翼基底填充:□ 无 □ 有(时间:_______________,项目:________________)
鼻小柱基底填充:□ 无 □ 有(时间:_____________,项目:________________)
正颌手术:□ 无 □ 有(时间:__________________,项目:________________)
牙齿正畸:□ 无 □ 有(时间:______ 起,______ 止,项目:________________)
人中手术:□ 无 □ 有(时间:__________________,项目:________________)
唇部手术:□ 无 □ 有(时间:__________________,项目:________________)
口角手术:□ 无 □ 有(时间:__________________,项目:________________)
唇部注射填充:□ 无 □ 有(时间:_______________,材料:________________)
鼻唇沟填充:□ 无 □ 有(时间:________________,材料:________________)
面部线雕:□ 无 □ 有(时间:__________________,材料:________________)
颏部手术:□ 无 □ 有(时间:__________________,项目:________________)
其他:____
____

图 5-3 唇部问诊信息表格病历

专科检查

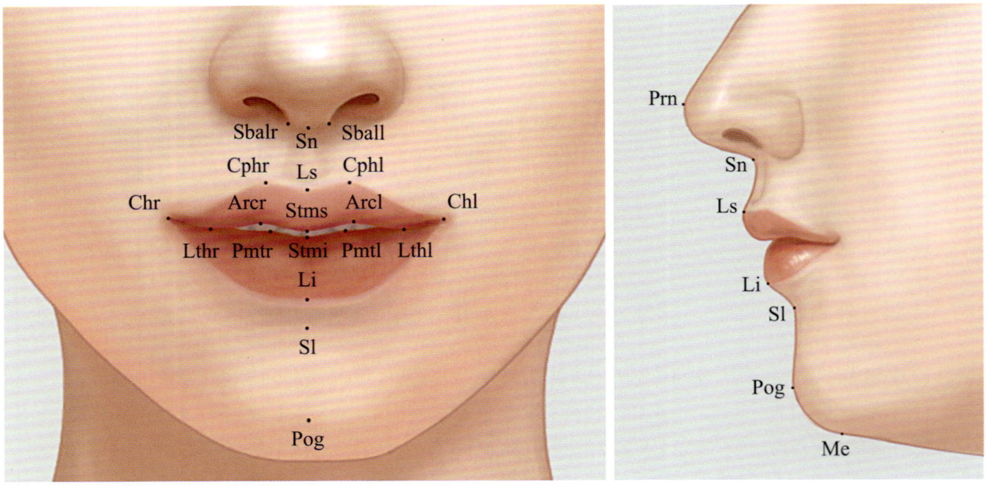

人中嵴长（Sbal-Cph）：左 ________ mm，右 ________ mm；人中沟长（Sn-Ls）：________ mm；

唇峰间距（Cphl-Cphr）：________ mm；唇谷角（∠Cphr-Ls-Cphl）：________ °；

上唇正中唇珠长度（Ls-Stms）：________ mm；上唇正中唇珠宽度 (Arcl-Arcr)：________ mm；

下唇正中红唇高度（Stmi-Li）：________ mm；

口裂宽度（Chl-Chr）：________ mm；口角点水平 - 唇皐点水平距离：________ mm

笑容露齿度：□ 上切牙完全不露　□ 上切牙露出小于一半　□ 上切牙露出大于一半

□ 上切牙完全露出　□ 牙龈露出 <1 mm　□ 牙龈露出 >1 mm

图 5-4　唇部体表测量表格病历

（1）感染：嘴唇血运丰富，感染可能性极低，但是唇部手术属污染手术，在机体抗力下降等情况下也可能引起局部炎症，严重者甚至化脓，如出现需及时就诊，给予抗感染及对症处理。

（2）局部肿胀与淤血青紫：红唇局部组织疏松，手术刺激后易肿胀明显，一般术后 1 周之内较重，2 周后逐渐消退。

（3）缝线松脱：个别求美者可能出现，与术后肿胀或护理不当有关。个别松开 1 ~ 2 针一般不会影响愈合。如果出现较长范围伤口裂开，需立即复诊处理。

（4）拆线后切口表层裂开：拆线即刻后可能有部分黏膜表面有裂开现象，可能与黏膜边缘损伤以及缝线紧扎有关。表面裂开不需特殊处理，一般 3 ~ 5 天自行愈合。

（5）线结反应：个别术后 1 ~ 3 个月内可能有皮下线结反应，主要表现为局部红肿、小脓包、线结外露等，需要回医院复诊处理，一般不影响术后效果。

（6）唇部手术一般短期内效果都会比较夸张，但唇部组织反弹力量强大，一般 3 ~ 6 个月后会恢复较自然。

（7）瘢痕：术后需要严格进行瘢痕预防管理，护理得当者切口瘢痕稳定后一般不明显，社交距离不易看清，但也存在个体差异，有个别人恢复稳定后可能仍较明显，需要后续祛疤治疗。

（8）术后表情可能存在短期内僵紧感、不自然：一般 3 个月左右逐渐恢复。

（9）唇部麻木或感觉减退可能：一般在半年到 1 年左右逐渐恢复，但也有个别仍存在轻微感觉减退现象。

（10）矫正不足或矫正过度可能：通常在术前需要与求美者充分沟通手术矫正的程度，但手术和术后恢复过程复杂，有可能与其目标存在微小误差，如确实不满意，可酌情再次修复。

（11）双侧存在轻度不对称或形态不满意可能：由于双侧术后消肿及瘢痕软化速度可能不同步，术后早期左右不对称的发生率几乎达到 50%，一般轻微者在恢复过程中会逐渐缓解，如术后半年依旧存在明显不对称，可能需要再次手术修复。

除此以外，不同的术式还需要有针对性地进行个别交代，例如人中手术还需要提醒可能出现鼻翼、鼻小柱、人中嵴的形态改变；红唇手术可能出现嘴唇变干或者脱皮现象，可能持续半年，需要涂抹润唇膏保湿；口角手术有可能加深木偶纹；露龈笑手术有复发风险以及术后需要配合进行功能锻炼等。

三、照片拍摄标准

术前与术后即刻、术后拆线时（5～7 天）以及术后远期（3 个月以上）都应该进肖像标准拍照。拍照体位包括正位、双侧斜位（45°）、双侧侧位（90°）、仰头位 6 个位置，无表情相及大笑相各一张，一共 12 张，必须用闪光灯或外接光源，大笑相要求至少露出八颗上牙。围术期标准化照相可参考图 5-5。

四、受术者准备

（1）完善整形外科术前常规检查，包括生命体征测量，血常规、尿常规、凝血功能、感染疾病筛查等，如需要静脉全身麻醉还需要进行肝肾功能、胸部 X 线、心电图等检查，确保全身状况可以承受整形手术，并再次确认不在月经期和孕期。

（2）唇周检查：如有局部感染灶、溃疡、毛囊炎、破溃、瘢痕等，需要及时评估能否进行手术。

（3）更换手术服，戴手术帽，长发者把发髻盘在顶侧或旁侧，以免术中长时间平卧压迫枕部引起不适。

（4）注意术区清洁，勿化妆，术前皂液洁面，洗净油渍、污迹，剪短鼻毛与胡须。

（5）术前苯扎溴铵（新洁尔灭）漱口液漱口。

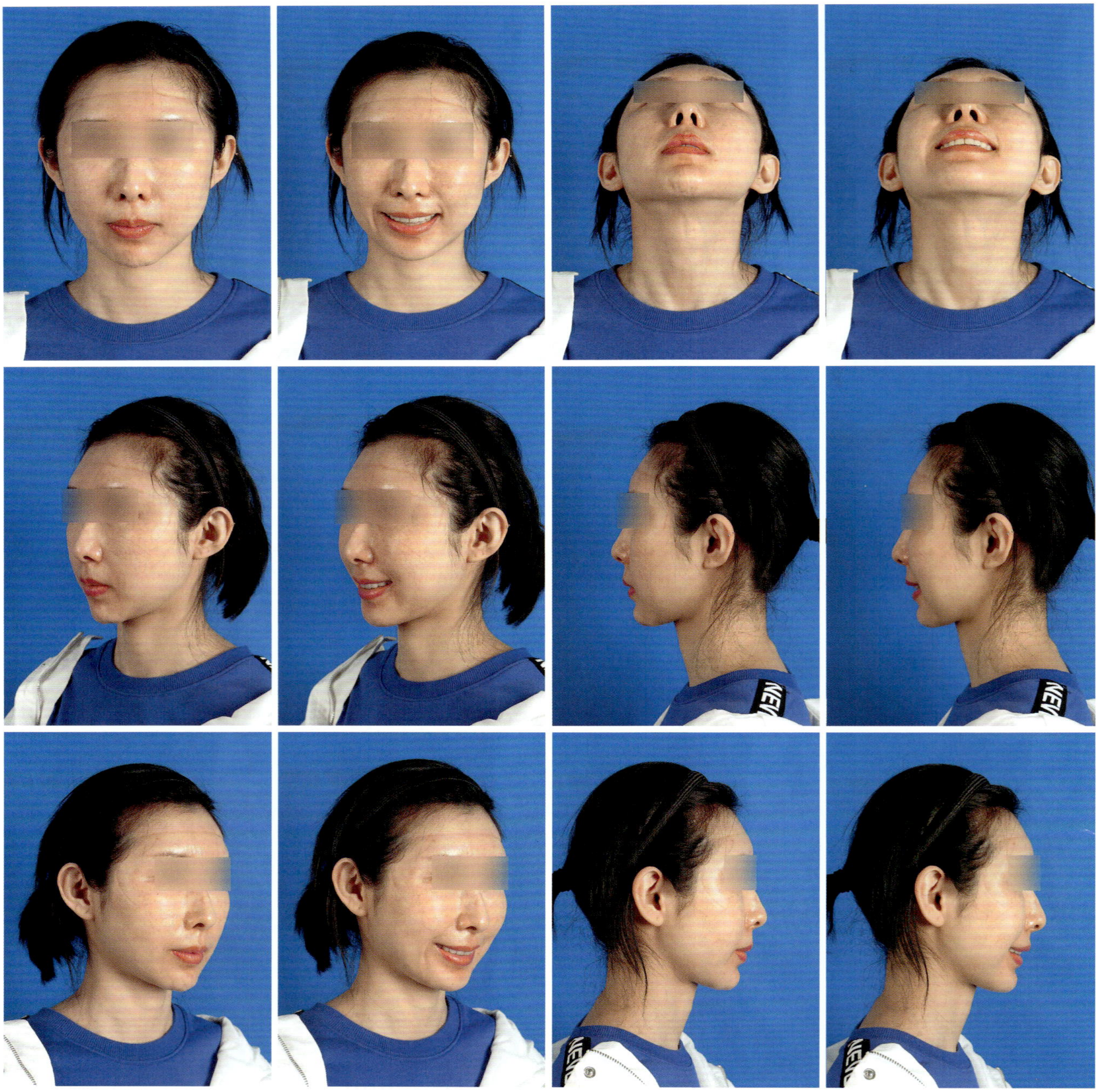

图 5-5　围术期拍照标准

五、体位与麻醉

（一）体位

术前设计与画线时，需要坐位进行，建议受术者背靠墙坐在稳定的座椅上，调整高度使术者能舒适地在唇部进行画线设计，术者坐在受术者右前方进行设计，无影灯从受术者左前方照射。画线完毕后需要请受术者查看确认（图 5-6）。

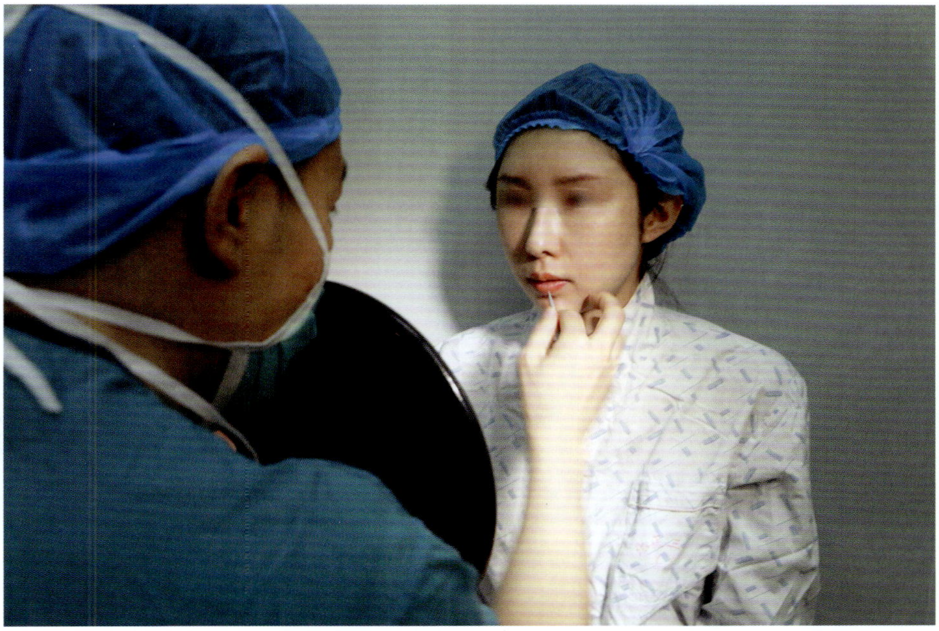

图 5-6　术前设计与受术者确认

（二）麻醉

受术者平卧于手术台，画线部位固定。为避免局部麻醉后组织肿胀影响效果判断，唇部手术通常需进行神经阻滞麻醉，尤其是红唇部位手术。阻滞麻醉剂可配置含 1∶200 000 肾上腺素的利多卡因，能延长麻醉时间；也可以在利多卡因中加入碳酸氢钠（碳酸氢钠∶利多卡因 =1∶9），以中和利多卡因溶液的酸性，由此减轻注射的疼痛[1]。每一侧阻滞麻醉剂注射 1 ~ 1.2 ml，应用 32 mm 长、30 G 针头，缓慢注射会减轻药液进入时的疼痛感，通常 1 ml 药液注射时间不少于 50 s。药液注射到神经穿出孔周围即可，不必刻意追求注射进孔中心。

通常上唇、人中部位手术会采用眶下神经阻滞麻醉（图 5-7a）：触及眶下切迹，在同侧鼻翼外侧 0.5 ~ 1 cm 处，术者右手握注射器，与皮肤呈 45° 斜向上、后、外进针。作用范围包括下睑部、鼻眶下区、上唇（口角区域除外）、上颌前牙、前磨牙以及这些牙齿的颊牙槽突、骨膜、牙龈、黏膜和嘴唇的其他组织。有时也可采用改良的眶下神经阻滞麻醉，进针点更靠近鼻翼，麻醉范围更小，局限在鼻唇沟、鼻翼、鼻小柱、上唇（口角区域除外）区域，可减少面中部持久麻木的不适感[2]。

下唇部位、颏部手术会采用颏神经阻滞麻醉（图 5-7b）：颏孔的位置一般位于第二前磨牙的根尖部，术者右手握注射器，与皮肤呈 45° 斜向下、后、内进针。作用范围包括下唇（口角区域除外）、两侧至颏面沟，下至下颌骨下缘。而口角部位因阻滞麻醉范围可能覆盖不到，一般需要补充局

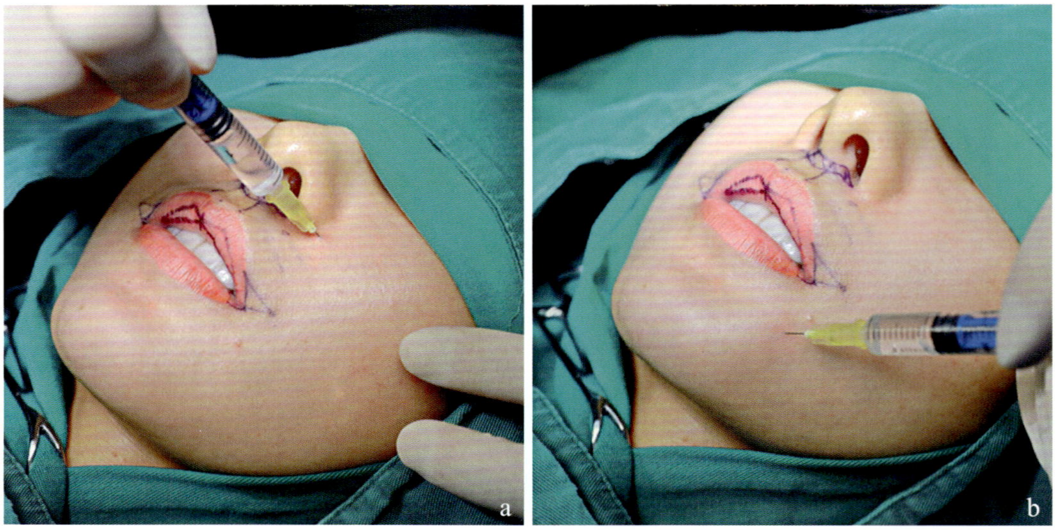

图 5-7　唇部手术常用神经阻滞麻醉

a. 眶下神经阻滞；b. 颏神经阻滞

部麻醉或者颊长神经阻滞[3]。如需要补充局部麻醉加强术区止血效果，局部麻醉剂的配置需要加入1∶50 000 的肾上腺素。

一般情况下，神经阻滞效果良好，注射麻醉剂时痛感能为大多数受术者所接受，所以通常超过90% 的受术者会选用阻滞麻醉。个别对疼痛敏感者，可以采用静脉辅助的全身麻醉。静脉辅助的全身麻醉通常使用以丙泊酚为主的复合麻醉剂静脉输入，由于唇部手术术区需要占用口腔通道，而且术中出血容易引起误吸，所以在静脉麻醉时需要加强与麻醉医生的配合，如出现呼吸道不畅的情况，必须及时遵照麻醉医生的指导管理呼吸道，以免引起窒息等麻醉相关意外。

六、消毒与铺巾

（1）消毒范围：上界到发际线，下界到颈根部，两侧沿发际线、耳前到侧颈部。消毒时注意动作轻柔，同时避免擦掉画线痕迹。注意避免消毒液进入眼睛，全麻消毒时可用贴膜保护，如万一不慎发生，需要即刻用大量的生理盐水冲洗眼球。术前已用消毒制剂漱口者，消毒时口腔内不需再次消毒，以免将设计画线擦拭掉。

（2）消毒制剂：可用碘伏或苯扎溴铵（新洁尔灭）等刺激性较小的消毒剂。

（3）铺治疗巾：常规面部整形手术铺巾。如果受术者需要，可以用治疗巾覆盖眼睛，遮挡无影灯直接照射，减少心理恐惧，另外避免操作者器械不慎损伤眼睛。

七、器械与材料

唇部手术的器械基本上是面部美容手术的常规器械，但因为手术中缝合步骤的操作比例较大，所以质量精良的器械非常重要，包括精细剪刀、整形镊、持针器等。常用器械包括 12 cm 持针器 1 把、整形齿镊 2 把、小刀柄 +15 号刀片、眼科直剪 1 把、精细弯剪 1 把、蚊式钳 4 把、消毒钳 1 把、爱力斯钳 1 把、单齿拉钩 2 把、刻度钢尺 1 把、消毒杯 1 个、盐水碗 1 个、麻药杯 1 个、弯盘 1 个、笔式电凝器 1 支、龙胆紫药水（或亚甲蓝）、消毒牙签 2 根、3 ml 注射器 +30 G 针头、纱布大量（图 5-8）。露龈笑矫正手术以及颏部手术中还需要用骨膜剥离子。

唇部美容手术主要步骤之一是缝合，需要的缝线耗材较多，潘柏林医生团队一般选用的线材有爱惜康系列（强生公司）4-0 编织丝线、4-0 聚酯编织线、5-0 PDS Plus 可吸收线、5-0 薇乔可吸收线、6-0 编织丝线以及 7-0 爱惜良缝线（图 5-9）。通常筋膜肌肉悬吊需要用 4-0 编织丝线或 4-0 聚酯编织线，人中、口角部位缝合需要用 5-0 PDS Plus 可吸收线和 7-0 爱惜良缝线，红唇部位缝合需要用 6-0 编织丝线，口内黏膜切口缝合需要用 5-0 薇乔可吸收线。具体用法可参考相关章节。

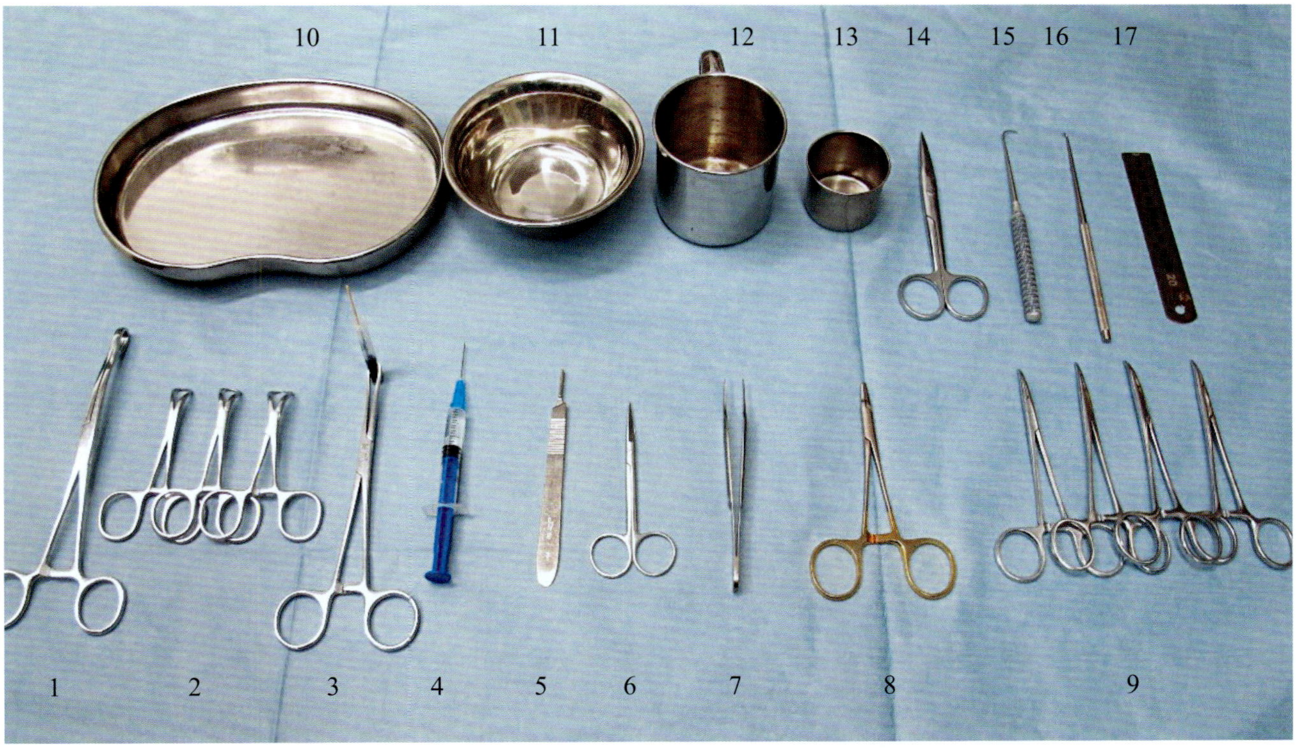

图 5-8　唇部美容手术常规器械

❶ 卵圆钳；❷ 巾钳；❸ 亚甲蓝；❹ 局部麻醉药；❺ 手术刀；❻ 眼科剪；❼ 整形镊；❽ 持针器；❾ 蚊式血管钳；❿ 弯盘；⓫ 消毒碗；⓬ 消毒杯；⓭ 麻药杯；⓮ 纱布剪；⓯ 大单齿钩；⓰ 小单齿钩；⓱ 刻度钢尺

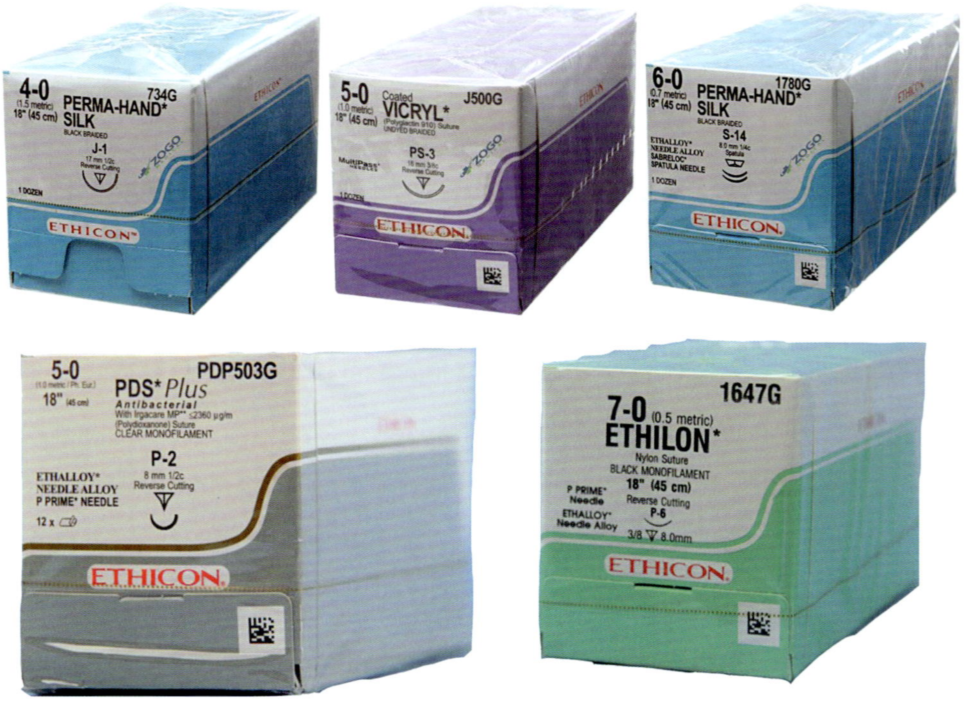

图 5-9　唇部美容手术常用缝线

八、手术记录

唇部美容手术多是相对固定的手术方式，故手术记录可采用相对稳定的模板，但每一例手术需要详细记录设计相关的数据，例如人中短缩手术中切除皮肤的宽度、口角上提手术中新设口角点的位置等；而且如果手术过程中出现一些非常规的情况，并且进行了额外的处理，都需要在手术记录中详细描述。有关手术详细操作过程可参考相关章节。

九、术后护理与注意事项

与术前谈话一样，术后也需要将后续的护理及注意事项充分交代。唇部手术不同项目的术后护理基本上大同小异，主要有：

（1）冰敷：除自体脂肪唇部填充以外，其他唇部手术应在术后即刻唇部冰敷 30 ~ 60 min，3 天内每天冰敷 3 ~ 4 次，每次 30 ~ 60 min。

（2）疼痛：术后当晚，术区可能会比较疼痛，必要时可以服用止痛药或安眠药帮助睡眠。

（3）饮食：当天进冷流食，进食后注意漱口。2 天后正常饮食，但术后 1 周内忌烟酒、鱼虾、辛辣刺激食物，每次饮食后漱口，保持切口清洁湿润。

（4）口腔清洁：避免刷牙，可用漱口液清洁口腔。1 周内唇部避免夸张表情，尽量少说话，避免大笑及用力打哈欠。

（5）肿胀：术后术区出现水肿、青紫、淤血等属于正常现象。口角上提手术可能会肿胀 2 ~ 3 周，尤其近口角处肿胀消退较慢，可酌情服用消肿药。

（6）拆线：根据术式需要，在术后 5 ~ 7 天拆除全部缝线，个别口腔内可吸收缝线可不拆。

（7）个别案例拆线后可能出现切口表层裂隙、局部小缺损或者结痂等，一般 3 ~ 5 天自行恢复，可局部涂抹生长因子凝胶；个别案例可能出现皮下可吸收线（白色线结）外露，可联系医生拆除。

（8）外用祛疤凝胶产品可在拆线愈合后 3 天开始使用，待凝胶干结形成保护膜以后，表面可以化妆。

（9）术后可能出现唇部局部麻木或感觉迟钝，一般半年左右逐渐恢复。

（10）由于术后两侧恢复速率可能存在差异，短期内轻微不对称可能比较常见，一般彻底恢复后能逐渐不明显；另外，个别案例术后可能存在局部欠平整，一般随瘢痕软化后会缓解、流畅；如彻底恢复后仍存在，可在半年后再次修复。

（11）瘢痕一般在术后 3 ~ 6 个月稳定，坚持预防措施。如稳定后仍较明显可能需要进一步治疗：鼓起增生者可以瘢痕内注射含激素的祛疤针，普通平坦或者凹陷的瘢痕可以后期激光减淡。

（12）最终效果可在术后至少 3 个月以后再评价。如果存在局部矫正不足或矫正过度、不对称或者局部不满意，需再次修复者可在术后半年以后进行。

建议为受术者准备术后护理提示卡（图 5-10），简单明了地告知术后每天的护理措施，便于受术者携带和提醒。

十、服务理念与人文关怀

服务是整形外科的另一张名片，努力让求美者在手术前后得到舒适的体验和温情的关怀，是提高满意度、营造良好品牌口碑的重要环节。舒适的服务和关怀体现在术前沟通、术中关怀和术后维护的各个环节，例如术中各操作步骤的提前告知、保持安静的环境、为受术者播放喜欢的音乐、术中操作轻柔、术毕为受术者擦拭干净面部、术后适时提醒换药拆线、及时解答求美者的疑惑等。医疗团队具备良好的服务意识，自然会优化就诊过程中的每一个细节，形成规范化的服务标准和流程。

（龙　艳　郝　光　贾　珊　张思源　李方伟　林福传　潘柏林）

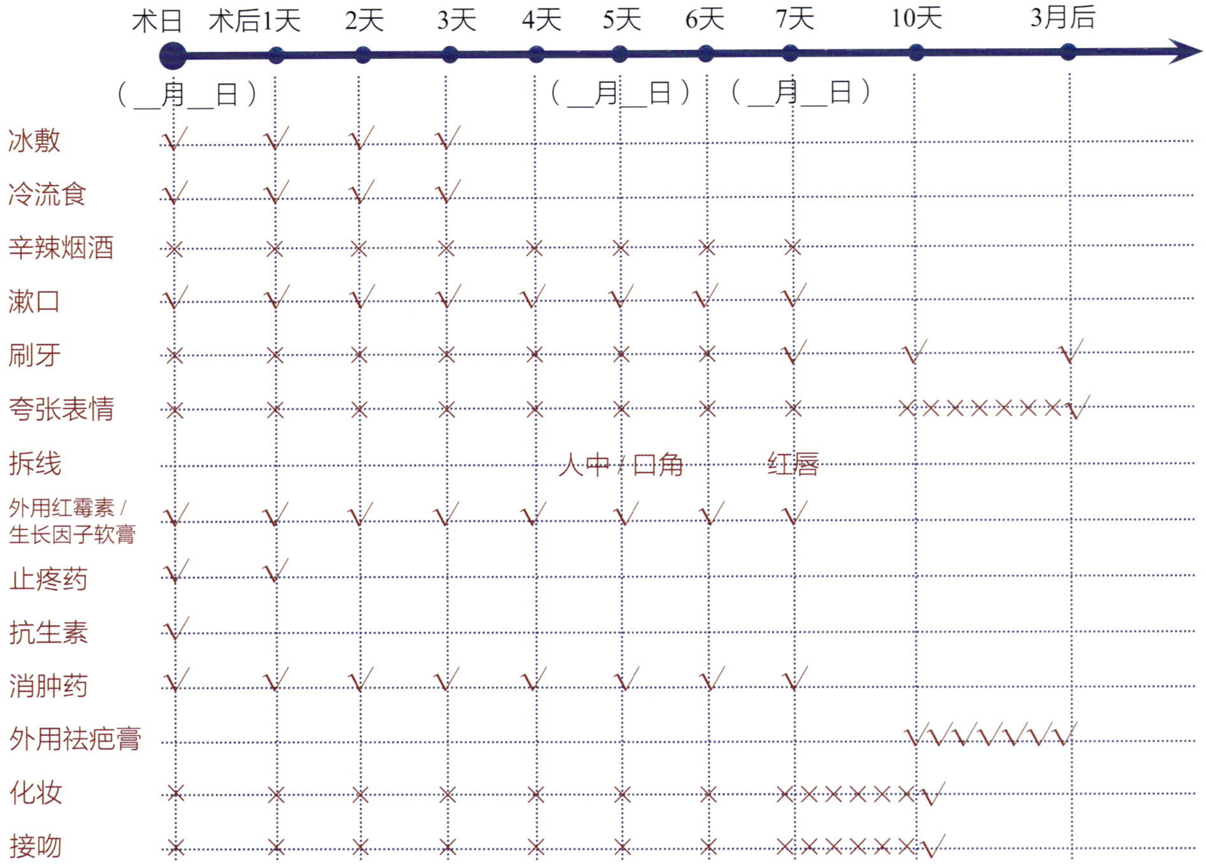

图 5-10　唇部美容术后护理日程

参考文献

[1] Long CC, Motley RJ, Holt PJ. Taking the ‘sting’ out of local anesthesics. Br J Dermatol, 1991, 125(5): 452-455.

[2] Gordon R. Vermilion Dollar Lips. FL: Vermilion Dollar Publications, 2007

[3] Liebgott B. The Anatomical Basis of Dentistry, 2nd Edit. St. Louis: Mosby, 2001.

插图来源

本章全部图片由北京大学第三医院潘柏林医生团队提供。

第六章

唇部美容与口周年轻化常用技术及操作规范

唇部美容及口周年轻化的序列治疗项目是在符合审美的设计基础上，由各种基本操作综合组成。本章节主要介绍唇部及口周美容项目中常用的手术与非手术技术，包括白唇部位及红唇部位的手术基本操作、唇部美容及口周年轻化的注射微整形技术、唇部文绣技术，以及唇部美容及口周年轻化的相关激光治疗等。在临床工作中，可以根据求美者的具体需要，灵活运用一种或多种技术的组合，达成美学目标。

第一节　唇部与口周手术基本操作

一、白唇部位手术

白唇部位手术项目主要包括上唇人中短缩 / 延长术、唇红缘整形手术、口角上提手术等。该部位由于在面部皮肤区域或皮肤与红唇黏膜交界区域，手术痕迹相对容易显现，再加上唇部是活动频繁的部位，过多的牵拉会带来切口两侧张力的增加，也会造成切口瘢痕的增生风险。手术中需要随时注意，轻柔进行，在保证效果的同时，尽量减少引发瘢痕形成的不慎操作。

1. **画线**　一般术前设计时坐位画线，用龙胆紫 Marker 笔标记（图 6-1a），画线后碘酒固定。

2. **麻醉**　白唇部位手术可在神经阻滞麻醉的基础上再补充术区的局部浸润麻醉，可以减少术中出血。有关神经阻滞麻醉的相关内容可参考第五章。

3. **切开**　麻醉满意后用 15 号小刀垂直切开皮肤，注意刀片需锋利，争取一次切透真皮层

（图 6-1b）。需要切除皮肤者，可用整形镊提起皮肤，皮下层潜行剥离，完整切除（图 6-1c）。

4. 肌肉处理 白唇部位皮肤及皮下组织厚度在人中嵴顶点部位为 3 ~ 4 mm，向唇红缘方向移行逐渐变薄。去除皮肤后可暴露深方的 SMAS 层，即口轮匝肌。人中短缩手术及口角上提手术均需要去除部分肌肉，并且缝线向上进行悬吊，效果满意后进行止血。

5. 止血 不建议用回路的单极电凝，因为电凝刺激时会引起口周肌肉的收缩，影响手术操作，并且增加肌组织损伤，推荐用充电的笔式电凝器。止血时注意勿灼烧切口皮肤，否则增加术后瘢痕增生的风险。

6. 缝合 白唇部位的切口一般分两层缝合，皮下层采用 5-0 PDS Plus 可吸收线进行减张缝合，缝合完毕需达到两侧切缘紧密贴合（图 6-1d）。表皮缝合可用 7-0 爱惜良缝线，注意尽量使缝合组织外翻。在皮下缝合后表皮边缘已经对合良好的情况下，可以酌情减少表皮缝合针数，或者使用皮肤免缝黏合剂。

7. 术后护理 术后一般不必包扎，但需注意术区保持清洁，如进食或活动后造成切口周围污染，或术后早期有血清渗出物等，需及时清理消毒。通常白唇及唇红缘部位切口 5 天拆线，切口愈合良好者，拆线后 3 天可使用瘢痕预防凝胶。

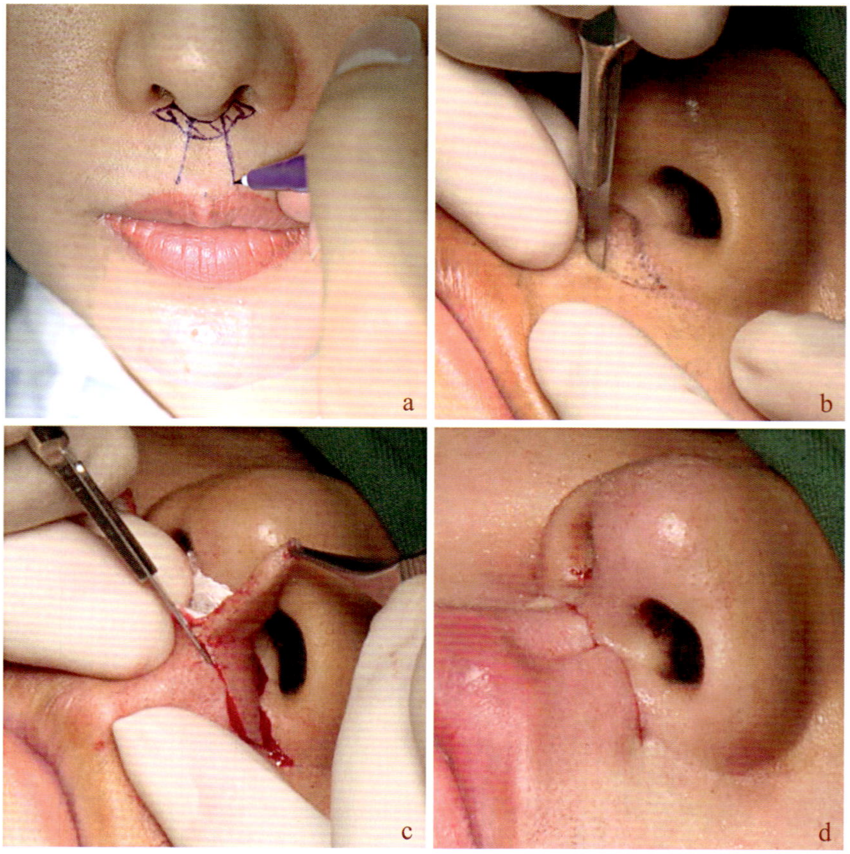

图 6-1 白唇部位手术基本操作

a. 坐位画线；b. 切开皮肤；c. 切除皮肤；d. 缝合皮下

二、红唇部位手术

红唇部位手术项目主要包括上 / 下唇红唇修薄、上唇重唇切除、上 / 下唇红唇形态综合成形、唇部不明注射物取出、继发唇裂红唇部分修复等。红唇黏膜瘢痕发生风险相对较皮肤略小，但是由于以上手术切口大多为横行切口，与红唇固有唇纹垂直，在手术操作及术后护理不当的情况下也可能会引发严重的增生性瘢痕；另外，红唇组织相对柔软，而且血供丰富，给手术操作带来难度，对切除组织的量更是不容易准确把控，即便设计时严谨测量和画线，术后也会有两侧不对称的风险；再者，湿唇部位的黏膜下分布有黏液腺体，其损伤可能会引起术后切口下的黏液囊肿[1]。以上是红唇部位手术时的特点，手术操作中需要有针对性地采取相应措施。

1. **画线**　一般术前设计时坐位画线。因红唇属于非清洁部位，为避免交叉污染，需要用一次性的标记工具进行画线，推荐用牙签蘸染亚甲基蓝进行画线（图 6-2a）。画线后注意叮嘱受术者避免抿舔嘴唇，以防标记线晕染。红唇黏膜较娇嫩，不宜用碘酒固定。消毒时注意避免不慎擦除标记线。

2. **麻醉**　红唇部位手术主要采用神经阻滞麻醉（图 6-2b），除靠近口角处红唇因阻滞麻醉效果难以到达而需要局部补充浸润麻醉以外，其他区域不再进行局部浸润麻醉，否则麻醉引起的肿胀会影响术中对红唇形态的观察，难以保障良好的术后线条及两侧对称度。

3. **加强标记**　因术前亚甲基蓝标记的切口线在手术过程中极易被不慎擦除，故在切开之前建议再次将标记线加强固定。潘柏林医生团队推荐用缝线的方法进行标记，即从标记的一侧切缘进针，另一侧切缘出针，宽松打结，在切口线上每间隔 1 cm 左右进行一次缝线标记，如此可将画线的基本走行通过缝线穿出黏膜处固定下来，而不受术中出血和擦拭导致画线标记消失而影响操作（图 6-2c）。

4. **切开**　缝线标记满意后，用 15 号锋利小圆刀片沿缝线穿出点切开红唇黏膜，助手需要捏持并且提拉切除范围两侧的红唇，以帮助暴露和减少术中出血影响视野（图 6-2d）。切开时注意尽量保护唇动脉，其通常分布于靠近湿唇侧的黏膜下层。两侧切缘均切开以后，用整形镊抓持红唇组织，在黏膜下用手术刀或手术剪进行剥离，逐步切除设计范围内的红唇组织。如术前评估红唇突出度明显，考虑存在口轮匝肌肥厚，或者唇部黏液腺体发达构成厚唇的原因，可适当切除部分口轮匝肌或过于密集的黏液腺。注意如果需要切除黏液腺，则将腺体完整切除，否则若不完全切除可能引起术后黏液腺囊肿的发生。

5. **止血**　与白唇部位一样，不建议用回路的单极电凝，推荐用电池或充电的笔式电凝器。红唇组织血供丰富，而且该手术容易伤及唇动脉，故止血时需要助手配合，分部位捏持暴露，彻底电凝止血（图 6-2e）。如发现唇动脉已损伤，可以直接灼烧，或者用 6-0 编织丝线结扎。唇部侧支循环丰富，即使两侧唇动脉受损，通常也不会造成局部组织的坏死。止血时注意切勿灼烧切口黏膜，否则会增加术后瘢痕增生的风险。

6. **缝合** 止血满意后，红唇部位的切口一般全层缝合，潘柏林医生团队习惯采用 6-0 编织丝线间断缝合（图 6-2f）。原因有三：一是红唇组织血供丰富，捆绑式的全层缝合更有助于止血；二是术后即刻需要坐起观察形态，如有轮廓不流畅或两侧不对称者需要当时拆除缝线重新缝合，全层缝合更便利于修整操作；三是红唇黏膜相对菲薄，瘢痕增生的风险较皮肤低，皮下减张缝合必要性相对降低，而且万一需要术后即刻修整时，皮下减张缝合会增加其操作难度。

7. **核验** 缝合完毕后，应坐起观察缝合效果，包括检查两侧是否对称、唇珠是否居中、线条是否流畅等，如有上述情况，应即刻拆除缝线进行调整，调整后再核验，可将术后不满意率尽可能降低。

8. **术后护理** 术后一般不必包扎，但需注意术区保持清洁，进食后需漱口并且勤于清理黏附在缝线上的食物残渣。通常红唇部位切口 7 天拆线，拆线后早期注意使用润唇膏使唇部保持湿润。

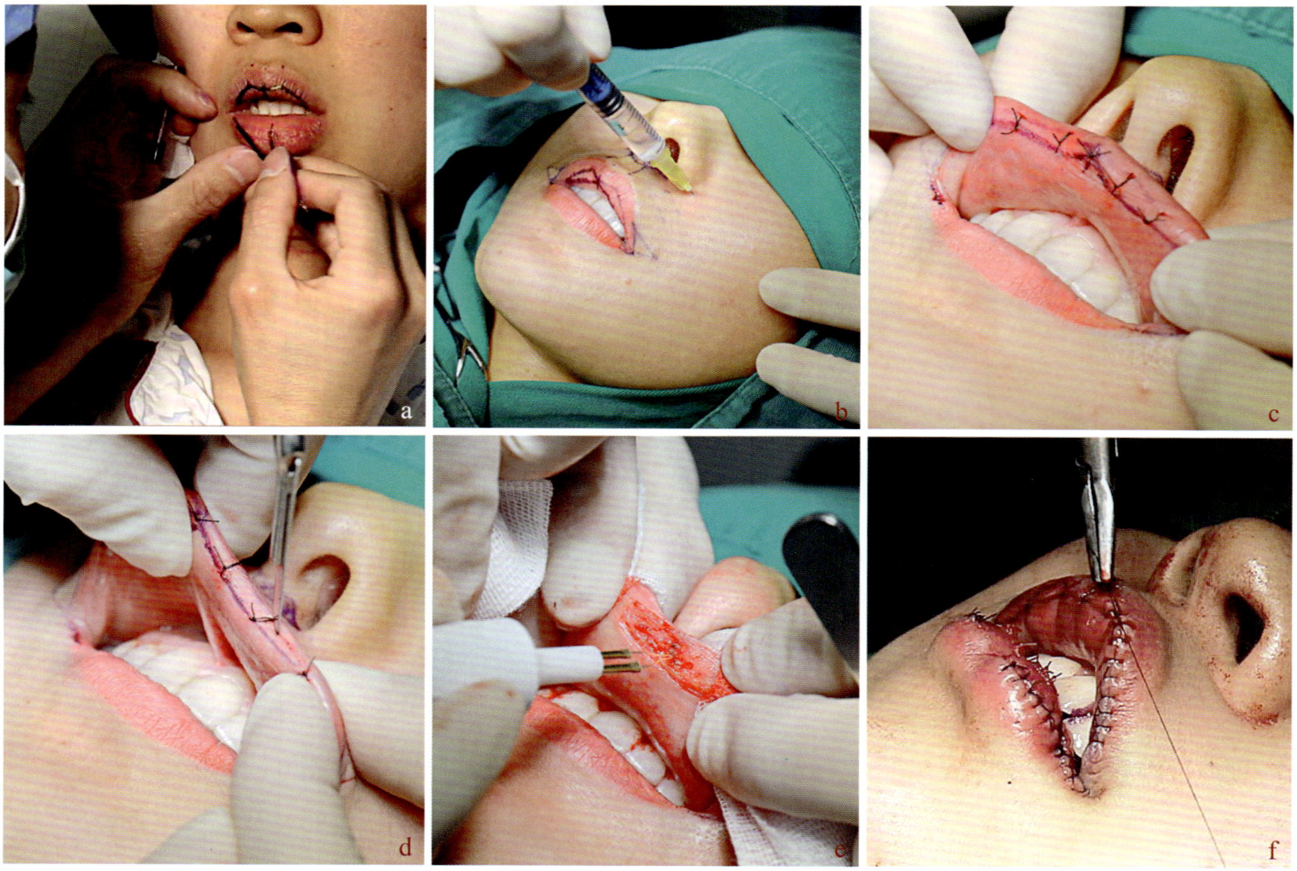

图 6-2 红唇部位手术基本操作

a. 坐位画线；b. 阻滞麻醉；c. 固定画线；d. 切开黏膜；e. 电凝止血；f. 全层缝合

第二节　唇部与口周注射微整形技术

唇部及口周区域的注射美容项目包括：透明质酸注射丰唇，肉毒毒素改善一些欠美观的唇部动态表情，以及水光针和纳米脂肪改善唇部的肤质等。

透明质酸注射

在众多皮肤软组织填充剂中，可应用在唇部注射的产品并不多，永久性或半永久性的填充剂包括聚甲基丙烯酸甲酯微球（爱贝芙，Artecoll）、聚左旋乳酸（舒颜萃，Sculptra）、凝胶态羟基磷灰石（微晶瓷，Radiesse）等，均由于其填充后硬度偏大、不可吸收等原因，不适用于唇部注射。而胶原蛋白注射剂曾经是注射填充的“金标准”，但由于其存在免疫原性，注射前必须先进行皮试，但也未能完全避免其过敏反应的发生，同时价格相对昂贵，限制了其广泛应用。笔者推荐弹性较好、分子量较小的透明质酸制剂（hyaluronic acid）作为注射丰唇的优选填充材料。

一、适应证

（1）红唇整体偏薄，希望改善丰满度、突出度者。

（2）红唇形态平坦，希望呈现一定曲线轮廓者；改善口角下垂及木偶纹者。

（3）希望增强人中嵴、唇嵴等精细结构立体度者。

（4）鼻基底凹陷、颏部突出度不足，而不愿意使用假体填充者。

二、禁忌证

（1）注射部位存在感染、溃疡或疱疹者。

（2）对注射材料过敏者。

（3）凝血机制异常或两周内进行过抗凝治疗者。

（4）严重的精神或躯体性疾病。

三、注射前准备

（1）根据受术者要求，充分沟通填充方案，告知可能出现的不适与风险以及处理对策。

（2）体位：受术者取坐位或半卧位。

（3）麻醉：采用表面麻醉或神经阻滞麻醉。表面麻醉可用复方利多卡因凝胶（内含利多卡因和丙胺卡因），但可能会引起红唇肿胀，对注射效果的判断会略有影响；神经阻滞相对麻醉效果更加完全，而且可以避免红唇肿胀，注射要点详见第五章相关内容。

（4）核对药品种类及有效日期，安装合适直径的针头，注射前排空空气，术区消毒。如果注射位置较多，可以多备针头更换以防反复穿刺造成针头变钝而引起痛感增加。

四、常用注射技术

1. **点状注射**　点状注射常用于局部需较大量填充时，例如唇珠、唇阜以及鼻基底深层区域的注射。注射后注意适当按摩抚平。

2. **线状注射**　线状注射常用于皱纹的填充或局部细微结构塑形，例如人中嵴和唇弓。应退针注射，并在针尖离开皮肤前就停止注射，以免注射过浅。

3. **扇形注射**　扇形注射适用于较大范围内填充时，例如颏部、木偶纹、鼻基底浅层的填充。扇形注射与线状注射类似，在将完成一次线性注射后，不完全退出针尖，改变方向进行第二次线性注射，并根据需要进行若干次注射[2]。

五、常用注射部位及注射技巧

（一）红唇体

如需要红唇整体增厚、突出度改善，甚至使其外翻，可进行红唇体全长的注射。

注射要点：如果希望增加红唇突出度，可在唇红缘皮下或干唇红唇黏膜下注射；如果希望红唇适当外翻，则在干湿唇交界处注射。从一侧口角进针，沿黏膜下层次推进，针尖到达最远端后缓慢均匀退针注射，单次注射 0.05 ~ 0.1 ml，注射时可用另一只手轻捏嘴唇辅助，外侧注射满意后向内侧移动注射点，相同方法注射，直至红唇全长注射完毕（图 6-3a）。注射完毕后用薄纱布轻捏塑形，抚平可能存在的较大注射物颗粒。可让受术者观察即刻效果，商讨是否需要追加注射。注射总量一般在 0.5 ~ 1 ml，根据受术者红唇厚薄程度以及喜好需求灵活掌握。

（二）上唇中央唇珠与下唇侧唇珠

唇珠的存在强化了唇部的立体特征，也是丰满唇形最重要的特征之一。上唇唇珠应该位于上唇正中，体积适中；下唇两个侧唇珠应对称，两者间有明显的中央沟。

注射要点：注射上唇唇珠时可用辅助手的拇指与示指捏住应形成唇珠的位置，从上唇正中垂直进针，在黏膜下 / 肌肉浅层进行点状注射（图 6-3b、9-3），注射完后用双手隔薄纱布从两侧向唇珠部分聚拢，轻捏塑形，观察是否需要追加注射。注射下唇侧唇珠时也可以用辅助手捏住一侧下唇，持注射器手在下唇中央旁开 0.5 cm 处垂直进针，点状注射，对侧同理。两侧注射完毕后按摩并观察双侧是否对称，必要时追加。单个唇珠透明质酸注射量为 0.1 ~ 0.3 ml，根据受术者红唇厚薄程度以及丰满度喜好需求灵活掌握。

（三）唇嵴 / 人中嵴

唇嵴是唇红缘高出于皮面的条状隆起，人中嵴是唇峰与鼻小柱基底之间的隆起的连线。清晰的唇嵴和人中嵴不仅增加了唇部立体感，也烘托出俏皮和性感的特征。

注射要点：沿唇嵴 / 人中嵴走行线状注射。用辅助手轻捏唇弓，另一手持注层射器于唇弓口角处或唇峰处进针，沿唇嵴或人中嵴在皮下 / 黏膜下退针均匀线状注射。也可辅以真皮中层和深层的注射（图 6-3c、8-16）。注射总量为 0.2 ~ 0.4 ml。

（四）口角

透明质酸注射可在一定程度上进行口角提升，通过以下两种方式来实现。①利用参照物的概念：注射靠近口角的唇阜，使之丰满并出现微微向下的弧度，使口角相对看起来向上；②在口角处下白唇注射填充剂进行支撑，以达到提升口角的作用。在临床上，这两种方式联合使用效果更明显。

注射要点：于口角内 8 ~ 10 mm 唇阜处红唇点状填充注射，每点 0.1 ~ 0.2 ml，及时按摩塑形；口角下方白唇处（木偶纹）扇形填充注射，总量 0.2 ~ 0.4 ml（图 6-3d）。

（五）口周纹

口周纹是由于环形的口轮匝肌频繁运动所导致的皱纹，加之唇部皮肤菲薄，缺少皮下组织的支撑，上下唇都容易形成明显的纵形皱纹，以吹奏乐器和吸烟者更为明显。

注射要点：沿着皱纹方向或与皱纹方向垂直进行注射。若垂直于皱纹注射，可于上下唇各象限进行对称的线性注射，并在两旁做过渡的平铺注射。在黏膜下层边退针、边注射，每条皱纹小于 0.1 ml

（图 6-3e）。过多的注射剂可能导致唇部下垂和延长，尤其是红唇部分也进行了注射的受术者。对于注射的总量也应该有所控制，如果是初次注射，建议从小剂量开始，例如上唇部总量为 0.4 ~ 0.8 ml，2 个月后可以再次评估，有必要可进行补充注射[3]。

（六）鼻基底

鼻基底是鼻唇沟上段内侧与鼻翼外侧之间的小三角区域。鼻基底凹陷会使得唇部相对突出而不美观。因此对于鼻基底凹陷又不希望用假体填充者，可考虑采用透明质酸进行填充。

注射要点：在鼻唇沟上端内侧与鼻翼之间设计尖端朝向外下的小三角形区域。分深、浅两侧注射，深层在骨膜上行点状注射，以提供容量支撑，可用大、中分子透明质酸，注射量一侧为 0.3 ~ 0.5 ml；浅层在皮下或真皮深层扇形注射中、小分子透明质酸，进一步改善鼻唇沟，注射量一侧为 0.2 ~ 0.3 ml（图 6-3f）。

（七）颏部

鼻尖、唇部及颏部是一个美学单元，从侧面观察，如果将鼻尖和下颏进行连线，理想的上唇位置应该在该连线略微靠后。因此，若下颏后缩将影响唇部整体美观，轻微到中等程度的后缩一般可以通过注射填充来改善，重度后缩则需要进行假体隆颏或下颏截骨前移手术。

注射要点：在以颏中点为中心的梭形或新月形区域进行注射，可用大分子透明质酸在颏部理想的最突出处中央点 / 两侧进针，分深、浅两侧注射。深层于骨膜上层次进行多点点状填充，浅层于皮下进行扇形注射。注射总量根据颏部后缩程度而定，一般在 1 ~ 3 ml，注意边注射、边塑形（图 12-7）。注射后可用胶布辅助固定塑形 3 ~ 5 天。

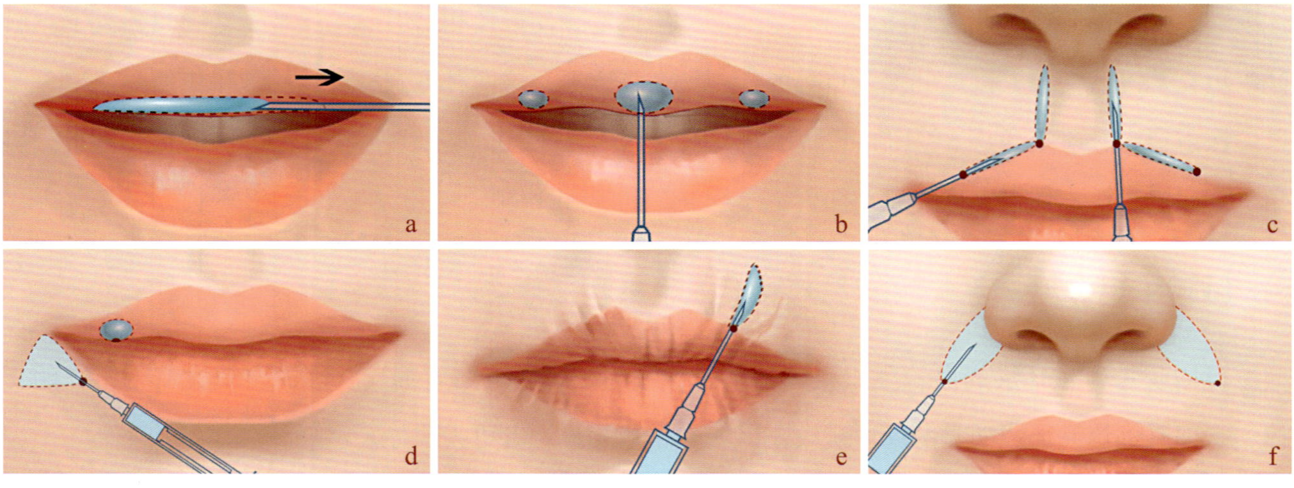

图 6-3　唇部透明质酸注射（示意图）

a. 红唇体注射；b. 唇珠 / 唇阜注射；c. 唇嵴 / 人中嵴注射；d. 口角注射；e. 口周纹注射；f. 鼻基底注射

六、注射后早期并发症与处理

1. 唇部疼痛、肿胀、淤青、发红 由于注射穿刺损伤、产品推注过快、注射后局部按摩等因素，导致唇部注射部位产生一过性的注射后疼痛、肿胀以及发红[4-6]，几乎出现在绝大多数案例中。红唇组织疏松、血供丰富，注射及按摩后容易出现肿胀及淤青。注射时针头越粗，对组织损伤越大，越容易引起以上不适。红唇黏膜感觉神经丰富，个别学者也推荐在皮肤处进针以减轻疼痛、淤血和肿胀[2]。

绝大部分疼痛、肿胀、发红都会在注射后几个小时至2天内缓解[5-6]。由于注射后红唇肿胀，可能出现暂时性的人中延长，上唇向前、向下凸起，唇两侧不对称等情况，一般持续2周左右自行缓解。注射前和注射后冰敷可以在一定程度上减轻其发生率及程度。注射后亦应避免剧烈运动、摄入酒精以及长时间阳光照射与热暴露。如果肿胀非常严重或持续时间较长，在排除其他原因（例如感染）后，可考虑短期外用皮质类固醇药物对症治疗。注射后唇部如出现青紫，可在第一天冷敷，之后不建议热敷，因为会促进透明质酸的加速吸收。淤青一般需要数天至2周逐渐吸收，绝大多数吸收后不留痕迹[7]。如果出现淤青长期无缓解，可考虑使用脉冲染料激光或磷酸氧钛钾激光处理，可能有一定效果[6]。

2. 唇部痛、温、触觉及运动功能受限 唇部注射透明质酸填充剂后由于注射部位肿胀以及填充剂内含麻醉剂的原因，会出现短暂的唇部痛、温、触觉以及口轮匝肌运动功能受限的相关症状，包括对外界物体温度感觉下降、唇部触觉不敏感、嘴唇闭合受限出现流涎、发音吐字不清等。通常几个小时内逐渐恢复，不需额外处理。需提醒受术者注意防止冰敷时冻伤，以及准备纱布或纸巾擦拭可能的流涎。

3. 唇部血管栓塞及组织坏死 注射后唇部血管栓塞及组织坏死是一种极少见，但是非常严重的并发症。早期局部缺血通常表现为唇面呈苍白色，疼痛明显，晚期表现为疼痛、糜烂和溃疡[5]。该并发症的发生风险与锐针注射、注射量过多、推注压力过大有关，鼻唇沟近心端注射还有可能影响唇黏膜和齿龈黏膜。

由于唇动脉弓干多在干、湿唇黏膜交界处的黏膜下走行，故要尽量避开该区域注射。早期唇部出现条索状或树枝状区域发白，受术者主诉局部出现剧烈疼痛时，应立即停止注射并按摩注射区域，缓解血管阻塞，争取恢复血供。如症状缓解不明显，应局部注射透明质酸酶，以上海第一生化药业生产的注射用透明质酸酶为例，使用时用氯化钠注射液溶解，制成150 U/ml或适宜浓度的溶液。使用前皮试，起始剂量一般为30 ~ 50 U，沿动脉走向皮内和皮下注射，适当按摩。每天继续局部使用2%硝酸甘油乳剂按摩，直至血供好转，可同时使用甲泼尼龙、外用活性氧乳膏、口服阿司匹林，酌情考虑给予抗感染和抗病毒药物，预防继发的细菌和病毒感染。

4. 速发型过敏反应 速发型过敏反应又称Ⅰ型变态反应，是指已致敏的机体再次接受相同的致敏原刺激时出现一系列由 IgE 介导的过敏反应。过敏原可能为注射产品在生产中残留的细菌或动物来源的蛋白质 [5]。如果受术者既往有透明质酸类物质过敏史，则再次接受透明质酸填充剂注射之后，有可能会发生速发型过敏反应。主要表现为皮肤广泛的充血、水肿、红斑以及瘙痒、疼痛等 [8-9]。严重的全身反应可出现休克。

注射前需要仔细询问病史，如既往有透明质酸物质过敏史者，建议避免注射。如发生速发型过敏反应的症状局限在注射部位，使用类固醇和抗组胺药可能有效 [9]，并对受术者进行密切随访观察。如发生严重全身症状的重度速发型过敏反应，则必要时进行呼吸道控制及相关抗过敏治疗。

5. 细菌或病毒感染 唇部组织血供丰富，注射填充剂极少发生感染。相对常见的病毒感染为单纯疱疹复发 [10-12]，最初的表现包括局部不适、圆形溃疡、表面覆盖淡黄色的膜、下颌淋巴结肿大等，通常在注射后 24 ~ 48 h 内出现 [12]。具有唇部疱疹或单纯疱疹病史的受术者建议预先进行抗病毒药物的治疗，以降低复发的严重程度及持续时间。如出现疱疹病毒复发，可给予抗病毒药物如阿昔洛韦、伐昔洛韦或泛昔洛韦治疗 [12]。

由于口腔内有大量细菌，故注射填充剂后亦有发生细菌感染的可能。主要表现为疼痛、炎性结节、水肿或脓肿。疼痛结节可以在注射后短期出现或在注射后数月甚至数年后出现，并持续数周，不时复发。感染风险随产品注射量的增加而增加。在进行注射操作时注意严格遵守无菌观念。如明确诊断感染，病灶局限、症状轻者可口服抗生素治疗；病灶范围较大、红肿热痛明显甚至形成脓肿者，需抽吸或切开清除注射物，同时给予口服或静脉抗生素治疗。

七、注射后远期并发症与处理

最常见的远期并发症为异物肉芽肿的形成、黏膜颜色改变或花斑、肥厚性瘢痕形成以及迟发型超敏反应等，详见第十五章。

肉毒毒素注射

肉毒毒素（botulinum toxin）是由厌氧的肉毒梭菌产生的一种细菌外毒素，根据抗原的不同分为 A、B、C、D、E、F 和 G 七个型，临床上主要用 A 型肉毒毒素治疗眼科疾病以及应用于医疗美容中。由于其与运动神经有特异性亲和力，可作用于周围运动神经末梢及肌肉神经接头，抑制突触前膜对神经递质乙酰胆碱的释放，引起肌肉的松弛性麻痹。在唇部整形与美容领域中主要用于调节唇部及口周相关表情肌的力量，从而达到去皱、平衡、美化的作用。

一、适应证

（1）露龈笑。

（2）口周纹、唇纹。

（3）口角偏斜。

（4）口角下垂。

（5）颏部紧缩。

（6）鼻尖下垂。

二、禁忌证

（1）妊娠期或哺乳期女性，或半年内有怀孕计划者。

（2）患重症肌无力或其他神经肌肉接头疾病者。

（3）对肉毒毒素或其赋形剂（白蛋白、明胶等）过敏者。

（4）注射区域皮肤感染者。

（5）近期使用过或正在使用氨基糖苷类抗生素者。

（6）其他严重的全身性疾病或精神心理疾病。

三、注射前准备

（1）药物配制：由于口唇肌肉体积较小且肌肉众多，此区域注射目的多为精细调节肌肉力量和表情，肉毒毒素容量过大容易弥散到邻近肌肉，因此建议高浓度、低容量的配置。通常将 1.25/2.5 ml 生理盐水加入到 50/100 U 肉毒毒素中进行配制，得到浓度为 40 U/ml 溶液，每 0.1 ml 含 4 U 肉毒毒素，用 1 ml 注射器注射，较方便把握注射剂量。

（2）根据受术者要求，充分沟通注射方案，告知可能出现的不适与风险以及处理对策。

（3）注射前术区冰敷 10 min。

（4）体位：受术者取仰卧位或半卧位。

（5）麻醉：注射点可用复方利多卡因凝胶（内含利多卡因及丙胺卡因）进行表面麻醉 40 min。

四、常用注射项目及注射技巧

（一）露龈笑及口唇偏斜

1. **目标肌肉** 提上唇鼻翼肌、提上唇肌、颧小肌、降鼻中隔肌等。

2. **设计** 双侧鼻唇沟与鼻背交界处附近，不超过口角垂直线，单点注射；对于单侧露龈笑只需注射患侧肌肉即可。若松解不足，可根据情况在鼻翼两侧、鼻唇沟部及鼻小柱处做补充注射（图 6-4a、6-5）。

3. **注射层次与剂量** 肌肉内，每点 1～2 U。

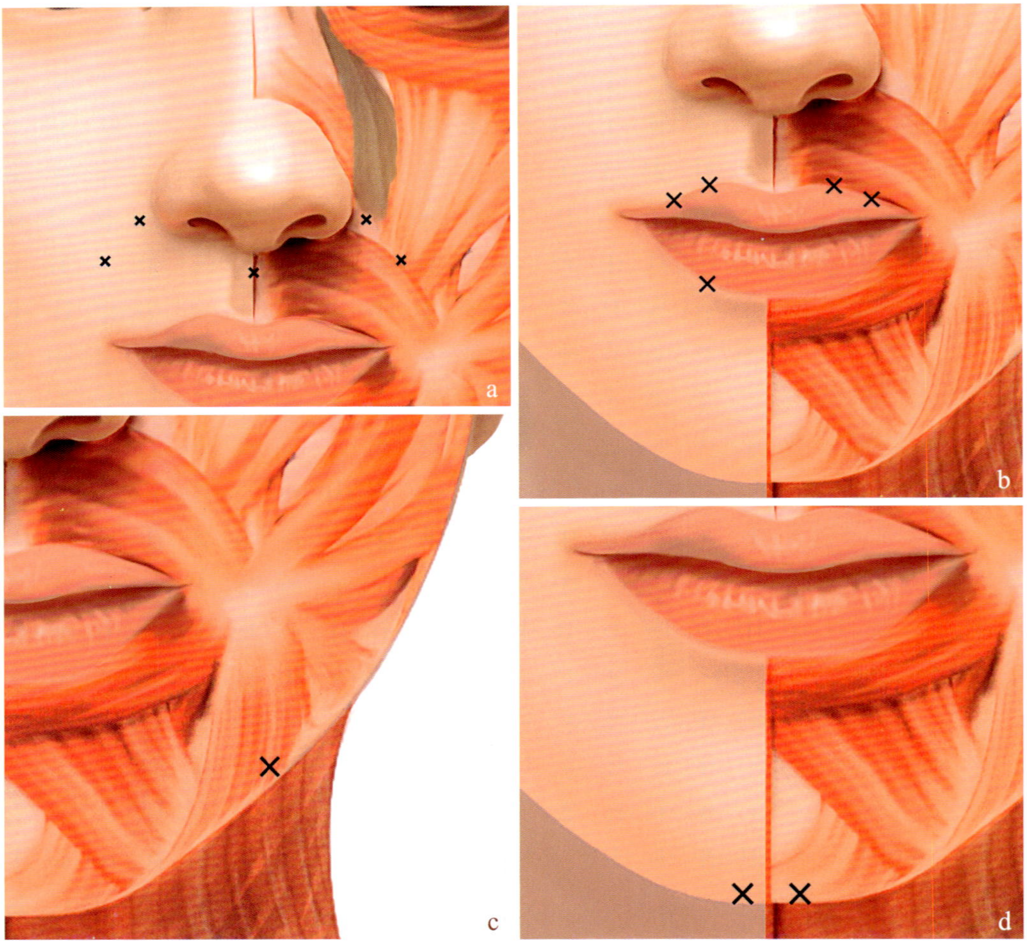

图 6-4 唇部及口周肉毒毒素注射（示意图）

a. 露龈笑矫正；b. 口周纹 / 唇纹治疗；c. 口角下垂矫正；d. 颏部紧缩（“核桃纹”）矫正

（二）口周纹 / 唇纹

1. **目标肌肉** 口轮匝肌。

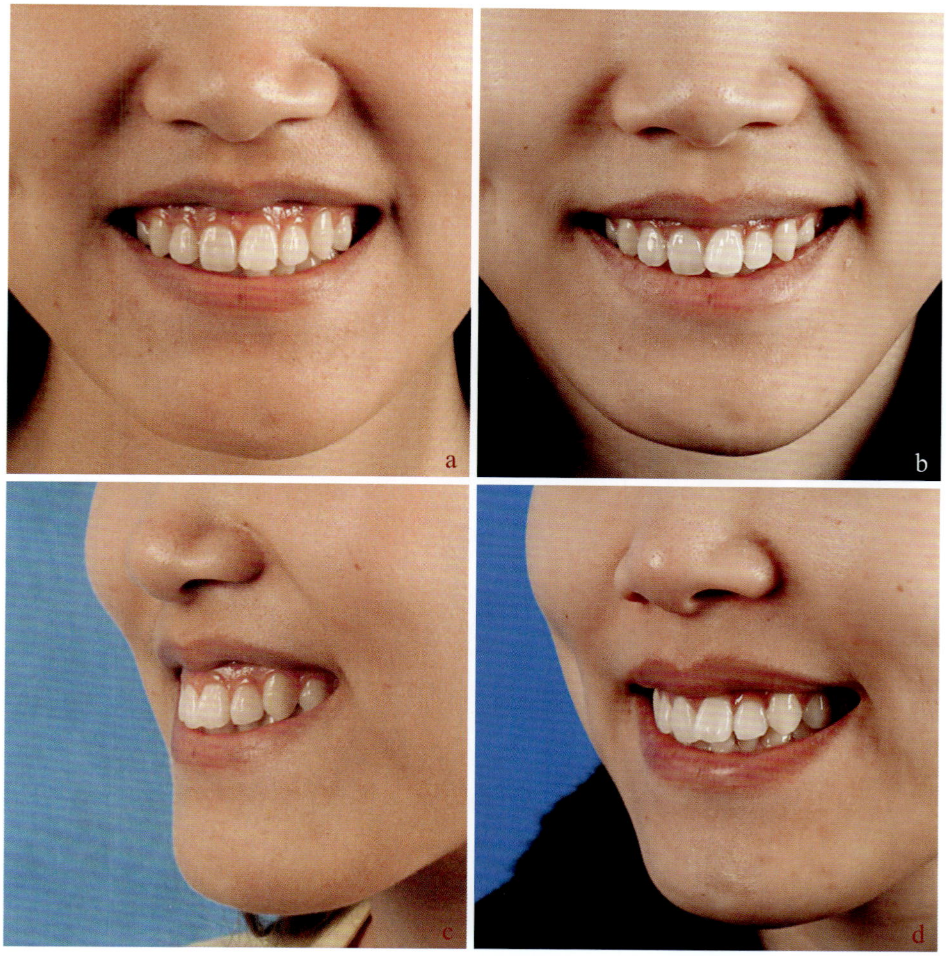

图 6-5　肉毒毒素注射矫正露龈笑（女，18 岁）

a. 注射前正位；b. 注射后 1 个月正位；c. 注射前斜位；d. 注射后 1 个月斜位

2. **设计**　红白唇交界线外 1～2 mm，可根据皱纹情况设计左右对称的 2 点、4 点，注意避开人中和口角处，避免唇峰平坦及口角下垂。通常上唇每侧设计 1～2 个注射点，下唇每侧 1 个注射点。注射后短期内可能影响发声，因此相关职业者（歌手、演员、主持人等）应提前告知。注射该部位可能导致人中嵴和红唇嵴的平坦，可联合透明质酸填充以矫正（图 6-4b）。

3. **注射层次与剂量**　口轮匝肌浅层，每点 1～2 U。

（三）口角下垂

1. **目标肌肉**　降口角肌。

2. **设计**　鼻翼与口角连线延长线至下颌缘中下 2/3 处左右各一点。可嘱患者做下拉口角的动作以辅助定位降口角肌的位置（图 6-4c）。注意注射点应避免过高或过内，以免影响口角其他肌肉或降下唇肌肉而导致口角不对称或下唇歪斜。肉毒毒素注射降口角肌更适用于动态性口角下垂或者单侧口角下垂者（图 6-6）。

3. **注射层次与剂量**　皮下，每点 1 ~ 2 U。

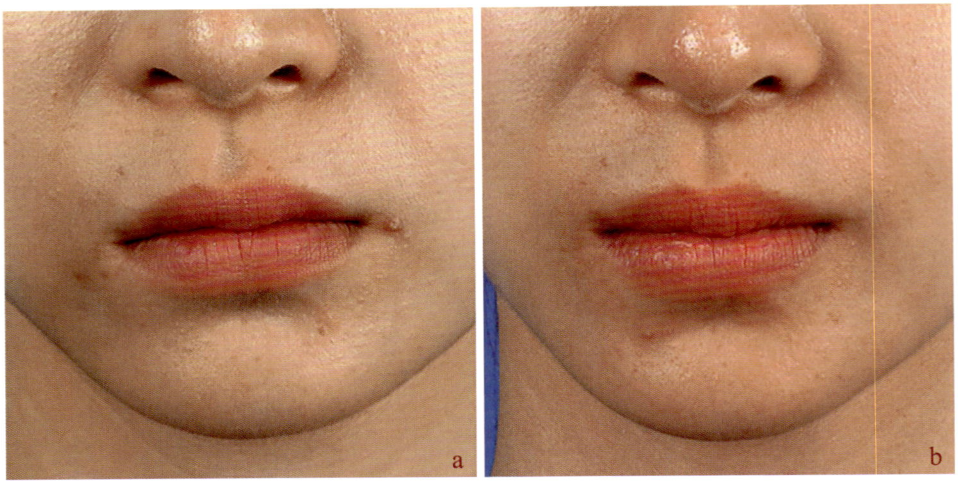

图 6-6　肉毒毒素注射矫正单侧口角下垂（女，24 岁）
a. 注射前：右侧口角下垂，动态加重；b. 注射后 1 个月：口角恢复平衡

（四）下颏紧缩（“核桃纹”）

1. **目标肌肉**　颏肌。

2. **设计**　颏部两侧距离下颏缘 0.5 cm，中线旁开 0.5 cm，左右各一点（图 6-4d）。

3. **注射层次与剂量**　肌肉内，每点 2 ~ 4 U。

（五）鼻尖下垂

1. **目标肌肉**　降鼻中隔肌。

2. **设计**　鼻小柱根部一点。

3. **注射层次与剂量**　肌肉内，1 ~ 2 U。

五、注射后常见并发症

1. **表情不自然**　与肉毒毒素注射后靶向肌肉完全丧失功能以及毒素作用外延影响非靶向肌肉有关，例如在注射提上唇肌群矫正露龈笑时，注射后早期由于上唇中央部完全不能上提可能导致笑容不自然。通常 1～2 个月以后逐渐恢复。

2. 闭合、发音困难 多由于注射口轮匝肌治疗口周纹引起，可表现为难以撅嘴、闭合，甚至流涎、影响进食、爆破音发音困难等。需要等待数月后自行恢复。

3. 两侧不对称 可在注射提上唇肌和提上唇鼻翼肌改善露龈笑，或注射降口角肌改善口角下垂等治疗时出现，一般与两侧注射量或注射位置不一致、药液作用外延或受术者面部肌肉解剖变异等有关。通常 1～2 个月以后逐渐恢复。

有学者认为下面部的年轻化应该通过补充容积和限制肌肉运动共同来实现。既往的研究也证明，透明质酸和肉毒毒素联合应用比单一应用对面部年轻化的效果更加持久，且不增加并发症的发生，可能的原因是肉毒毒素抑制了肌肉的收缩，使得透明质酸能在原位保持的时间更加长久[13-14]。也有学者认为在下面部的年轻化中，填充剂的作用要远大于肉毒毒素，因此应该先以填充剂进行结构的支撑，再考虑动态皱纹的改善[15]。一项针对整形外科医生对唇部及口周填充剂和（或）肉毒毒素使用偏好的调查显示，59% 的情况下医生会单独使用透明质酸，27% 的情况下两者联合使用，单独使用肉毒毒素的情况只占 15%[16]。

纳米脂肪与水光针

纳米脂肪（nanofat）的概念是 2013 年由比利时医生 Patrick Tonnard 等[17]首次提出，即将颗粒脂肪机械乳化、细胞筛过滤得到的混悬液，内含丰富的脂肪间充质干细胞（adipose-derived stem cells，ADSCs）[18]，其多向分化潜能及旁分泌功能可发挥填充凹陷、促进组织再生、改善皮肤质地、抗衰老与年轻化等作用。纳米脂肪的制备过程：首先通过注射器方法低负压吸脂（负压低于 –300 mmHg 或 –40 kpa），获取颗粒脂肪，自然悬浮在生理盐水中，反复漂洗 3～5 次，筛选质量好的颗粒脂肪吸入注射器内自然沉积 5～10 min，去除多余水分，并过滤；将 10 ml 装有颗粒脂肪的注射器置入离心机无菌套管内，离心速度 1500 r/3 min（约 600 g 离心力），去上清液，然后转移至 10 ml 注射器中，连接刀片式乳化器，另一侧连接 10 ml 空针管，均匀推注 30 次，将脂肪初级粉碎乳化；随后更换为不同孔径纳米脂肪转换器（2.4 mm、1.6 mm、1.2 mm、1.0 mm、0.8 mm），均匀推注 30 次，通过机械乳靡化制备成纳米脂肪[19]。最终颗粒直径极其微小，可以直接用 27 G 针头注射，改善肤质目的者可均匀注射在真皮深层，需要着重填充的部位可多层次、多隧道注射。与传统颗粒脂肪注射相比，纳米脂肪注射操作更为精细化、精准化，亦避免了钙化、结节、囊肿、肉芽肿等并发症[20]，但在容量提升方面的远期效果不如颗粒脂肪。

水光针（mesotherapy）是“中胚层疗法”的一种，是利用负压微针在皮肤真皮层注入人体因衰老而流失的透明质酸、胶原蛋白等成分，使皮肤内吸收并储藏水分，唤醒细胞再生功能，修复枯萎断裂的纤维，在短时间内重塑紧致平滑、富有弹性的肌肤。水光针中应用的透明质酸交联程度低，分子量小，硬度和黏度小，塑形力和支撑力也小，作用以补水、保湿为主。同时，水光针中亦可加入其他补充成分，从而达到不同的美容目的，如加入维生素 C、氨甲环酸可改善色素代谢而起到美白的作用；加入肉毒毒素可抑制皮肤皮脂腺分泌，使皮肤更有光泽等。水光针注射一般用 32～34 G 针头注射，深度是真皮浅层至中层，通常 3 次注射为一个疗程，每次注射间隔 4 周，效果维持时间从几周到几个月不等。

纳米脂肪与水光针在唇部美容中的应用，主要在于改善白唇皮肤的质地、补充水分、减少细纹、填充轻微的表浅凹陷，纳米脂肪还可以对红唇部进行小容量的填充，改善唇部萎缩，增加红唇厚度，减少唇纹，改善色泽和红唇干裂等，甚至可以增加人中嵴和唇红缘的突出度，效果通常能维持数个月至 1 年，定期重复注射可有持续抗衰老与年轻化的作用。

第三节　唇部文绣技术

文绣（tattoo）亦称“文饰”，是利用文刺原理为基础，以现代医学技术为指导，与美学艺术的创造力相结合的一门综合艺术。其实质是一种创伤性的皮肤着色术，即用锋利的器具造成皮肤损伤，将色素植入皮肤组织内形成稳定的颜色标记或各种图形，通过表皮层呈现出植入色泽或图案，以达到掩盖瑕疵、扬长避短、修饰美化的作用。由于刺入皮肤的色素均是小颗粒状，直径都小于 1 μm，植入后很快就会被胶原蛋白包围，无法被吞噬细胞吞噬，从而在皮肤表层形成半永久的标记。现代文绣项目包括“文眉”“文眼线”“文唇”“文乳晕”“文身”等，其在唇部的应用可以改善红唇颜色苍白、黯淡，增强红润色泽，避免每日化妆的繁琐，并可在一定程度上纠正唇红缘不齐、形态不佳、红唇损缺、过薄、过宽等不良瑕疵。文绣后着色稳定，不被水和一般物质所溶解，但可在 2～3 年内逐渐消退，相对安全、精确、恢复期短，是唇部美容手术的良好补充。

一、适应证

（1）红唇色泽暗淡苍白，或青紫淤黑，或上下唇之间存在色差者。

（2）各种原因引起的唇形不理想，唇峰形态、角度或距离不满意，唇红缘缺损、错位、不连续、不清晰或形态不佳者。

（3）嘴唇太薄或太厚，需要修正红唇高度，但一般内收或外扩高度不超过 1 mm。

（4）唇部外伤或手术后稳定瘢痕的掩饰，仅限于扁平瘢痕。

（5）需要增加人中嵴和人中沟立体度者。

二、禁忌证

（1）糖尿病、严重脏器疾病、高血压未控制、血液疾病等患者，以及尚未恢复的传染病患者。

（2）女性妊娠期、哺乳期、月经期内。

（3）过敏体质、瘢痕体质人群。

（4）唇部周围患有感染、炎症、溃疡、黏膜病等。

（5）心理准备不充分，对效果抱有不切实际的期望，精神病患者。

三、术前沟通及准备

（1）充分了解病史、过敏史、体质情况，做好相应记录，进行原始唇形拍照。

（2）术前 3 天起口服板蓝根冲剂、甲硝唑或口服其他广谱抗生素。

（3）术前 3 天起忌辛辣、刺激性食物以及花生、瓜子、海鲜等食品，直至术后创口愈合为止。

（4）如此前有唇部疱疹病史者，应在术前 3 天起口服阿昔洛韦和牛黄解毒片。

（5）为防止唇部角质产生，术前可适当进行保湿、去角质等护理措施。

四、唇形设计

（1）唇形的设计必须结合个体的唇形、脸型、鼻形、眼形、年龄、肤色等考虑设计，但亦需要满足受术者的个性化要求。

（2）设计唇形时应注意上下比例关系，但无论是外扩文饰或内收文饰都应紧靠原唇红线进行，而且不应超过 1 mm，以免影响美观。

（3）各种情况下的设计原则如下：

1）唇厚：用粉底遮盖原来的轮廓，略内收设计唇形，色乳选择与唇接近的自然色。

2）薄唇：比嘴唇原来的轮廓稍向外设计唇线，选择鲜艳的颜色，不宜绣得过深，将视线集中到嘴唇，突出唇部印象。

3）脸型宽阔、下巴较大者：设计饱满圆润的唇形。

4）脸形狭窄、瘦尖者：设计“樱桃唇”的唇形，减小口裂视觉比例。

5）嘴角下垂：在唇形设计时应把下唇线向嘴角方向延长，上唇的长度略微收缩，使嘴角有提升的感觉。

（4）设计曲线需优美、流畅，形随峰变，不离唇红缘。

五、色乳调配

（1）应选用留色自然、成分细腻、小分子易吸收的植物色乳。根据求美者的年龄、肤色以及唇的底色配制合适的颜色。

（2）唇色淡或年龄较小者，可选用大红、深红、朱红；年龄大或唇色发暗者应选用浅红色。经实践验证玫瑰红、胭脂红、桃红等色系术后效果最佳，也可用 2～3 种红色调配出适合的文饰效果。

（3）肤色白的人宜选浅淡的颜色。

（4）口裂宽、唇部前突者适合选用鲜艳、浅亮颜色。

（5）性格内向宜浅淡，外向则宜艳丽。

六、清洁消毒

（1）操作者操作时必须戴口罩，75% 酒精消毒手部，文绣针具、色乳一次性使用，避免交叉感染，所有操作器材必须严格消毒，无菌操作。

（2）面部清洁：用香皂或洁面乳充分洗净面部化妆品及分泌的皮脂，防止面部油垢污染唇部创面。

（3）口腔消毒：用除菌漱口液或生理盐水漱口。含漱方法：每次 10 ml，含漱 10 min，每间隔 5 min 一次，连漱 3～4 次。可减少细菌感染引起黏膜溃疡和病毒感染引起单纯疱疹的风险。

（4）口周消毒：用碘伏消毒液进行唇红部及口周消毒。由于碘伏颜色会影响漂唇后的色彩，可用 75% 酒精脱碘以防止影响上色。消毒和脱碘应从内向外扩展，避免二次污染。口周消毒范围包括鼻唇沟、两颊部和颏部。

七、麻醉

可选用神经阻滞麻醉或者表面麻醉。表面麻醉可用复方利多卡因凝胶（内含利多卡因及丙胺卡因）。

八、操作流程

（一）定位轮廓线

用 0.18 mm 的单针按照已画好的轮廓三点定位设计线，若本身轮廓线很分明，则不必把线条文得太深。在定位时应采取分段处理，逐段运针，文绣时勤沾色乳，确保留色顺畅均匀。遇到有出血点或色乳堆积的情况，要避开此处，做下一遍上色时再补针。

（二）排刺唇面

用排针绣刺唇面，上色时利用针帽的伸缩调节长度。做第一遍上色时针长露出 1 mm，第二遍上色时针长露出 1.5 mm，第三遍上色时针长露出 2 mm。注意调针时一定在关机的情况下调针，运针时针帽紧贴唇面以确保所需针长全部刺入黏膜。

（三）敷色乳

在操作唇部上色时避免边文刺边擦拭，每次上色后需使色乳停留 2～3 min，然后再轻轻擦拭。

（四）技巧四要素

1. 轻　操作者动作要轻，下针不可太重。
2. 柔　运针动作要轻柔，顺势走针。
3. 快　运针动作要快，并且速度要稳定，不能忽快忽慢。
4. 密　运针路线要密实。

九、案例展示（图 6-7、6-8）

案例 1：女，29 岁，主诉唇色浅，予全唇红色乳文绣，唇红缘采取渐变处理。

案例 2：女，35 岁，主诉唇色污，红唇宽，希望内收两侧唇红缘达到视觉上红唇收窄，选用橘红色系色乳，采取唇红缘内收处理。文绣 5 天后，黏膜结痂脱落后唇色淡化自然。

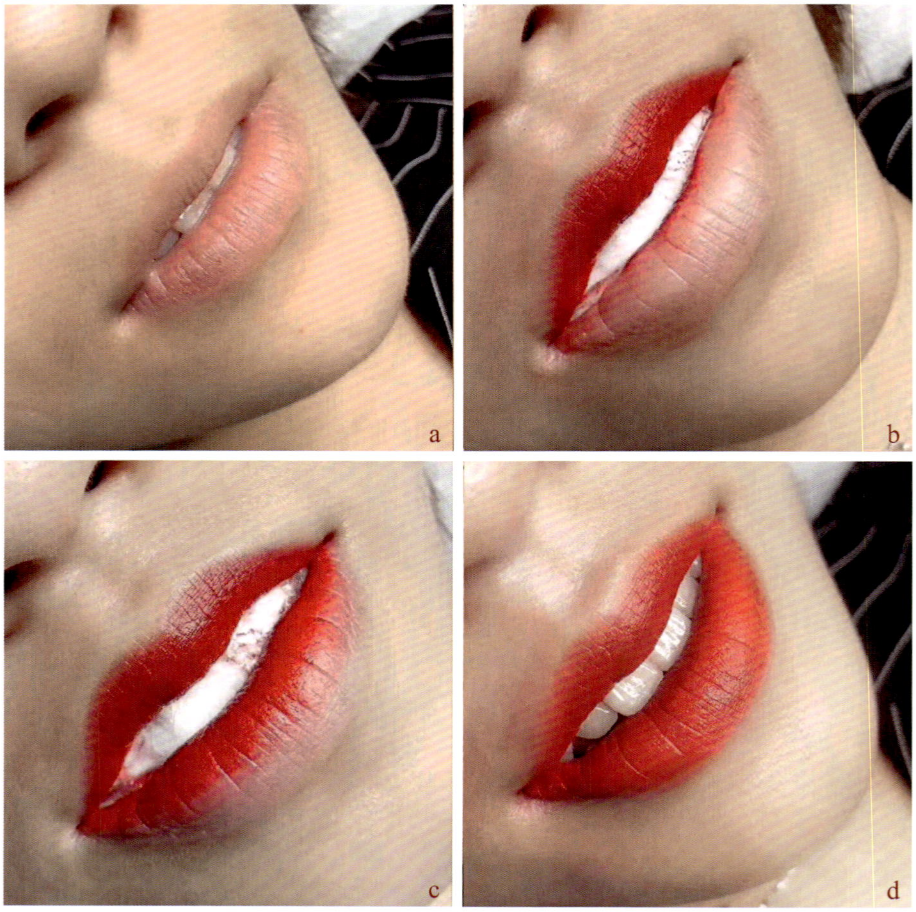

图 6-7　全唇文绣（女，29 岁）

a. 文绣前；b. 上唇文绣完成；c. 下唇文绣中；d. 下唇文绣完成

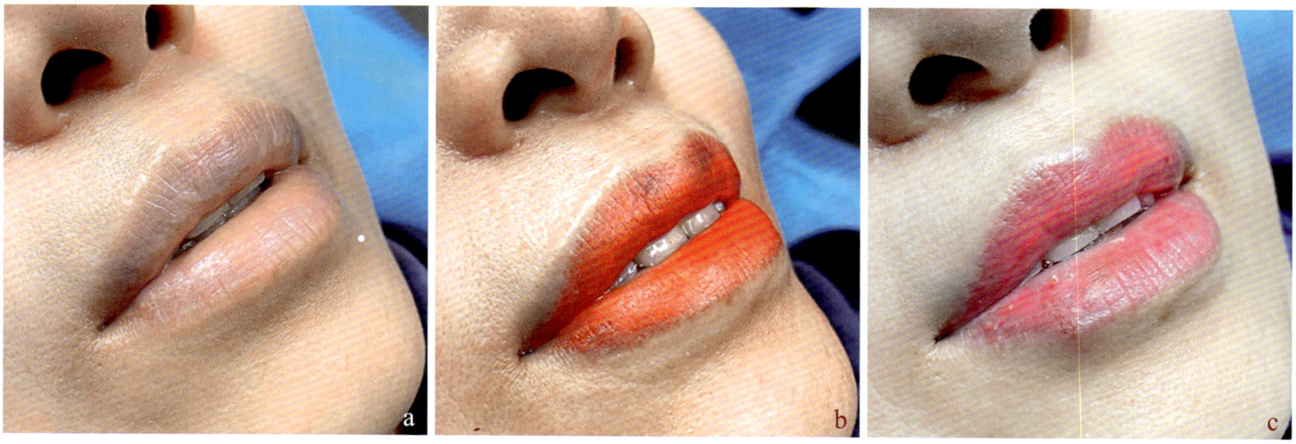

图 6-8　内收唇文绣（女，35 岁）

a. 文绣前；b. 文绣后即刻；c. 文绣后 5 天

十、术后注意事项

（1）术后当日唇部冰敷 30 min。

（2）进食后可刷牙或漱口，保持口腔清洁。术后 1 周内忌烟酒、鱼虾、辛辣刺激食物。

（3）1 周内唇部避免夸张表情，尽量少说话，避免大笑以及用力打哈欠。

（4）术后出现水肿、青紫、淤血等，可逐渐消退。

（5）预防唇部病毒性疱疹，可口服 5 日阿昔洛韦片。

（6）术后嘴唇红肿是正常现象，可勤嚼口香糖以促进血液循环，约 3 天开始脱皮结痂。请勿用手撕脱痂皮，可任由其自然脱落，局部涂抹润唇修护膏。注意勿涂抹过厚，否则容易产生感染化脓，如出现者，清洁干净并且暴露创面。

（7）术后 3 天如出现唇部水疱，可用针刺引流、清理创面，外用“康复新液”促进黏膜愈合。

（8）如术后出现唇部瘢痕增生，可局部涂抹艾洛松预防。3 个月后如较明显，可进一步复诊进行祛疤处理。

（9）文绣 3 个月后可观察着色效果，如存在着色不均、颜色过浅等，可进行二次补色修正。

十一、并发症及处理

唇部文绣后可出现水疱、排异、瘢痕增生等并发症。

1. 水疱

（1）过敏性：表现为文唇后黏膜干、脱皮，伴随轻微红肿、发痒，有苔藓样改变。处理：外用庆大霉素 + 地塞米松 + 生理盐水湿敷，口服维生素 C、维生素 B_{12}、阿莫西林（无过敏史者）、阿昔洛韦 5 天。

（2）气肿性：由于黏膜创伤或散热不均造成，多于隔日产生。处理：可用针刺破，用辅助剂外敷 10 min，但会影响着色的均匀厚度。

（3）病毒性：红唇黏膜易感染单纯疱疹，常见于多个聚集排列的水疱。处理：生理盐水、甲硝唑针剂清洗，针刺引流，清理创面，外用“康复新液”促进黏膜愈合；口服阿昔洛韦及提高机体免疫力的药品。

2. 排异

（1）生理性排异：是指色素进入体内时机体细胞对外来物质产生的排异现象，常见于过深的文刺造成，表现为术后红唇黏膜周期性脱落。处理：除抹防疤痕膏，口服阿昔洛韦。

（2）病理性排异：由于有机色料的毒副作用，进入皮肤内不断推动角质层的脱落形成沉积，常表现为局部块状隆起。处理：穿刺清理，外敷甲硝唑 + 庆大霉素 + 地塞米松 20 ~ 30 min。

3. 瘢痕增生 多表现为文绣数月后出现不规则隆起，多与操作创伤、感染及瘢痕体质有关。处理：凸起处可注射类固醇激素祛疤治疗，必要时可手术修复。

第四节 唇部与口周的光电治疗

唇部与口周区域是面部一个很重要的美学单元，在这一区域即使是微小的“瑕疵”也足以使部分患者产生社交障碍及心理负担。鉴于此种情况，光电治疗作为一种无创或微创的治疗方式，在唇部与口周的美容治疗及畸形预防矫正中具有非常重要的意义。实际上，很多寻求唇部或口周手术的患者都曾采取过或后续需要配合光电治疗。本节将针对唇部及口周常见的光电治疗逐一进行概述。

一、唇毛去除

唇毛一般分布于白唇人中部位、下唇颏唇沟上方、颏部等，俗称“胡须”，一般男性较为浓密，是雄性特征之一，在女性中极少量生长。但也有个别女性唇毛略长，其原因通常是由于雄激素增多、非雄激素依赖的毛发局部增多、遗传因素或代谢功能障碍等因素所致，无形中给求美者造成了一定的心理负担。

用于去除毛发的传统方式包括刮除、拔除、化学脱毛膏等，但这些方法均无法对毛囊造成永久的破坏以阻止毛发再生；电解法和热熔解法虽然能永久阻止毛发再生，但治疗效率低且存在遗留瘢痕可能，严重限制了其临床应用的范围。因此，兼顾了永久阻止毛发再生同时实现安全治疗的激光 / 强光脱毛，成为目前医疗美容脱毛治疗的主要选择。

（一）作用原理

目前，激光 / 强光脱毛主流设备的工作原理大多是基于选择性光热作用理论。由于毛发的毛囊及毛干中含有丰富的黑色素，因此选择以黑色素为靶基的特定波段的激光通过黑色素吸收光能后，导致局部温度快速升高，从而破坏毛囊组织，即可永久将由此毛囊生长的毛发去除。同时通过选择适宜的脉宽和能量，能实现在破坏毛囊的同时不引起邻近组织的损伤。

毛发的生长周期包括生长期、退行期及静止期。唇毛的生长期为 2 ~ 5 个月，静止期约 1.5 个月，在同一时期约 65% 的唇毛处于生长期，约 35% 的唇毛处于静止期。毛发仅在生长期时黑色素最多，对于激光较为敏感；在退行期和静止期时，由于其色素含量少，因此对于治疗并不敏感。由此可见，唇毛的激光脱毛需要进行多次（一般 4 ~ 6 次）才能获得明显的治疗效果。由于唇毛静止期与身体其他部位的毛发相比较短，因此治疗间隔可稍短，一般为间隔 4 周左右。

（二）设备选择

可用于激光 / 强光脱毛的常用激光设备包括：长脉冲红宝石激光（波长 694 nm）、长脉冲翠绿宝石激光（波长 755 nm）、长脉冲 Nd:YAG 激光（波长 1064 nm）、半导体激光（波长 800 nm 或 810 nm）、强脉冲光（光谱自波长 590 nm 至波长 1200 nm）以及与射频技术相结合的强光或激光设备。其中长脉冲红宝石激光由于会被黑色素强烈吸收，导致含有黑色素的竞争吸收能量的表皮受损，出现皮肤色素改变等副反应，故该设备在脱毛的临床应用中已越来越少。长脉冲 Nd:YAG 激光由于其表皮吸收能量少，在深肤色的患者中使用比较安全。与射频技术相结合的强光或激光设备中，除有激光或强光的作用外，还存在射频的发射，由于其射频能量靶物质并非色素，因此浅色和白色毛发的毛囊亦可被射频能量所破坏。

（三）疗效及影响因素

需使来诊者充分理解脱毛并非永久地消除局部毛发，而是永久地减少局部毛发。口周的毛发由于毛囊细小，黑色素含量较少，因此脱毛的疗效不如发际、躯干、四肢等部位，需多次治疗才能获得满意的疗效。患者肤色越浅，唇毛颜色越深、越粗，脱毛效果越好（图 6-9）。

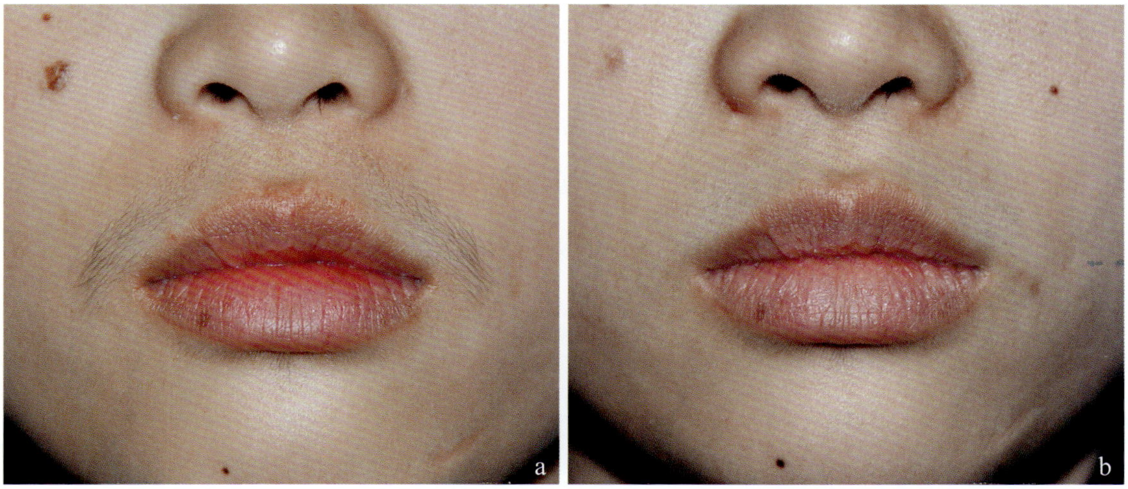

图 6-9　半导体激光脱毛

a. 治疗前；b. 5 次治疗后 3 个月

（四）不良反应及处理

治疗过程中会存在刺痛感，但一般均可耐受，如为特别敏感的患者，可于治疗前半小时至 1 小时给予表面麻醉药物局部封包。治疗后可出现灼热感、红斑和（或）丘疹，通常可在几小时内消退，可于治疗后冷敷，有助于缓解不适感。当治疗能量过大时，局部可能出现水疱，应避免感染。如出现色素沉着或色素减退，多可于数月后恢复。治疗后应强调注意局部防晒，以减少色素沉着的发生率，并保证下一次治疗的疗效。

二、色素增加性疾病及文身

色素增加性疾病及文身出现的原因是黑色素或其他色素颗粒过量或分布位置异常或两者兼而有之。

色素增加性疾病依照侵犯深度，通常分为三类：表皮色素增加性疾病、真皮色素增加性疾病及真表皮混合色素增加性疾病。常见的口周表皮色素增加性疾病包括雀斑、脂溢性角化、口周黑子、黑斑息肉综合征等，常见的口周真皮色素增加性疾病包括太田痣、褐青色痣等，而常见的口周真表皮混合色素增加性疾病则包括黄褐斑、炎症后色素沉着、色素性化妆品皮炎等。

临床中常见的文身通常包括装饰性文身和外伤性文身。装饰性文身即文绣美容，在唇部常见于文唇，色料一般系红色系的天然植物色料，通常分布深度在表皮层。因市面上的文唇色料颜色和成分复杂多样，故去除的难度及效果也不尽相同。外伤性文身通常是由于外伤时沥青、石墨等飞溅碎片残留于创面组织中所致。

（一）作用原理

黑色素的吸收光谱从紫外线到近红外光，文身色素颗粒的吸收波段为除其固有颜色外的其他可见光成分。适宜波段的激光或强光被黑色素或文身色素颗粒吸收，致使局部产生足够的热量或者爆破力，引起色素颗粒的破坏或局部的凝固性损坏，经由巨噬细胞吞噬破碎颗粒或产生继发的细胞凋亡，从而减少局部异常分布的色素颗粒。

由于光电作用于色素颗粒或团块时，绝大部分色素颗粒仅被破坏为直径较小的颗粒碎片或仅引起继发的细胞凋亡，因此在治疗色素增加性疾病及文身时，即刻并不能显示出治疗后的最终效果，而需经过 6 周甚至更久的皮肤代谢过程后，才能直观地观察到对于色素颗粒的治疗效果。

（二）设备选择

用于色素增加性疾病及文身治疗的常用设备包括：Q- 开关激光、点阵式 CO_2 激光、Er:YAG 激光、强脉冲光和长脉冲激光等。随着采用波长的逐步增加，黑色素对其的吸收逐步减少，但光的穿透深度逐步加深，因此波长的选择需考虑病变所在层次。

真皮色素增加性疾病首选穿透深度足够的 Q- 开关激光；在真表皮混合色素增加性疾病中，黄褐斑及炎症后色素沉着由于容易在治疗后刺激黑素细胞而导致新的色素沉着，致使病损加重，因此在治疗能量的选择上需较为谨慎，Q- 开关激光、强脉冲光、点阵式 CO_2 激光及 Er:YAG 激光均可尝试使用；表皮色素增加性疾病则多采用 Q- 开关激光和强脉冲光，特发性的口周黑子或黑斑息肉综合征的口周表现均可通过 Q- 开关激光获得良好的临床效果。

文身也是 Q- 开关激光的理想适应证，一般而言，文唇常用的红色染料适宜采用 532 nm 或 510 nm 波长进行干预。

（三）疗效及影响因素

雀斑、脂溢性角化、口周黑子、黑斑息肉综合征的口周表现等表皮色素增加性疾病通常可获得较为满意的治疗效果（图 6-10），但雀斑、脂溢性角化存在一定的复发率；牛奶咖啡斑则光电治疗效果不佳。黑斑息肉综合征的患者需警惕反复大量肠道出血及肠道息肉恶变风险。

在真表皮混合色素增加性疾病中，黄褐斑及炎症后色素沉着的治疗难度较大，往往需要联合局部外用氢醌、维 A 酸，部分黄褐斑患者还需要给予维生素 C、谷胱甘肽、止血芳酸等全身用药配合。

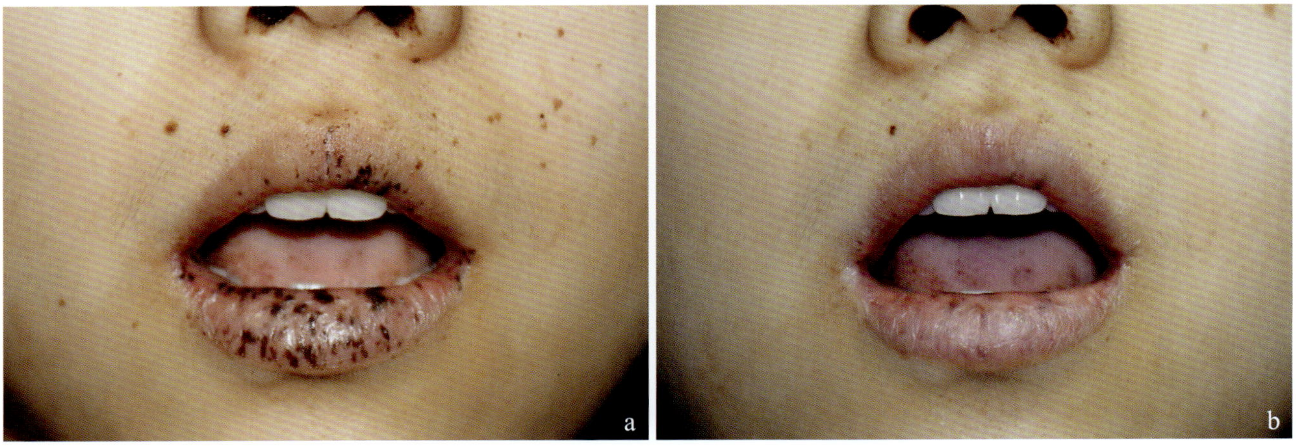

图 6-10　Q- 开关红宝石激光治疗口周黑子

a. 治疗前；b. 1 次治疗后 3 个月

太田痣、褐青色痣等真皮色素增加性疾病使用Q-开关激光一般可获得非常满意的疗效，但较病损部位稍浅的色素性疾病相比，太田痣等的治疗间隔宜稍长，多为2～3个月，甚至可延长至6个月。

文身的治疗效果与染料性质及文刺深浅程度相关性较高。一般而言，蓝、黑色文身较易去除，红、绿色文身较难去除，故传统方法永久性文唇遗留的红色染料需要8～12次激光减淡，但最终亦难以完全消除（图6-11）。由于治疗原理是使色素颗粒碎裂，使其通过经淋巴清除、被巨噬细胞吞噬或由表皮代谢等途径被去除或使其“隐藏”于皮肤深层，此过程需要6～8周的时间，因此需要在治疗后2个月左右评估治疗效果。

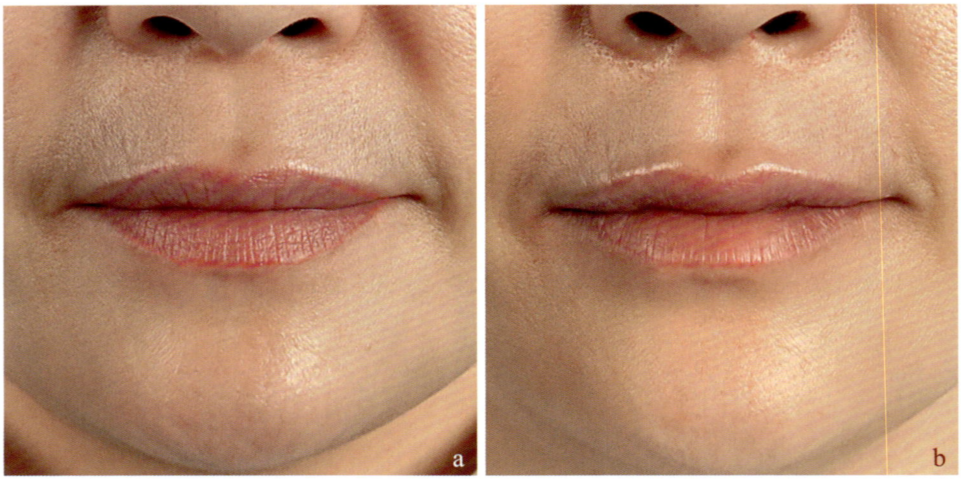

图6-11　Q-开关532 nm波长激光去除文唇线

a. 治疗前；b. 6次治疗后1个月

（四）不良反应及处理

激光治疗色素增加性疾病时，由于亚裔人种的皮肤特点，治疗后部分患者会出现色素沉着改变。通常采用波长较长的激光出现色素沉着的概率较低，波长较短时则出现概率较高。因此在治疗前应谨慎选择波长及适宜能量，避免激惹基底层色素细胞，同时治疗后即刻进行治疗局域冰敷或冷喷，有助于降低出现皮肤不良反应的概率。若继发出现表皮色素沉着，应待其消退或稳定后再考虑进一步治疗。如需进行剥脱性治疗的病例可采用外用抗生素软膏预防感染，同时需向患者强调治疗后避光防晒的重要性。

文唇引起瘢痕的情况并非罕见，但患者往往容易忽略瘢痕的存在。而去除文唇线后，原有瘢痕通常更为明显，因此在治疗前须与患者就皮肤现状进行充分评估和沟通。

三、血管性疾病

口周常见的先天性血管性疾病包括鲜红斑痣、血管瘤、蜘蛛痣、面部毛细血管扩张等，唇部静脉湖则属于唇部及口周常见的血管退行性疾病。

（一）作用原理

血管性疾病是常见的光电治疗适应证。光电治疗血管性疾病的靶物质是氧合血红蛋白，氧合血红蛋白的主要吸收峰包括 418 nm、542 nm 和 577 nm。当采用适宜的光作用于氧合血红蛋白时，热量被传递到周围内皮细胞，引起局部血管壁的破坏，实现封闭局部血管的目的。

（二）设备选择

针对氧合血红蛋白的吸收峰，既往在治疗血管性疾病时，对不同激光器的选择进行了诸多尝试，但由于永久性色素脱失、瘢痕等不良反应的发生率过高，均逐渐被脉冲染料激光所替代。脉冲染料激光于 1989 年出现以来，迅速成为浅表血管瘤、鲜红斑痣以及毛细血管扩张的首选光电治疗手段。最初的脉冲染料激光发射的波长为 577 nm，为增加其穿透深度，目前的脉冲染料激光波长多采用 585 nm 或 595 nm，而 595 nm 治疗鲜红斑痣的疗效很好。

其他用于血管性疾病治疗的光电设备包括强脉冲光、磷酸钛氧钾（KTP）激光（532 nm）、翠绿宝石激光（755 nm）、Nd:YAG 激光（1064 nm）等。强脉冲光由于其光斑大，在治疗大面积面部毛细血管扩张中具有优势。长脉冲翠绿宝石激光、长脉冲 Nd:YAG 激光更适用于治疗面部网状静脉、唇部静脉湖等层次较深的病损。

（三）疗效及影响因素

通常病变位置越深在，倾向于使用波长越长的激光器。较短波长的激光存在被表皮黑色素竞争吸收的情况，从而降低了聚集在血管上的能量，在肤色越深的病例中这种情况越突出。同时，治疗中激光的脉宽需根据病变血管的直径不同而进行调整，通常固定波长所需治疗脉宽与病变血管直径的平方成正比。在进行治疗前如需要进行表面麻醉，医生需了解表面麻醉会引起局部血管收缩，从而降低治疗效果。在无特殊情况时，光电设备的冷喷与接触式冷却通常可以使成年患者耐受治疗的疼痛感，儿童患者可能需要全身麻醉或镇静辅助治疗。

在鲜红斑痣的治疗中，通常建议早期开始治疗，一般需要 3 ~ 5 次治疗，但并不一定能完全清除病损，有时需要更多次以实现更好的治疗效果。

光电治疗仅适用于厚度少于 2 mm 的浅表血管瘤，对于深在血管瘤的病例，光电治疗没有作用。非常浅表的血管瘤通常需要 2 ~ 4 次治疗，理想的治疗效果是阻止血管瘤增生，使其完全消退，但并非所有病例都能实现。

毛细血管扩张通常经过 3 次左右的治疗即可获得较好的效果，脉冲染料激光、强脉冲光等都可以应用。

静脉湖通常采用长脉冲 Nd:YAG 激光进行治疗，但需注意在治疗后半年仍存在较高的复发风险，在治疗前需与患者充分沟通。

（四）不良反应及处理

紫癜是血管性疾病在光电治疗后最常见的皮肤反应，通常 1 周左右可自行消退。对于美容要求较高、不希望出现紫癜的患者应考虑增加脉宽并降低能量密度。治疗后局部水肿和疼痛通常可通过冰敷缓解，部分病损面积较大的敏感患者可能需要口服镇痛药物。当术后出现水疱或皮肤破损时，建议外用抗生素避免感染以降低出现瘢痕的风险。术后避光是降低治疗区域色素沉着的主要手段。

四、口周年轻化

口周的年轻化问题多集中于皱纹、毛孔粗大、皮肤松弛变薄、肤质粗糙等。目前用于口周年轻化的光电手段主要分为剥脱性治疗及非剥脱性治疗。

（一）剥脱性皮肤重建术

剥脱性皮肤重建术主要包括 CO_2 激光、铒激光、点阵式激光及等离子体，其皮肤重建的原理通常包括表皮剥脱及对深方真皮的刺激。剥脱性皮肤重建术通常适用于有明显皮肤老化表现的患者，但术后较长的恢复期、形成瘢痕的可能以及在亚裔人群中较高的色素沉着发生率限制了其在美容方面的应用。在亚裔人群中，此类技术更多地应用于瘢痕的治疗。

（二）非剥脱性皮肤重建术

非剥脱性皮肤重建术主要针对的是轻到中度皮肤老化的患者，其原理通常为通过光热反应引起真皮层的热损伤，从而引发胶原纤维的合成修复，减少皱纹，减轻松弛，改善皮肤厚度。其疗效必然逊于剥脱性治疗及手术，因此对于重度皮肤老化的患者，此类治疗并不能获得满意的效果；对于渴望得到较大改善且不介意手术风险的患者也不太适用。但由于其方便快捷，无误工期，治疗中疼痛感较轻，并且能获得一定程度的改善，在临床应用中接受度很高。强脉冲光、Q- 开关 1064 nm 激光、

1540 nm 铒玻璃激光、脉冲染料激光等设备均属于此类。

五、口周寻常痤疮

痤疮丙酸杆菌及皮脂腺在寻常痤疮的发生中起了非常重要的作用，而目前应用于寻常痤疮的光电治疗方法也多针对这两点。针对痤疮丙酸杆菌的光电治疗的作用机制主要为痤疮丙酸杆菌通过胞壁受体吸收并储存原卟啉Ⅸ，产生内源性粪卟啉，两种卟啉与痤疮丙酸杆菌的代谢活动紧密相关。当卟啉吸收特定波长的光后，可产生使痤疮丙酸杆菌失活的自由基及单态氧。一般卟啉的吸收峰包括 400 nm 附近的主吸收峰以及 450 ~ 700 nm 范围内的多个弱吸收峰，针对痤疮丙酸杆菌的光电治疗如蓝光、强脉冲光、磷酸钛氧钾（KTP）激光（532 nm）、脉冲染料激光等，通常都集中于这些波段。而光动力治疗、半导体激光、铒玻璃激光、射频等治疗方式则是通过抑制皮脂腺功能亢进而减少寻常痤疮的发生。需要了解的是，虽然光电治疗寻常痤疮具有一定的效果，但药物治疗仍是首选方式。

六、口周瘢痕

创伤愈合一般需经历炎症期、增殖期和重塑期，瘢痕是伤口愈合的结果。口周常见瘢痕包括手术瘢痕、烧烫伤瘢痕、痤疮瘢痕等，需进行光电治疗的瘢痕多为增生性瘢痕或萎缩性瘢痕。口周区域并非瘢痕疙瘩的好发区域。

对于增生性瘢痕，目前建议尽早治疗，病程在 1 年内的瘢痕较病程更长的瘢痕治疗效果更好。如为术后瘢痕，有人建议应于拆线后第一天即开始治疗。脉冲染料激光在增生性瘢痕的治疗中有不可替代的作用，其可能的治疗机制之一为炎症期或增殖期的瘢痕由于微血管被破坏，导致局部瘢痕血供减少，从而影响胶原沉积。例如上唇人中短缩切口、口角上提切口等，在拆线后开始应用激光治疗，可改善术后切口瘢痕的色泽、质地、高度并减轻痒痛症状等，但改善瘢痕宽度及完全达到正常皮肤纹理在目前看来并不是合理的预期，在治疗前需与患者充分沟通。其他可用于瘢痕治疗的光电手段包括 CO_2 点阵激光、铒激光等，但复发率较高，因此使用时需谨慎。在与瘢痕药物治疗联合应用时，通常建议先进行光电治疗，治疗后应用糖皮质激素、5- 氟尿嘧啶（5-Fu）等进行干预。如采用 CO_2 点阵激光治疗，建议治疗后即刻进行药物干预，以降低复发率（图 6-12）。

对于萎缩性瘢痕，由于不存在复发问题，因此在治疗难度上比增生性瘢痕要简单，尤其痤疮后萎缩性瘢痕几乎无绝对禁忌证。光电治疗应用于萎缩性瘢痕的作用原理主要为刺激血管内皮细胞及真皮成纤维细胞，启动瘢痕重建过程，重塑真皮胶原，可选择的治疗包括 585 nm 脉冲染料激光、强脉冲光、红外线激光、点阵激光等，均可应用于人中、口角、唇红缘等部位切口远期轻微凹陷的线性瘢痕（图 6-13）。但需注意的是，如瘢痕萎缩程度明显，如冰锥样瘢痕等，单纯采用光电治疗恐难达到理想的治疗效果，需考虑结合注射治疗或手术治疗。

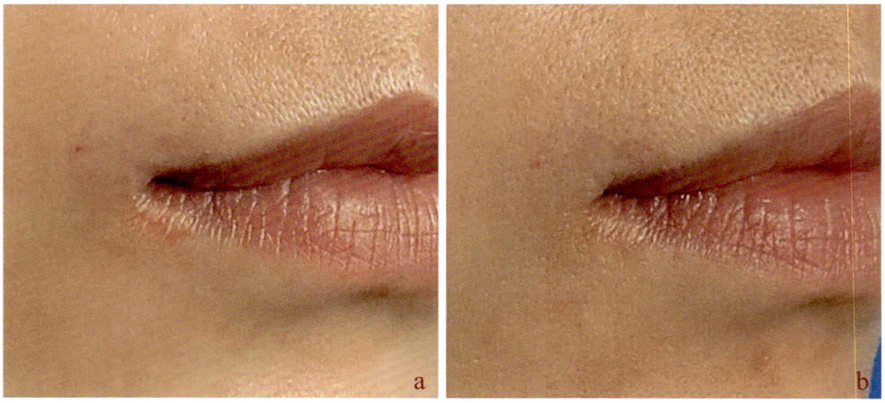

图 6-12　口角上提手术切口瘢痕，CO_2 点阵激光 1 次治疗后

a. 治疗前；b. 治疗后

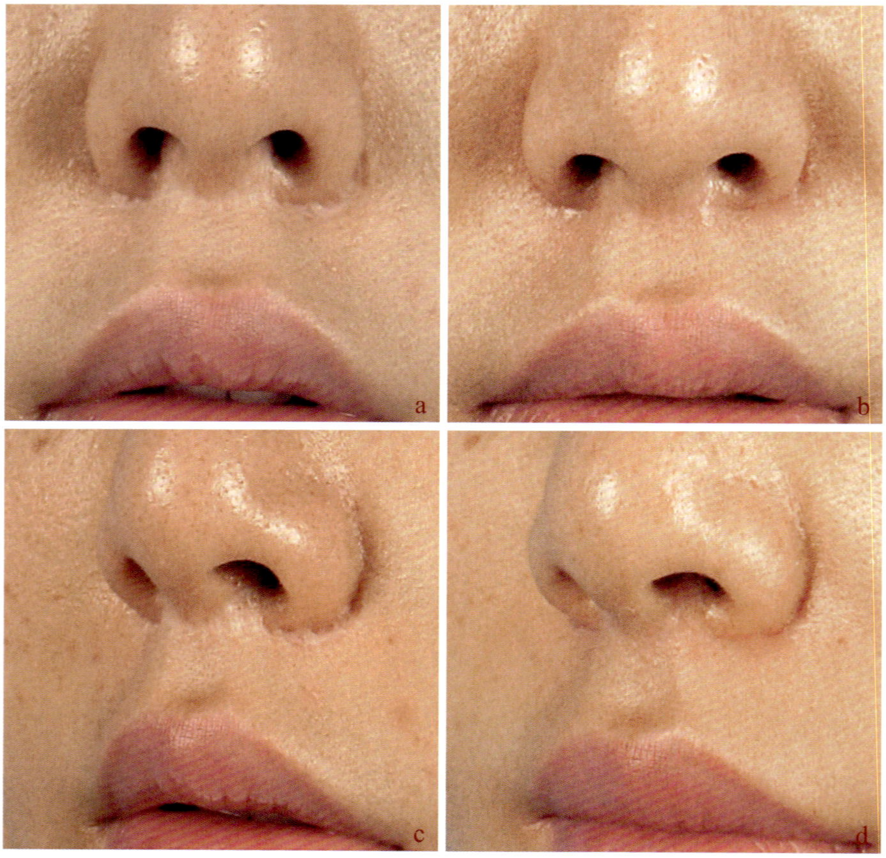

图 6-13　上唇人中短缩手术切口瘢痕，CO_2 点阵激光 2 次治疗后

a. 治疗前正位；b. 治疗后正位；c. 治疗前斜位；d. 治疗后斜位

（潘柏林　赵润蕾　龙　艳　辛　语　万俊华　张　颂　刘艳华）

参考文献

[1] 顾圣祖. 粘液囊肿的一种治疗技术. 国外医学・口腔医学分册，1976，1: 35-36.

[2] Surek CC, Guisantes E, Schnarr K, et al. "No-Touch" technique for lip enhancement. Plast Reconstr Surg, 2016, 138(4): 603e-613e.

[3] Baudoin J, Meuli JN, di Summa PG, et al. A comprehensive guide to upper lip aesthetic rejuvenation. J Cosmet Dermatol, 2019, 18(2): 444-450.

[4] Alam M, Dover SJ. Management of complication and sequelae with temporary injectable fillers. Plast Reconstr Surg, 2007, 120(Suppl 6): 98S-105S.

[5] Alam M, Gladstone H, Kramer EM, et al. ASDS guideline of care: injectable fillers. Dermatol Surg, 2008, 34(Suppl 1): S115-S148.

[6] Funt D, Pavicic T. Dermal fillers in aesthetics: an overview of adverse events and treatment approaches. Clin Cosmet Investig Dermatol, 2013, 6: 295-316.

[7] 胡晓根，杨玥，张维娜，等. 透明质酸颜面部注射充填术后的并发症及其治疗. 中国美容医学，2010, 19(5): 654-656.

[8] Cohen JL. Understand, avoiding, and managing dermal filler complications. Dermatol Surg, 2008, 34(Suppl 1): S92-S99.

[9] Winslow CP. The management of dermal filler complications. Facial Plast Surg, 2009, 25(2): 124-128.

[10] Cox SE, Adigun CG. Complication of injectable fillers and neurotoxins. Dermatol Ther，2011, 24(6): 524-536.

[11] DeLorenzi C. Complications of injectable fillers, part I. Aesth Surg J, 2013, 33(4): 561-575.

[12] Gazzola R, Pasini L, Cavallini M. Herpes virus outbreaks after dermal hyaluronic acid filler injection. Aesthet Surg J, 2012, 32(6): 770-772.

[13] Mannino GN, Lipner SR. Current concepts in lip augmentation. Cutis, 2016, 98(5): 325-329.

[14] Carruthers A, Carruthers J, Monheit GD, et al. Multicenter, randomized, parallel-group study of the safety and effectiveness of onabotulinumtoxin A and hyaluronic acid dermal fillers (24-mg/ml smooth, cohesive gel) alone and in combination for lower facial rejuvenation. Dermatol Surg, 2010, 36(Suppl 4): 2121-2134.

[15] de Maio M, Wu WTL, Goodman GJ, et al. Facial assessment and injection guide for botulinum toxin and injectable hyaluronic acid fillers: focus on the lower face. Plast Reconstr Surg, 2017, 140(3): 393e-404e.

[16] Sundaram H, Liew S, Signorini M, et al. Global aesthetics consensus: hyaluronic acid fillers and botulinum toxin type A-recommendations for combined treatment and optimizing outcomes in diverse patient populations. Plast Reconstr Surg, 2016, 137(5): 1410-1423.

[17] Tonnard P, Verpaele A, Peeters G, et al. Nanofat grafting: basic research and clinical applications. Plast Reconstr Surg, 2013, 132(4): 1017-1026.

[18] Lo FD, Tamburino S, Mannino G, et al. Nanofat 2.0: experimental evidence for a fat grafting rich in mesenchymal stem cells. Physiol Res, 2017, 66(4): 663-671.

[19] Gu Z, Li Y, Li H. Use of Condensed Nanofat combined with fat grafts to treat atrophic scars. JAMA Facial Plast Surg, 2018, 20(2): 128-135.

[20] 石蕾，章庆国，谢洋春，等. 自体颗粒脂肪注射移植在面部年轻化手术中的应用. 中国美容医学，2008, 17(5): 625-627.

插图来源

图 6-1、6-2、6-5、6-6、6-11、6-12、6-13 由北京大学第三医院潘柏林医生团队提供；
图 6-3、6-4 由北京大学第三医院陈静绘制；
图 6-7、6-8 由辛语文绣提供；
图 6-9、6-10 由广东省第二人民医院整形外科提供。

相关手术操作与注射丰唇视频可扫描第八、九、十、十一章后二维码观看。

实战篇

唇部美容与口周年轻化各亚单位的常用美学干预手段。

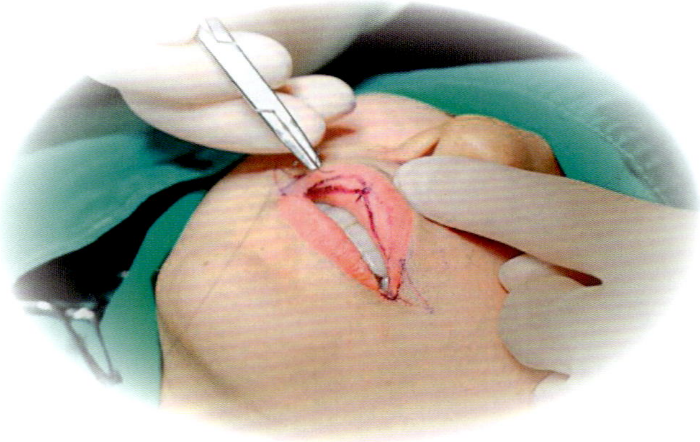

第七章

唇部与口周美容相关硬组织基础

俗话说："美人在骨不在皮"。这句话常常被用来形容那些骨性轮廓优美的面孔，在整形美容消费群体中，也时常引发"皮相美"和"骨相美"谁更重要的争论。诚然，一个良好端正的硬组织轮廓基础（所谓的"美人胚子"），不但能给人带来持久美感而不依附于五官和皮肤状态，还能为后续的五官和软组织整形奠定更良好的基础，故轮廓整形在面部整形项目中具备重要的优先等级。唇部与口周美学相关的硬组织主要包括上颌骨、下颌骨、颏部和牙齿，其美学干预涉及口腔颌面外科学、口腔正畸学、美学修复、牙周学等专业领域。这些专业学科内容广而深，本书限于篇幅难以作详尽介绍，仅针对与唇部美容项目有着密切关系的硬组织状态的相关矫正技术应用做最基本的概述，更全面深入的内容可查阅口腔医学专业参考资料。

第一节　正颌外科技术

正颌外科（orthognathic surgery）是口腔颌面外科学领域的一个分支，以研究和诊治牙颌面畸形为主要内容，通常与口腔正畸专业医生密切配合，综合采用头影测量、计算机模拟、模型外科、头颅定位、高效骨锯及冷光源光导纤维辅助的外科手术等手段矫正牙颌面畸形。现代正颌外科的治疗目的一是恢复牙颌面畸形患者的正常生理功能，二是改变其畸形的容貌，使之和谐、匀称，即通过正颌外科手段创造容貌美。

人类面部上、中 2/3 具有相对稳定及一致的结构特征，而下 1/3 则具有较大的个体变异，也凸显出人的个体化特征，是颜面整体结构中最富有变化的部位。正颌外科手术带来的变化虽然主要发生在面部下 1/3，但常常给人以整个容貌发生了根本变化的感觉。将医学科学和容貌美学相结合，精确地遵循容貌美学原则设计和治疗以创造轮廓美，使这个分支学科产生了巨大的魅力[1]。很多情况下也是借助正颌外科技术给予打造良好的骨性基础，唇部软组织整形美容才更容易获得满意的效果。

正颌外科主要矫正的颌骨畸形包括上颌前突或后缩、横向发育不足、下颌前突或后缩、小颌畸形、小颏、巨颏、偏殆畸形、牙槽畸形等。

一、经典正颌外科手术项目及适应证

1. 上颌骨 LeFort Ⅰ型截骨术　上颌骨 LeFort Ⅰ型截骨术是矫正上颌骨畸形的基本手术方式，截骨范围自梨状孔外侧缘中部至上颌结节上部，离断上颌窦后壁、内侧壁、翼上颌连接，以及鼻中隔与上颌的连接，使上颌骨能够充分活动（图 7-1）。以本术式为基础，加以适当改良或辅以其他手术，可以矫正大部分的上颌发育畸形。例如，LeFort Ⅰ型截骨、前移及植骨术矫治上颌骨后缩畸形；LeFort Ⅰ型截骨、下移及植骨术矫正上颌骨垂直性发育不良；LeFort Ⅰ型截骨、上移术矫正上颌骨垂直性发育过长；LeFort Ⅰ型截骨、后移术矫治上颌骨前突畸形；以及利用 LeFort Ⅰ型分块截骨术矫正后牙错殆、前牙后缩、后牙过长及扭转等畸形。

2. 上颌骨 LeFort Ⅰ型分块截骨术　它是在 LeFort Ⅰ型截骨基础上把离断的上颌骨再分成若干个部分，例如通过纵行截骨线劈开，使之纵向分离呈左、右两大骨块，重新定位后达到上颌骨横径增宽的效果（图 7-2），适用于上颌骨横径过窄、后牙反殆畸形者。

3. 上颌骨前份截骨术　其用于仅发生于部分上颌骨的畸形，是上颌骨进行部分或节段的截骨术。临床上先拔除第一前磨牙，去除牙槽骨，横断腭骨的前部，并根据其移动方向酌情去除需要的骨质（图 7-3）。截骨后游离骨块向后移可矫正上颌前突，向前移可改善上颌后缩。

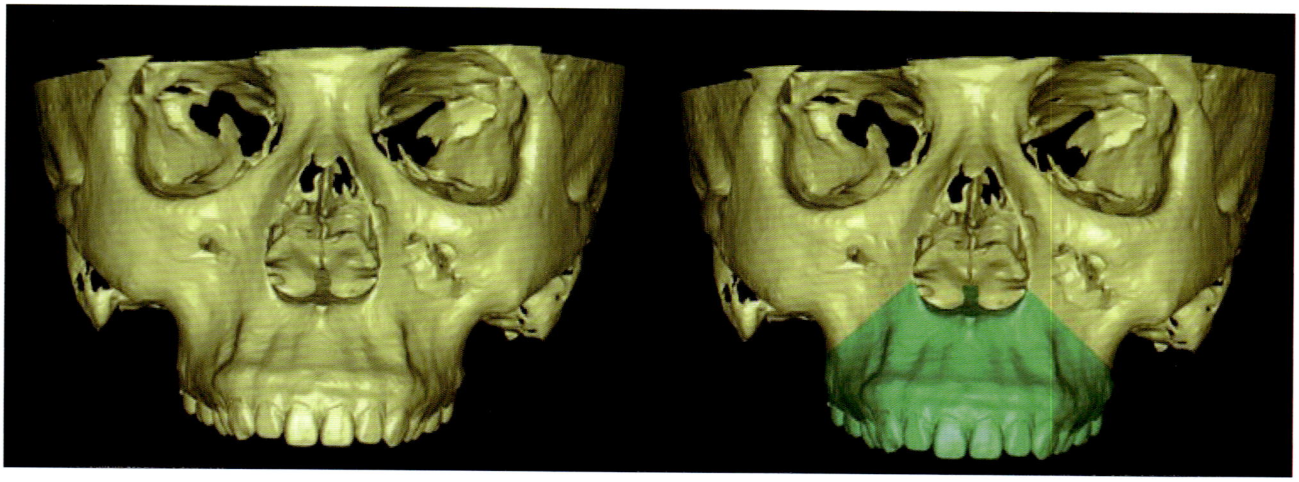

图 7-1　上颌骨 LeFort Ⅰ型截骨术范围

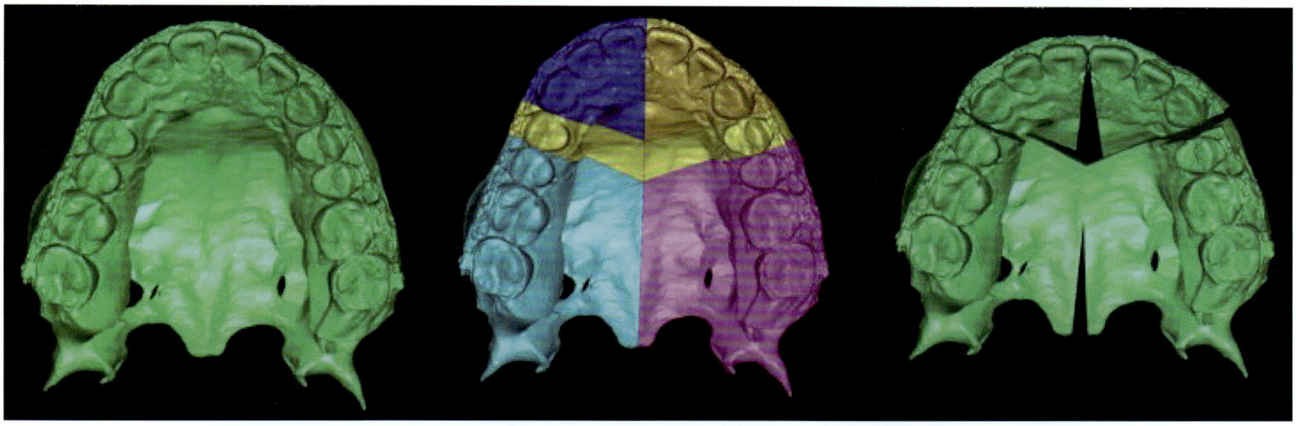

图 7-2　上颌骨 LeFort Ⅰ型分块截骨术

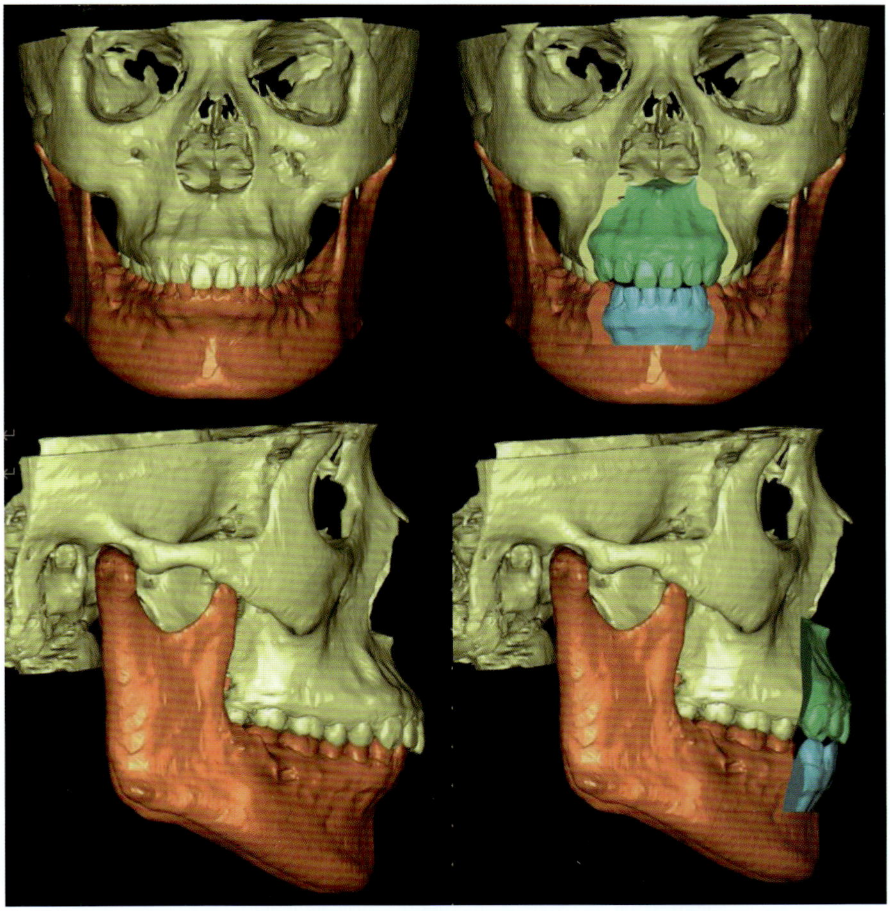

图 7-3　上颌骨前份截骨术（绿色部分）

4. 下颌升支矢状劈开截骨术　其又称为 Obwegeser-Daipont 手术，是从下颌孔上方至下颌角前方的骨质，行矢状方向劈开，移动下颌骨到设计位置，以达到矫治颌骨畸形的目的（图 7-4）。其方法较简单，不牺牲牙齿，术后咀嚼能较快恢复功能，故广泛适用于下颌前突畸形、开𬌗畸形、小颌畸形、偏𬌗畸形、第一鳃弓综合征等牙颌面畸形。

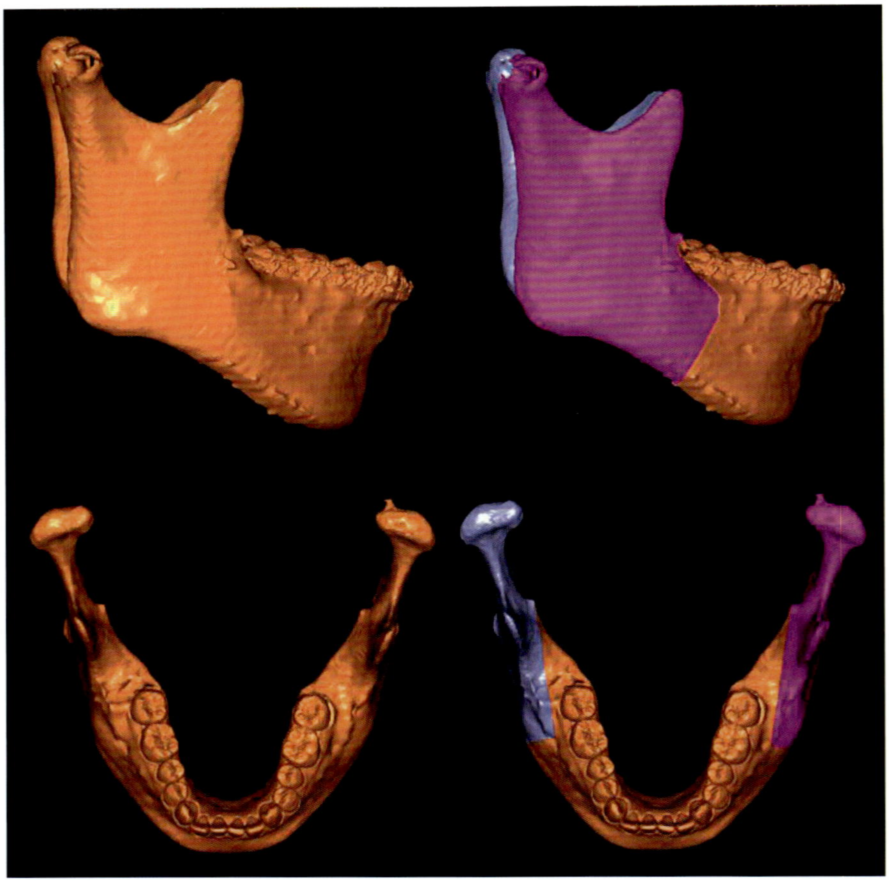

图 7-4　下颌升支矢状劈开截骨术

5. **下颌根尖下截骨术**　它是指在根尖下做水平截骨，与垂直截骨线相连，使骨块移动，但要保持黏骨膜与骨块相连，以保证血供，是手术矫治下颌前突最常用的方法之一（图 7-5）。由于手术后前牙骨段可在三维方向移动，故能用于上颌前突、双颌前突、开𬌗、前牙深覆𬌗或深覆盖等畸形的矫治。

6. **颏成形术**　颏成形术包括矫正颌部发育过度、发育不良以及颏部偏斜等涉及颏部前后、上下及左右等三维方向异常的多种手术。以下颌颏部肌蒂骨瓣为基础的颏成形术，也是目前矫治各种颏部形态异常的最佳手术。由于颏部个体差异很大，即使在同一类畸形中，各个患者之间亦有明显的差异，颏成形术的最佳效果是达到与颅面各部分的协调，因此，手术应结合个体面型进行设计。

二、正颌外科手术设计

手术设计是正颌外科手术的最关键环节。术前正畸完成后，需协助制备牙齿模型，进行头部 CT 扫

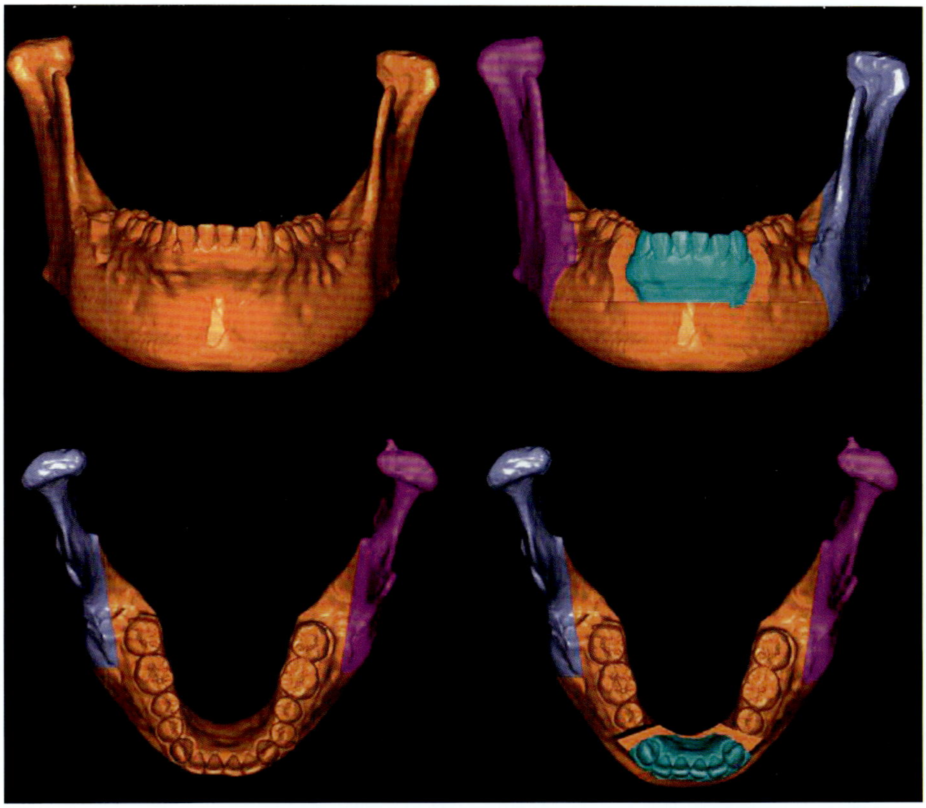

图 7-5　下颌根尖下截骨术（蓝色部分）

描，并将数据转化为数字化模型，在此基础上与受术者沟通并选择最佳手术方案。设计结果将以 3D 打印的方式转化为手术导板，确保手术结果与设计一致。有关详细内容可查阅口腔颌面外科专业资料。

三、正颌外科手术指征的评估

并非所有患者都需要通过正颌外科手术解决面形问题。正颌外科手术是最高级别的整形外科手术，它针对面部内在、刚性组织结构进行形态的纠正和调整，而手术效果却要通过软组织结构表达出来，故无论是手术医生还是受术者，对于手术适应证的评估和决策制定都提出了较高要求。在决定是否进行骨性结构调整之前，双方都要仔细评估利与弊。

1.“刚性”适应证　严重的骨性牙颌面畸形是正颌外科手术的绝对适应证，包括：

（1）牙齿咬合功能问题：反𬌗（图 20-2）、深覆𬌗、稳定性开𬌗、进行性开𬌗。

（2）中线结构的不对称：包括上唇中点、下唇中点、颏部中点、上前牙中点、下前牙中点与眉间点、鼻间点、鼻嵴点、鼻下点之间位置的不吻合（图 20-5）。

（3）嘴唇放松状态时，上前牙牙冠暴露超过 4 mm，上、下唇唇间隙超过 4 mm。

（4）嘴唇闭合时，颏部皮肤出现“核桃纹”。

2.“柔性”适应证 骨性牙殆面畸形也并非一定要通过正颌外科手术来解决，有一些程度较轻的，或者求美者对形态要求不高，也可以通过其他手术或治疗来弥补，这一部分也是在制定治疗决策时最为“纠结”的案例。此时医生应该与求美者进行交流，沟通正颌外科手术与其他治疗方案之间的利弊与效果差异，让其自己决定；有时候甚至可以通过一些可逆的“试验性”治疗，来帮助求美者决定是否接受正颌外科手术。例如：

（1）轻度的反殆、双颌前突（图 19-9）、下颌后缩可以通过掩饰性正畸解决。

（2）面中部凹陷伴上唇菲薄可以通过脂肪移植改善（图 20-9）。

（3）重度露龈笑可以通过牙周手术或 A 型肉毒毒素注射缓解。

3. 禁忌证 在以下情况中，正颌外科手术的实施必须谨慎。其中，受术者心理准备不充分是常常被医生忽略的问题，也是最常见的引发治疗效果不满意的主要原因。

（1）颞下颌关节问题：间断疼痛、持续疼痛、偶尔疼痛、持续关节弹响、间断关节弹响、频繁颞下颌关节脱臼。

（2）受术者因为第三方评价要求改善，治疗动机并非来自于自身。

（3）对正颌外科手术的风险和并发症认识不足、“过于轻敌”者。

（4）对手术效果有不恰当预期者。

（5）合并系统性疾病，存在手术和麻醉禁忌。

4. 时间和路途成本 正颌外科手术往往需要结合正畸治疗，治疗周期在 1～3 年。正畸治疗每个月一次，需要受术者有很强的依从性和配合度。他们需要在此期间忍受正畸过程牙齿的疼痛，以及牙套带来的进食和社交不便，在自己紧张的工作和学习时间表里挤出时间正畸复诊。因而，正畸 - 正颌联合治疗是一个需要综合考虑、谨慎评估并且不能中断的治疗模式。它是正颌医生、正畸医生与受术者共同奋斗的一场“持久战”，这些都需要在治疗前充分告知。

四、经缝牵引颌面成骨技术

对于青少年及儿童，面部正处于生长发育期，正颌外科手术带来的创伤、出血可能会带来极大的风险。而青少年及儿童期面缝是面中部骨骼的生长区，骨骼再生能力旺盛，可以通过持续经缝牵引技术以促进成骨生长，改善畸形面貌。

经缝牵引成骨技术是通过钛镍记忆合金弹簧自动产生牵引力，持续作用于面中部的骨缝，在力的作用下，骨缝中的干细胞被激活、增殖、分化，再生出新生骨组织，促进骨骼三维生长，矫正面中部凹陷，从而促进发育不全的骨骼生长，可以代替传统的截骨技术进行治疗，避免了截骨手术的创伤、出血等风险及并发症。该技术的应用既提高了牵引成骨效率，缩短了疗程，又大大减少了治疗费用及复诊次数[2-3]。

经缝牵引成骨技术有如下优势：

（1）不截骨，创伤小，出血少，风险与并发症低。

（2）可控可调，实现微创、精准、个性化牵引成骨，适合于各种面中部发育不全。

（3）患儿在低龄期即可得到早期治疗，避免将畸形带到年长或成年期。

（4）缩短了疗程，通常 2 个月左右即可完成，减少了复诊次数，患儿在家里即可完成治疗，不影响正常的生活与学习，节省了治疗费用，缩短了住院时间，减轻了家庭负担。

（5）既适用于合并唇腭裂的患者，也适用于没有唇腭裂的单纯面中部发育不全的患者（图 7-6）。

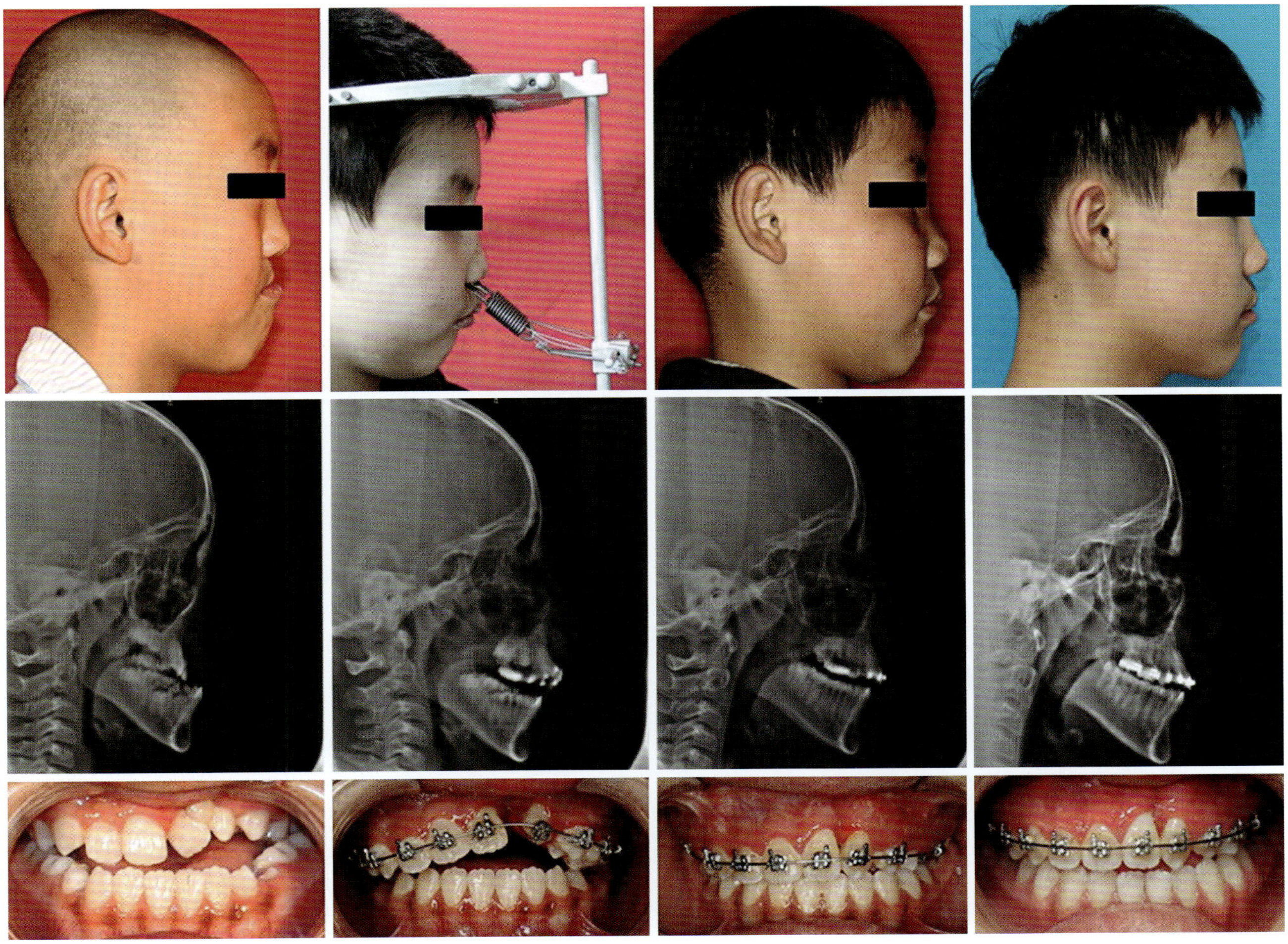

a　　　　b　　　　c　　　　d

图 7-6　持续经缝牵引成骨技术矫正上颌骨发育不良（男，8 岁）

a. 术前：上颌骨发育不良，上唇严重退缩，下唇突出，牙列不齐；b. 经缝牵引完成：反𬌗畸形矫正，上唇突出度改善，牙齿正畸治疗；c. 术后 1 年；d. 术后 3 年

第二节　美学正畸技术

口腔正畸学（orthodontics）是研究颅颌面生长发育及其过程中出现的牙䶮、颌骨、颅面等畸形（错䶮畸形，malocclusion）的病因机制、诊断设计和预防治疗等，在改善功能的同时达到牙列美观、改善面型的目的[4]。其治疗主要通过各种矫正装置来调整面部骨骼、牙齿及颌面部的神经及肌肉之间的协调性，调整上下颌骨之间、上下牙齿之间、牙齿与颌骨之间和联系它们的神经及肌肉之间的关系，其最终矫治目标是达到口颌系统的平衡、稳定和美观[5]。错䶮畸形的矫治主要依靠在口腔内部或外部戴用矫治器，对牙齿、牙槽骨及颌骨施加适当的“生物力”，使其产生生理性移动，从而矫治错䶮畸形。

一、正畸的生物学基础[6]

1. **颌骨的可塑性**　颌骨尤其是牙槽骨是人体骨骼中最活跃的部分之一。颌骨的改建包括增生和吸收两个过程，这是颌骨的重要生理特征，也是正畸治疗的基础，所以矫治过程中颌骨的变化主要是破骨与成骨平衡的生理过程。

2. **牙骨质的抗压性**　在同一正畸施力条件下往往只有牙槽骨的吸收，没有或只有少量牙骨质的吸收。

3. **牙周膜内环境的稳定性**　正畸矫治完成后经过保持，牙周间的宽度、牙周膜与牙槽骨以及牙骨质的连接都能恢复正常。

二、正畸的适应证

1. **牙列拥挤**　表现为牙齿里出外进，不美观，不易清洁，易患龋齿，易形成牙结石，导致牙周疾病（图 7-7a）。

2. **牙列稀疏**　表现为牙齿间的缝隙过多（图 7-7b）。

3. **前牙反䶮**　又称“地包天”，表现为下切牙咬在上切牙的外面，有些人仅仅牙齿反䶮（图 7-7c）；有些人不仅牙齿反䶮，颌骨也畸形，称为骨性反䶮，表现为上颌骨发育不足（后缩），下颌骨发育过度（前突），造成面中部凹陷，侧貌为新月形，影响美观和功能。

4. **后牙反𬌗、锁𬌗** 影响咀嚼功能，长期可能导致上下颌骨偏歪畸形（图 7-7d）。

5. **深覆𬌗（前牙咬合过深）** 患者表现为咬合时看不见下切牙；有些人同时伴骨骼畸形，表现为下面部短（图 7-7e）。这种畸形易咬伤上牙龈，还易导致切牙的牙周炎及面部关节疾病。

6. **深覆盖** 俗称“暴牙”，有的仅仅表现为上切牙唇倾或下切牙舌倾（图 7-7f）；有的则是骨骼畸形，上颌前突或下颌后缩。这些人当中有的上切牙和上牙床过分向前突出，而颏部却退缩在上唇的后面，或者根本就没有颏的形态。

7. **双颌前突或上下切牙前突** 患者唇部前突，开唇露齿，嘴唇用力才能闭上。

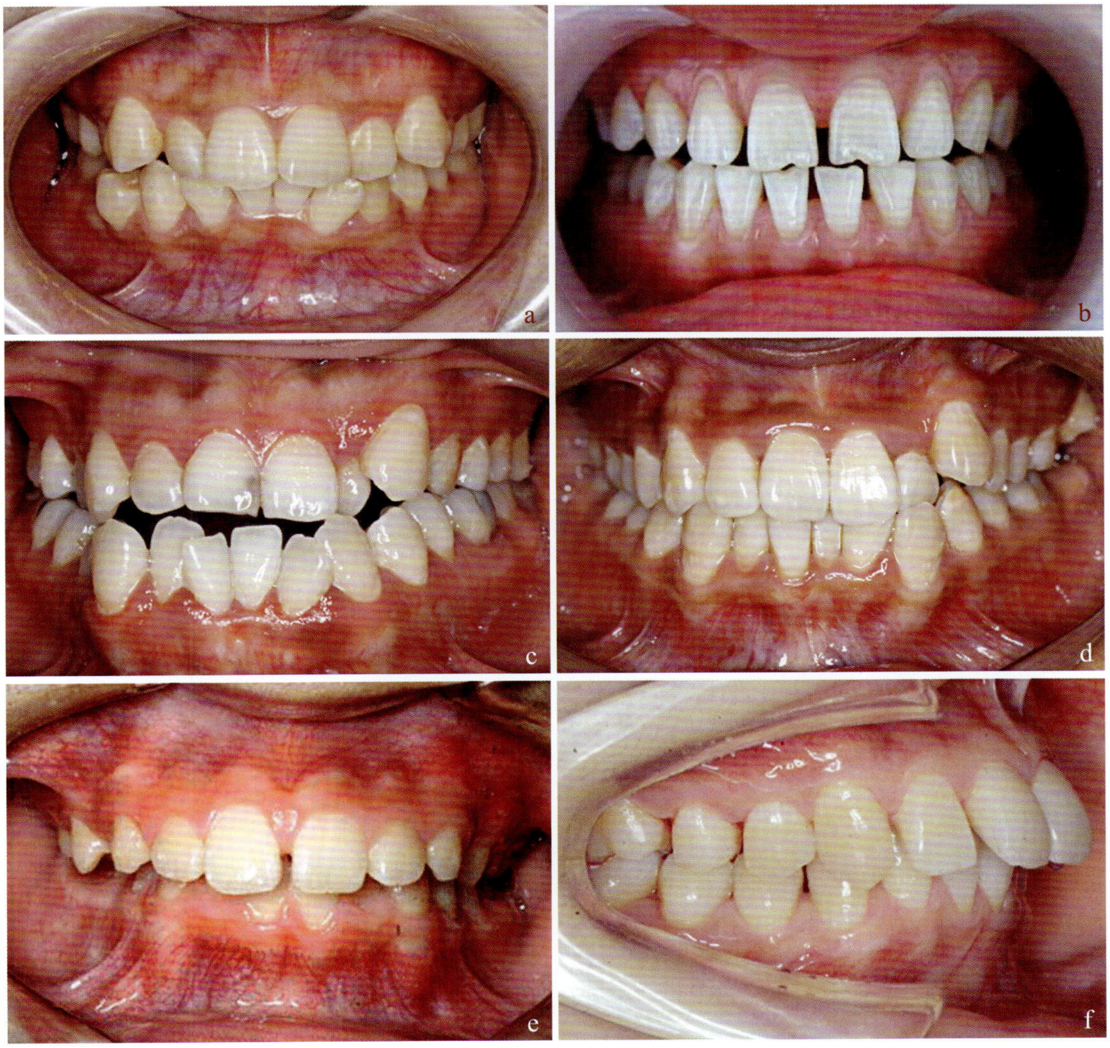

图 7-7 各种牙列畸形

a. 牙列拥挤；b. 牙列稀疏；c. 反𬌗；d. 后牙锁𬌗；e. 深覆𬌗；f. 深覆盖

三、正畸的禁忌证

（1）牙周病炎症活动期患者、口腔卫生习惯较差或好发龋齿者。

（2）患全身性疾病如甲状腺功能亢进、糖尿病、结核病、精神病等一般不宜接受正畸治疗，严重营养不良者也不宜正畸。

（3）对术后效果有不切实际的期望者。

四、正畸的时机

“地包天”或咬唇、吮指等不良习惯引起的错殆畸形等，需要早期干预治疗（3～6岁），以避免在生长发育过程中对颌面部造成不利影响。其余的错殆畸形应在恒牙开始萌出时（8～10岁）到正畸医生处做咨询、检查为宜。因为此时可以早期、定期观察儿童恒牙萌出过程，及时发现并解决问题。大部分正畸治疗的最佳年龄在12～16岁，有的正畸医生称此年龄段为正畸治疗的“黄金时期”。正畸治疗的最佳时机根据不同的年龄段有不同的考量：

1. 乳牙期（3～5岁） 矫治目的主要是为了促进儿童颌面部的正常发育，该期主要针对乳牙反殆（“地包天”）、下颌前突、后牙反殆等妨碍颌面部正常发育的错殆畸形，并及时纠正伸舌、咬唇等影响口腔正常功能的不良习惯，预防错殆畸形的进一步发生。

2. 替牙期（女孩：8～10岁，男孩：9～12岁） 此期出现的局部牙列不齐一般不必急于矫正，但对于咬唇、伸舌、前伸下颌等不良习惯，或面形异常、切牙反殆、下颌功能性后缩及上下颌间关系等异常情况，通常需要及时到医院找正畸专业医生检查，确定是牙性、功能性还是骨性错殆畸形，以明确治疗方案。

3. 恒牙期（女孩：11～14岁，男孩：13～15岁） 12岁左右恒牙列开始形成，此时牙齿一旦出现牙列不齐均不会自动消失，只能通过专业正畸治疗方能纠正，此期是儿童牙列不齐矫治的最佳时期，疗效最好，各种牙列不齐均可进行正畸矫治。

4. 成年期 与儿童相比，成年人接受全面的牙齿矫正治疗时会有更多的限制。在矫正儿童颌部骨骼发育异常时使用的功能矫正器，一般来说在成年人身上使用并不成功。但随着社会发展，人们对生活品质的要求逐渐提高，越来越多的成年人也开始寻求牙齿正畸治疗，以改善他们的笑容，矫正牙齿咬合状况或纠正因受伤、疾病或长久忽视口腔护理所造成的其他问题。由于成年人的生理代谢活跃程度不如年轻人，同时口腔环境多较年轻患者复杂，所以进行正畸治疗的难度及所需的时间均会有一定程度的增加。再者，因为成年人面部骨骼不再生长，所以一些严重的牙齿咬合不正问题并不能单纯通过矫治器来矫正，有时需要运用颌面外科手术配合正畸治疗才能解决。

五、正畸的过程

牙齿正畸过程实际上是医生与正畸者相互配合，将不整齐的牙齿通过托槽排列整齐的过程。牙齿正畸过程大可分成以下几个阶段：

1. 方案沟通 包括治疗前的临床检查、收集诊断资料（例如石膏模型、脸部外观及口内之齿列照相、X 线检查等）、诊断与分析、拟定治疗计划、对受术者进行说明与讨论。

2. 矫治器治疗 确定治疗方案之后，医生就会根据受术者的情况及要求选择适合的矫治器，并进行相应的调试、粘接及加力。正畸治疗对牙齿的治疗即由此开始，此后一般大约 1 个月复诊一次，具体时间由医生根据治疗的需要而定，每次复诊时还会进行治疗中必要的检查与记录。

3. 效果保持 矫正治疗后佩戴牙齿保持器。一般来说，治疗结束的前一年都需要全天佩戴保持器，之后根据医生的建议逐步减少佩戴保持器的时间。不坚持佩戴保持器可能会导致错𬌗畸形的复发。

六、矫治器的选择

随着口腔医学技术及患者对正畸矫治美观要求的日益提高，正畸矫治也由活动托槽、颊侧固定托槽，逐渐发展出陶瓷托槽、自锁托槽、舌侧隐形托槽及无托槽隐形托槽等多种矫治材料及方式[7]。针对不同医生与患者对疗效、美观性及舒适度的要求，提供更多治疗选择。

1. 功能矫治器 功能矫治器的主要特点是其矫治牙齿的矫治力主要来源于患者的口颌系统肌力，或持久柔和的矫形力。功能矫治器绝大部分属于可摘矫治器，如 Twin-block、Frankel，但也有部分属于固定托槽类，如 Forsus、Herbst 等，相比可摘矫治器，固定托槽具有不需依靠患者配合的优点，能够在一定程度上获得较好的疗效。

2. 活动矫治器 可摘矫治器由固位装置的卡环、邻间钩、基托、矫正弹簧等组成。患者可自行摘戴。多用于破除口腔不良习惯、矫治某些简单的错𬌗畸形或作为固定矫治的辅助装置使用，适用范围较为局限。

3. 固定矫治器

（1）金属托槽：金属托槽是指通过粘接剂将矫正托槽粘固于牙面颊侧，通过矫正弓丝与牙上的矫正托槽施加力量进而矫正牙齿。患者不能自行取下托槽。世界上应用最为广泛的金属托槽是直丝弓托槽（straight wire appliances），因其使用的医生最多、应用最广，因此在各方面的矫治功能也较完善（图 7-8a）。

（2）自锁托槽：自锁托槽是目前最先进的颊侧固定托槽，它与传统非自锁托槽相比，可以明显减少正畸过程中的不适感，延长复诊间隔的时间，缩短就诊时口内操作的时间，更容易清洁干净和保持口腔卫生。此外，自锁托槽还能减少牙齿移动时的阻力，帮助牙齿更快地整平和排齐。市面上各种品牌的自锁设计各不相同，双夹式自锁托槽还特有自动保护功能，当正畸力量过大时能自动释放弓丝，避免牙齿受损和根尖吸收，从而更好地保护牙齿和牙周的健康。自锁托槽又分为金属和陶瓷两种材质，都具备以上特点。陶瓷自锁托槽的颜色与牙齿非常接近，比金属自锁托槽更为美观[8]。

（3）陶瓷托槽：陶瓷材料因其色泽贴近天然牙齿颜色，粘在牙齿上隐蔽性较好，使矫治过程悄然完成，因而深受成人及美观要求较高的患者所喜爱，已成为正畸矫治必不可缺少的材料之一。但陶瓷材料的强度较弱，易在治疗或拆除过程中产生断裂，影响治疗结果；而且色泽容易因为患者不良口腔卫生维护习惯而导致染色及变色，曾是其主要问题。但随着新一代微晶陶瓷材料的诞生，这些曾有的缺陷如今已被克服。在保证整体强度的前提下，现今的高端陶瓷托槽材料的体积更小、强度更高，同时还具有不易染色、变色及容易拆除等优点（图 7-8b）。

（4）舌侧隐形托槽：舌侧隐形矫治技术是国际上近些年来兴起的一项比较先进的正畸技术，它是将托槽全部安装于牙齿的舌侧面进行正畸治疗，外观上看不到任何正畸痕迹（图 7-8c）。舌侧矫正技术早在 20 世纪 70 年代就开始在日本和美国出现，经过多年的理论研究和技术完善，已经自成体系，并逐渐广为应用，其对医生操作的要求较高，技术难度较大[9]。

4. 无托槽隐形矫治器　无托槽隐形矫治器是通过 3D 立体电脑技术，量身定制一系列透明牙托来完成整个矫正疗程的一项技术。与传统正畸方法相比，无托槽隐形矫治可自由摘戴，故其在口腔清洁、舒适度及美观度方面的优势明显，但无托槽隐形矫治需要患者高度配合（每日佩戴时间需大于 22 h），如无法按时间要求佩戴，疗程将有所延长，疗效也会大打折扣，故其在治疗效果及适应证应用范围等方面，较固定矫治器仍存在一定的差距（图 7-8d）。

七、正畸的时长与效果

正畸治疗的疗程一般在 2 年左右，但根据每个患者的年龄、严重程度、牙齿对治疗的反应等影响因素，治疗所需要的时间也会有所增减。只要能和正畸医生良好合作，按时复诊，保持口腔卫生健康，保护矫治器不损坏，正畸治疗的效果就能大大提高（图 7-9、7-10）。

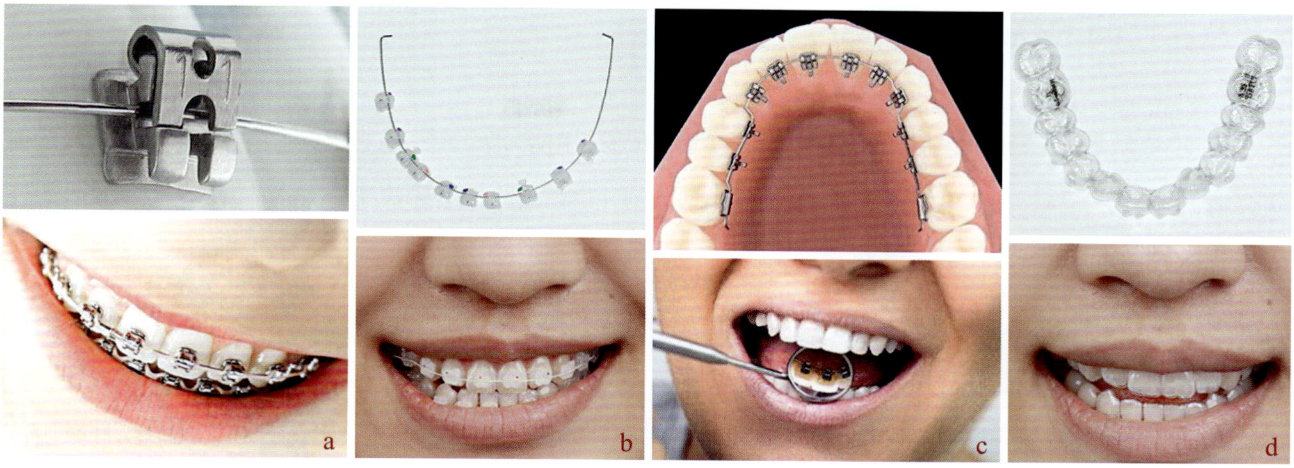

图 7-8　各种正畸矫治器

a. 金属托槽；b. 陶瓷托槽；c. 舌侧托槽；d. 隐形托槽

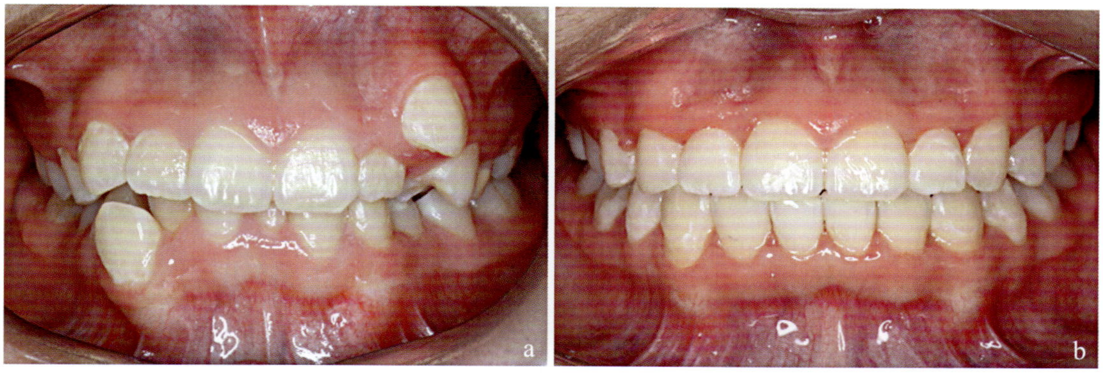

图 7-9　牙列拥挤的正畸矫治（女，12 岁），采用金属固定矫治器矫治，拔除 4 颗第一双尖牙

a. 正畸前；b. 正畸后

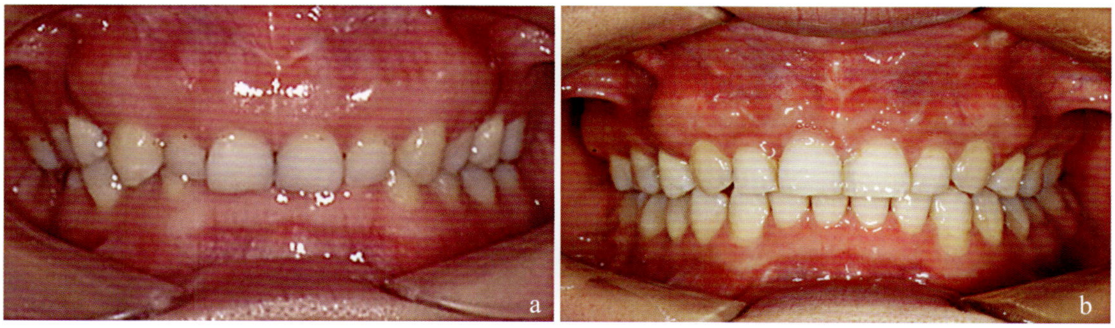

图 7-10　深覆𬌗的正畸矫治（女，38 岁），陶瓷固定矫治器矫治，拔除上颌双侧第一双尖牙，配合种植体强支抗压低上下前牙及间隙回收

a. 正畸前；b. 正畸后

八、正畸的并发症

1. 牙釉质脱矿及龋病 正畸过程中由于口腔内多了许多矫治装置，如果还依照平日的清洁习惯就会遗漏许多不易清洁的地方，因而造成牙齿表面不可逆的脱矿（牙齿表面变成白垩色），严重者还可能发生龋齿。

2. 牙周组织损坏 牙齿移动及牙周组织的改建需遵循一定的生物力，不正确的矫治力可能会造成牙周组织的永久损伤。

3. 牙根吸收 正畸治疗涉及牙根周围的牙槽骨缓慢改建。在治疗过程中，牙槽骨周围成骨及破骨细胞活动旺盛，因此牙根或多或少会发生一定程度的吸收。吸收程度常因牙齿需要移动的距离而递增，但一般来说，只要遵循正确的生物力对牙齿进行加力，牙根吸收的程度不会对牙齿的稳定度产生影响。但由于个体差异的存在，在极少数情况下，牙根可能出现特异性吸收，进而造成牙齿松动或脱落。

4. 黏膜溃疡 矫治初期，黏膜在与正畸托槽接触后有时会发生溃疡。治疗中有时因为结扎丝或弓丝末端的刺激也会发生溃疡。但一般在经过一段时间的适应之后都能够自行缓解。

5. 正畸疼痛与牙体松动 在正常情况下，每个牙都有一定的生理动度以便缓冲咀嚼压力，防止牙齿受创伤。在做正畸治疗时，牙齿松动度增加是正常反应，这种牙齿正畸的副作用是可以恢复的。由于牙齿是靠牙周膜固定在牙槽骨里，牙齿移动时需要牙槽骨和牙周膜重建，导致牙齿产生松动。当牙齿矫正到正常位置停止移动后，牙齿便能通过自身的修复能力使牙周膜重新附着而变稳固，不会发生永久性损伤。如果临床上发现牙齿松动度太大，应暂停加力，检查是否存在咬合创伤。

6. 牙髓反应 在正畸治疗初期，牙髓内会产生轻度的、暂时性的炎症反应，表现为患者在加力的前几天内有疼痛或不适感，但实验证明，这种影响是没有临床意义的。这也是牙齿矫正的副作用之一，通常是暂时的[10]。

第三节　牙体和牙周的美学修复

牙齿美是口周容貌美的重要内容，有排列整齐、健康美丽的牙齿作支撑，唇部才会更加丰满，口角及面颊部轮廓才会更加协调。口腔美学修复（cosmetic dentistry）是口腔领域中对“美的准则”的不断探索与尝试，意在通过改善患者牙体和（或）牙周组织的形态，并恢复潜在的咀嚼和语言功能不良，使口腔及整个颌面部的美观与功能之间取得最大程度的协调，体现出真实、自然和生动的个性美感，达到科学、艺术与自然完美的统一。

一、美学修复的基本原理

牙体修复治疗主要是通过人工制作各种修复体，包括固定修复体如贴面、全冠、固定桥等，也包括可摘修复体如各种义齿，以及种植体支持修复体等起到治疗作用。修复体依据解剖、生理、组织病理以及美学等多方面理论设计，运用工程技术的原理和方法进行制作。

牙龈及牙周软组织美学修复主要是通过各种手术与非手术治疗改善牙龈色泽、质地、龈乳头位置、牙龈外形，以及前牙区龈牙关系不协调等问题。

二、美学修复的适应证及修复策略

1. 牙周软组织

（1）牙龈暴露过多（露龈笑）：牙龈切除术、冠延长术（图 7-11）及骨成形术。

（2）牙龈退缩：根面覆盖术、龈乳头增量术。

（3）牙龈质地不良：角化龈增宽术。

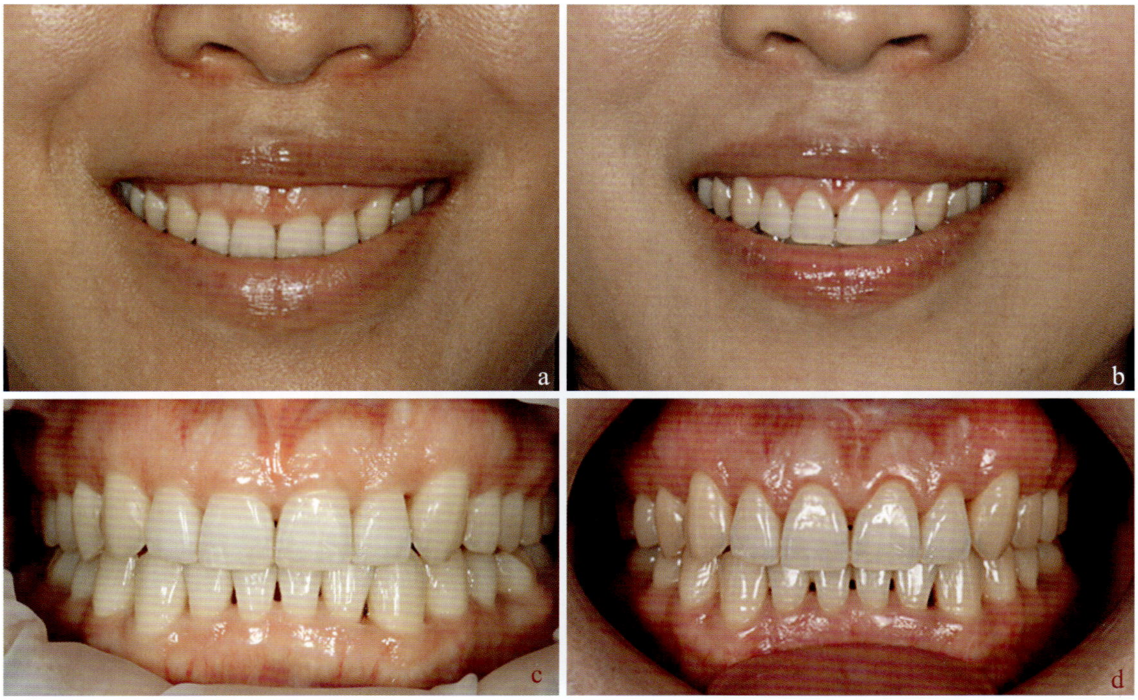

图 7-11　上前牙冠延长术（女，33 岁）

a. 术前笑相；b. 术后笑相；c. 术前口内相；d. 术后口内相

（4）系带附着不良：系带切断术。

（5）前庭沟附着不良：前庭沟重定位术。

2. 牙体硬组织

（1）牙齿位置不良：正畸矫形、牙冠重塑（见本章第二节相关内容）。

（2）牙体色泽不良：美白（图 7-12）、贴面。

（3）牙体缺损、形态不佳：贴面（图 7-13）、牙冠修复。

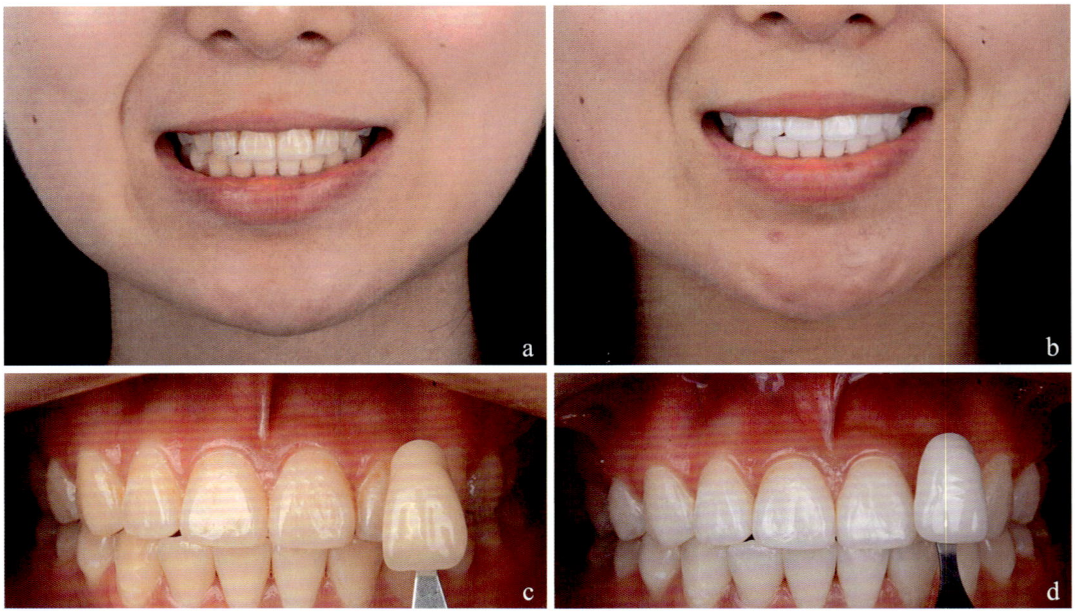

图 7-12　牙体美白（女，32 岁）

a. 术前笑相；b. 术后笑相；c. 术前口内相；d. 术后口内相

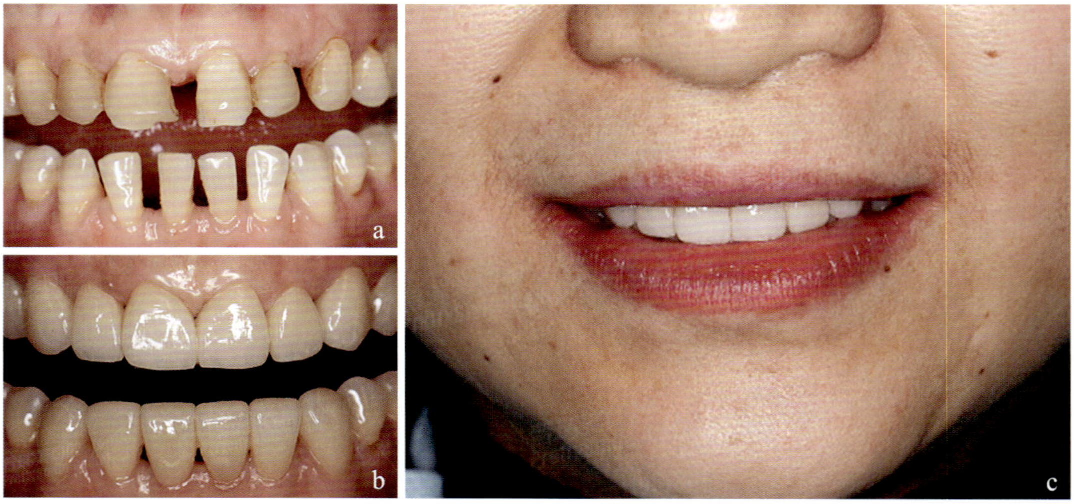

图 7-13　牙体形态不良伴间隙，瓷贴面美学修复（女，46 岁）

a. 术前口内相；b. 术后口内相；c. 术后笑相

（4）牙列缺损：固定桥修复术、粘接桥修复术、可摘局部义齿、种植牙修复术。

（5）牙列缺失：可摘全口义齿、全口种植技术。

3．牙槽骨

（1）牙槽骨缺损：引导性骨再生术（GBR）、牵张成骨、软组织增量术、正颌性种植术。

（2）牙槽骨形态、突度不良：正颌外科手术（参见本章第一节相关内容）。

（刘筱菁　周　洋　闫　夏　曹　烨　潘柏林）

参考文献

[1] 冯海兰．口腔医学导论．北京：北京大学医学出版社，2013.

[2] Tong H, Wang X, Zhao Z, et al. Trans-sutural distraction osteogenesis for midfacialhypoplasia in growing patients with cleft lip and palate: clinical outcomes and analysis of skeletal changes. Plast Reconstr Surg, 2015, 136(1): 144-155.

[3] Tong H, Gao F, Zhao Z, et al. Three-dimensional quantitative evaluation of midfacial skeletal changes after trans-sutural distraction osteogenesis for midfacial hypoplasia in growing patients with cleft lip and palate. J Craniomaxillofac Surg, 2015, 43(9): 1749-1757.

[4] 陈扬熙．口腔正畸学——基础、技术与临床．北京：人民卫生出版社，2013.

[5] 邹冰爽，曾祥龙，曾应魁．恒牙期前牙开k正畸和外科治疗颅面形态变化的比较研究．现代口腔医学杂志，2000, 14(3): 171-174.

[6] 正畸治疗的生物学基础．口腔执业医师考试网[引用日期 2014-08-21]

[7] 叶亮，朱双林．舌侧自锁托槽矫治技术的研究进展．国际口腔医学杂志，2009, 36(5): 616-618.

[8] 王胜国．自锁托槽矫治器的应用．国外医学·口腔医学分册，2004, 31: 163-165.

[9] 温秀杰，刘鲁川．“隐形”矫治器——舌侧矫治技术．口腔医学研究，2005, 21(3): 336-337.

[10] 李静，杜民权，江汉．正畸固定矫治后牙釉质脱矿及其危险因素分析．口腔医学研究，2011, 27(1): 57-63.

插图来源

图 7-1 ~ 7-5 由北京大学口腔医院刘筱菁医生提供；
图 7-6 由北京大学第三医院赵振民医生提供；
图 7-7、7-9、7-10 由北京大学口腔医院周洋医生提供；
图 7-11 由北京赛德阳光口腔闫夏医生提供；
图 7-12 由北京大学口腔医院曹烨医生提供；
图 7-13 由北京普瑞美口腔门诊丁鹏医生提供。

第八章

上唇白唇部位

上唇白唇部位的区域范围：上界是两侧鼻翼、两侧鼻槛（或鼻孔基底）、鼻小柱下缘，两侧外界是鼻唇沟，下界是上唇唇红缘（图 8-1），包含的美学亚单位有鼻槛、人中嵴、人中沟、唇峰、唇谷等。该部位涉及的整形美容手术项目主要有人中高度的调整、人中嵴、人中沟等立体结构的重建，以及动态露龈笑的矫正等。

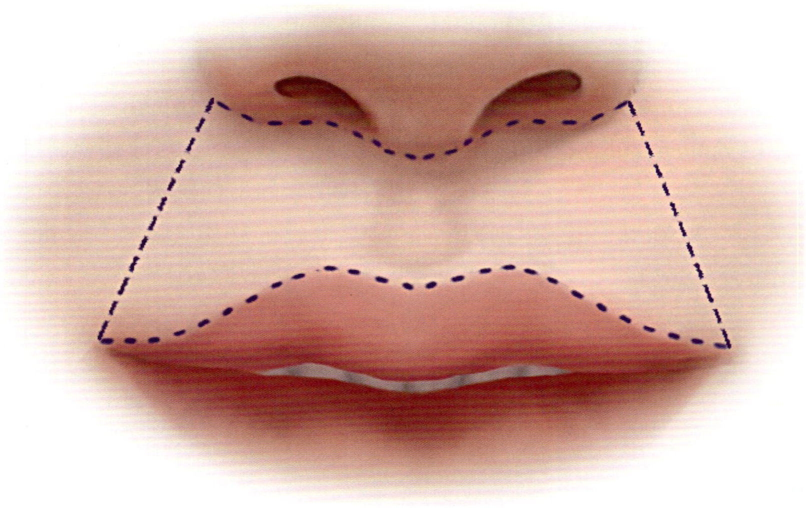

图 8-1　上唇白唇部位范围

第一节　上唇人中短缩术

上唇人中短缩术（upper-lip lift）的历史可以溯源到20世纪70年代[1]，最早主要用于改善年长者上唇皮肤松弛造成人中高度过长所带来的衰老感。由于传统面部除皱手术主要作用于两侧颞部、颊部和下颌颈部，而无法作用于中央的上唇人中部位，所以上唇人中短缩术的出现填补了面部年轻化死角部位的手术空白。当时的方法主要以切除松弛的皮肤为主，先后有不同的学者进行过文献的发表，所报道的切口有牛角形、双L形、T形、双月形、双鸭形等不同的设计方法[2-6]（图8-2），也有用唇红缘切口去除皮肤的方法[7]，后来为减少皮肤切口瘢痕，还有学者报道了以埋线悬吊为主的微创手术方式[8]，也有学者报道在进行皮肤切除的同时给予肉毒毒素注射等方式[9]，这些方法都能够直接或间接地缩短上唇人中的高度，达到年轻化的效果。近年来，随着求美者对该部位的关注度进一步上升，尤其是东亚人群对年轻、活泼、可爱风格的追求，使很多并不年长的求美者都会产生缩短人中高度的诉求，从而更加推动了上唇人中短缩术的进一步发展。潘柏林医生团队所使用的方法是在进行松弛皮肤去除的基础上，追加肌肉层的悬吊，加强短缩效果，减少瘢痕，并且可维持良好的上唇红唇形态[10]。

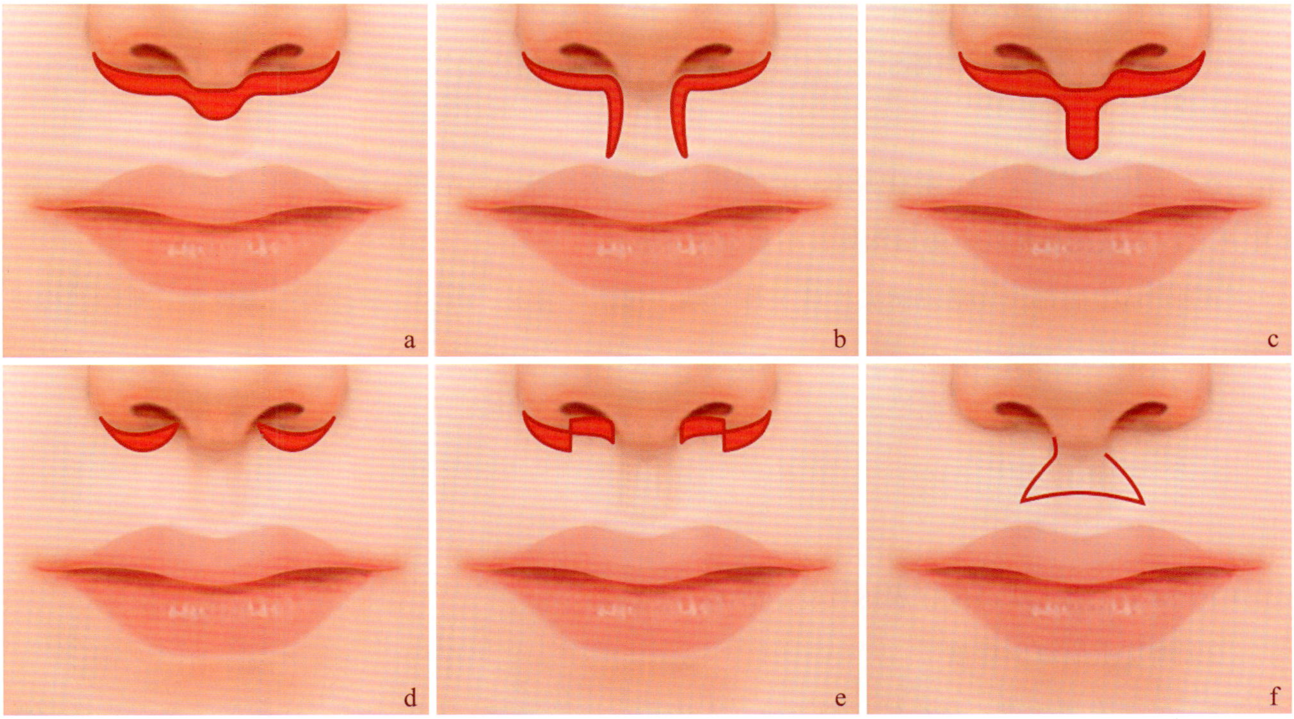

图8-2　历史上的上唇人中短缩术式（示意图）

a. 牛角形（1971年）；b. 双L形（1975年）；c. T形（1986年）；d. 双月形（2004年）；e. 双鸭形（2011年）；f. 单纯埋线悬吊（2011年）

一、手术适应人群

（1）上唇人中高度超比例过长，希望表达年轻、可爱、活泼的求美者。

（2）上唇部位皮肤松弛，希望年轻化的年长者。

（3）上唇红唇细薄或内翻，希望间接增加上唇厚度者。

（4）鼻小柱退缩，鼻唇角过锐，希望鼻小柱根部下延者。

二、受术者评估与筛选

（1）存在上颌前突或者上牙前突者，需术前模拟评估效果。如存在术后露齿影响美观，或者视觉上加重嘴部前突者，建议先进行正颌手术或者正畸改善；如正在进行正畸治疗，建议结束后再进行手术。

（2）口裂过小、上唇口角侧明显下垂者，术后产生的上唇中央部提升可能造成上唇整体坡度变陡（“富士山”样上唇），需评估是否适宜手术，或是否需要同时进行口角及外侧唇红缘的提升。

（3）由于手术可能会使上唇加厚，故术前上唇红唇偏厚，或比下唇厚者，需评估是否适宜手术，或是否需要同时进行上唇厚唇修薄手术。

（4）术前还需要进行面部整体评估，包括与其他部位的协调性，是否符合本人年龄、职业与气质等。

（5）半年内未接受包含鼻中隔在内的鼻综合整形术、鼻小柱基底或鼻翼基底填充术、正颌手术，1 个月之内未接受鼻基底、鼻唇沟处注射填充手术。

（6）确认上唇部位无活动感染性或炎性病灶，包括毛囊炎、鼻炎、酒渣鼻、唇炎等。排除其他不适宜整形手术的全身情况。

三、手术效果与目的

（1）缩短上唇人中高度，表达可爱、活泼、年轻化。

（2）增加上唇红唇厚度。

（3）可选附加效果：鼻小柱根部下延、人中嵴突出度增加、人中沟加深、唇峰高度一致性调整等，可根据求美者实际情况与诉求酌情增补。

四、手术设计

术前需要对去除皮肤的区域范围进行设计，包括长度、宽度以及轮廓形状。

对于切除的长度，以前文献有报道切口两侧延伸到鼻翼外侧边缘[2]，试图提升上唇两侧的外侧区域，以达到内侧与外侧人中整体短缩的效果。潘柏林医生团队通过实践认为，鼻翼延伸切口对提升上唇两侧的效果并不显著，反而会造成鼻翼向两侧拉伸增宽，同时鼻翼边缘切口难以外翻缝合，相对容易留下较明显的凹陷性痕迹。故本团队目前切除的长度局限于两侧鼻翼下方之间（图 8-3），既能达到短缩上唇人中部位，又能最大限度避免鼻孔或鼻翼的变形。

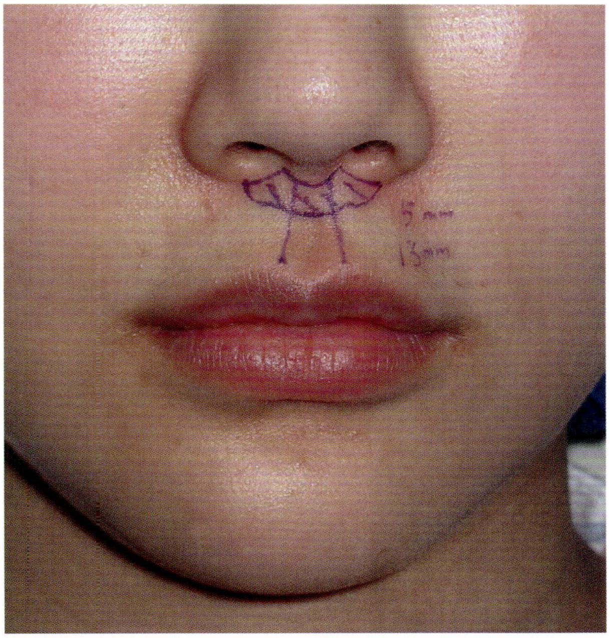

图 8-3　上唇人中短缩手术切除范围

切除的宽度是设计的重点，然而目前尚未能总结出绝对准确的具体公式，需要在实践中根据实际情况而定。虽然如此，我们也是能够遵循一些大致的审美原则。首先，我们可以参考面部“三庭五眼”的美学比例，鼻下方到颏部之间的高度构成面部“下庭”，而口裂又把“下庭”分为上下两个部分。一般来说，口裂以上的高度如果占据下庭总高度的 1/3，我们会认为比较符合美学比例（图 8-4）。所以，如果口裂以上的白唇高度超出该比例，就需要去除多余的白唇皮肤，这也是该手术去皮宽度设计的参考基数，即计算“口裂以上高度 – 下庭高度 ×1/3”的差值。在此基础上，再根据受术者的其他具体情况做出微调，例如是否存在嘴突、是否存在“富士山”样上唇、牙齿整齐度如何、是否喜欢露齿、受术者气质以及对超短人中的喜好等，酌情增减。另外，术后往往存在反弹，人中高度会再次变长，设计时还需要适当增加计算矫枉过正的去皮量。综合以上考虑设计出最终切除的宽度，并将切除区域在人中嵴上的长度作为切除的宽度值（图 8-3）。

切除范围的上界应沿鼻槛 - 鼻小柱的曲线设计，通常呈现海鸥形状的波浪线；下界可根据上界的形状进行相似设计，使缝合后两侧切缘曲线能够紧密嵌合（图 8-3）。在无鼻槛结构的案例中，上界在鼻孔段可适当向鼻前庭内推进，下界相应段也可随之同方向推进，则术后该段切口可位于鼻孔内相对隐蔽处（图 8-5）。

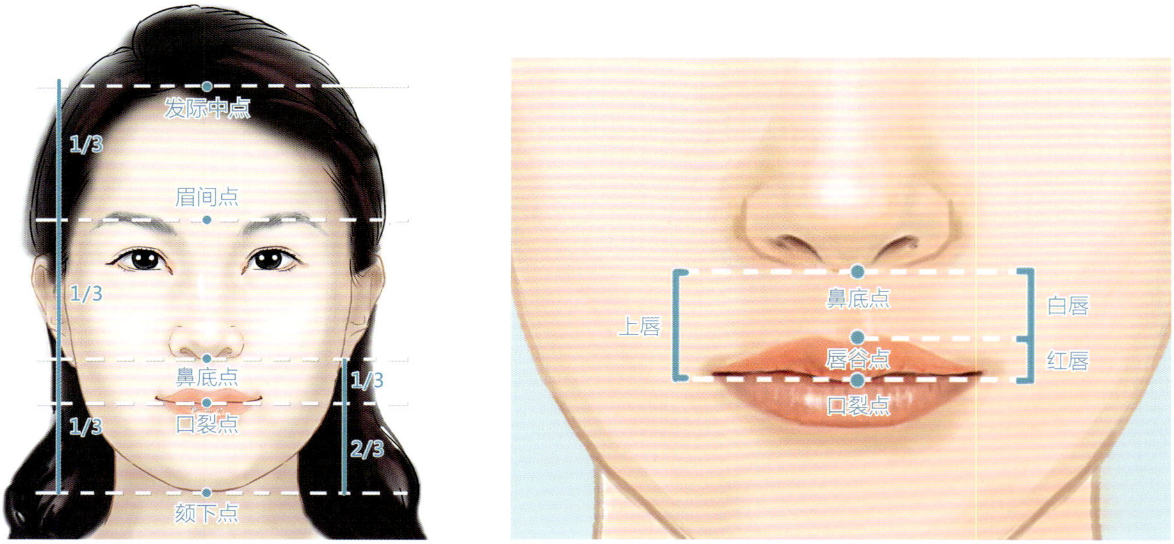

图 8-4　上唇人中部位高度美学（示意图）

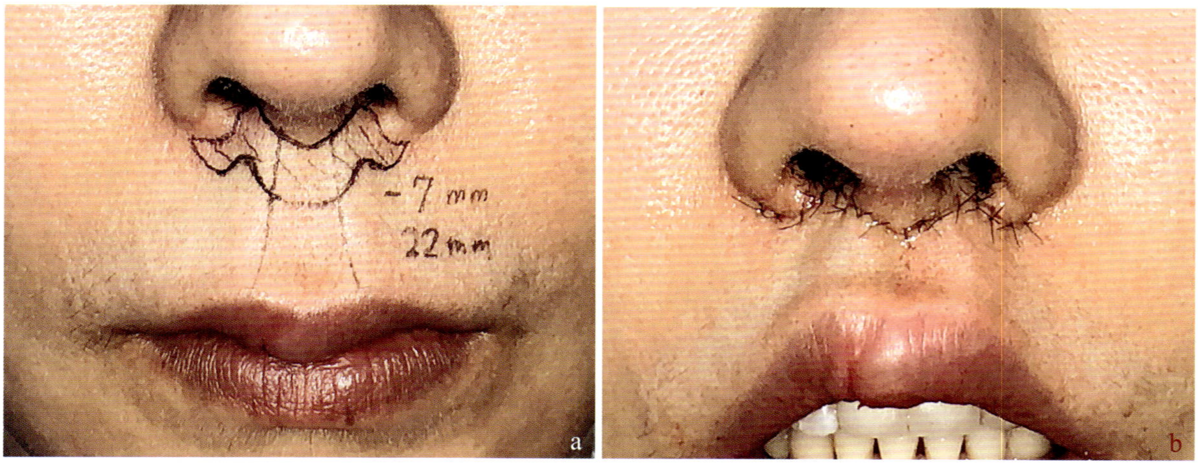

图 8-5　无鼻槛者切口设计可上移至鼻孔内使瘢痕更隐蔽

a. 术前；b. 术后

设计完毕后记录案例人中嵴的长度（mm）以及切除范围内人中嵴的长度（mm），可将该数值告知受术者，并记录在手术资料中。

五、主要手术操作

受术者平卧位，常规颜面部消毒铺巾，行双侧眶下神经阻滞麻醉，并在切除区域内追加局部浸润麻醉（图 8-6a）。

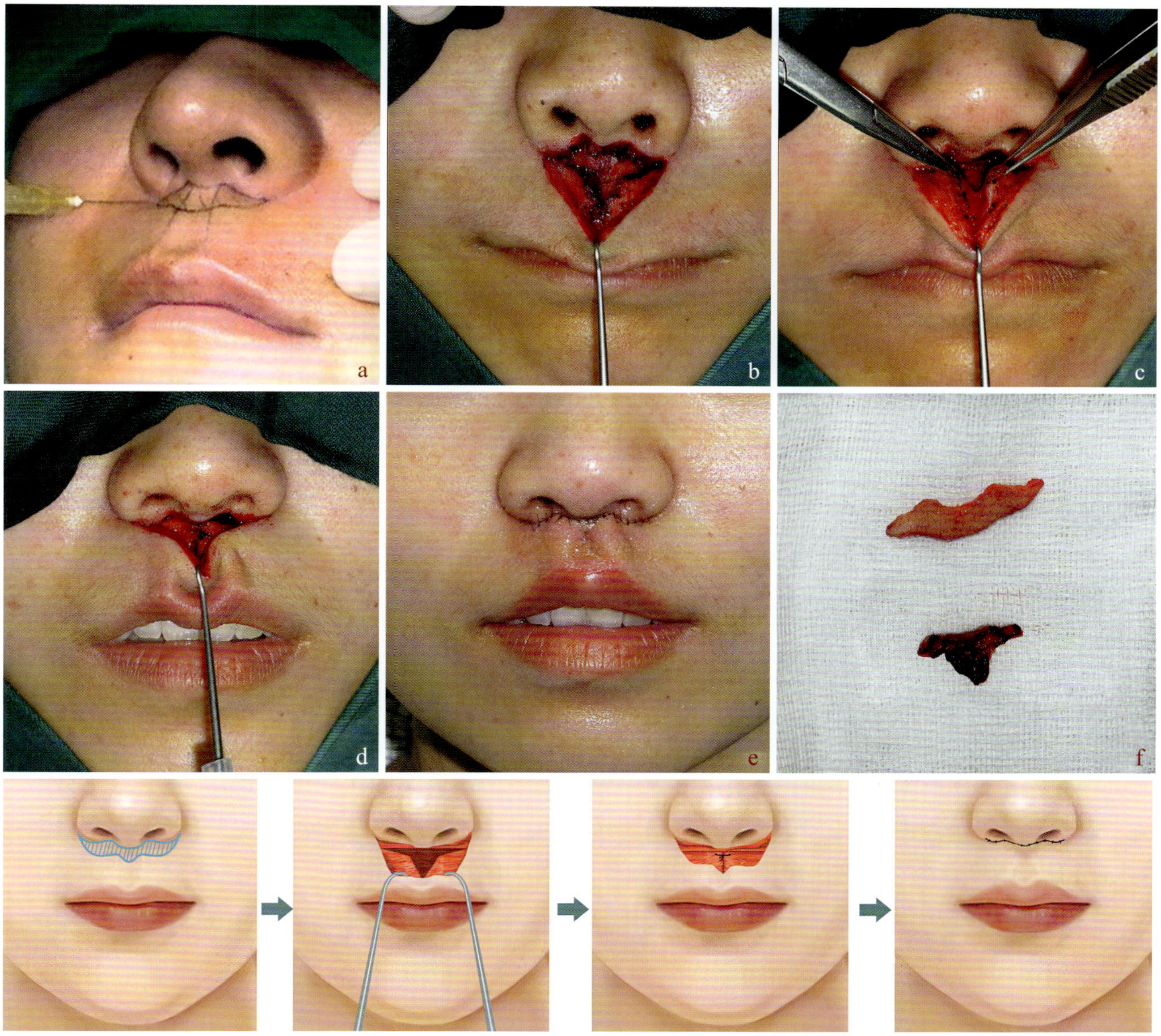

图 8-6　上唇人中短缩手术操作步骤及示意图

a. 局部追加浸润麻醉；b. 切除皮肤，分离皮下，暴露口轮匝肌，设计肌肉切除范围；c. 形成两侧口轮匝肌瓣；d. 肌瓣悬吊至鼻中隔软骨；e. 逐层缝合完毕；f. 切除的皮肤与肌组织麻醉满意后，15 号小圆刀切开皮肤、皮下，切除设计范围内的皮肤及皮下组织，暴露出深方的口轮匝肌（图 8-6b），仔细止血。

口轮匝肌表面设计“T”形切除区域，切除该区域内的浅层肌组织，切除后形成左右两侧口轮匝肌瓣（图 8-6c）。

将两侧肌瓣向中部鼻小柱基底靠拢，观察上唇红唇上提满意，用 4-0 编织丝线缝合悬吊于鼻中隔软骨尾侧端（图 8-6d）。

为加深人中沟，可在相应位置皮下与深面组织埋线缝合一针。仔细止血后，5-0 PDS 可吸收缝线缝合皮下，7-0 尼龙线缝合皮肤（图 8-6e）。

切口外涂红霉素眼膏，不需包扎，术毕冰敷半小时。

六、术后护理

（1）冰敷：术后即刻及术后 3 天内，每天冰敷 3 ~ 4 次，每次 30 ~ 60 min。

（2）止痛：术后当晚必要时可以服用止痛药或安眠药帮助睡眠。

（3）饮食：当天进冷流食，不宜用吸管，可以用小勺。2 天后正常饮食，但术后 1 周内忌烟酒、鱼虾、辛辣刺激食物。

（4）口腔清洁：刷牙注意轻柔，勿触碰人中部位；也可以使用漱口液清洁。

（5）切口护理：切口在拆线前保持清洁湿润，如进食、出汗等污染，可以用生理盐水或漱口液擦拭，如有分泌物及时清理，清洁后可用湿盐水纱布或无菌唇膜湿敷。

（6）拆线：术后 5 天拆除全部缝线。

（7）表情管理：1 个月内唇部避免夸张表情，尽量少说话，避免大笑及用力打哈欠，禁止接吻。

（8）术区恢复：术后出现水肿、青紫、淤血等属于正常现象，一般 1 ~ 2 周逐渐消退（图 8-7），可局部温敷。如希望肿胀尽快消退，可在术前 1 天开始服用消肿药。

（9）拆线后切口管理：个别案例拆线后可能出现切口表层裂隙、局部小缺损或者结痂等，一般 3 ~ 5 天自行恢复。个别案例出现皮下可吸收线外露时，可予及时去除。

（10）瘢痕预防：预防可外用硅酮凝胶类祛疤膏，一般在拆线愈合后 3 天开始使用。待祛疤膏干结形成保护膜以后，表面可以化妆。瘢痕一般在术后 3 ~ 6 个月内比较红，尽量减少夸张表情活动，之后渐趋稳定。为减轻瘢痕变宽，同时减少反弹，也可以术后佩戴上唇减张托 3 个月（图 18-1）。

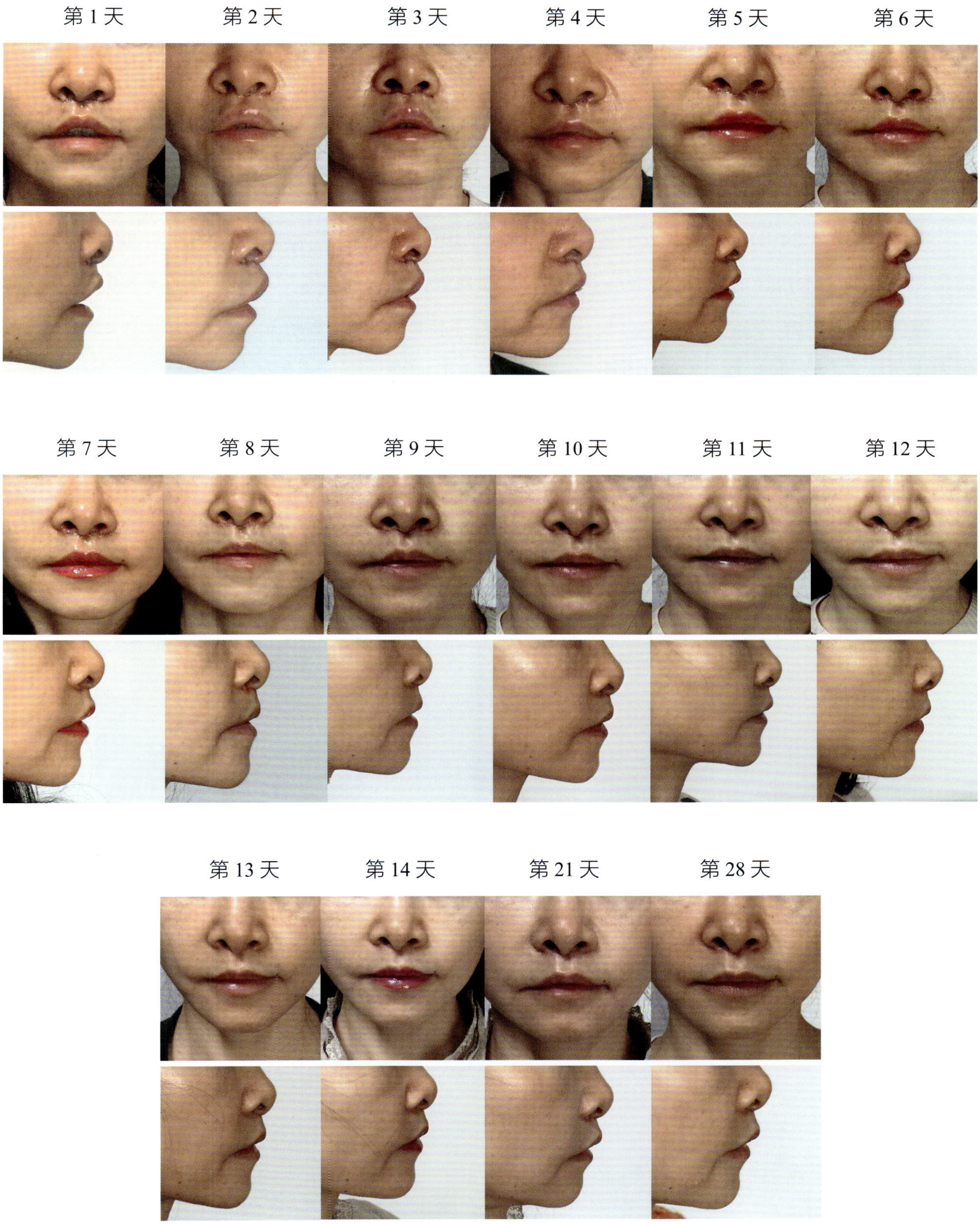

图 8-7　上唇人中短缩术后恢复过程（术后 1～28 天）

七、临床案例

案例 1：女，23 岁，主诉“人中过长”，面诊发现上唇明显占据面部下庭过多比例，红唇显得菲薄，测量人中嵴长 19 mm。手术切除皮肤宽度 8 mm，并行口轮匝肌悬吊，同期切除下唇色素痣。术前与术后 4 个月效果如图 8-8 所示。

案例 2：女，34 岁，主诉“人中过长，上唇较平坦”，希望缩短人中，红唇中部上提。测量人中嵴长 18 mm，手术切除皮肤宽度 7 mm，并行口轮匝肌悬吊。术前与术后 2 年效果如图 8-9 所示。

案例 3：女，26 岁，主诉人中过长，面相严肃，同时上唇曾注射填充剂，但认为中央唇珠过宽，形态不佳。希望缩短人中，实现年轻化，同时修窄上唇唇珠。测量人中嵴长 17 mm，手术切除皮肤宽度 7 mm，并行上唇唇珠修窄。术前与术后 8 个月效果如图 8-10 所示。

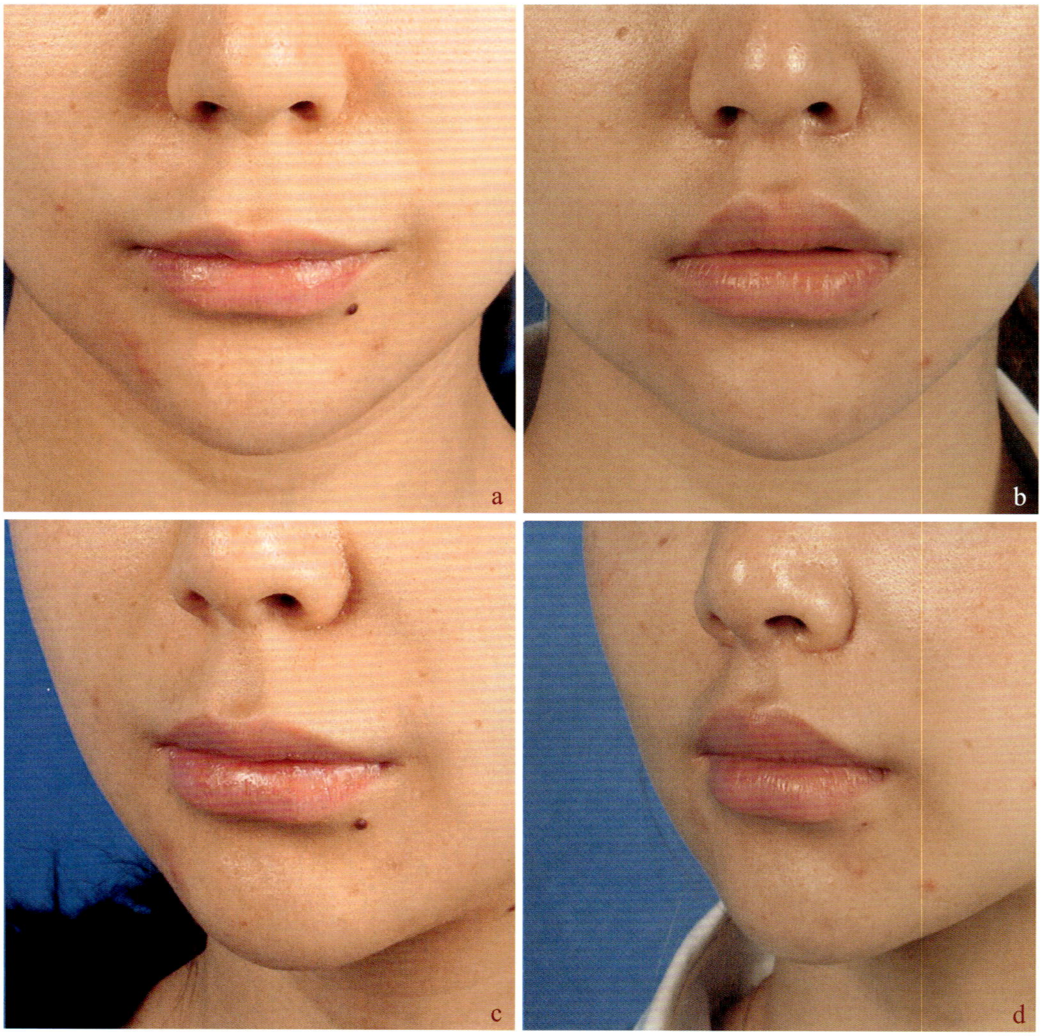

图 8-8　上唇人中短缩术（女，23 岁）

a. 术前正位；b. 术后 4 个月正位；c. 术前斜位；d. 术后 4 个月斜位

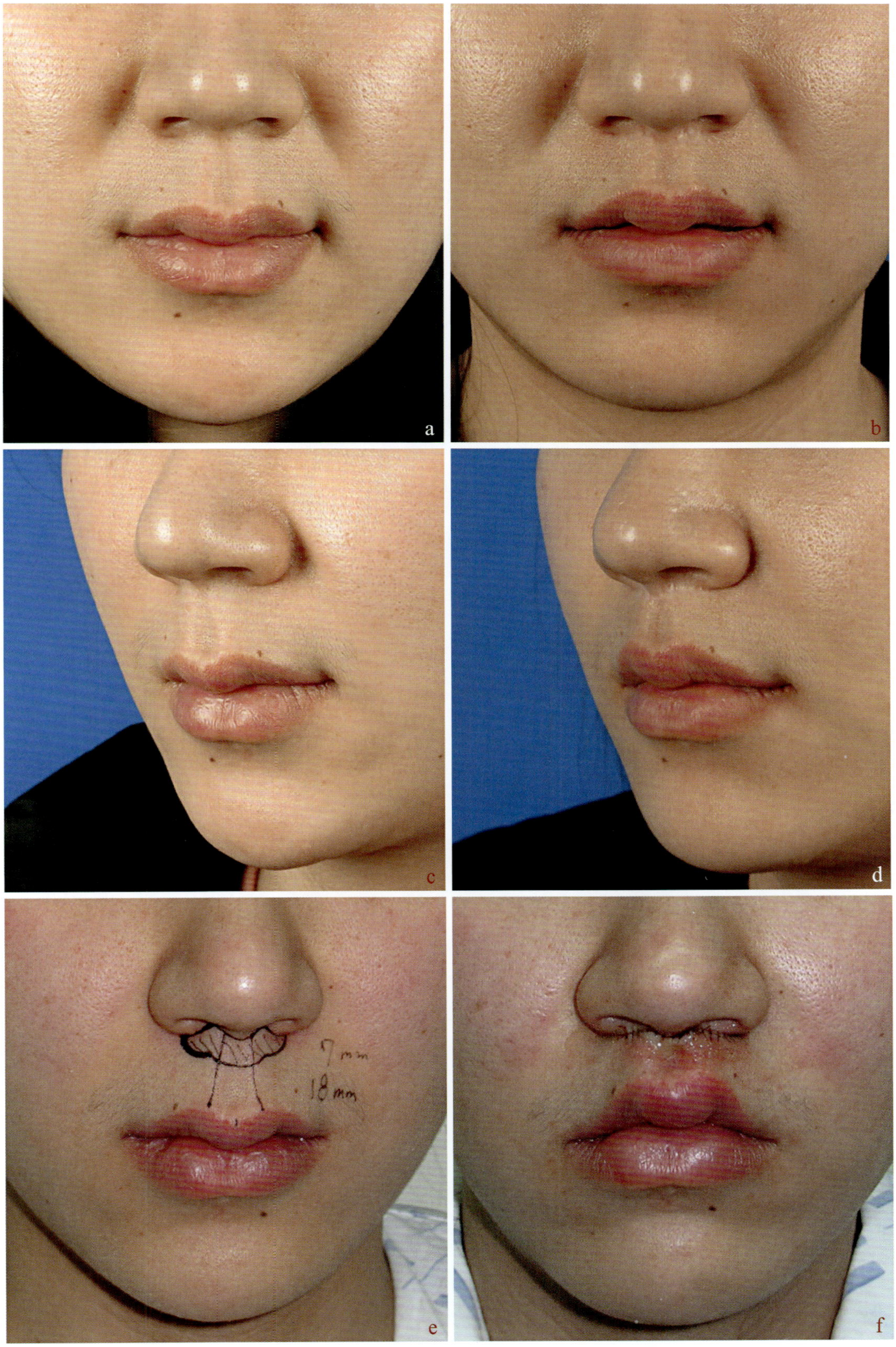

图 8-9　上唇人中短缩术（女，34 岁）

a. 术前正位；b. 术后 2 年正位；c. 术前斜位；d. 术后 2 年斜位；e. 术中设计；f. 术后即刻

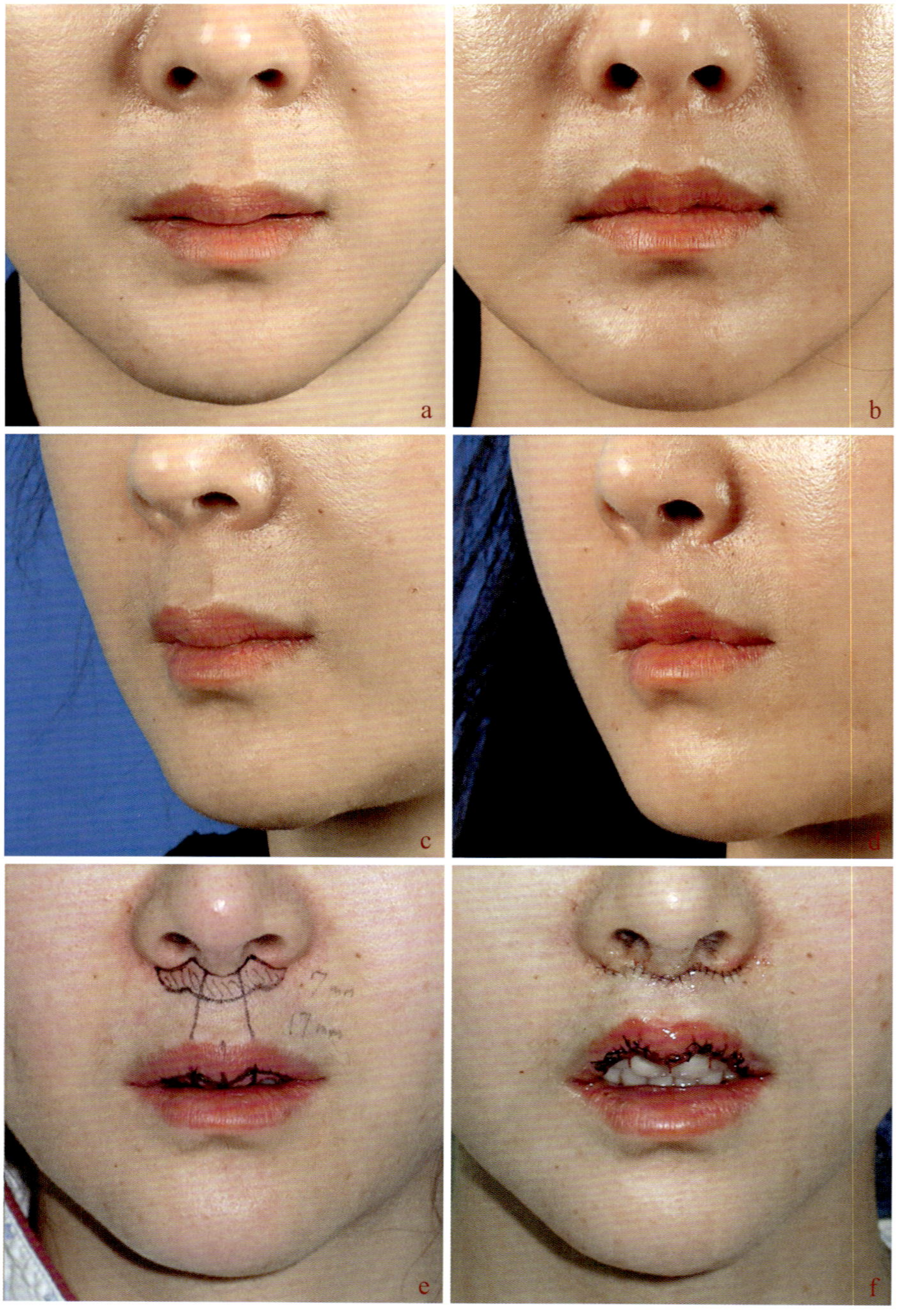

图 8-10　上唇人中短缩术（女，26 岁）

a. 术前正位；b. 术后 8 个月正位；c. 术前斜位；d. 术后 8 个月斜位；e. 术中设计；f. 术后即刻

八、并发症及其处理

1. 切口瘢痕　虽然随着手术技术及围术期护理的不断更新，人中短缩切口瘢痕已控制在大多数人可接受的范围，但毕竟是进行了外切口，切口瘢痕依然是求美者最为关心的问题。通常在 6 个月稳定后观察瘢痕情况，仍较明显者可能需要进一步治疗：鼓起增生者可以瘢痕内注射含激素的祛疤针，平坦或者凹陷的瘢痕可以应用 CO_2 点阵激光减淡（图 6-13）。如果非手术治疗改善不明显，可以考虑手术切除瘢痕重新缝合。

2. 反弹致效果不足 手术采用横切口，术后来自切口下方上唇组织的重力作用会使对合的伤口张力增加，同时重力本身也会使上唇组织再度下垂，故该手术必定存在一定程度的反弹。为减少反弹带来的效果不足，通常手术设计时会考虑适当矫枉过正。早期的反弹会出现在术后 3 个月内，随后稳定，但依旧存在由于皮肤逐渐松弛所致的远期缓慢反弹。对于效果不足，间隔半年以上可以进行再次短缩（图 8-11）。

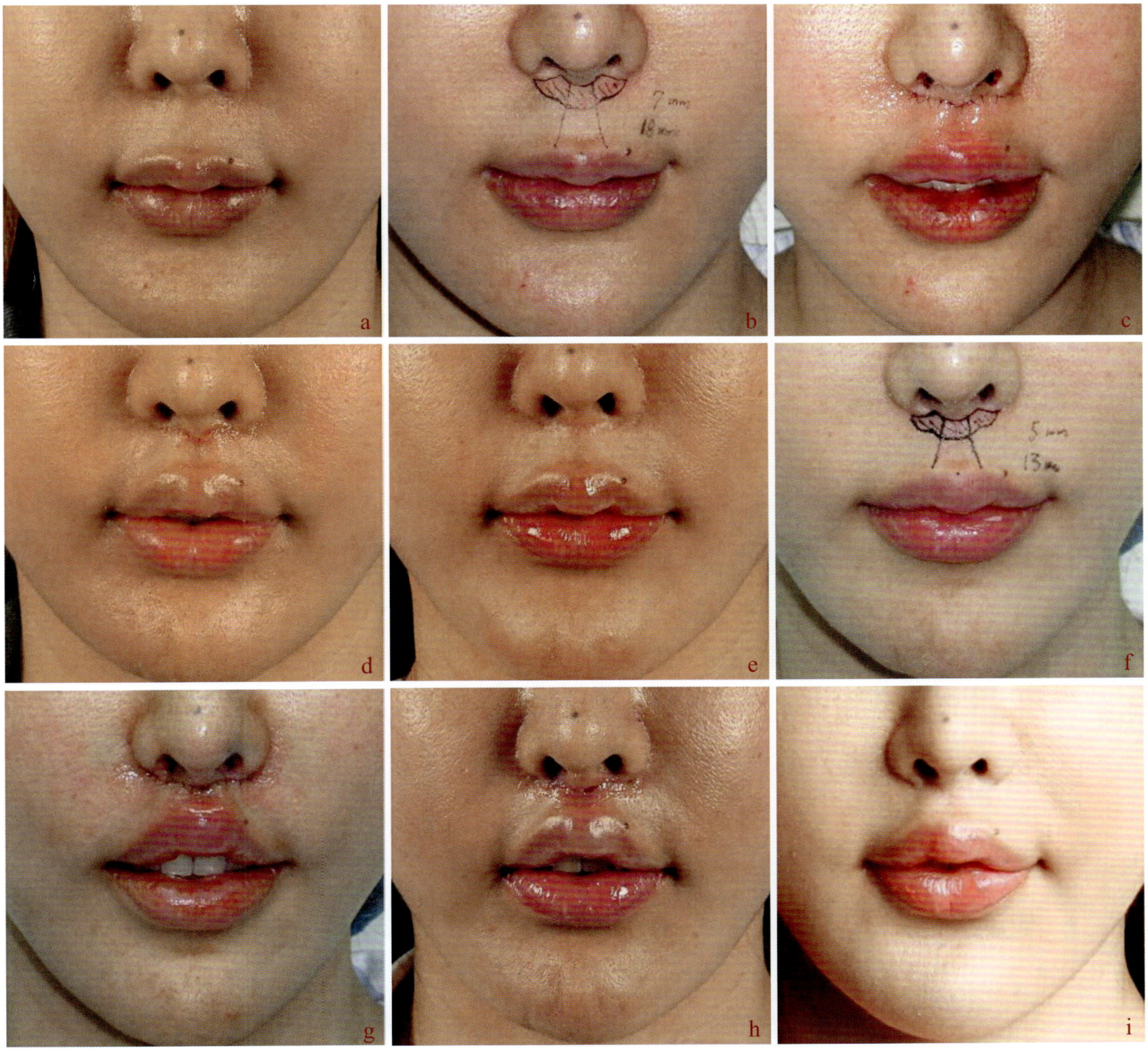

图 8-11 两次手术效果与反弹程度（女，33 岁）

a. 术前正位；b. 第一次手术设计：人中嵴长度 18 mm，切除 7 mm；c. 第一次手术完毕即刻；d. 第一次手术术后 5 天；e. 第一次手术术后 6 个月：人中嵴长度 13 mm，反弹 2 mm；f. 第二次手术设计：再次切除 5 mm；g. 第二次手术完毕即刻；h. 第二次手术术后 5 天；i. 第二次手术术后 3 个月：人中嵴长度 10 mm，反弹 2 mm

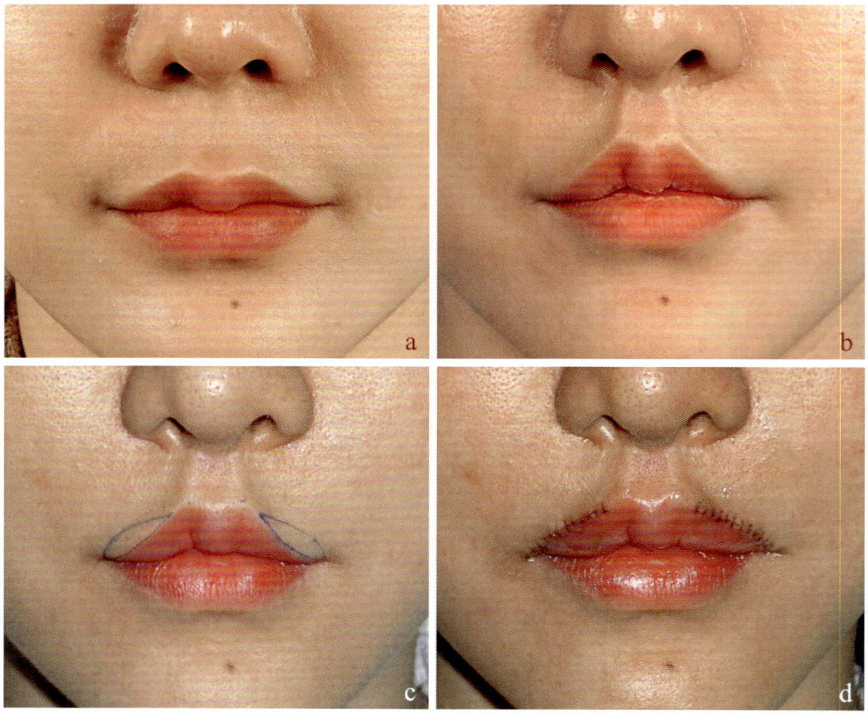

图 8-12　两侧唇红缘上提修复人中短缩术后上唇“富士山”征（35 岁）

a. 术前正位；b. 两次人中短缩术后，上唇两侧相对下垂，唇弓外侧嵴内弧明显，呈现“富士山”征；c. 两侧设计唇红缘上提；d. 修复术后即刻

3. 上唇“富士山”征　该手术主要短缩中央部分上唇白唇，对于两侧近口角处的白唇提升有限，故术后常见因上唇中央提升明显及两侧提升不足而呈现的上唇中央高、两侧下垂的现象，形似“富士山”。在某些个体中，这种上唇体征符合其面部美学特征而不引起“减分”，但在某些个体中则显突兀，尤其是唇弓外侧嵴为明显内弧型者，甚至可能会导致“口角下垂”的假象。如果效果反弹稳定后仍存在不美观，可以考虑追加两侧口角及唇红缘上提手术来改善该现象（图 8-12）。

4.“突嘴”及露齿增加　该并发症多见于本身存在上颌骨或牙齿前突的受术者，在适应证筛选时应注意对这一类求美者严格评估。术后有可能引起视觉上上唇前突，另外上唇上提后亦可能会引起露齿度增加，牙列欠美观者慎重手术。

第二节　上唇人中延长术

上唇人中延长术（upper-lip elongation）并不是一项常用技术，仅限应用于无上颌前突的部分上唇人中高度过短的求美者。

上唇人中高度过短可能会引起放松状态露牙度增加，或者合并有露龈笑的情况，造成不雅。在东亚人中，大部分可见于上颌骨前突的案例，后者往往并发上唇人中高度过短、红唇外翻及继发前突、露龈笑等[11]（图 4-1）。但此类案例无法通过本节所介绍的上唇人中延长术来改善人中高度过短的情况，而需要更加有效的正颌手术，从根本上改善骨性前突，以上所述的系列问题才可以得到整体上的改善。

对于上颌骨和牙齿等硬组织正常的求美者，需要仔细评估其诉求。正如上一节所说，目前流行趋势更追捧偏短的人中高度，所以可能有部分诉求者并非是因为外观的不满意，而是介意嘴唇放松状态下露齿，或者睡眠时口呼吸等其他原因。面诊时需要深入了解求美者的实际诉求，同时观察当前的美观状态，充分评估手术延长人中能否解决其诉求，以及是否会改变外观。因为手术方法的延长，毕竟并非添补组织，仅是利用横切纵缝以及肌肉松解的原理，所以延长的幅度有限，不一定能够做到期望的完全覆盖牙齿或者矫正口呼吸，这一点同样需要术前充分沟通。同时，横切纵缝的方法可能会带来鼻翼的继发缩窄，以及人中嵴上段向中央靠拢（例如术前双侧人中嵴形态为平行形，术后可能呈梯形），该附加效果是否适合于受术者，需要术前具体分析与告知。另外，也有学者采用鼻小柱外侧与前庭基底贯穿切口[12]或者口内切口[13]的方法，仅通过降鼻中隔肌松解及上牙槽黏骨膜的剥离来有限延长，虽然效果有限，但能避免外切口的痕迹风险。

一、手术适应人群

无上颌骨前突，或者上颌骨前突已经得到矫正的上唇人中高度过短，合并或不合并上唇过厚、露龈笑的求美者。

二、受术者评估与筛选

（1）存在上颌前突或者上牙前突者，人中延长改善效果有限，建议先进行正颌手术或者正畸改善；如正在进行正颌或正畸治疗，建议结束后再进行手术。

（2）合并露龈笑者，可在手术中同时进行露龈笑相关肌肉的离断。

（3）由于手术可能同时产生鼻翼变窄，以及双侧人中嵴上段的附加效果，故术前应观察鼻翼宽度及人中嵴形态，评估该附加效果是否有利。

（4）半年内未接受包含鼻中隔在内的鼻综合整形术、鼻小柱基底或鼻翼基底填充术、正颌手术，1 个月之内未接受鼻基底、鼻唇沟处注射填充手术。

（5）确认上唇部位无活动感染性或炎性病灶，包括毛囊炎、鼻炎、酒渣鼻、唇炎等。

（6）排除其他不适宜整形手术的全身情况。

三、手术效果与目的

（1）增加上唇人中高度。

（2）减少放松状态露齿度，改善露龈笑。

（3）缩窄鼻翼。

（4）上段人中嵴间距（Sball-Sbalr）缩小。

四、手术设计

沿鼻小柱、双侧鼻槛、双侧鼻翼下缘设计海鸥形切口，一般两端到鼻翼内侧壁下方。如果同时存在鼻翼肥厚与宽大，要求同时进行鼻翼部分切除以缩小鼻翼者，可将切口延伸到鼻翼外侧，并设计鼻翼切除范围。

五、主要手术操作

受术者平卧位，常规颜面部消毒铺巾，行双侧眶下神经阻滞麻醉，并在术区内追加局部浸润麻醉。麻醉满意后，15 号小圆刀切开皮肤、皮下以及口轮匝肌，暴露降鼻中隔肌，后者部分纤维起自口轮匝肌，部分起自上颌骨中切牙的牙槽骨，止于鼻中隔软骨下方，给予横行充分离断该肌肉。如需同时进行鼻翼缩窄者，切除设计范围的鼻翼组织。充分止血，拉拢切口两端肌肉层，4-0 编织丝线向中线缝合，缩短切口长度后，皮肤切口进行 V-Y 推进，在两侧人中嵴之间形成纵行延伸切口，如出现猫耳朵予适当修剪，5-0 PDS 可吸收缝线缝合皮下，7-0 尼龙线缝合皮肤（图 8-13）。切口外涂红霉素眼膏，不需包扎，术毕冰敷半小时。

六、术后护理与并发症处理

一般术后护理同“上唇人中短缩术”，但由于延长术术后肌肉的粘连可能会导致效果不足，需要在愈合后进行下拉上唇的功能锻炼。如果条件允许，也可以术后早期在上唇部位注射肉毒毒素减少肌肉活动，加强效果。

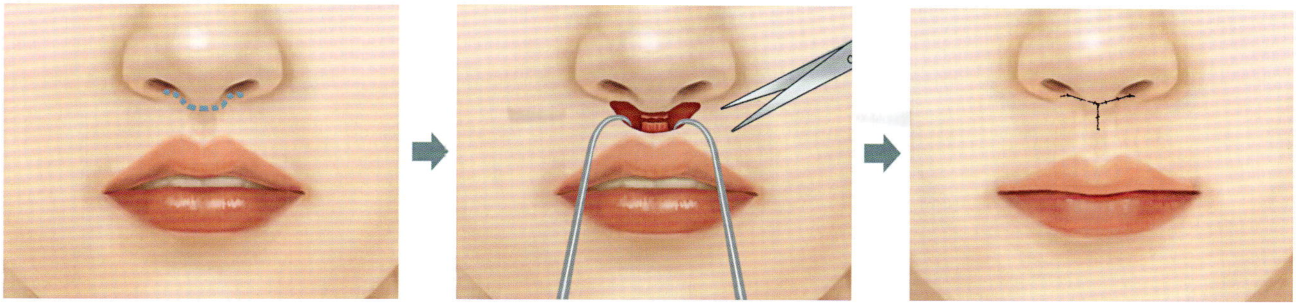

图 8-13　上唇人中延长术（示意图）

七、临床案例

案例：女，32 岁，上唇白唇过短，放松状态下门齿暴露过半，觉得影响美观前来就诊。给予上唇人中延长术。术前与术后 5 天，上唇一定程度下降，露齿度减少，切口痕迹尚未恢复稳定（图 8-14）。

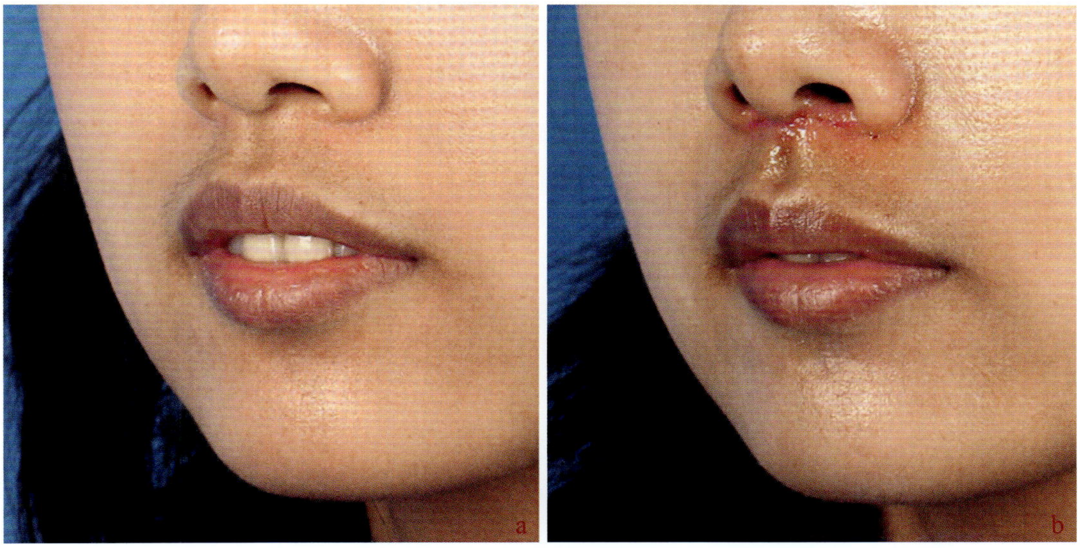

图 8-14　上唇人中延长术（女，32 岁）

a. 术前；b. 术后 1 周

第三节　人中嵴与人中沟成形术

上唇白唇部位除了长度的调整以外，当代的求美者还会关注到这个部位立体精细结构的美化，主要体现的美学标志就是人中嵴和人中沟，以及上唇唇红缘的立体度，即唇嵴。

如何定义一个具备立体感的人中沟、人中嵴以及唇嵴？目前尚未有绝对的标准。从目前收集到的求美者的要求来总结，一般来说，人中嵴和唇嵴在组织横断面上比人中沟最深处高 1 ~ 2 mm 比较合适（图 8-15）。这些立体结构过于不明显会显得唇部平坦、欠生动，过于明显又会显得突兀、不自然。当然，这也是需要迎合求美者个体的喜好。

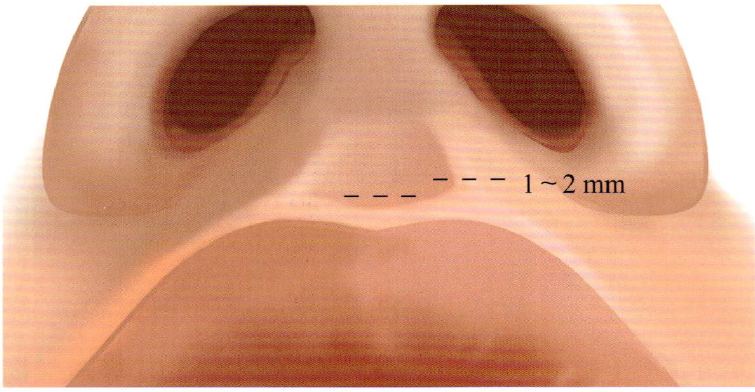

图 8-15　人中嵴与人中沟（示意图）

对于这些精细结构的加强，目前还没有公认的成熟稳定的手术方式。人中嵴和唇嵴的强化，通常可以通过透明质酸制剂注射达到。沿上唇唇红缘及人中嵴，真皮内线性注射中小分子的透明质酸，使其呈现线状凸起。注射量根据不同个体而定，一般一侧人中嵴 0.1 ~ 0.2 ml，上唇唇嵴 0.2 ~ 0.4 ml。效果维持 4 ~ 5 个月（图 8-16）。

透明质酸制剂注射效果短暂，但目前亦尚未发现效果持久的手术方法。一些学者采用自体脂肪注射，或者自体真皮组织条状植入，也能达到良好的即刻效果 [14]，但远期效果还需要大样本的随访调查。

对于人中沟的加深，目前也尚未有成熟的治疗方式。实际上，通过人中嵴的加强，人中沟也会间接显得深一些。但也有些求美者希望人中沟更加明显而诉诸手术。潘柏林团队曾经采用人中沟部位局部埋线的方法，包括在人中短缩手术中也会经常包含此操作，即通过人中短缩的鼻翼 - 鼻槛下缘切口，在人中部位皮下剥离的基础上，进行真皮层与深部基层的埋线缝合。在不进行人中短缩手术时，也可以通过口内黏膜切口进行操作（图 8-17）。但局部埋线的方法容易反弹，效果维持有限，不建议作为单独项目常规施行。

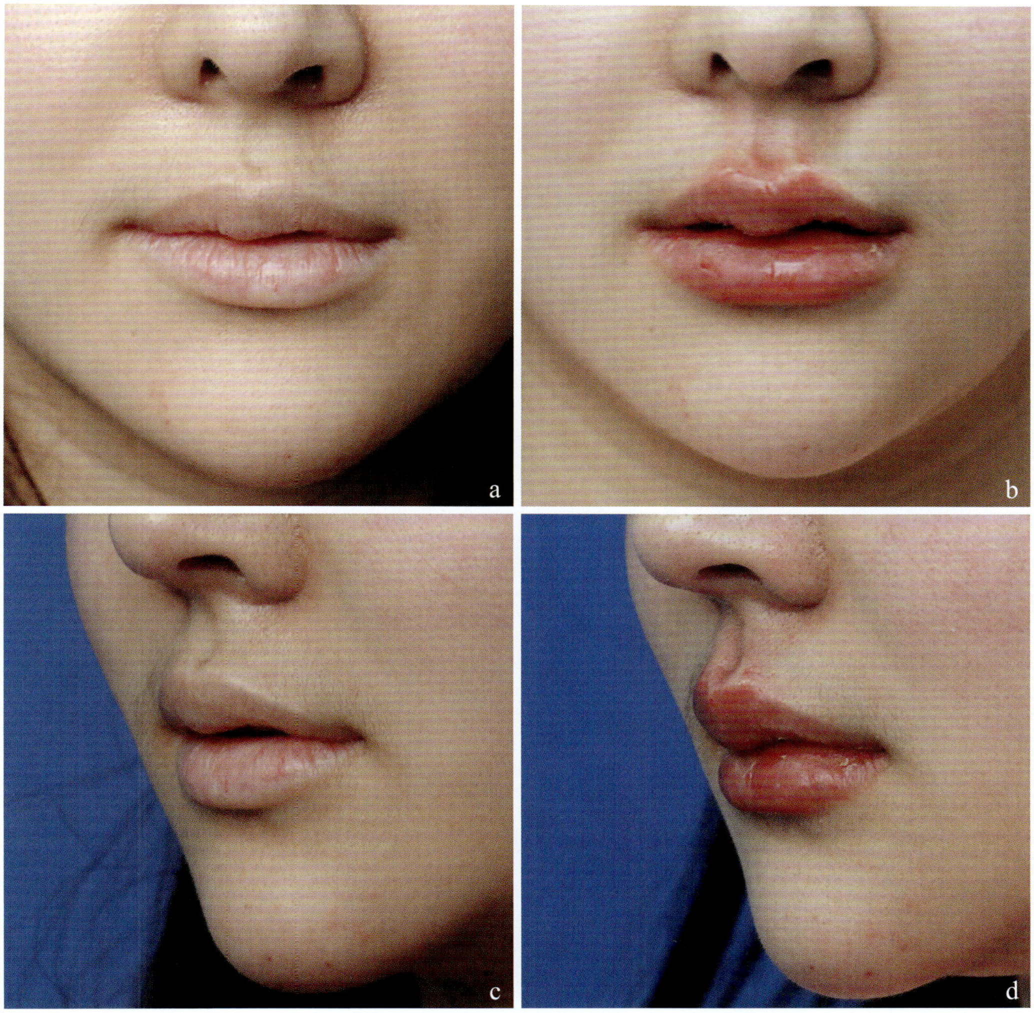

图 8-16　人中嵴、唇嵴透明质酸注射填充（女，22 岁）

a. 术前正位；b. 术后即刻正位；c. 术前斜位；d. 术后即刻斜位

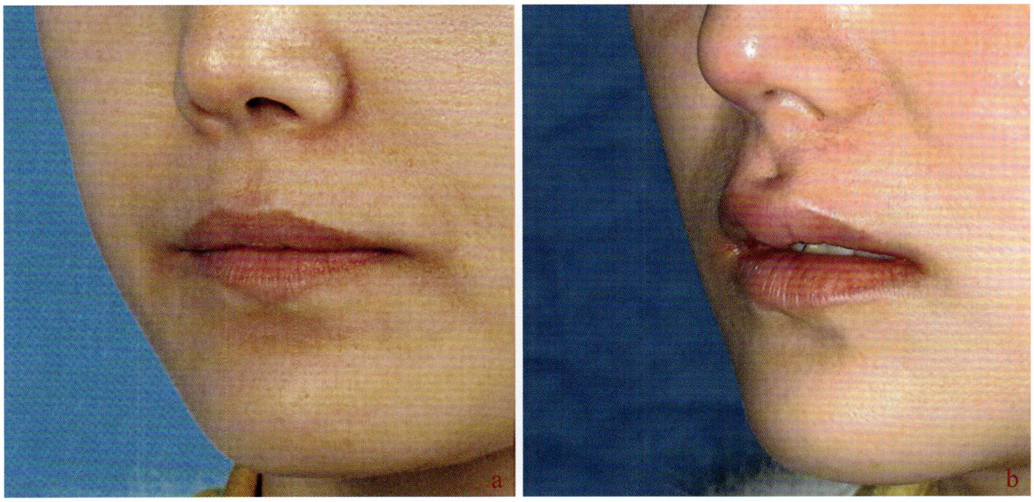

图 8-17　埋线法人中沟加深（女，29 岁）

a. 术前；b. 术后即刻

第四节　露龈笑的整形外科治疗

理想的微笑是上切牙牙冠显露 3/4 以上，牙龈显露高度在 2 mm 以内 [15]。未达到该范围者为“露齿度不足”，可以通过上唇人中短缩手术有限地改善；超过此范围者为“露龈笑”（gummy smile）[16]。笑容时暴露过多牙龈，往往给人一种略欠优雅的感觉，故露龈笑也是需要改善的美学问题之一。

露龈笑的解剖基础及发生机制跟多方面因素有关，综合起来可归结为以下几点：

（1）上颌骨前突：多见于成人骨性Ⅱ类错𬌗畸形，通常合并红唇外翻，唇闭合困难，常伴发露龈笑 [17]，在中国人不少见。

（2）上颌牙槽骨垂直高度过大：上颌骨垂直向过度发育，使上唇相对较短，引起笑时露龈 [18-19]。

（3）临床牙冠过短：牙龈组织变厚、外伤、龋齿、牙龈增生等各种原因，使发育时期龈缘停留在釉质表面，不能向根方正常迁徙，都会引起临床牙冠变短，笑时露龈增多 [20]。

（4）提上唇肌群功能亢进：该肌群包括提上唇肌、提上唇鼻翼肌以及降鼻中隔肌。提上唇肌起于眶下缘与眶下孔之间的上颌骨面，向内下走行并与口轮匝肌纤维交织，止于上唇内侧半皮肤，其深面有眶下血管和神经走行；提上唇鼻翼肌起于上颌骨额突下部，斜向外下分成内、外两头，内侧头止于鼻翼软骨和相应部位的皮肤，外侧头斜行向下止于上唇皮肤；降鼻中隔肌起自口轮匝肌深面的上颌骨中切牙上方的切牙窝，向上走行绕鼻中隔前庭皮下，止于鼻中隔下缘的两侧和鼻翼软骨的内侧脚。收缩时有降低鼻中隔和鼻尖的作用 [21]。多数学者认为露龈笑跟以上三块肌肉功能亢进有关，笑时提上唇肌、提上唇鼻翼肌和降鼻中肌收缩上提幅度过大，或者是肌纤维与口轮匝肌融合部位过度向下延伸，肌纤维融入到口轮匝肌的近唇缘处，使上唇上提同时口轮匝肌的宽度亦收缩变窄，唇缘上移的幅度过大，牙龈外露增大 [18-19,22-24]。

另外，露龈笑还跟年龄和性别有关，年轻人上颌牙龈显露更多，而随年龄增长，上唇皮肤逐渐下垂，露龈笑有所减轻 [25]。露龈笑在女性比男性多，与女性微笑线比男性高有关 [16,23]。

露龈笑的矫正需要根据实际成因有针对性地采取治疗方案，如存在颌骨、牙齿原因者应先针对处理，否则单纯仅进行肌肉的离断难以从根本上矫正露龈笑。实际上，很多案例在通过颌骨与牙齿矫正后，露龈笑已得到充分的改善，不需再进行肌肉的调整。上颌骨前突、上颌牙槽骨垂直高度过大者，可先由口腔颌面外科进行正颌手术，将前突的上颌骨截骨后移、高度过大的上颌牙槽骨截短等；临床牙冠过短者，可以考虑进行牙龈的部分切除以及牙冠延长手术（图 7-11）；牙齿前突者，可以考虑联合应用正畸矫正。该部分内容可参见第七章相关内容。待颌骨、牙齿的问题都得到解决后，露龈笑仍然存在者，或露龈笑非并发于颌骨与牙齿问题者，可以进行提上唇肌群的阻断。

提上唇肌群的阻断可通过手术切除部分肌肉或者局部注射肉毒毒素两种方法实现，主要原理都是拮抗降鼻中隔肌、提上唇肌和提上唇鼻翼肌的上提作用。

手术可通过口内切口进行，在距唇龈沟约 1 cm 的湿唇面，从鼻孔基部对应点平行唇龈沟切开唇黏膜约 2 cm，钝性分离黏膜下组织至口轮匝肌层并分离出口轮匝肌上缘，再沿上缘分离出提上唇肌、提上唇鼻翼肌与口轮匝肌融合处的肌纤维，沿口轮匝肌上缘钳夹剪断，注意保护眶下神经以免不慎损伤，充分止血，再将提上唇肌、提上唇鼻翼肌肌束稍向上游离，使肌束向上回缩，防止术后原位粘连；在左、右两处切口之间分离出降鼻中隔肌，钳夹并横断切除一条肌组织，同样向上充分游离肌肉断端；同时充分剥离两侧尖牙之间牙槽骨范围的黏骨膜（图 8-18），彻底止血冲洗后 5-0 可吸收线全层缝合黏膜。

术后冷流食 3 天，餐后漱口，不必拆线，可吸收线 3 ~ 4 周吸收脱落。以上操作也可以通过鼻孔内切口 [26] 实施。术后半年内需要每日进行上唇拉伸巩固锻炼，减少肌肉断端粘连导致露龈笑复发（图 8-19）。术后风险主要有复发、肿胀延迟消退、两侧效果不一致、局部麻木等，多数情况下能随时间推移逐渐恢复，但如果术中不慎完全剪断眶下神经，很可能会引起永久性的上唇感觉减退。

不愿意承受手术损伤及风险者，也可以使用肉毒毒素注射临时改善。注射点在降鼻中隔肌、提上唇肌和提上唇鼻翼肌所在区域（图 8-20、6-5），一般注射 5 点，每点 2 单位，注射后避免按压，以防药液扩散到周围影响其他表情肌。2 周后观察效果，如果肌肉松弛不足，或者存在两侧不对称，可以进行补充注射。

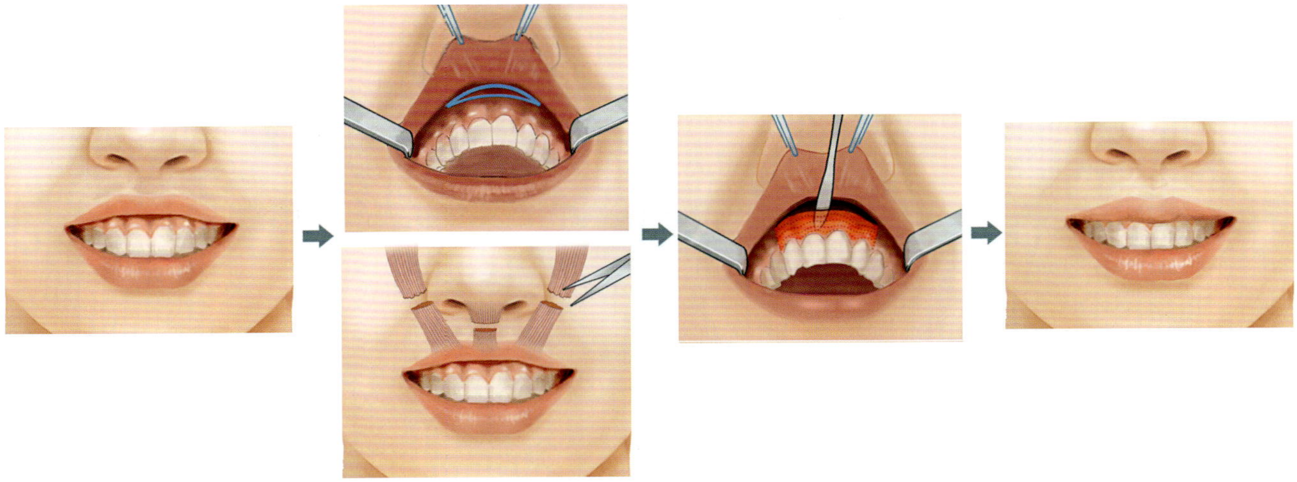

图 8-18　露龈笑矫正术（示意图）

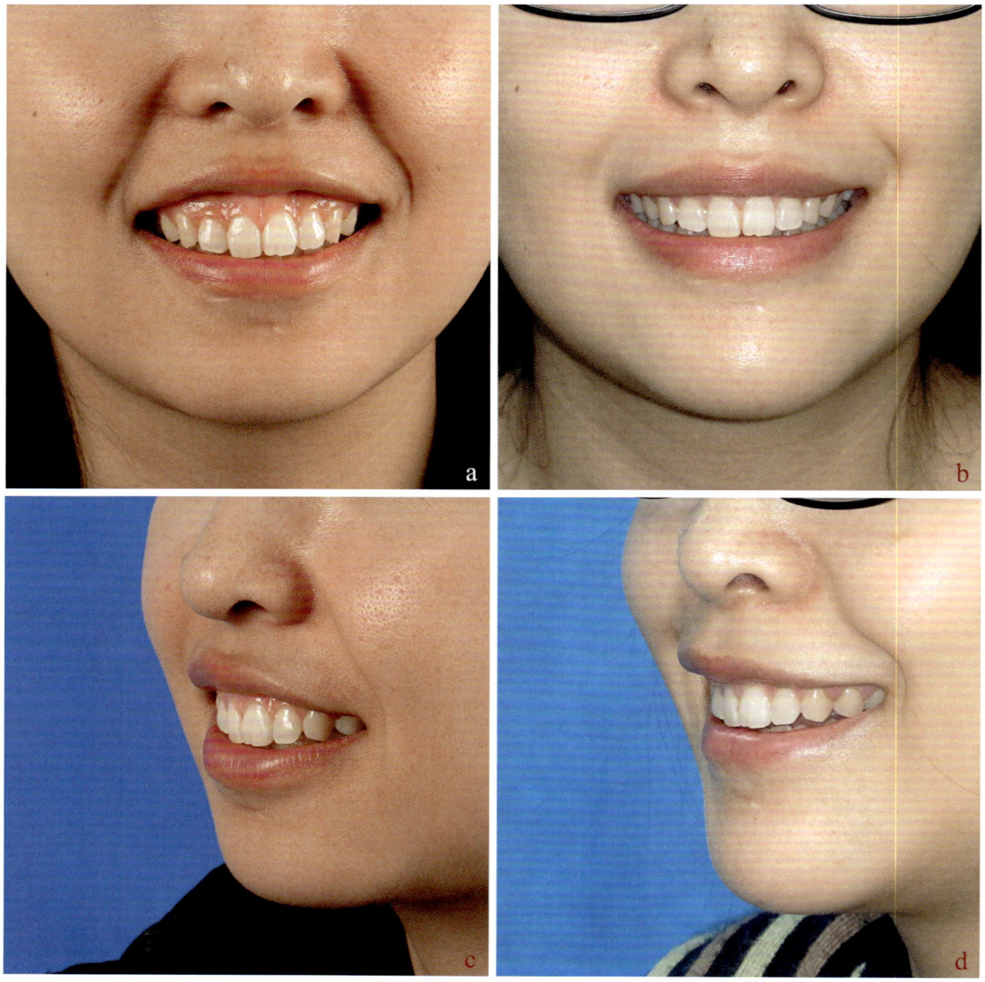

图 8-19 露龈笑矫正（女，29 岁）

a. 术前正位；b. 术后 2 个月正位；c. 术前斜位；d. 术后 2 个月斜位

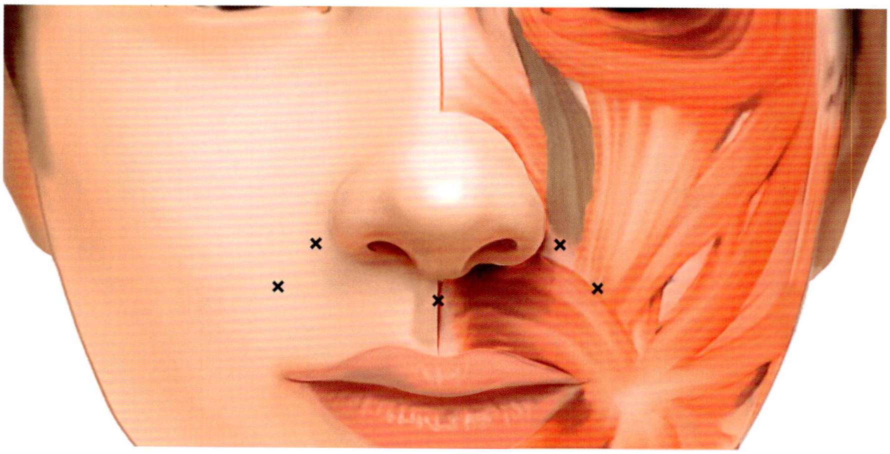

图 8-20 肉毒毒素注射治疗露龈笑（示意图）

（潘柏林）

参考文献

[1] Rozner L, Isaacs GW. Lip lifting. Br J Plast Surg, 1981, 34(4): 481-484.

[2] Ramirez OM, Khan AS, Robertson KM. The upper lip lift using the 'bull's horn' approach. J Drugs Dermatol, 2003, 2(3): 303-306.

[3] Austin HW. The lip lift. Plast Reconstr Surg, 1986, 77(6): 990-994.

[4] González-Ulloa M. The aging upper lip. Ann Plast Surg, 1979, 2(4): 299-303.

[5] Vera Lucia Nocchi Cardim, Alessandra dos Santos Silva, Rolf Lucas Salomons, et al. 'Double duck' nasolabial lifting. Rev Bras Cir Plast, 2011, 26(3): 466.

[6] Jung JA, Kim KB, Park H, et al. Subnasal lip lifting in aging upper lip: combined operation with nasal tip-plasty in Asians. Plast Reconstr Surg, 2018, 143(3): 1.

[7] Holden PK, Sufyan AS, Perkins SW. Long-term analysis of surgical correction of the senile upper lip. Arch Facial Plast Surg, 2011, 13(5): 332-336.

[8] Echo A, Momoh AO, Yuksel E. The no-scar lip-lift: upper lip suspension technique. Aesthet Plast Surg, 2011, 35(4): 617-623.

[9] Lee DE, Hur SW, Lee JH, et al. Central lip lift as aesthetic and physiognomic plastic surgery: the effect on lower facial profile. Aesthet Surg J, 2015, 35(6): 698-707.

[10] Bailin Pan. Upper-lip lift with a "T" shaped resection of the orbicularis oris muscle for Asian perioral rejuvenation: a report of 84 cases. J Plast Reconstr Aesthet Surg, 2017, 70 (3): 392-400.

[11] Leonardi R, Annunziata A, Licciardello V, et al. Soft tissue changes following the extraction of premolars in nongrowing patients with bimaxillary protrusion. A systematic review. Angle Orthod, 2010, 80(1): 211-216.

[12] 李文志，孙智，金燕，等．上唇短缩畸形的手术治疗．中华医学美学美容杂志，2009, 15(3): 167-169.

[13] Ewaldo Bolívar de Souza Pinto, Priscila C. S. P. Search for balance between the nose tip and the upper lip. Aesthetic Surgery of the Facial Mosaic. Berlin: Springer, 2007: 435-441.

[14] Fulton Jr JE, Rahimi AD, Helton P, et al. Lip rejuvenation. Dermatol Surg, 2000, 26(5): 470-474.

[15] Arnett GW, Bergman RT. Facial keys to orthodontic diagnosis and treatment planning. Am J Orthod Dentofacial Orthop, 1993, 103(4): 299-312.

[16] Tjan AH, Miller GD. Some esthetic factors in a smile. J Pros Dent, 1984, 51(1): 24-28.

[17] Ong MM, Wang HL. Pcriodontic and orthodontic treatment in adults. Am J Orthod Dentofacil Orthop, 2002, 122(4): 420-428.

[18] Ezqucrra F, Berrazueta MJ，Ruiz-Capillas A, et al. New approach to the gummy smile. Plast Reconstr Surg, 1999, 104(4): 1143-1150.

[19] Monaco A. Gummy smile：clinical parameters useful for diagnosis and therapeutical approach. J Clin Pediatr Dent, 2004, 29(1): 19-25.

[20] 许天民．正畸矫正目标之美学观念．口腔正畸学，1997, 4(3): 137-139.

[21] 蔡晓燕，黎志明．露龈笑的解剖基础．中国美容医学，2008, 17(12): 1826-1828.

[22] 邹毓超，邹忠明，万兴波．露龈笑美容整形术．中国实用美容整形外科杂志，2004, 15(1): 26-27.

[23] McAlistcr RW, Harkncss EM, Nicoli JJ. An ultrasound investigation of the lip levator musculature. Eur J Orthod, 1998, 20(6): 713-720.

[24] Peck S, Peck L, Kataja M. The gingival smile line. Angle Orthod, 1992, 62(2): 91-100.

[25] Morley J, Enbank J. Macroesthetic elements of smile design. J Am Dent Assoc, 200I, 132(1): 39-45.

[26] Luis HI, Luiz CI, Jorge I. Myotomy of the levator labii superioris muscle and lip repositioning: a combined approach for the correction of gummy smile. Plast Reconstr Surg, 2010, 126(3): 1014-1019.

插图来源

图 8-1、8-2、8-4、8-13、8-15、8-18、8-20 由北京大学第三医院陈静绘制；其余图片由北京大学第三医院潘柏林医生团队提供。

上唇人中短缩手术视频

第九章

上唇红唇部位

上唇红唇部位的区域范围：上界是上唇唇红缘（“丘比特弓”），下界是上唇红唇游离缘，两侧末端是口角（图 9-1）。上唇红唇包含的美学亚单位有唇峰、唇谷、唇弓外侧嵴、中央唇珠、穹窿、唇阜等。相应涉及的整形美容手术项目主要有红唇增厚与红唇修薄、重唇矫正、红唇综合形态的调整、唇裂的畸形修复等。唇裂畸形修复相关内容在第十六章再进行详述。

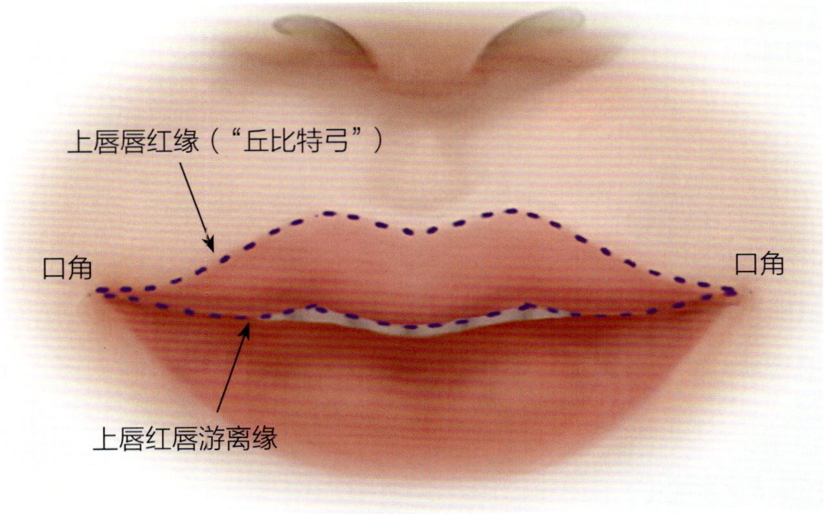

图 9-1　上唇红唇范围

第一节　上唇红唇增厚术

红唇是表达阴柔与女性美的重要美学单位。在此美学单位中，丰满度和厚度又是求美者首要关注的指标。当代的流行审美无论是年轻可爱的少女风，还是成熟冷艳的性感风，饱满、柔软、富有弹性的红唇都有助于充分表达气质的魅力。故红唇增厚项目一直以来都是唇部美容的热门，多方面数据表明，至今为止注射丰唇依旧占据唇部美容市场的领先份额。

红唇增厚过去也叫“薄唇增厚”，针对先天性薄唇或者衰老后唇部胶原和水分丢失引起的容积下降者。但在当代审美中，不乏本身已经具备正常厚度红唇的求美者，为达到更加丰满或者希望红唇呈现一定的形态而要求进行红唇增厚。可见，该治疗手段已不仅限于薄唇者，故本书使用“红唇增厚”的表述。

红唇增厚的方法在历史上有过多种的实践，除了最常用的注射填充手段以外，西方国家也有用异体材料[1]、自体筋膜或真皮脂肪组织[2-3]，甚至还有用 e-PTFE 材料或者硅胶假体填充[4-5]的方法进行红唇的扩容。鉴于中西方审美的差异，以及对填充材料接纳程度的不同，目前这些手段在国内仍较少应用。除了用填充方式以外，在上唇有时候也可以通过手术提升的方式来实现红唇的增厚。手术提升上唇的方法包括通过唇红缘切口直接提升（direct lip lift）[6] 以及通过鼻小柱 - 鼻孔 - 鼻翼下方的切口间接提升（indirect lip lift）两种，后者即第八章第一节所提到的“上唇人中短缩术”，其增厚红唇的原理及效果可参考前述。本章节主要介绍注射丰唇术和唇红缘提升术。

注射丰唇术

注射丰唇（lip augmentation by injection）即通过填充物注射的方式达到红唇增容的效果。这里的填充物在中国大陆目前还主要以透明质酸制剂及自体脂肪颗粒两种为主。两种填充材料各自有优缺点及适应证，可以根据受术者的具体要求来个性化选择。

一、手术适应人群

（1）上唇整体偏薄，希望改善丰满度者。

（2）上唇突出度不足，希望改善者。

（3）上唇形态平坦，希望呈现一定曲线轮廓者。

（4）外伤、肿瘤、畸形、手术继发等各种原因引起的部分红唇缺损者。

二、受术者评估与筛选

（1）存在上颌前突或者上牙前突者，注射丰唇可能造成突嘴程度的加重，影响美观，需术前进行侧面评估。

（2）本身红唇偏厚、以改善唇形为主要诉求者，注射填充可能引起红唇的进一步增厚，同时亦难以呈现出理想的形态，该情况建议进行修薄手术来满足诉求。

（3）因外伤、肿瘤、畸形、手术继发等原因引起的局部红唇缺损，需要详细评估缺损部位的黏膜弹性、组织活力、周边情况。如果缺损部位存在瘢痕形成，黏膜延展度差者，或者缺损周围组织活力欠佳者，注射填充物难以稳定沉积于缺损处狭小的空间内，更难以使缺损处黏膜得以延展扩张，反而容易移动至缺损旁相对宽松的组织间隙中，造成缺损改善不满意。该情况建议通过手术进行组织瓣移植填充改善。

（4）唇部存在半年内手术史、局部切口瘢痕尚未软化者，建议推迟注射。

（5）确认上唇部位无活动感染性或炎性病灶，包括毛囊炎、鼻炎、酒渣鼻、唇炎等。

（6）排除其他不适宜整形手术的全身情况。

三、注射填充材料的选择

1. **透明质酸制剂**　可选择中小分子量、硬度偏小、弹性良好的型号，通过30 G针头注射至唇部。应用透明质酸制剂注射丰唇的优点是避免供区损伤，恢复迅速，而且因其颗粒直径细小可用于精细结构包括人中嵴、唇嵴等的重建。缺点是效果的持续时间一般仅有5～6个月，如需长期维持效果需要反复注射。

2. **自体脂肪颗粒**　需要从供区抽取脂肪，通过提纯制备成脂肪颗粒，优点是排异风险及成本都较低，且有一定存活率，但长期随访结果表明自体脂肪填充唇部存活率相对其他部位较低[7]，常常需要进行二次注射填充治疗。

四、治疗效果及目的

（1）增加上唇红唇丰满度，改善薄唇。

（2）调整上唇红唇形态。

五、注射设计及操作

上唇红唇注射丰唇的目的不只是增加丰满度，还需要在此基础上根据求美者的喜好适当改善红唇形态。具体何种形态可能会根据地域、年龄、性别、职业、审美喜好等存在不同差异，但对于东方人群，目前亦存在一些较受欢迎的主流红唇形态，例如上唇“M”形红唇，以具备丰满的唇珠、向上弧度的穹窿以及上翘的口角等为特征，表达出可爱、年轻态、精致的东方美，为目前多数求美者所青睐。本节以此唇形为例，讲述注射过程中的美学设计。

在薄唇中可以通过重点填充中央唇珠以及两侧唇阜来达到“M”形上唇红唇的曲线特点（图 9-2），每一个点注射量可根据受术者的实际厚度基础及其期望的丰满度和侧面观突出度进行调整，不宜千篇一律。对疼痛敏感的受术者，可以考虑注射前进行眶下神经阻滞麻醉，如果应用利多卡因凝胶进行表面麻醉，可能会引起局部的轻微肿胀，影响准确判断。受术者取坐位或半卧位进行注射，注射层次在黏膜下层，采取球状注射技术，使其集中在需要丰满的位置。对希望唇珠弧度曲线明显者，中央唇珠的注射可适当靠下填充，使填充剂主要存留于唇珠干湿唇交界处；需要突出度增加明显者，填充剂存留位置应适当靠前，集中于正中唇红缘或其略下方位置。两侧唇阜的注射主要存留在干湿唇交界处，使其向下饱满形成曲线，间接映衬出上扬的口角。注射后适当按摩，使其塑造对称、流畅的良好形态。如希望增加上唇唇红缘处唇嵴突出度者，可在唇红缘沿唇嵴全长进行真皮内线状注射。同样方法

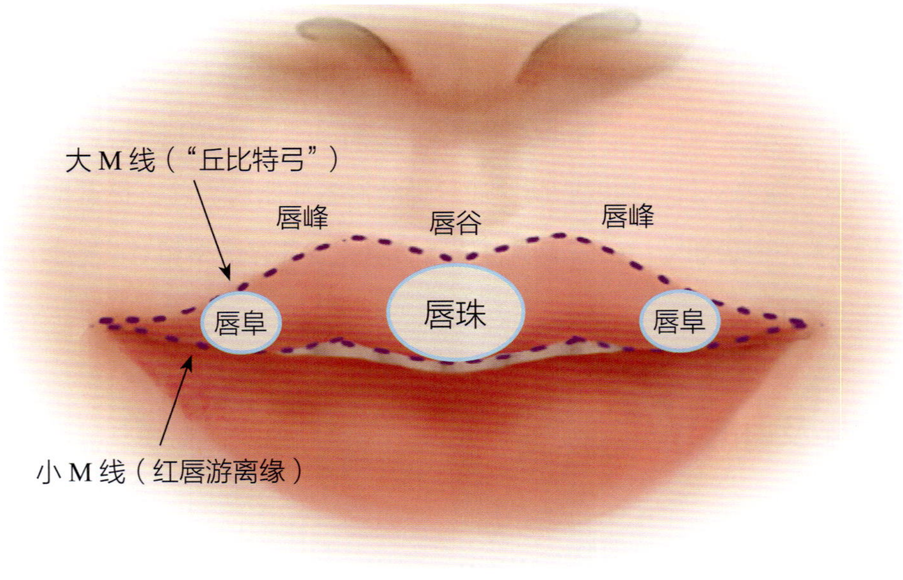

图 9-2 “M”形上唇红唇的注射要点（示意图）

亦可加强人中嵴突出度，但该操作建议使用透明质酸制剂，相对容易控制，如需用自体脂肪，建议将脂肪颗粒适当细化处理后填充。

六、术后护理与并发症处理

（1）冰敷：如注射透明质酸制剂，术后即刻可冰敷 10 min；自体脂肪填充者禁止冰敷，否则会影响其存活率。

（2）饮食：当天进冷流食，不宜用吸管，可以用小勺。2 天后正常饮食，但术后 1 周内忌烟酒、鱼虾、辛辣刺激食物。

（3）口腔清洁：可以刷牙，但注意动作轻柔；也可以使用漱口液清洁。

（4）表情管理：1 周内唇部避免夸张表情，尽量少说话，避免大笑以及用力打哈欠。

（5）术区恢复：术后出现水肿、青紫、淤血等属于正常现象，一般 1～2 周逐渐消退。

（6）接吻：1 个月内禁止接吻。

（7）不对称：可能因两侧本身不对称、注射量不等、消肿及吸收速度差异等引起，如明显可进行再次注射调整。

（8）局部硬结：可能与注射物被包裹、炎性反应等原因有关，长期不消退者的处理可详细参考第十五章相关内容。

七、临床案例

案例 1：女，23 岁，主诉上唇缺乏中央唇珠及唇阜，下唇侧唇珠形态不明显，予透明质酸注射丰唇，上唇中央唇珠 0.3 ml，两侧唇阜各 0.2 ml，下唇两侧唇珠各 0.2 ml（图 9-3）。

案例 2：女，22 岁，主诉上唇唇珠略向右偏，希望增加丰满度的同时矫正偏斜，另外也希望唇嵴、人中嵴等立体结构更加清晰。予透明质酸注射丰唇，上唇中央唇珠 0.2 ml，两侧唇阜各 0.1 ml，下唇共 0.2 ml，双侧人中嵴共 0.2 ml，上唇唇嵴 0.3 ml。术后即刻丰满度改善明显，唇珠偏斜基本矫正，人中嵴及唇嵴立体结构明显（图 8-16）。

案例 3：女，26 岁，主诉人中偏长，上唇和下唇细薄内翻，无上述丰满结构。予上唇人中短缩术，同时行自体脂肪注射丰唇，主要填充上唇中央唇珠、下唇两侧唇珠。术后 2 年存活良好，红唇具备丰满形态（图 9-4）。

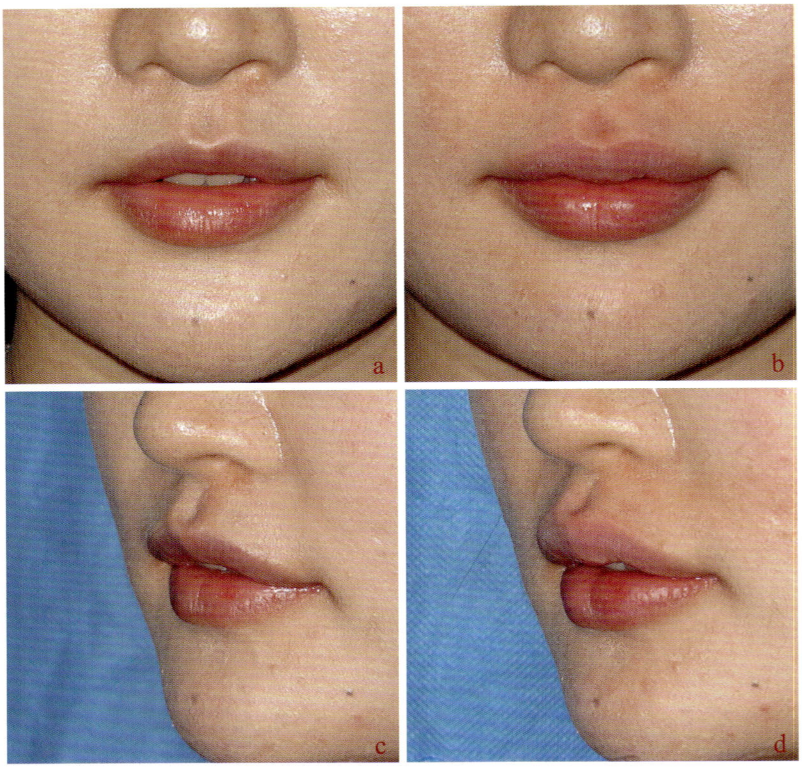

图 9-3　透明质酸注射填充上下唇（女，23 岁）

a. 注射前正位；b. 注射后即刻正位；c. 注射前斜位；d. 注射后即刻斜位

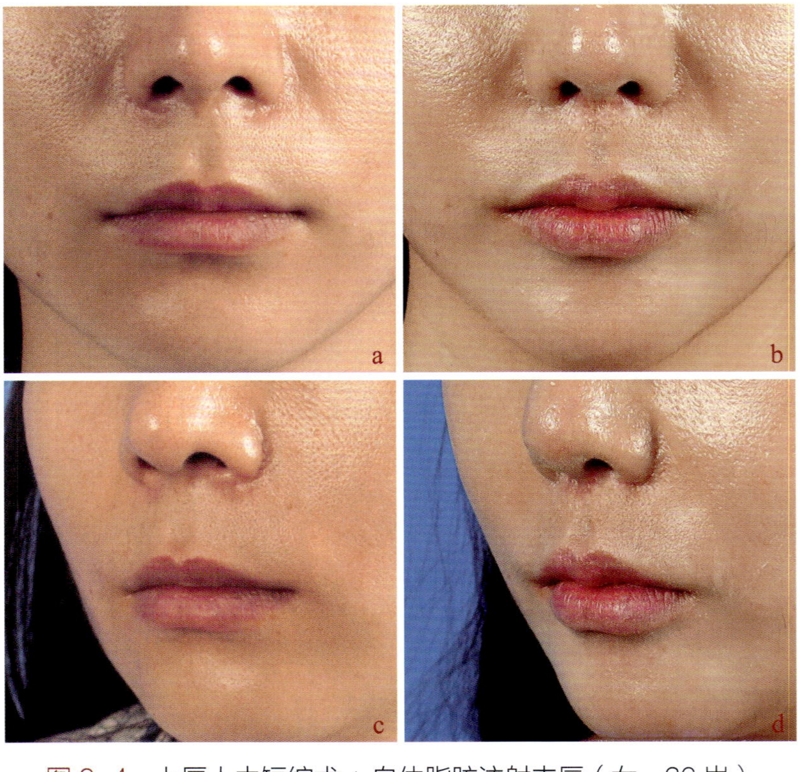

图 9-4　上唇人中短缩术 + 自体脂肪注射丰唇（女，26 岁）

a. 术前正位；b. 术后 2 年正位；c. 术前斜位；d. 术后 2 年斜位

唇红缘提升术

唇红缘提升术（direct lip lift, vermilion lift）实际上也是一种历史悠久的红唇增厚方式，20 世纪 70 年代就见文献报道[6]，即上下唇沿唇红缘向外切除一定宽度皮肤，拉拢缝合使红唇外翻增厚的方法。虽然其切口最终遗留在红唇边缘天然交界，相对隐蔽，但相对于注射丰唇而言仍需承受瘢痕风险；同时该方法虽然能有效增加红唇上下高度，然而对于突出度的改善相对不够明显，甚至还可能会减少现有的突出度，故并未作为红唇增厚的首选术式。但是对于唇红缘局部形态不满意，例如唇峰平坦、唇弓外侧嵴内弧过度、整体唇红缘形态不佳等，难以通过注射丰唇调整者，唇红缘提升术则是最直接的改善方式。

一、手术适应人群

（1）上唇整体偏薄，同时唇峰平坦者。

（2）唇谷过深或唇谷角度过小，希望深度减少、唇谷角增大者。

（3）唇弓外侧嵴内弧程度过大者，或唇弓外侧嵴较平直，希望其曲线呈现外弧者。

（4）唇裂、外伤、先天性等各种原因引起的两侧唇红缘形态不对称者。

二、受术者评估与筛选

（1）该方法可在一定程度上减少上唇人中的高度，故对于人中过短者，术前需充分评估该方法的最终效果。

（2）本身红唇偏厚、以改善唇形为主要诉求者，唇红缘提升可能引起红唇的进一步增厚，需要结合红唇修薄手术来改善整体形态。

（3）尽量减少唇红缘提升的切口长度，建议局限在唇峰或者唇弓外侧嵴，全唇红缘提升会明显增加瘢痕风险。

（4）单侧唇裂继发的唇峰平坦，即使通过唇峰提升，患侧的红唇突出度可能依然不足，需要改善者可在唇峰提升手术恢复至少 3 个月后再进行局部填充。

（5）唇部存在半年内手术史、局部切口瘢痕尚未软化者，建议推迟手术。

（6）确认手术部位无活动感染性或炎性病灶，包括毛囊炎、鼻炎、酒渣鼻、唇炎等。

（7）排除其他不适宜整形手术的全身情况。

三、手术效果及目的

（1）改善上唇唇红缘形态。

（2）轻微增加上唇红唇高度。

（3）轻微缩短上唇人中高度。

四、手术设计及操作

1. **设计**　坐位进行。根据受术者的实际需要设计，如需要唇峰提升者，则在原有唇峰上方设计预期的新唇峰点，因皮肤弹性所致，术后新唇峰高度会存在一定程度的回落，故新唇峰点往往需要比预期位置再高 1～2 mm。如需同时改变唇峰间距者，可以适当横向移动设计新唇峰点。原唇峰点分别向两侧沿唇红缘交界设计切除范围的下界，通常两侧设计 8～10 mm 长度，再连接下界两末端顶点与新唇峰点，形成“⧍”状切除范围（图 9-5a）。如需要唇弓外侧嵴提升者，则根据受术者喜好的唇红缘形态，在唇弓外侧嵴上方设计梭形切除范围（图 9-5b）。

2. **麻醉**　局部麻醉或神经阻滞麻醉。

3. **主要操作**　切开皮肤、皮下，切除设计区域组织，仔细止血，5-0 可吸收缝线缝合皮下，7-0 尼龙缝线缝合皮肤。

4. **切口处理**　切口外涂红霉素眼膏，不需包扎，术毕冰敷半小时。

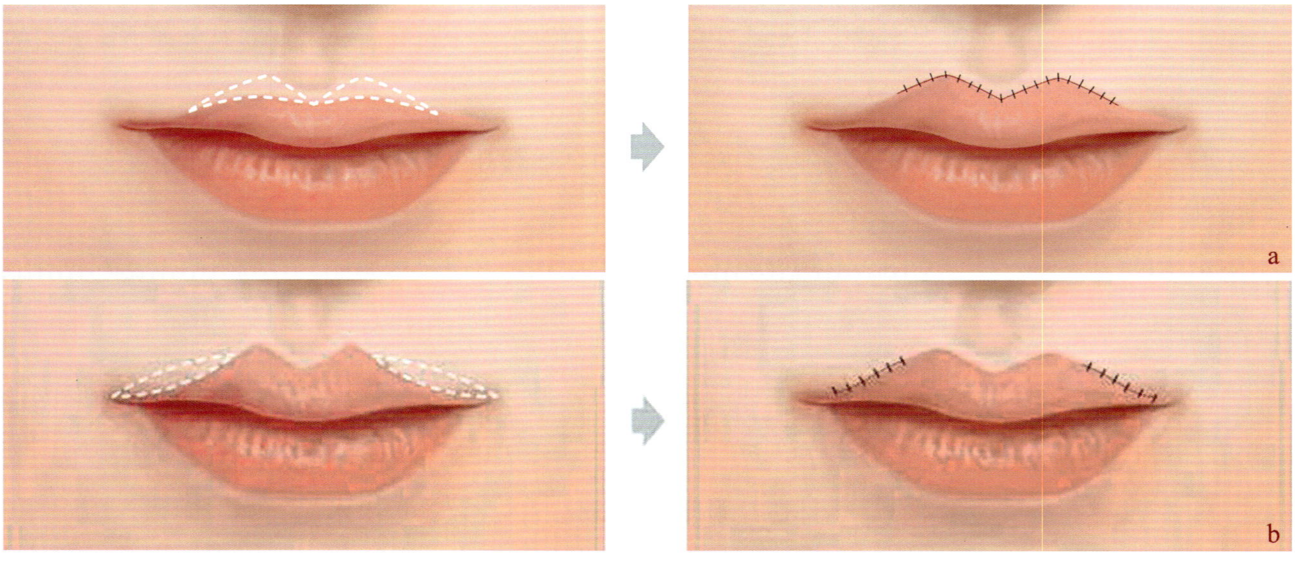

图 9-5　唇红缘提升手术设计（示意图）

a. 唇峰提升；b. 唇弓外侧嵴提升

五、术后护理与并发症防治

（1）冰敷：术后即刻和术后 3 天内，每天冰敷 3 ~ 4 次，每次 30 ~ 60 min。

（2）疼痛：术后当晚必要时可以服用止痛药或安眠药帮助睡眠。

（3）饮食：当天进冷流食，不宜用吸管，可以用小勺。2 天后正常饮食，但术后 1 周内忌烟酒、鱼虾、辛辣刺激食物。

（4）口腔清洁：可以刷牙，但注意动作应轻柔，勿触碰伤口；也可以使用漱口液清洁。

（5）切口护理：切口在拆线前保持清洁湿润，如进食、出汗等污染，可以用生理盐水或漱口液擦拭，如有分泌物及时清理。

（6）拆线：术后 5 天拆除全部缝线。

（7）表情管理：3 个月内唇部避免夸张表情，尽量少说话，避免大笑以及用力打哈欠。

（8）术区恢复：术后出现水肿、青紫、淤血等属于正常现象，一般 1 ~ 2 周逐渐消退，可局部温敷。

（9）接吻：1 个月内禁止接吻。

（10）拆线后切口管理：个别案例拆线后可能出现切口表层裂隙、局部小缺损或者结痂等，一般 3 ~ 5 天自行恢复；个别案例可能出现皮下可吸收线（白色线结）外露，可予拆除。

（11）瘢痕预防与治疗：预防瘢痕可外用硅酮凝胶类祛疤膏，一般在拆线愈合后 3 天开始使用，待祛疤膏干结形成保护膜以后，表面可以化妆。瘢痕一般在术后 3 ~ 6 个月内比较红，尽量减少夸张表情活动，之后渐趋稳定。如稳定后仍较明显可能需要进一步治疗：鼓起增生者可以瘢痕内注射含激素的祛疤针，平坦或者凹陷的瘢痕可以应用二氧化碳点阵激光减淡。

（12）反弹：该手术存在一定程度反弹，所以手术一般会矫枉过正，术后短期可能内会觉得唇红缘起伏过于明显，2 ~ 3 周逐渐恢复。一般早期反弹会在术后 3 个月内出现，随后稳定，但依旧存在由于皮肤逐渐松弛所致的远期缓慢反弹。

（13）对称性：由于术后两侧恢复速率可能存在差异，短期内轻微不对称可能比较常见。

（14）远期效果：最终效果可在术后至少 3 个月以后再评价，如果存在矫正不足或过度、不对称或者局部不满意，可在半年后再次修复。

六、临床案例

案例 1：女，28 岁，主诉上唇偏薄，与下唇比例不恰当，同时觉得唇峰欠明显，希望整体增厚的基础上唇峰更加明显。予上唇唇红缘提升，将部分唇弓外侧嵴、唇峰、唇谷同时提升，增加上唇厚度。术前与术后 8 个月外观如图 9-6 所示。

案例 2： 女，34 岁，主诉两侧唇弓外侧嵴内弧形过于明显，到近口角处红唇几乎不可见，希望能使该处红唇外露稍多一些，唇弓外侧嵴曲线略变缓和。予唇弓外侧嵴段提升，术前与术后 3 个月外观如图 9-7 所示。

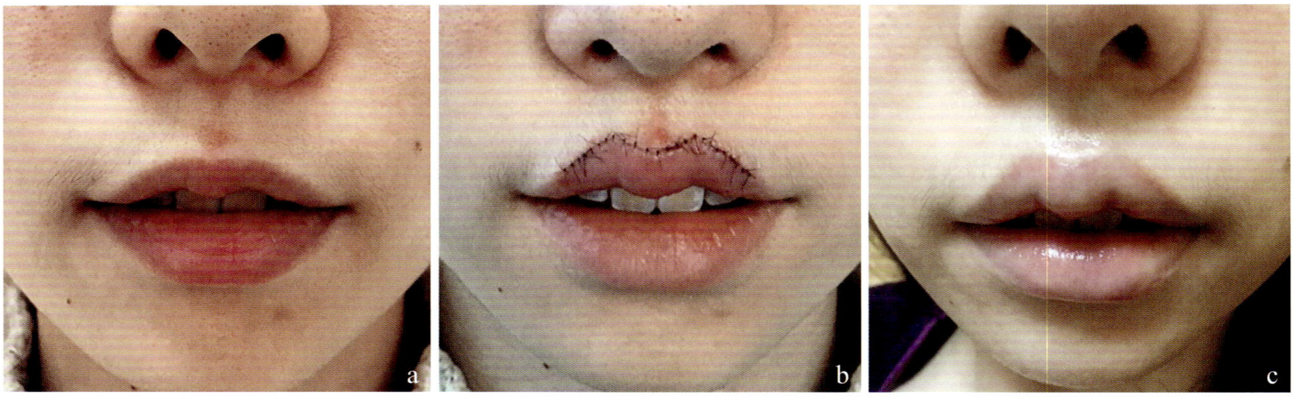

图 9-6　唇红缘提升（女，28 岁）

a. 术前：上唇偏薄，与下唇高度比约 2∶5；b. 术中：沿唇红缘切除皮肤，外翻红唇；c. 术后 8 个月

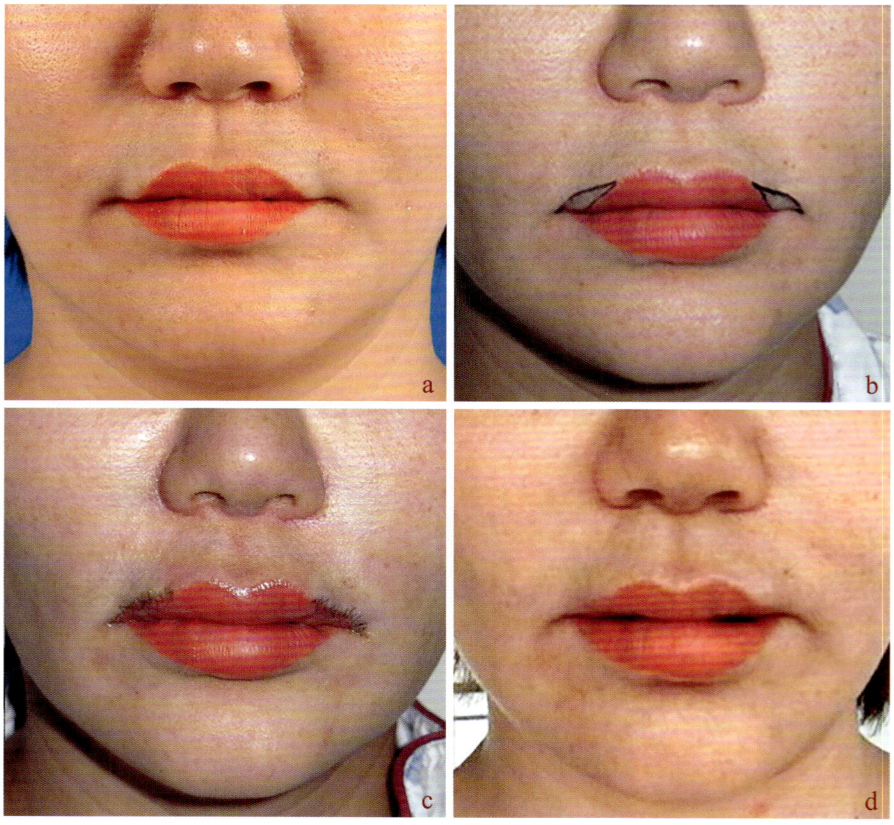

图 9-7　唇弓外侧嵴提升（女，34 岁）

a. 术前：双侧唇弓外侧嵴内弧形过于明显，外侧红唇细薄内翻；b. 术中设计：双侧唇弓外侧嵴段唇红缘提升；c. 术后即刻；d. 术后 3 个月：双侧唇红缘恢复较柔和曲线

第二节　上唇红唇修薄术

红唇修薄手术（lip reduction）是传统的唇部整形术式，既往多见于厚唇的求美者，通过手术方式使红唇厚度减少，改善美观。对于存在重唇问题的求美者，也可以通过厚唇修薄改善。重唇指的是由于上唇肌纤维与红唇黏膜的粘连引起，笑时在上唇红唇中央出现横形深沟，将上唇红唇分成前后两部分的情况（图 9-8），多见于上颌前突、厚唇的案例，通常合并露龈笑。近年来随着唇部美学更高的市场需求，在厚唇或重唇修薄的同时，兼顾唇形的修饰也成为美学设计者需要考虑的方面。这种美学观念也可见于一些天生红唇比较厚的种族中[8-9]。

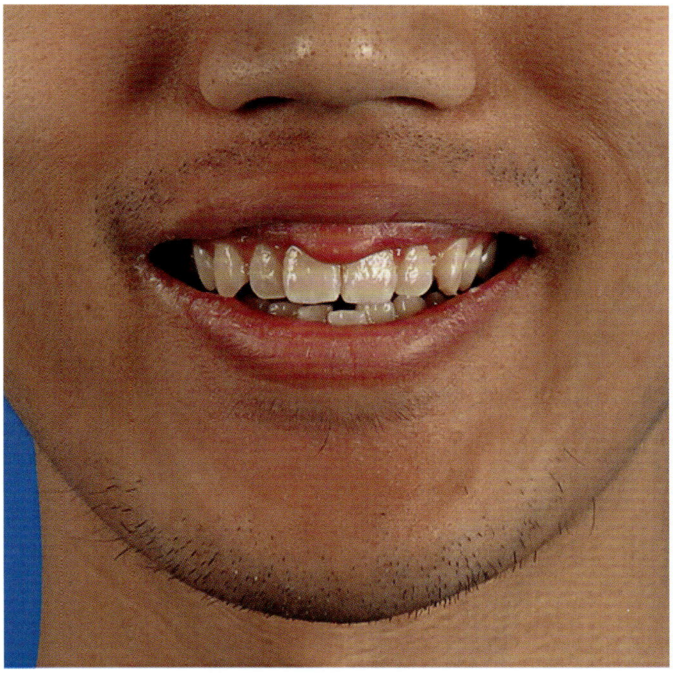

图 9-8　重唇

一、手术适应人群

（1）上唇整体偏厚，或希望更薄者。

（2）上唇红唇形态不满意者。

（3）上唇重唇。

（4）唇裂、外伤、先天性等各种原因引起的两侧红唇厚度或形态不对称者。

二、受术者评估与筛选

（1）存在上颌前突或者上牙前突者，甚至上唇人中过短、露龈笑者，需术前进行侧面评估。该情况下红唇进行修薄后可能导致露齿过度、露龈笑加重，并且有加重嘴突视觉效果的风险。

（2）即使不存在颌骨与牙齿前突，术前亦需评估术后是否引起露齿度增加，以及目前牙齿的状态是否适合增加露齿度。

（3）唇部存在半年内手术史、局部切口瘢痕尚未软化者，建议推迟手术；半年内唇部曾注射填充者，建议待吸收完全或注射溶解酶溶解以后再进行手术。

（4）确认上唇部位无活动感染性或炎性病灶，包括毛囊炎、鼻炎、酒渣鼻、唇炎等。

（5）排除其他不适宜整形手术的全身情况。

三、手术效果及目的

（1）修薄过厚的红唇。

（2）改善红唇形态。

（3）矫正重唇。

四、手术设计及操作

1. 设计　坐位进行。在红唇黏膜唇珠两侧分别设计三角形切除范围，三角形顶点视为新的穹窿点，三角形高度根据受术者的具体修薄程度要求设计，一般包含部分干唇黏膜和部分湿唇黏膜（图 9-9）。如受术者不希望过于明显的唇珠，可适当设计上唇红唇中央区的切除范围和厚度，减少唇珠高度。红唇切除后存在一定程度的反弹，故需要考虑适当的矫枉过正量。如受术者为重唇，通常笑

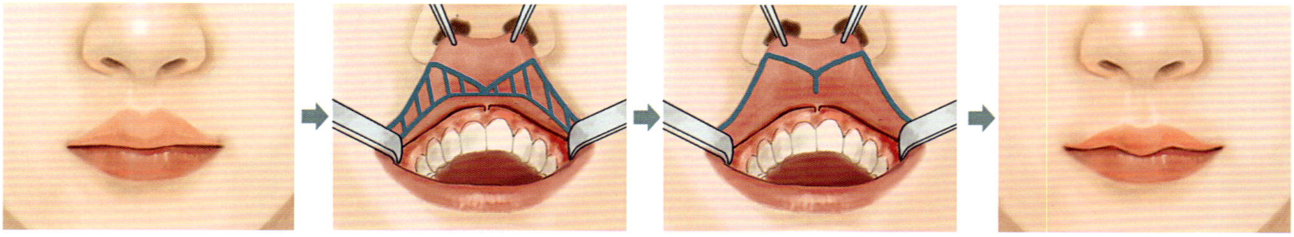

图 9-9　上唇红唇修薄手术步骤（示意图）

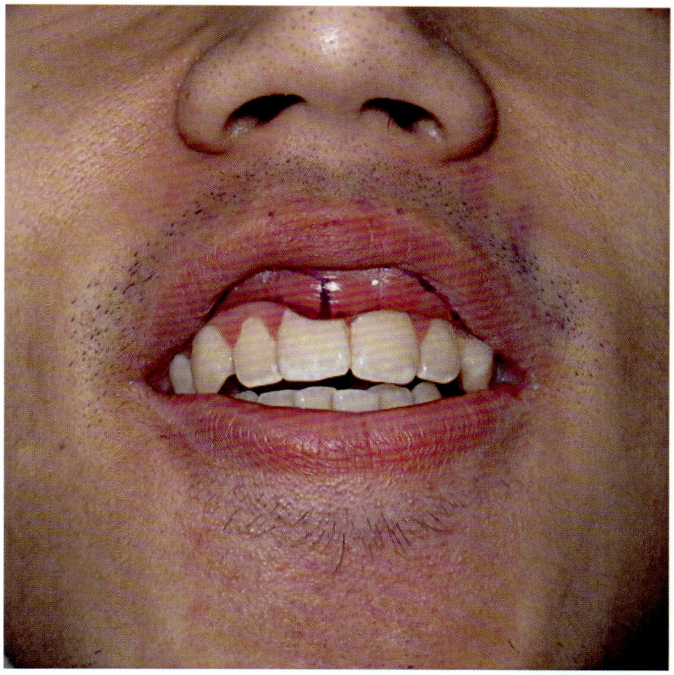

图 9-10　重唇矫正的设计

时会在红唇出现深浅不一的横沟，此沟将红唇分成前后两层，必须将此横沟完整切除，同时切除横沟后方突出的红唇，设计时应包含该范围（图 9-10）。

2. **麻醉**　眶下神经阻滞麻醉，近口角部位红唇追加局部麻醉。

3. **主要步骤**　设计线处缝线标记固定，15 号小刀切开黏膜、黏膜下，到达口轮匝肌，切除设计区域组织，仔细止血，6-0 编织丝线全层缝合（具体操作详见第六章第一节相关内容）。

4. **切口处理**　切口外涂红霉素眼膏，不需包扎，术毕冰敷半小时。

五、术后护理与并发症处理

（1）冰敷：术后即刻和术后 3 天内，每天冰敷 3 ~ 4 次，每次 30 ~ 60 min。

（2）疼痛：术后当晚必要时可以服用止痛药或安眠药帮助睡眠。

（3）饮食：当天进冷流食，不宜用吸管，可以用小勺。2 天后正常饮食，但术后 1 周内忌烟酒、鱼虾、辛辣刺激食物。

（4）口腔清洁：7 日内不刷牙，可以使用漱口液清洁。

（5）切口护理：切口在拆线前保持清洁湿润，如进食、出汗等污染，可以用生理盐水或漱口液擦拭，如有分泌物及时清理。清洁后用湿盐水纱布或无菌唇膜湿敷。

（6）拆线：术后7天拆除全部缝线。

（7）表情管理：3个月内唇部避免夸张表情，尽量少说话，避免大笑及用力打哈欠。

（8）术区恢复：术后出现水肿、青紫、淤血等属于正常现象，一般1～2周逐渐消退，可局部温敷。

（9）接吻：1个月内禁止接吻。

（10）拆线后切口管理：个别案例拆线后可能出现切口表层裂隙、局部小缺损或者结痂等，一般3～5天自行恢复。

（11）瘢痕预防与治疗：切口愈合后可每日外用润唇膏保护唇黏膜。瘢痕一般在术后3～6个月内比较硬，延展性差，影响表情，甚至呈致密突起状，尽量减少夸张表情活动，之后渐趋稳定。如稳定后瘢痕仍存在鼓起增生者，可以局部注射含激素的祛疤针软化。个别瘢痕挛缩严重者，可能会引起远期上唇延伸度不足，甚至造成笑容时上唇张力性内翻，影响美观，需要进行瘢痕松解甚至局部黏膜瓣移转修复。

（12）反弹：该手术存在一定程度反弹，所以手术一般会矫枉过正，术后短期可能内会觉得露齿度增加明显，一般1～2周逐渐恢复。一般早期反弹会在术后3个月内出现，随后稳定。

（13）对称性：由于术后两侧恢复速率可能存在差异，短期内轻微不对称可能比较常见。如果彻底恢复后仍存在不对称可以再次修复。

（14）局部线条不流畅：可因手术、术后恢复等原因导致切口恢复后红唇游离缘线条不对称、不连续、台阶感、局部缺损等不流畅情况，可在瘢痕彻底软化后再次修复。

六、临床案例

案例1：女，27岁，主诉上唇红唇偏厚，与下唇厚度相同，且形态比较平坦，缺乏精致的“M”形。予手术上唇红唇修薄同时保留唇珠，术后3个月，上唇厚度减少，约为下唇的2/3，并具备唇珠形态，整体红唇呈现“M”形（图9-11）。

案例2：男，20岁，主诉上唇厚唇合并重唇，同时伴有露龈笑，严重影响美观。予上唇重唇部分切除，红唇修薄，去除肌肉-黏膜粘连。术后2个月可见上唇厚度减少，重唇消失，整体红唇呈现自然“M”形（图9-12）。

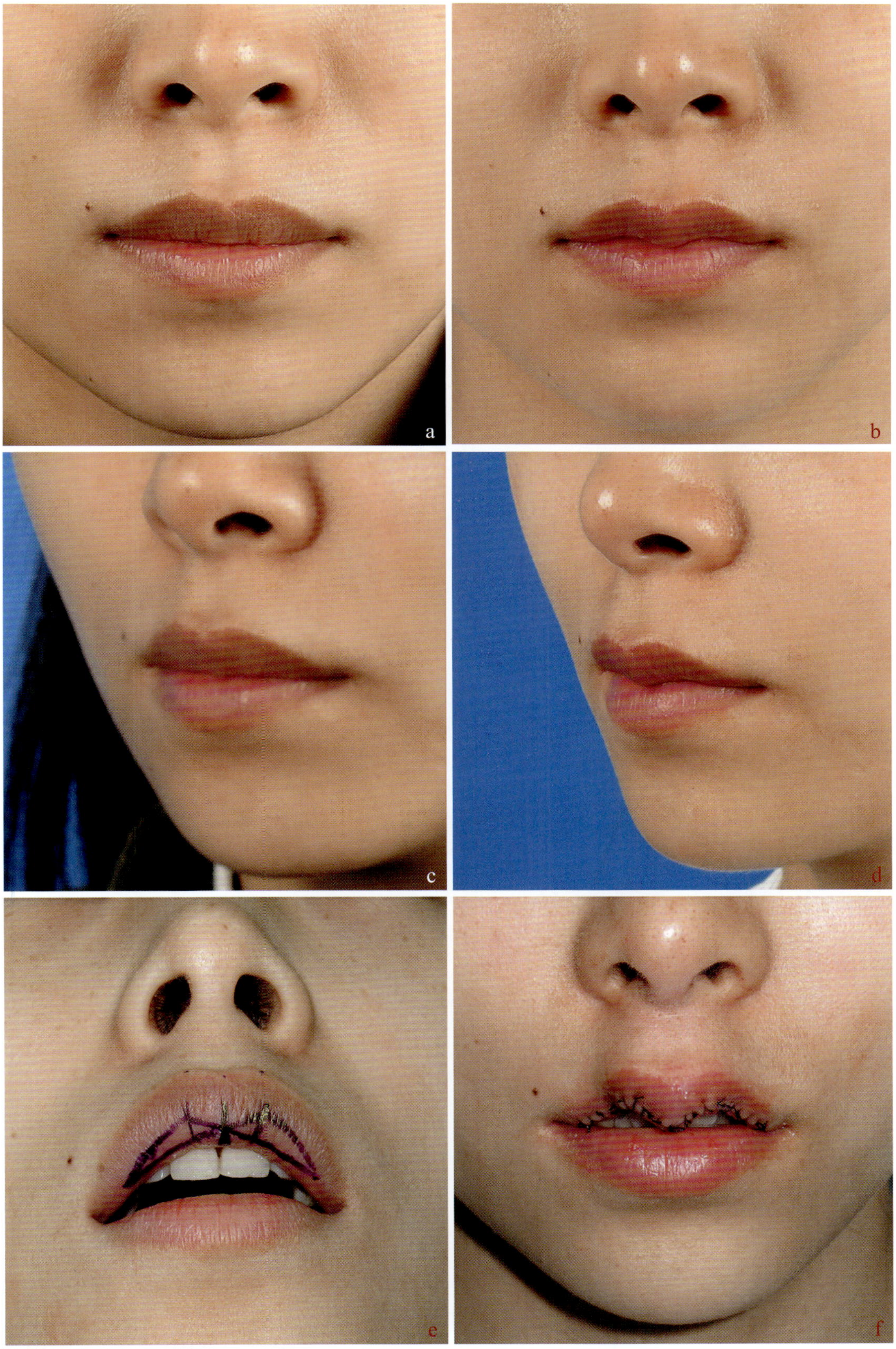

图 9-11　上唇红唇修薄（女，27 岁）

a. 术前正位；b. 术后 3 个月正位；c. 术前斜位；d. 术后 3 个月斜位；e. 术中设计；f. 术后即刻

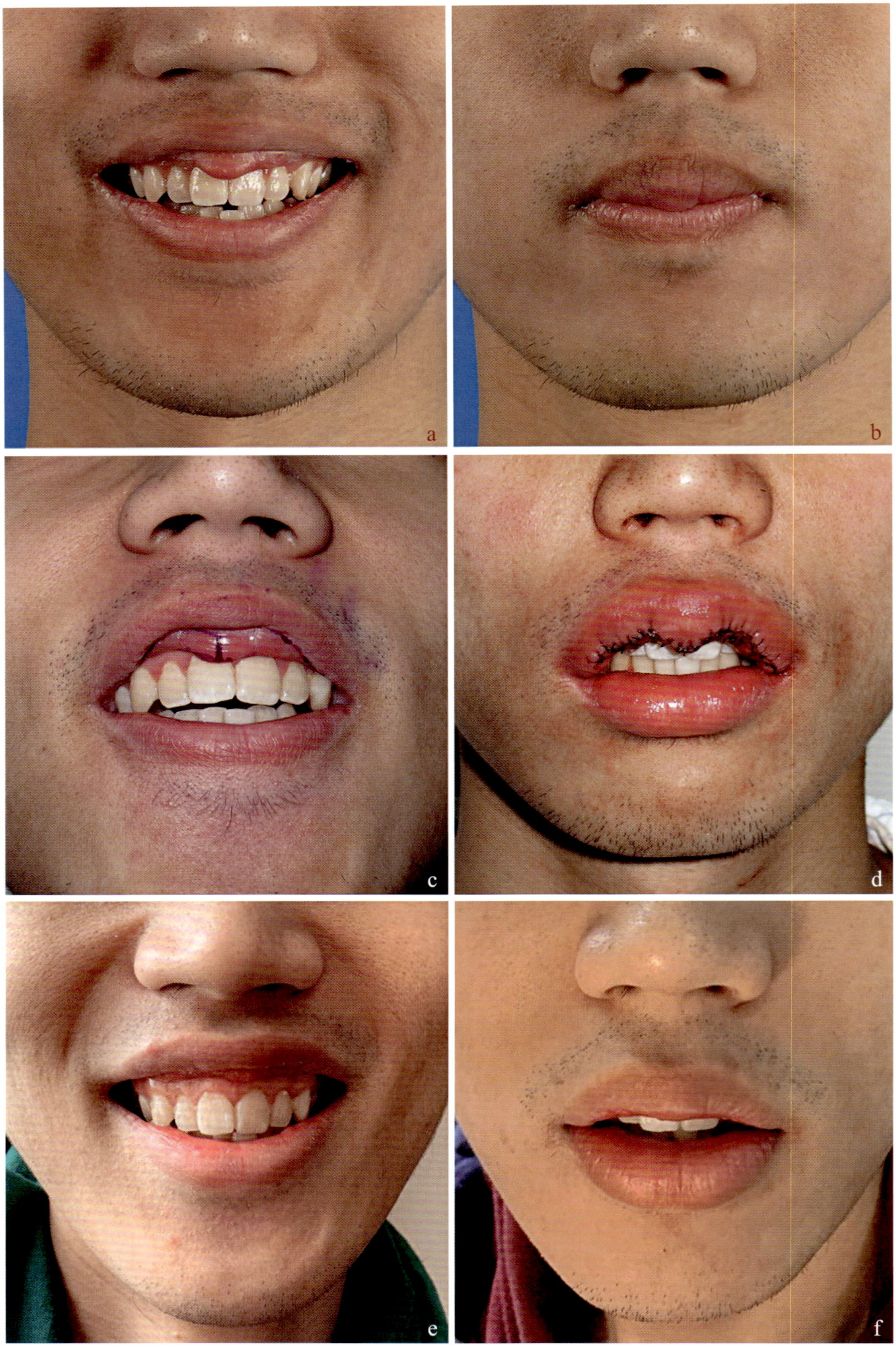

图 9-12　上唇重唇切除修薄（男，20 岁）

a. 术前大笑相；b. 术前放松相；c. 术中设计；d. 术后即刻；e. 术后大笑相；f. 术后放松相

第三节　上唇红唇综合整形

随着大众审美与整形技术的不断发展，单纯的增厚或修薄已经满足不了求美者对唇部精细化美学的更高要求，他们往往希望能够在厚薄程度合适的基础上同时呈现一定的形态。这就需要根据他们的要求以及基础条件，综合运用增厚以及修薄的方式，采取同期或者分期手术，必要时配合注射、文绣、激光等其他手段达成。

典型案例分析

案例 1： 女，25 岁，主诉上唇偏厚，但唇珠不明显，整体红唇形态平坦，缺乏起伏，同时唇弓外侧嵴呈向上的外弧形，希望上唇主体形态改善成“M”形，具备丰满唇珠，并且唇弓外侧嵴调整为内弧形。

方案设计：上唇两侧红唇进行修薄，保留中央唇珠。由于求美者希望唇珠较丰满明显，同时亦要求调整唇弓外侧嵴形态，手术增加中央唇珠加强项目，即在上唇湿唇黏膜设计“▽”状切除范围，切开后将两侧湿唇黏膜拉拢至中央，纵行缝合，使唇珠集中的同时将唇弓外侧嵴拉平甚至呈现内弧。

术后可见唇珠饱满度增加，上唇主体呈现“M”形，同时唇弓外侧嵴形态改善（图 9-13）。

案例 2： 女，30 岁，主诉上唇唇红缘平坦，唇峰不够明显，唇弓外侧嵴呈现外弧度，希望唇峰能起伏稍明显，唇弓外侧嵴变平缓，同时希望上唇红唇更加具备“M”形形态，以及下唇更向中央集中。

方案设计：通过双侧唇峰上提，改善唇弓外侧嵴外弧度的状态，让唇峰更加明显，缩短人中高度，同时将上唇红唇两侧适当修薄，加强唇珠结构，下唇两侧修薄向中央集中。

手术一次完成，同期进行双侧唇峰上提，上唇红唇修薄 + 唇珠 V-Y 推进，下唇两侧修薄。术后双侧唇峰形态满意，唇弓外侧嵴变平，红唇形态改善呈“M”形（图 9-14）。

案例 3： 女，34 岁，京剧演员，主诉唇色浅淡，上唇唇红缘平坦，唇峰欠明显。因职业需要，上妆时希望能呈现更加明显的唇部形态，同时亦希望日常素颜时唇色稍鲜艳。

方案设计：先进行双侧唇峰上提，同时修薄上唇两侧红唇，使唇珠明显，上唇主体“M”形更突出。Ⅱ期进行全唇文绣，改善唇色。

术后 5 个月，可见唇形改善效果满意，唇峰切口略有轻微白色瘢痕，进行Ⅱ期全唇文绣，改善唇色同时将唇峰白色瘢痕亦进行着色修饰，使之淡化。

文绣术后 1 个月，可见“M”形上唇主体明显，唇色自然，手术瘢痕弱化，微笑时唇峰及红唇主体形态保持良好（图 9-15）。

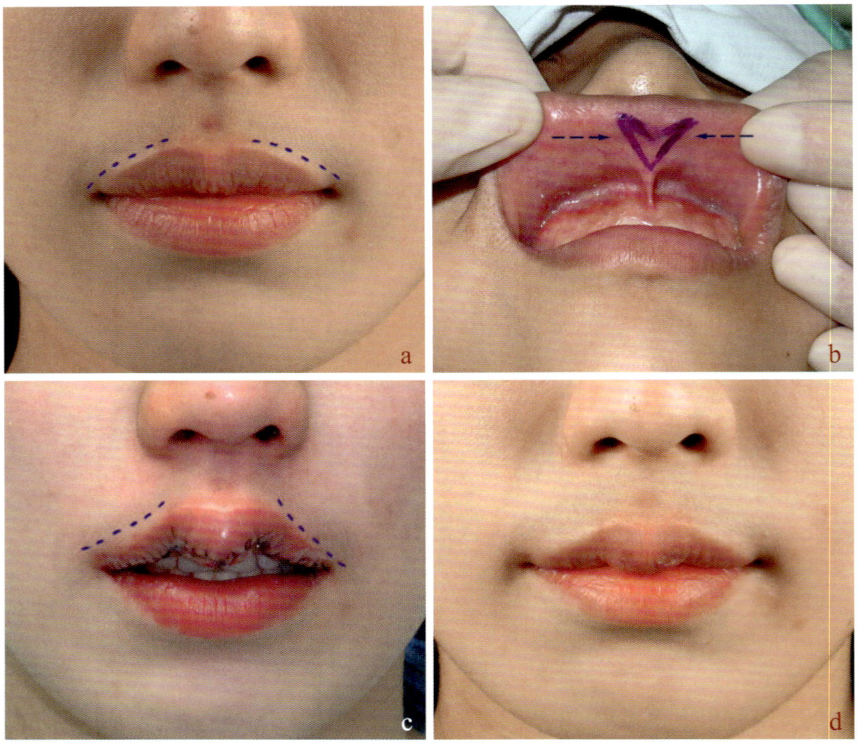

图 9-13　上唇“M”形修薄＋唇珠加强（女，25 岁）

a. 术前：唇珠不明显，外弧形唇弓外侧嵴；b. 术中设计：红唇修薄后追加唇珠加强；c. 术后即刻：唇珠饱满，唇红缘集中；d. 术后 3 周

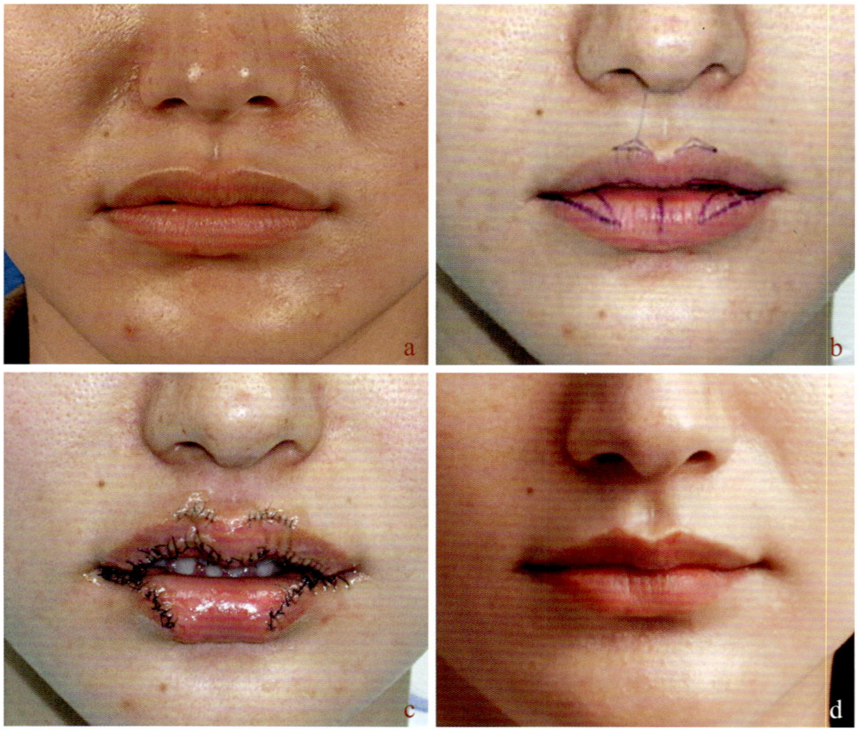

图 9-14　上唇唇红缘＋红唇综合成形（女，30 岁）

a. 术前；b. 术中设计；c. 术后即刻；d. 术后 3 个月

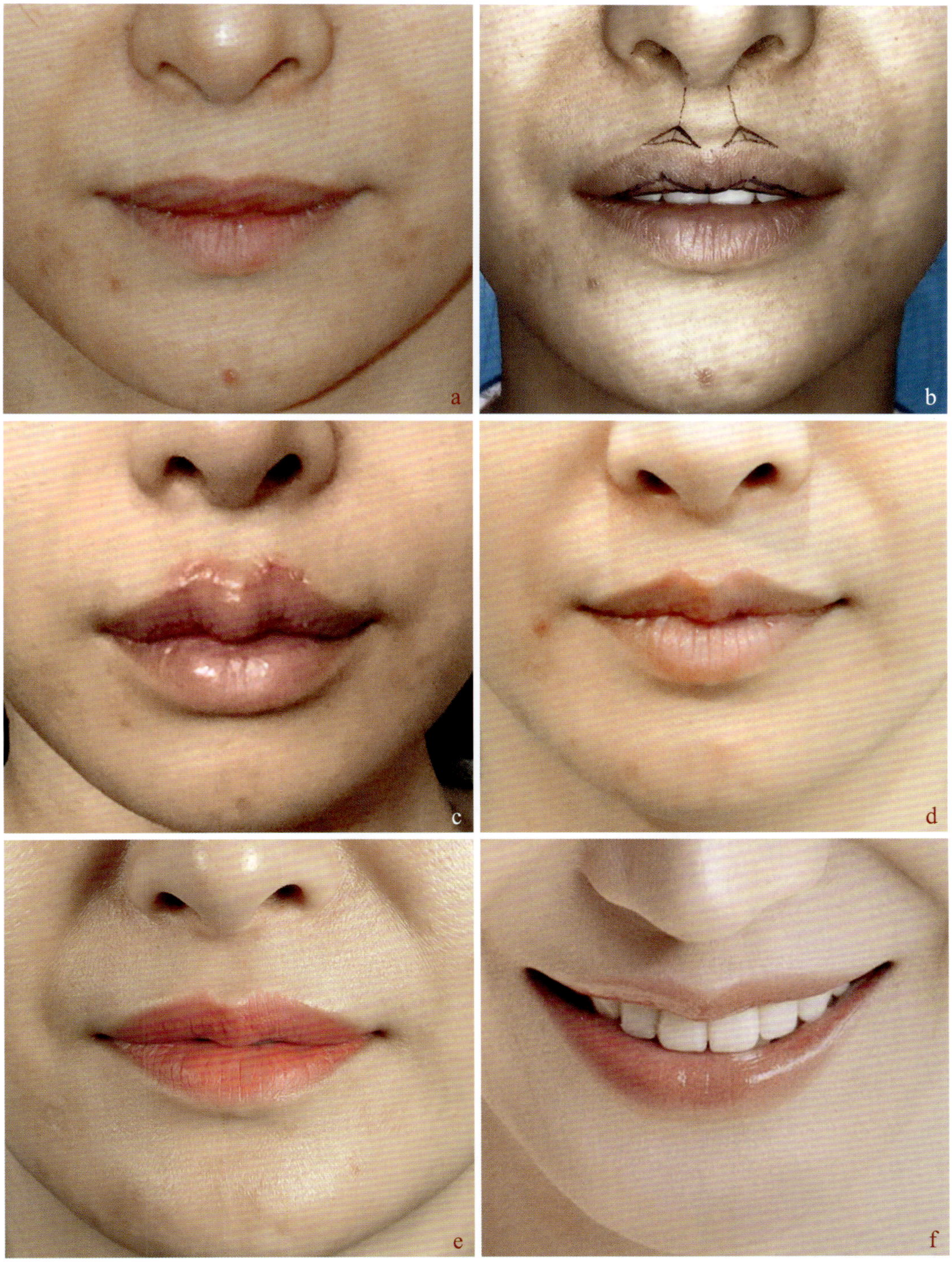

图 9-15　上唇唇峰提升 + 红唇综合成形 + 文绣（女，34 岁）

a. 术前：红唇平坦，唇峰不明显；b. 术中设计：双侧唇峰提升，红唇修薄；c. 术后 1 周拆线即刻；d. 术后 5 个月：唇峰明显，红唇主体呈“M”形；e. 红唇文绣后 1 个月；f. 笑相：唇峰及“M”形红唇形态保持良好

（潘柏林）

参考文献

[1] Brown C, Watson D. Lip augmentation utilizing allogenic acellular dermal graft. Facial Plast Surg, 2011, 27(6): 550-554.

[2] Maloney PM. Cosmetic surgery of the lips. Facial Plast Surg, 1996, 12(3): 265-278.

[3] Janis JE. Essentials of Aesthetic Surgery. New York: Thieme, 2018: 661.

[4] Clymer MA. Evolution in techniques: lip augmentation. Facial Plast Surg, 2007, 23(1): 21-26.

[5] Truswell WH. Using permanent implant materials for cosmetic enhancement of the perioral region. Facial Plast Surg, 2007, 15(4): 433-444.

[6] Meyer R, Kesselring UK. Aesthetic surgery in the perioral region. Aesthet Plast Surg, 1976, 1(1): 61-69.

[7] Eremia S, Newman N. Long-term follow-up after autologous fat grafting: analysis of results from 116 patients followed at least 12 months after receiving the last of a minimum of two treatments. Dermatologic Surgery, 2000, 26(12): 1150-1158.

[8] Sforza M, Andjelkov K, Zaccheddu R, et al. The "Brazilian" bikini-shaped lip-reduction technique: new developments in cheiloplasty. Aesthet Plast Surg, 2012, 36(4): 827-831.

[9] Fanous N, Brousseau VJ, Yoskovitch A, et al. The "Bikini" lip reduction: an approach to oversized lips. Plast Reconstr Surg, 122(1): 23e-25e.

插图来源

图 9-1、9-2、9-5、9-8 由北京大学第三医院陈静绘制；
图 9-6 由蚌埠市第一人民医院周文武医生提供；
其余图片由北京大学第三医院潘柏林医生团队提供。

上唇综合成形手术视频

透明质酸注射丰唇手术视频

第十章

下唇红唇部位

下唇红唇部位的区域范围：上界是下唇游离缘，下界是下唇唇红缘，两侧末端是口角（图 10-1）。下唇红唇包含的美学亚单位有矢状中央沟、双侧侧唇珠、下唇近口角区等。相应涉及的整形美容手术项目主要有红唇增厚、红唇修薄以及红唇综合形态的调整等。

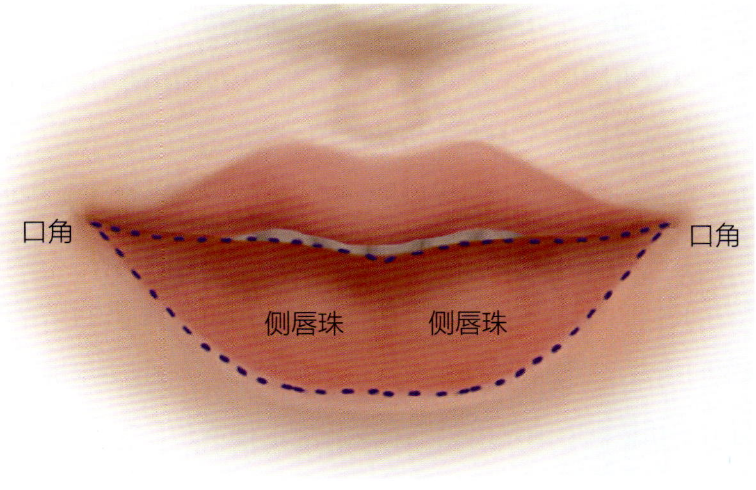

图 10-1　下唇红唇范围

第一节　下唇红唇增厚术

下唇红唇增厚通常与上唇红唇增厚相伴随，相关内容参见第九章第一节“上唇红唇增厚术”，同样可以通过注射填充及手术方式达到。

注射丰唇术

注射丰唇的材料还是主要以透明质酸制剂和自体脂肪颗粒两种为主。两种填充材料各自有优缺点及适应证，可以根据受术者的具体要求来个性化选择。

一、手术适应人群

（1）下唇整体偏薄，希望改善丰满度者。

（2）下唇突出度不足，希望改善者。

（3）下唇形态平坦，希望呈现一定曲线轮廓者。

（4）外伤、肿瘤、畸形、手术继发等各种原因引起的部分下唇红唇缺损者。

二、受术者评估与筛选

（1）存在下颌前突、下牙前突、颏部后缩者，需术前进行侧面评估。该情况下注射丰唇可能造成突嘴程度的加重，降低美观；如需要进行颏部整形，应先于唇部注射。

（2）本身红唇偏厚、以改善唇形为主要诉求者，注射填充可能引起红唇的进一步增厚，同时亦难以呈现出理想的形态。该情况建议进行修薄手术来满足诉求。

（3）因外伤、肿瘤、畸形、手术继发等原因引起的局部红唇缺损，需要详细评估缺损部位的黏膜弹性、组织活力、周边情况。如果缺损部位存在瘢痕形成，黏膜延展度差者，或者缺损周围组织活力欠佳者，注射填充物难以稳定沉积于缺损处狭小的空间内，更难以使缺损处黏膜得以延展扩张，反而容易移动至缺损旁相对宽松的组织间隙中，造成缺损改善不满意。该情况建议通过手术进行组织瓣移植填充改善。

（4）最终效果应与上唇相适配，通常上唇也需要相应进行填充。

（5）唇部存在半年内手术史、局部切口瘢痕尚未软化者，建议推迟注射。

（6）确认下唇部位无活动感染性或炎性病灶，包括毛囊炎、鼻炎、酒渣鼻、唇炎等。

（7）排除其他不适宜整形手术的全身情况。

三、注射填充材料的选择

同第九章第一节中“注射丰唇术”相关内容。

四、手术效果及目的

（1）增加下唇红唇丰满度，改善薄唇。

（2）调整下唇红唇形态。

五、注射设计及操作

受传统“樱桃小嘴”的审美文化影响，多数东方求美者喜欢集中、小巧的下唇，体现出含蓄、可爱、精致的东方美。故下唇注射丰唇主要以增厚红唇中央部分或旁正中部位的侧唇珠为目标，在注射时应着重注射红唇中央 1/3 的区域。如希望体现出“矢状中央沟”结构者，可只注射其两侧的侧唇珠，注射过程中注意两侧深浅及宽度范围尽量对称（图 10-2）；如不希望体现“矢状中央沟”者，可在中央部位也进行注射，尤其个别求美者喜好中央部外翻丰满者，需要着重注射中央部位的红唇及唇红缘。注射后需要按摩均匀，避免出现局部突起的结节感。如希望有轻微的口角上提效果，也可以在两侧口角正下方做扇形区域的平铺注射，通过局部的支撑使口角轻度上提，对于轻微的木偶纹也可有一定程度的改善。

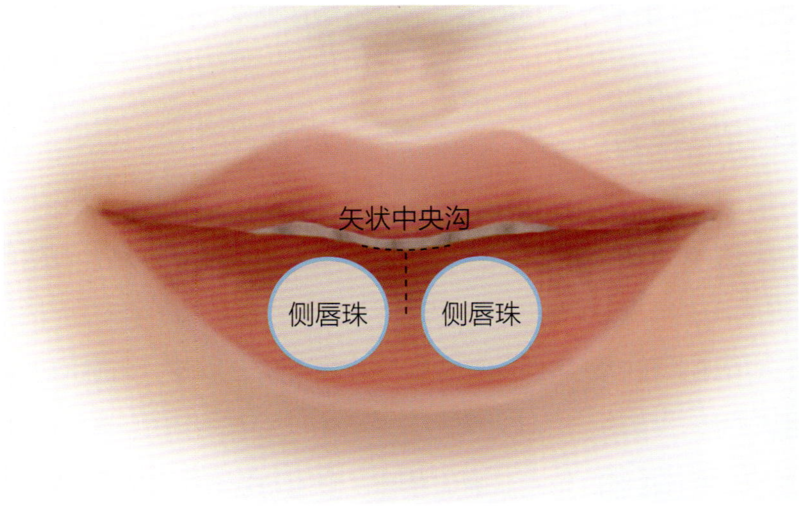

图 10-2　下唇红唇的注射要点（示意图）

六、术后护理与并发症处理

同第九章第一节中“注射丰唇术”相关内容。

七、临床案例

见第九章第一节中“注射丰唇术”相关案例。

下唇侧唇珠成形术

下唇侧唇珠成形红唇增厚术在20世纪90年代就见文献报道[1-2]，当时学者在下唇湿唇部位两侧各设计一个V-Y黏膜瓣，切开后向前外推出，达到增厚红唇的目的及效果。本术式后来多用于修复小而单一的红唇缺损[3]，近年来才逐渐被用于唇部美容手术，并取得良好效果[4]。本团队所采用的方式与此类似。

一、手术适应人群

（1）下唇整体偏薄、内翻，或缺乏丰满侧唇珠者。

（2）下唇突出度不足者。

（3）外伤、先天性畸形、手术等各种原因引起的下唇两侧形态不对称者。

二、受术者评估与筛选

（1）该方法需要具备一定的红唇厚度基础，如果本身过于菲薄，术后容易在黏膜瓣切口处出现不自然的“台阶感”，形成人工痕迹。

（2）该方法通常会增加下唇的突出度及外翻程度，故更适合后缩、内翻的下唇；相反，如果下唇本身较突出，则慎用该方法。

（3）该方法可能会破坏下唇部口轮匝肌的完整性，故本身存在唇部闭合功能不全者慎用。

（4）唇部存在半年内手术史、局部切口瘢痕尚未软化者，建议推迟手术。

（5）确认手术部位无活动感染性或炎性病灶，包括毛囊炎、鼻炎、酒渣鼻、唇炎等。

（6）排除其他不适宜整形手术的全身情况。

三、手术效果及目的

（1）增加下唇高度。

（2）增加下唇突出度。

（3）改善下唇形态。

四、手术设计及操作

1. **术前设计**　求美者取站立位或坐位，于下唇正中两旁干湿唇黏膜交界处左右各设计一个“V”形黏膜瓣，其蒂在红唇游离缘、尖端朝向唇龈沟。“V”形黏膜瓣的两边长度在 18 ~ 23 mm，尖端的角度一般在 50° ~ 55°，具体根据受术者下唇中央高度、下唇侧唇珠高度、上下红唇高度比例、口裂宽度，以及受术者希望侧唇珠的宽度等因素个体化调整（图 10-3a）。

2. **麻醉**　取仰卧位，以 2% 利多卡因行双侧颏神经阻滞麻醉。

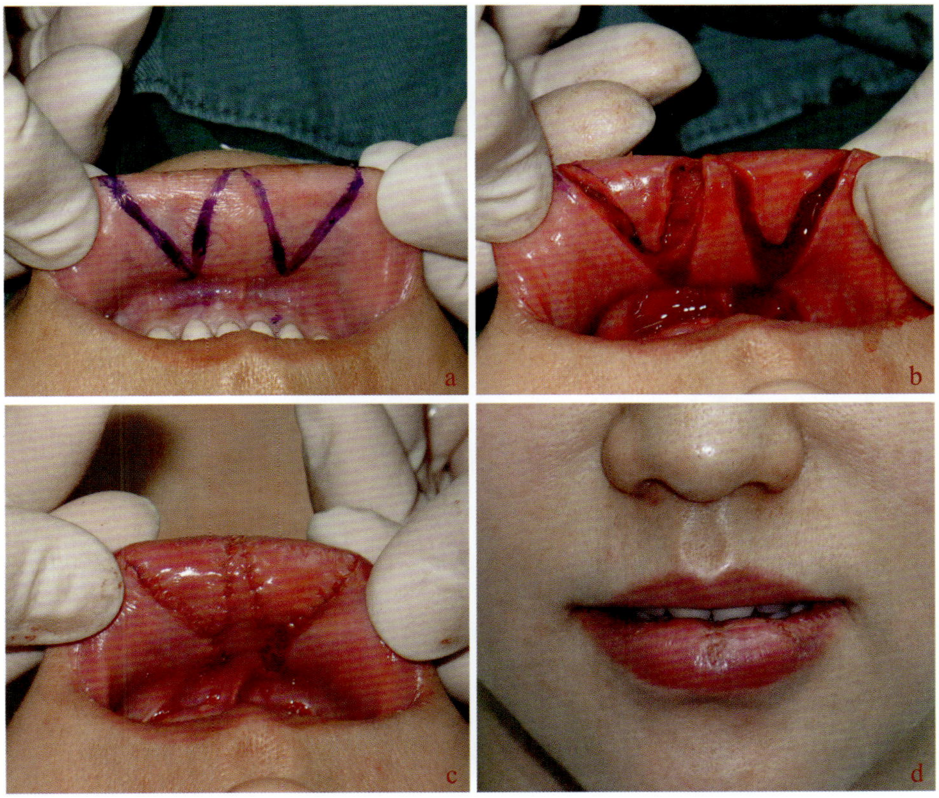

图 10-3　下唇侧唇珠成形手术设计

a. 双侧黏膜瓣设计；b. 切开黏膜瓣；c. 黏膜瓣 V–Y 推进后全层缝合；d. 术后即刻

3. 主要操作 沿切口线切开红唇黏膜、黏膜下直至口轮匝肌，于轮匝肌浅层自黏膜瓣尖端向蒂部潜行剥离，形成双侧黏膜瓣后，向红唇游离缘行“V-Y”推进，直至形成丰满侧唇珠。仔细止血后，5-0 可吸收线全层缝合。受术者坐起观察效果及对称性，不满意处再次局部调整。满意后外涂红霉素眼膏，不需包扎（图 10-3b ~ d）。

五、术后护理与并发症处理

（1）冰敷：术后即刻和术后 3 天内，每天冰敷 3 ~ 4 次，每次 30 ~ 60 min。

（2）止痛：术后当晚必要时可以服用止痛药或安眠药帮助睡眠。

（3）饮食：当天进冷流食，不宜用吸管，可以用小勺。2 天后正常饮食，但术后 1 周内忌烟酒、鱼虾、辛辣刺激食物。

（4）口腔清洁：7 日内不刷牙，可用漱口液清洁。

（5）切口护理：切口保持清洁，进食后可以用生理盐水或漱口液清洁，如切口黏附食物残渣，应及时清理。

（6）不需拆线，自行吸收脱落；个别在红唇暴露区域影响美观的缝线，也可以在 7 天拆除。

（7）表情管理：1 个月内唇部避免夸张表情，尽量少说话，避免大笑及用力打哈欠，禁止接吻。

（8）术区恢复：术后出现水肿、青紫、淤血等属于正常现象，一般 1 ~ 2 周逐渐消退，可局部温敷。

（9）瘢痕治疗：由于切口基本位于口内，一般不存在外在瘢痕，但口内切口处瘢痕也可能造成局部硬、延展性差的情况，通常 3 ~ 6 个月随瘢痕软化逐渐缓解，需要时也可以局部注射类固醇激素加速软化。

（10）回落：该手术存在一定程度回落，所以手术一般会矫枉过正，术后短期可能内会出现下唇过度外翻突出，2 ~ 3 周逐渐恢复。一般早期回落会在术后 3 个月内出现，随后稳定。

（11）下唇闭合功能下降：个别人出现闭合功能下降，甚至极个别偶然出现流涎现象。

（12）对称性：由于术后两侧恢复速率可能存在差异，短期内轻微不对称可能比较常见。术后半年恢复稳定后如果仍存在不对称，可以再次手术或进行自体脂肪注射矫正。

（13）红唇局部麻木：一般需要半年甚至更长的时间逐渐恢复。

（14）远期效果：最终效果可在术后至少 3 个月以后再评价，如果存在矫正不足或过度、不对称或者局部不满意，可在半年后再次修复。

六、临床案例

女，30 岁，主诉下唇偏薄，缺乏饱满侧唇珠形态。予下唇双侧“V-Y”红唇黏膜瓣推进法侧唇珠成形，术后半年可见下唇整体丰满度增加，具备两侧侧唇珠形态（图 10-4）。

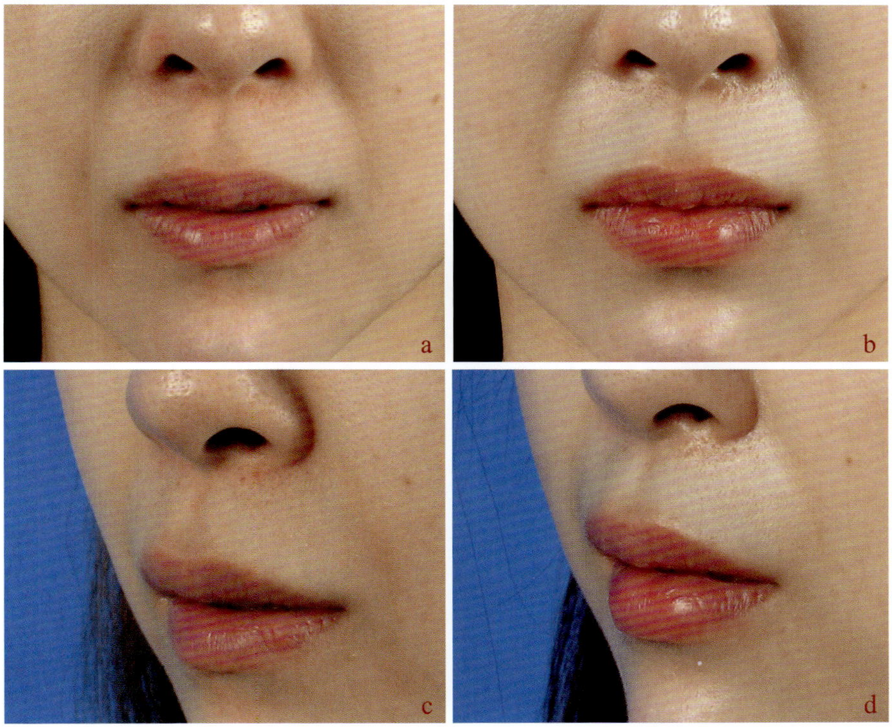

图 10-4　下唇侧唇珠成形案例（女，30 岁）

a. 术前正位；b. 术后半年正位；c. 术前斜位；d. 术后半年斜位

第二节　下唇红唇修薄术

下唇红唇修薄往往与上唇红唇修薄相伴随，也是传统的唇部整形术式，多见于下唇厚唇的求美者，通过切除部分红唇组织的方式使红唇厚度减少。与上唇一样，随着近年来唇部美学更高的市场需求，在修薄的同时，兼顾唇形的修饰也成为美学设计者需要考虑的方面。

一、手术适应人群

（1）下唇整体偏厚，或希望更薄者。

（2）下唇外翻者。

（3）下唇红唇形态不满意者。

二、受术者评估与筛选

（1）存在下颌前突或者下牙前突者，甚至反殆畸形者，下唇厚唇通常会伴有红唇前突外翻，甚至下唇红唇最前点较上唇靠前，该种情况下单纯红唇修薄亦难以改善前突的不雅，建议进行正颌手术改善下颌前突畸形，方能达到更佳的效果。

（2）下唇张力不足时，往往表现为下唇红唇下垂，下牙暴露，该情况下进行红唇修薄可能加重红唇下垂以及下牙暴露，影响美观。

（3）唇部存在半年内手术史、局部切口瘢痕尚未软化者，建议推迟手术；半年内唇部曾注射填充者，除非需要手术取出注射物，否则建议待吸收完全或注射溶解酶溶解以后再进行手术。

（4）确认下唇部位无活动感染性或炎性病灶。

（5）排除其他不适宜整形手术的全身情况。

三、手术效果及目的

（1）修薄过厚的下唇红唇。

（2）改善下唇红唇形态。

（3）一定程度矫正下唇外翻。

四、手术设计及操作

1. **设计**　坐位进行。根据受术者的修薄程度以及下唇形态的具体需求，在红唇黏膜设计切除范围，切除宽度通常在中央处最宽，向两侧口角逐渐变窄，呈现倒三角形（图 10-5），该范围内包含部分干唇黏膜和部分湿唇黏膜。红唇切除后存在一定程度的反弹，故需要考虑适当的矫枉过正量。如受术者希望术后体现出下唇矢状中央沟，则需要酌情增加下唇正中切除宽度。

2. **麻醉**　颏神经阻滞麻醉，近下唇口角部位追加局部麻醉。

3. **主要操作**　设计线处缝线标记固定，15 号小刀切开黏膜、黏膜下直达口轮匝肌，切除设计区域组织，仔细止血，6-0 编织丝线全层缝合（具体操作详见第六章第一节相关内容）。

4. **切口处理**　切口外涂红霉素眼膏，不需包扎，术毕冰敷半小时。

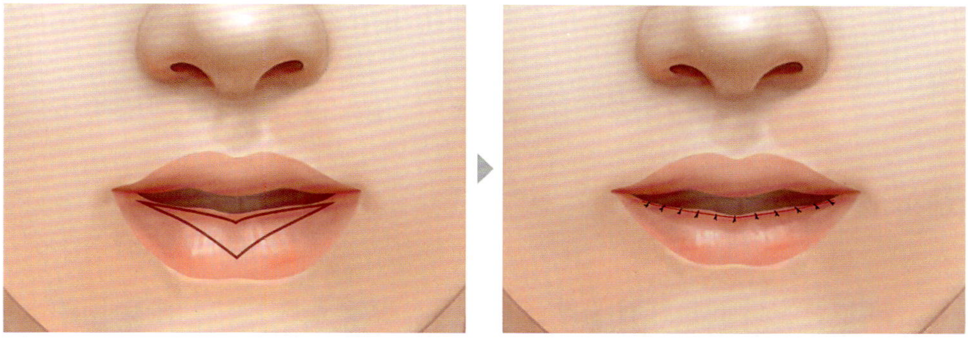

图 10-5　下唇红唇修薄术（示意图）

五、术后护理与并发症处理

（1）冰敷：术后即刻和术后 3 天内，每天冰敷 3 ~ 4 次，每次 30 ~ 60 min。

（2）疼痛：术后当晚必要时可以服用止痛药或安眠药帮助睡眠。

（3）饮食：当天进冷流食，不宜用吸管，可以用小勺。2 天后正常饮食，但术后 1 周内忌烟酒、鱼虾、辛辣刺激食物。

（4）口腔清洁：7 天内不刷牙，可用漱口液清洁。

（5）切口护理：切口在拆线前保持清洁湿润，下唇术后早期因麻木及短暂的轮匝肌功能障碍，可能出现流涎现象，可用纱布擦拭，生理盐水或漱口液清洗，如有分泌物及时清理。

（6）拆线：术后 7 天拆除全部缝线。

（7）表情管理：1 个月内唇部避免夸张表情，尽量少说话，避免大笑及用力打哈欠，禁止接吻。

（8）术区恢复：术后出现水肿、青紫、淤血等属于正常现象，一般 1 ~ 2 周逐渐消退，可局部温敷。

（9）拆线后切口管理：个别案例拆线后可能出现切口表层裂隙、局部小缺损或者结痂等，一般 3 ~ 5 天自行恢复。

（10）瘢痕预防与治疗：拆线后可外用润唇膏保护黏膜。瘢痕一般在术后 3 ~ 6 个月内比较硬，延展性差，影响表情，甚至呈致密突起状，尽量减少夸张表情活动，之后渐趋稳定。如稳定后瘢痕仍存在鼓起增生者，可以局部注射含激素的祛疤针软化。

（11）反弹：该手术存在一定程度反弹，所以手术一般会矫枉过正，术后短期内可能会觉得露齿度增加明显，一般 1 ~ 2 周逐渐恢复。一般早期反弹会在术后 3 个月内出现，随后稳定。

（12）对称性：由于术后两侧恢复速率可能存在差异，短期内轻微不对称可能比较常见。

（13）黏液腺囊肿：往往与术中个别黏液腺切除不完全，残端黏液分泌有关。引起症状或外观受影响者需要再次手术切除囊肿。

（14）远期效果：最终效果可在术后至少 3 个月以后再评价，如果存在矫正不足或过度、不对称或者局部不满意，可在半年后再次修复。

六、临床案例

案例 1： 男，24 岁，主诉下唇红唇偏厚，上下唇高度比大约 1：2，伴有明显外翻，男生中略显憨厚迟钝，未见下垂。予下唇红唇全长修薄，术后 3 个月可见下唇较术前薄，上下唇高度比大约 1：1，外翻程度减轻（图 10-6）。

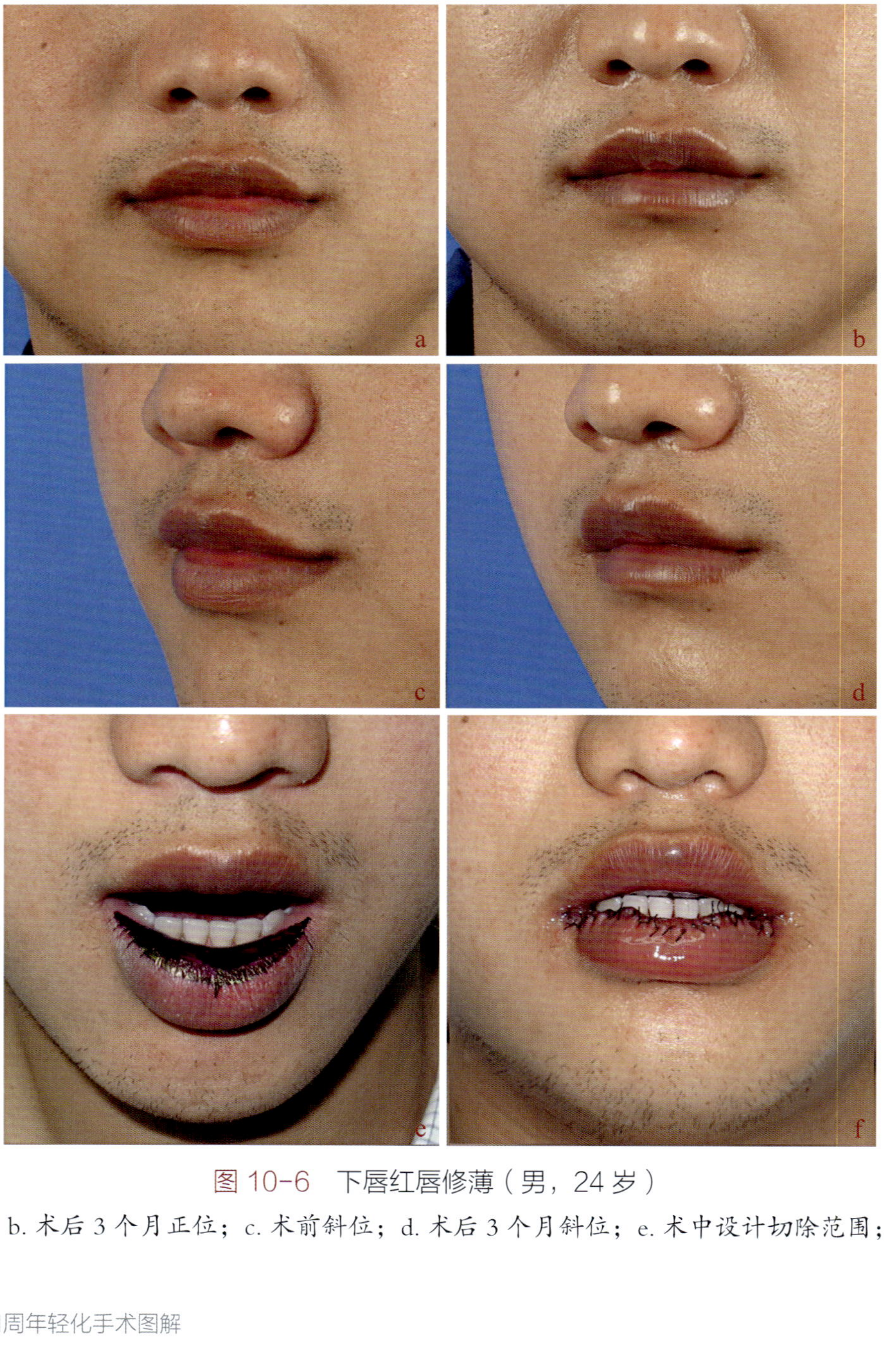

图 10-6 下唇红唇修薄（男，24 岁）

a. 术前正位；b. 术后 3 个月正位；c. 术前斜位；d. 术后 3 个月斜位；e. 术中设计切除范围；f. 术后即刻

案例 2：女，28 岁，主诉下唇红唇偏厚，并伴有外翻，未见下垂。予下唇红唇修薄，术后半年下唇厚度减少，外翻形态改善（图 10-7）。

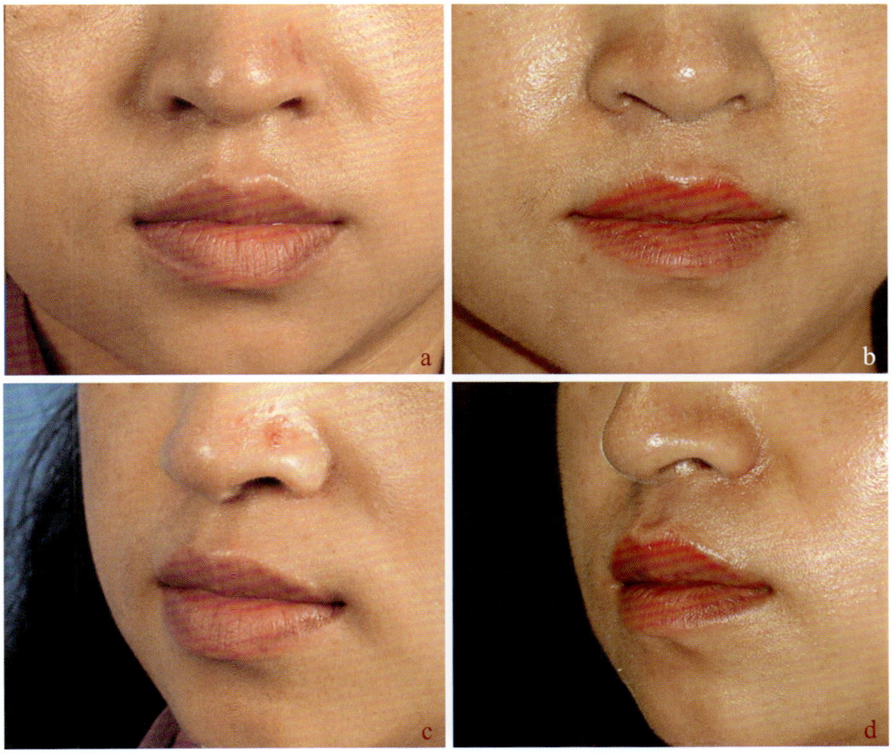

图 10-7　下唇红唇修薄（女，28 岁）
a. 术前正位；b. 术后 6 个月正位；c. 术前斜位；d. 术后 6 个月斜位

第三节　下唇红唇综合整形

基于当代的审美，下唇的美学干预不仅限于单纯的增厚或修薄，而是根据求美者对下唇各部位的厚薄需求进行个性化的处理，这就可能需要进行部分红唇的修薄，或者综合运用增厚以及修薄的方式，采取同期或者分期手术，必要时配合注射、文绣、激光等其他手段达成。

以下将以几个案例为代表，介绍当前较受欢迎的几种典型下唇唇形及其成形术式。

典型案例分析

案例 1：女，24 岁，主诉上下唇厚唇，且缺乏形态，上唇希望有“M”唇形态，下唇希望有侧唇珠及矢状中央沟形态，并且两侧收窄。

方案设计：上唇两侧修薄红唇，保留唇珠及两侧唇阜；下唇红唇中央局部切除重建矢状中央沟，两侧近口角处红唇局部修薄收窄。

手术同期进行上唇双侧红唇修薄，重建唇珠，下唇中央红唇菱形切除，两侧近口角处红唇三角形切除，同时向中央错位缝合。术后上唇呈现“M”唇形态，下唇具备两侧侧唇珠以及矢状中央沟，两侧红唇收窄，整体上下唇视觉上向中央集中，口裂变小，摆脱“香肠嘴”的印象（图 10-8）。

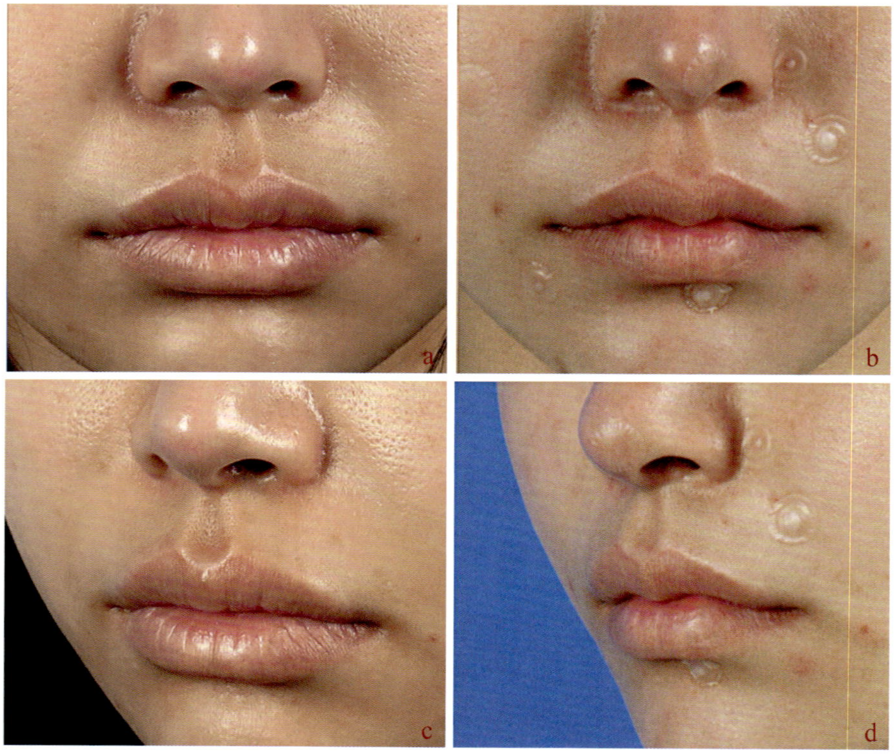

图 10-8　上下唇综合整形（女，24 岁）

a. 术前正位；b. 术后 6 个月正位；c. 术前斜位；d. 术后 6 个月斜位

案例 2：女，34 岁，主诉下唇厚，两侧宽，希望两侧修薄，红唇向中央集中。

方案设计：下唇两侧近口角处红唇修薄，向中央集中。

手术切开下唇两侧修薄并且切缘两侧向中央错位缝合。术后下唇形态改善满意，视觉上向中央集中（图 10-9）。

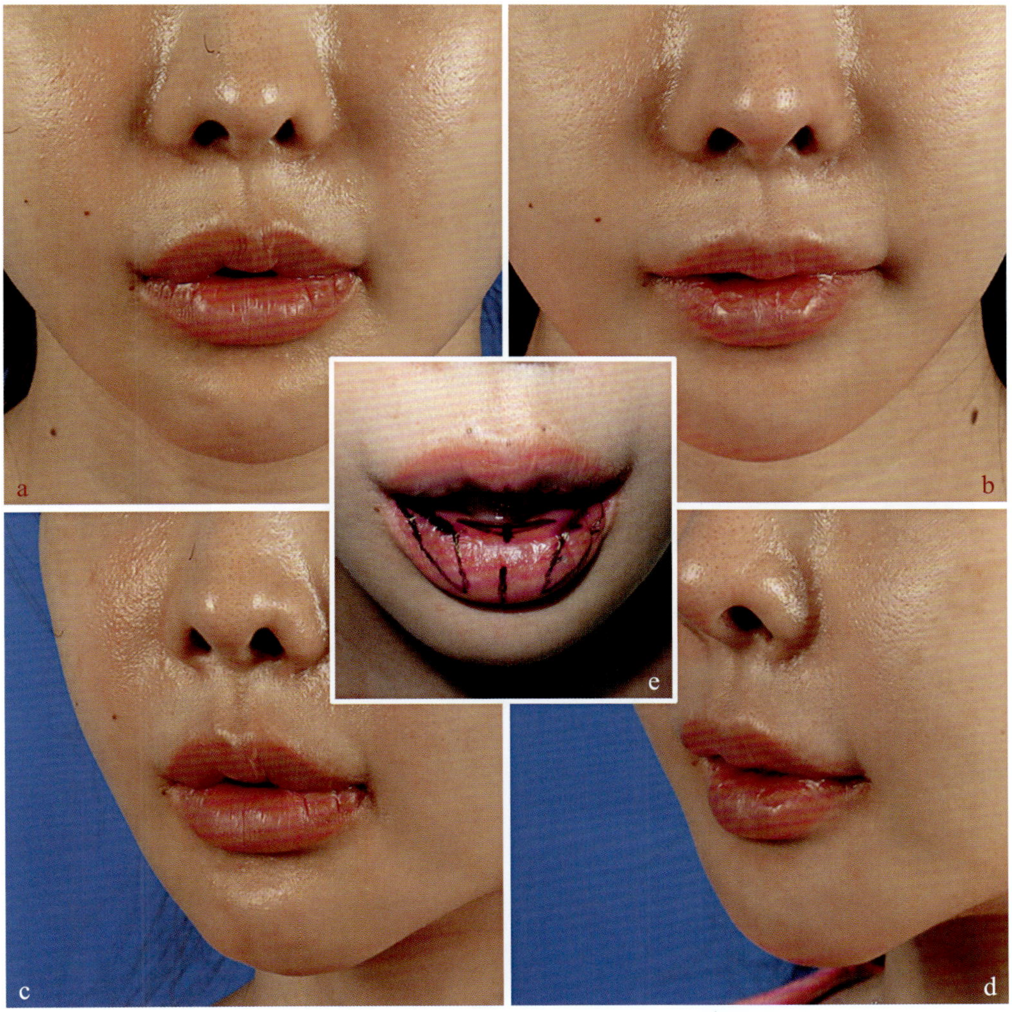

图 10-9　下唇两侧修薄，向中央错位缝合（女，34 岁）

a. 术前正位；b. 术后 2 年正位；c. 术前斜位；d. 术后 2 年斜位；e. 术中设计

案例 3：女，30 岁，主诉上下唇厚唇，且缺乏形态，上唇希望有“M”唇形态，下唇希望两侧红唇变薄，但不要求有侧唇珠形态。

方案设计：上唇两侧修薄红唇，保留唇珠及两侧唇阜；下唇红唇两侧近口角处红唇局部修薄收窄。

手术同期进行上唇双侧红唇修薄，重建唇珠，下唇红唇两侧近口角处红唇三角形切除，同时向中央错位缝合。术后上唇呈现“M”唇形态，下唇两侧红唇收窄，整体上下唇视觉上向中央集中，口裂变小，切口瘢痕不明显（图 10-10）。

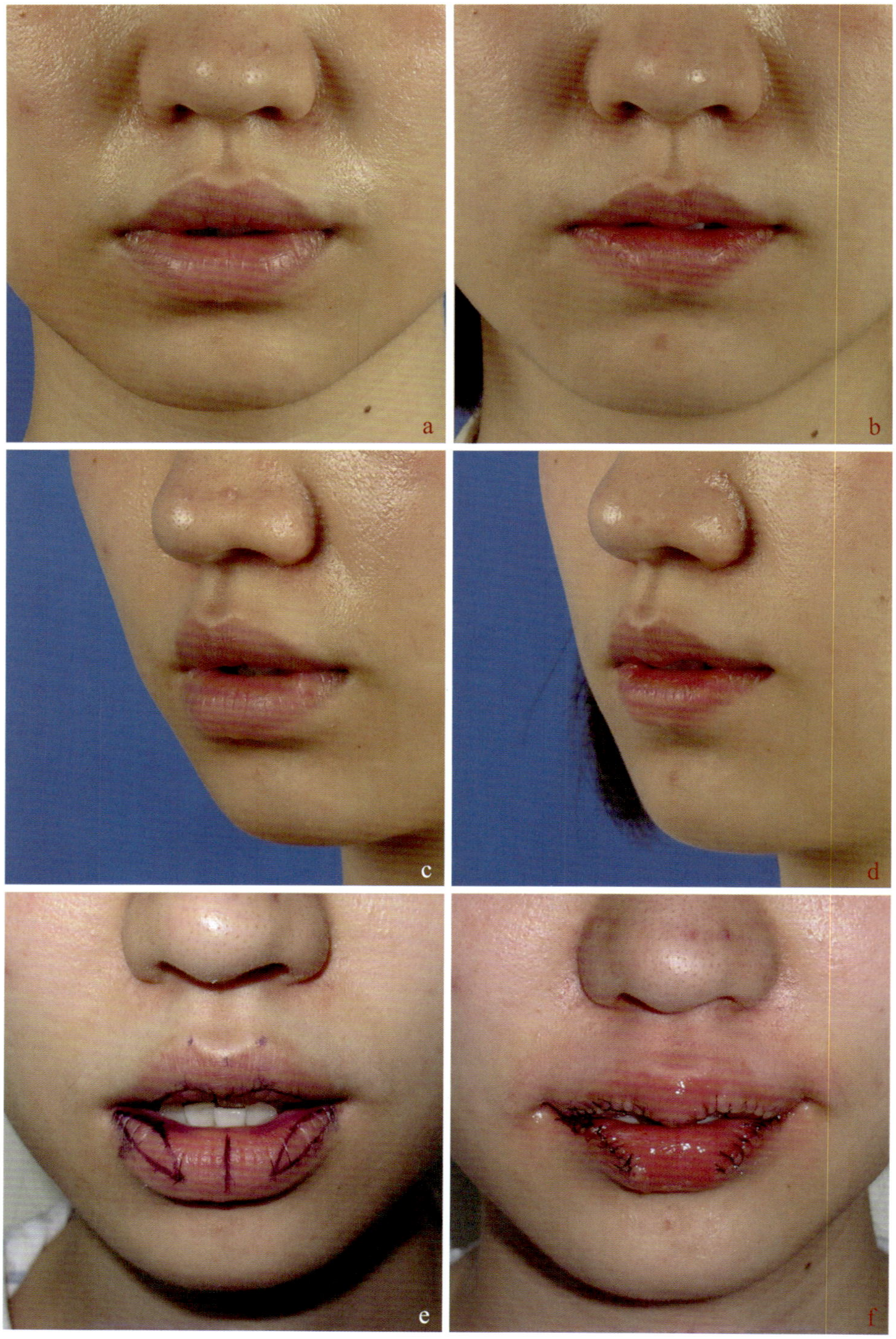

图 10-10 下唇两侧修薄，向中央错位缝合（女，30 岁）

a. 术前正位；b. 术后 1 年正位；c. 术前斜位；d. 术后 1 年斜位；e. 术前设计；f. 术后即刻

（潘柏林）

参考文献

[1] Aiache AE. Augmentation cheiloplasty. Plast Reconstr Surg, 1991, 88(2): 222-226.

[2] Ho LC. Augmentation cheiloplasty. Br J Plast Surg, 1991, 47(4): 257-262.

[3] 赵维新．连续 V-Y 推进瓣矫正红唇部分缺损 4 例报告．中国美容整形外科杂志，1991, 2(1, 2): 50.

[4] Obradovic B, Obradovic M. Triple V-Y vermilion augmentation of the upper lip. J Craniofac Surg, 2015, 26(8): e736-e738.

插图来源

图 10-1、10-2、10-5 由北京大学第三医院陈静绘制；
其余图片由北京大学第三医院潘柏林医生团队提供。

下唇综合成形手术视频

第十一章

口角部位

狭义的口角指的是口裂（oral fissure）两侧、上唇和下唇红唇在末端的结合处，而广义的口角部位的区域范围包括：外上至鼻唇沟，内侧至上唇唇阜及下唇近口角处红唇，下外侧至颊部前侧的皮肤与黏膜区域（图 11-1）。该区域是面部情绪的重要表达区之一，有丰富的面部表情肌在此部位聚集，形成口角蜗轴（modiolus）结构。这些表情肌包括颧大肌、提口角肌、颊肌、笑肌、降口角肌、口轮匝肌等，不同组合的表情肌运动让口角结构产生各种位移活动，从而表达出丰富的表情与情绪。该区域包含的美学亚单位及美学标志有口角点、唇阜、鼻唇沟、木偶纹、酒窝、梨窝等。相应涉及的整形美容手术项目主要有口角上提 / 开大、酒窝及梨窝成形、木偶纹改善等。

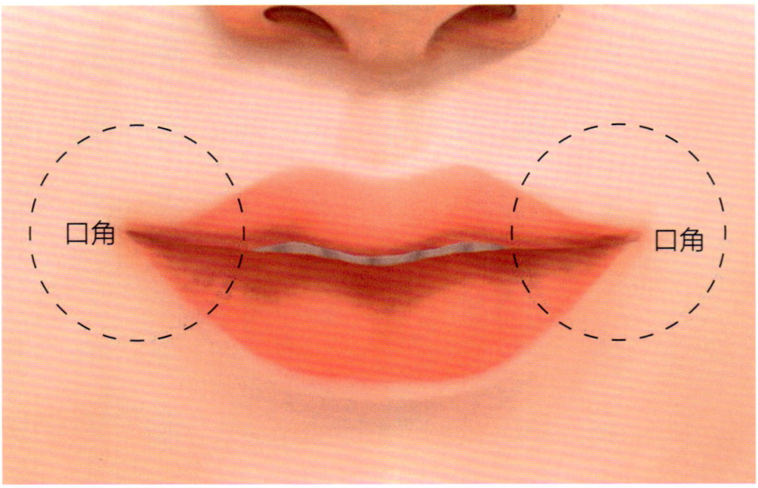

图 11-1　口角区域范围

第一节　口角上提 / 开大术

口角点是面部之中可移动幅度最大的美学标志点，所以口角部位是唇部表情乃至面部表情的灵魂，不同的口角形态、位置以及动态轨迹，可反映出不同的心境、气质和形象。一般来说，上扬的口角会给人一种愉悦、阳光、亲和力强的印象；相反，下垂的口角则会给人一种悲伤、生气、严肃的感觉。

引起口角下垂的解剖学原理主要来源于两个方面：一是参与口角蜗轴的表情肌中，提口角肌群（颧大肌、提口角肌、颊肌、笑肌等）力量相对薄弱，静止状态下未能对抗来自重力以及降口角肌对口角的下拉作用[1-3]；二是随着年龄的增加，面中部皮肤水分与胶原丢失、肌肉与韧带结构松弛、脂肪垫下垂等，都使颊部皮肤软组织逐渐下垂，对口角部位也持续产生牵拉作用而使之呈现下垂状态，甚至在口角延伸处形成木偶纹[4]，加重衰老表象。

近年来，通过医学美学手段矫正口角下垂受到越来越多的求美者及医美工作者的关注与青睐，不少国内外学者分别应用填充[5-6]、肉毒毒素注射[7-8]以及各种切口的手术方法来矫正口角下垂[9-12]。本书在第六章第二节介绍了通过肉毒毒素注射降口角肌以及透明质酸注射唇阜与口角下方，使口角下垂达到暂时性改善的方法，而本节主要介绍手术方式的口角上提术（oral commissure lift），相对注射而言，效果更加明显而持久。另外，对于口裂偏小、希望“嘴大一些”的求美者，也同样适用此方法，通过调整设计进行口角开大，从而增加口裂长度。

一、手术适应人群

（1）各种原因引起的口角下垂，或虽未下垂但希望更加上扬者。

（2）口裂过小或希望口裂增大者。

（3）两侧口角位置不对称者。

二、受术者评估与筛选

（1）存在颊部皮肤松弛下垂、木偶纹明显者，建议先进行面部除皱或提升。

（2）上唇红唇偏厚者建议预先或同期进行红唇修薄术，否则术后唇阜位置过厚可能引起不自然感。

（3）因外伤、瘢痕、面瘫等原因引起的一侧下垂，优先考虑针对原因改善，直接进行一侧口角上提很难达到与健侧对称。

（4）之前进行过鼻翼基底假体填充者，需术后间隔半年以上再手术。

（5）确认口角部位无活动感染性或炎性病灶，包括毛囊炎、鼻炎、酒渣鼻、唇炎等。

（6）排除其他不适宜整形手术的全身情况。

三、手术效果及目的

（1）上提口角。

（2）缩短口角与鼻翼间距（“外侧人中”长度）。

（3）口裂小者增宽口裂。

四、手术设计及操作

（一）口角上扬的判定

对于口角下垂的学术定义仍未有一个权威的定量标准。有些文献中提到用口角点（cheilion）与口裂线之间的关系作为评价[13]，认为口角点水平位置位于口裂线以上可视为口角上扬，有一定参考意义。但本团队考虑，口裂线本身可能因上唇游离缘的形态会呈现不同的形态，并非固定的水平线而可能表现为一定的弧度，所以口裂线本身难以作为一个恒定的参照物；另外，口角上扬 / 下垂的程度有时候会受到上唇唇峰 - 口角坡度的影响，在该坡度过大的时候，即使口角部位上扬亦同样会呈现“口角下垂”的错觉。所以，评价口角的上扬 / 下垂度，本团队认为相对更有效的评估方法是采取唇阜点 - 口角点之间的连线与水平线之间的角度，如果该角度为正（即水平高度唇阜点在口角点下方），则认为该口角上扬（图 11-2a）；否则，则认为该口角下垂。如果患者缺乏明显的唇阜结构，则采用唇阜通常所在位置，即离同侧口角点约 10 mm 的口裂缘处作为唇阜点（图 11-2b）。

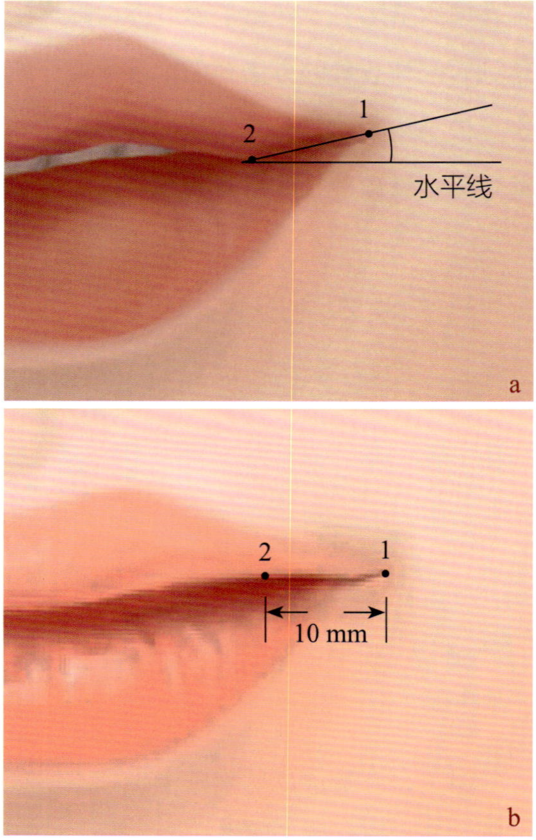

图11-2　口角上扬/下垂参考标志点（示意图）
a. 有唇阜结构；b. 无唇阜结构（1：口角点，2：唇阜点）

（二）手术设计

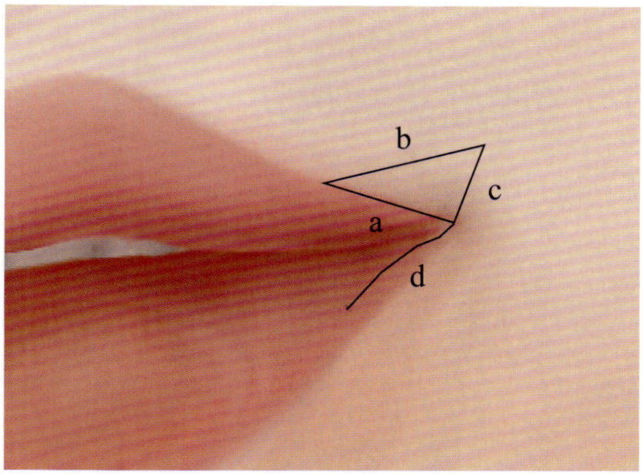

图 11-3　口角上提手术设计（示意图）

三角形为去皮区域：a. 底边；b. 内侧边；c. 外侧边；d. 缓冲切口

患者坐位设计，以上唇唇红缘外侧末段 8～10 mm（具体长度根据口裂大小比例）为底边，设计一个顶点向外上方的三角形。三角形的外侧边长 5～6 mm，为大致上提的高度（含矫枉过正），该边长长短的设计，取决于患者要求上提的明显程度以及口裂增大的程度，同时也根据口裂长度以及下垂程度进行调整，该边长也决定了三角形内侧角的角度，通常在 30°～35º。在底边上方设计三角形的内侧边，边长与底边长度基本一致（8～10 mm）；如果同时需要口裂开大，则该长度适当长于底边。此三角形为去除皮肤的区域。然后沿下唇口角处末段唇红缘内也设计 8～10 mm 作为缓冲切口，该段外侧点与上述三角形底边外侧点重合（图 11-3）。

（三）主要操作

设计线固定，取仰卧位，双侧眶下神经阻滞 + 局部浸润麻醉，沿设计线切开皮肤皮下，去除三角形皮肤区域，暴露深方肌肉组织。口角下方潜行剥离，暴露降口角肌，予切除离断，使口角组织充分释放、无张力。口角上方向同侧鼻翼基底潜行剥离，直至到达鼻翼基底深方骨膜浅层较坚韧固定的筋膜组织，用 4-0 丝线将口角组织向上悬吊并且缝合固定于此。观察两侧上提对称性，明显不对称者需立即重新调整，满意后仔细止血，5-0 PDS 缝线缝合皮下，7-0 尼龙缝线对合皮肤，无须包扎（图 11-4）。

五、术后护理与并发症处理

（1）冰敷：术后即刻和术后 3 天内，每天冰敷 3～4 次，每次 30～60 min。

（2）疼痛：术后当晚必要时可以服用止痛药或安眠药帮助睡眠。

（3）饮食：当天进冷流食，2 天后正常饮食，但术后 1 周内忌烟酒、鱼虾、辛辣刺激食物。

（4）口腔清洁：勿刷牙，可以使用漱口液清洁。

（5）切口护理：切口在拆线前保持清洁湿润，如进食、出汗等污染，可以用生理盐水或漱口液擦拭，如有分泌物及时清理。

（6）拆线：术后 5 天拆除全部缝线。

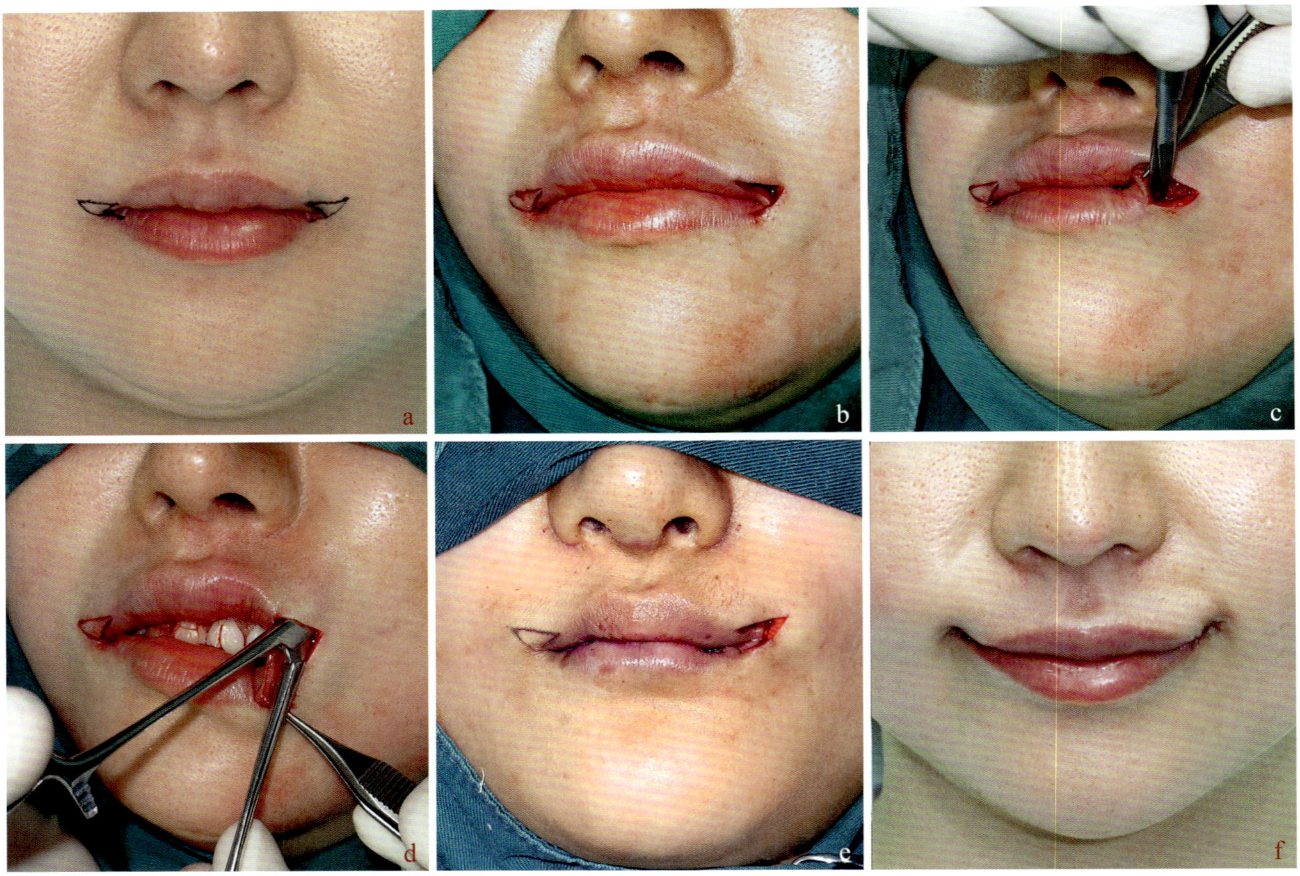

图 11-4　口角上提手术步骤

a. 手术设计；b. 去除皮肤；c. 切除松解降口角肌；d. 口角上方潜行剥离；e. 游离口角组织向上悬吊；f. 术毕即刻

（7）表情管理：1 个月内唇部避免夸张表情，尽量少说话，避免大笑及用力打哈欠，禁止接吻。

（8）术区恢复：术后出现水肿、青紫、淤血等属于正常现象，一般 1～2 周逐渐消退，可局部温敷。

（9）拆线后切口管理：个别案例拆线后可能出现切口表层裂隙、局部小缺损或者结痂等，一般 3～5 天自行恢复；个别案例可能出现皮下可吸收线结外露，可复诊拆除。

（10）瘢痕预防：预防可外用硅酮凝胶类祛疤膏，一般在拆线愈合后 3 天开始使用，待祛疤膏干结形成保护膜以后，表面可以化妆。瘢痕一般在术后 3～6 个月内比较红，尽量减少夸张表情活动，之后渐趋稳定。

六、临床案例

案例 1：女，28 岁，先天性口角下垂，亲和力低，术前测量口角点低于唇阜点。予口角上提手术，术后 3 个月可见口角呈现上扬状态，口角点高于唇阜点（图 11-5）。

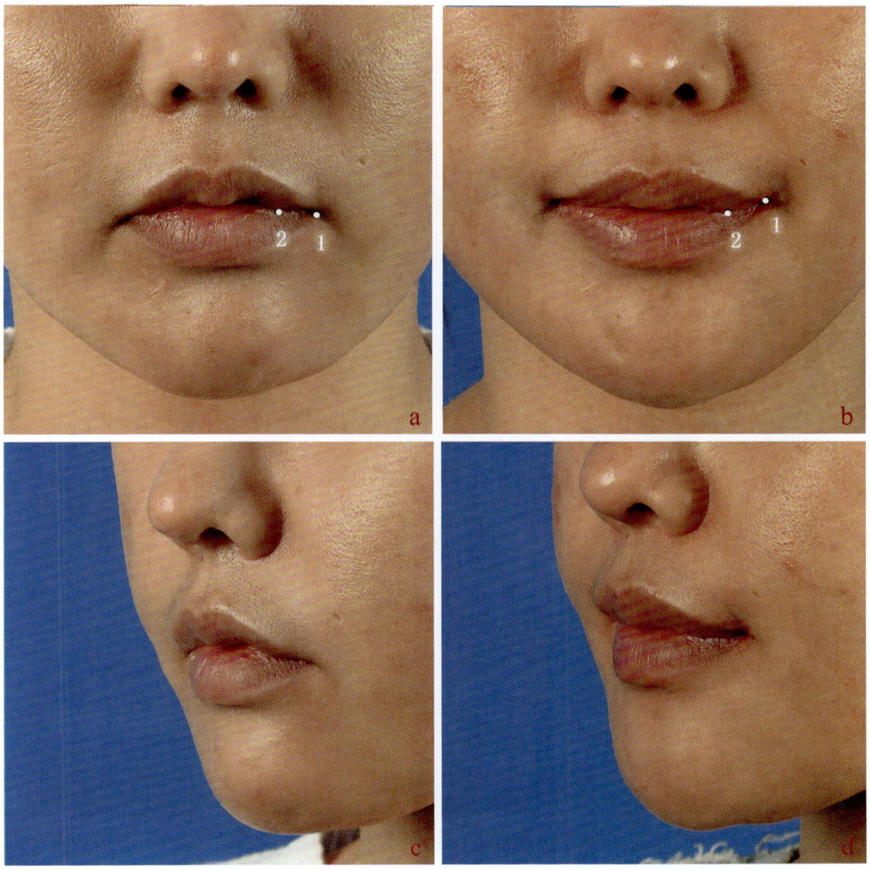

图 11-5　口角上提术（女，28 岁）

a. 术前正位；b. 术后 3 个月正位；c. 术前斜位；d. 术后 3 个月斜位（1：口角点，2：唇阜点）

案例 2：男，35 岁，企业高管，主诉平时面相严肃，有距离感，希望能够表现得温和一些。予口角上提手术，术前与术后 2 个月外观如图 11-6 所示。

案例 3：跨性别（男→女），26 岁，希望减少口角下垂带来的男性特征，向面部女性化转变，予口角上提手术。术后半年可见唇部柔和，配合口红效果，实现女性化特征（图 11-7）。

七、并发症及其处理

（一）远期瘢痕

口角部位因活动较为频繁，术后瘢痕风险相应增加，同时由于缓冲切口“d”（图 11-3）两侧皮肤存在长度差，如缝合时欠缺均匀分布，或遇到“猫耳朵”时未适当延长切口，均有可能引起较明显的瘢痕，甚至切口下方出现皱褶。一般可随瘢痕彻底软化后好转，但如稳定后仍较明显，可能需要进一

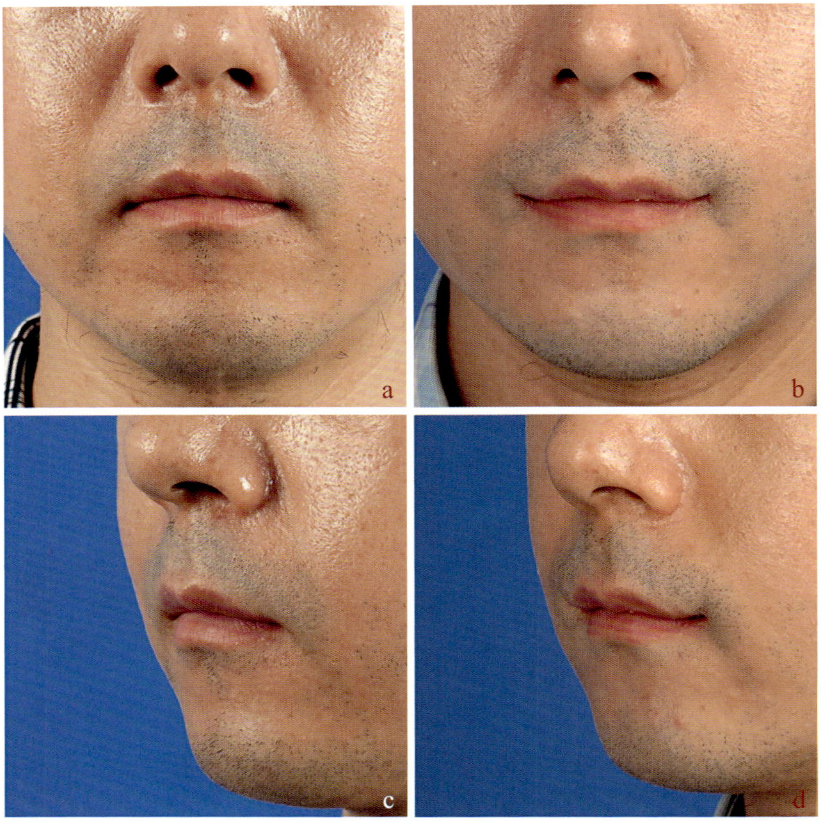

图 11-6 口角上提术（男，35 岁）

a 术前正位；b. 术后 2 个月正位；c. 术前斜位；d. 术后 2 个月斜位

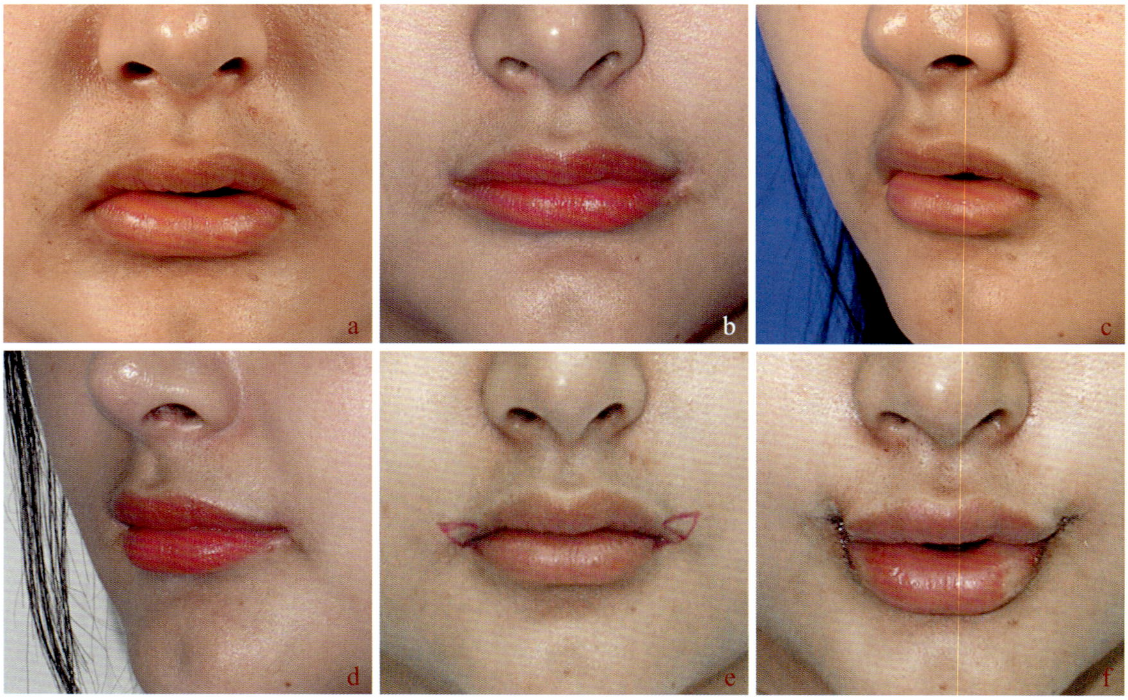

图 11-7 口角上提术（男跨女，26 岁）

a 术前正位；b. 术后 6 个月正位；c. 术前斜位；d. 术后 6 个月斜位；e. 术中设计；f. 术后即刻

步治疗：鼓起增生者可以瘢痕内注射含激素的祛疤针，平坦或者凹陷的瘢痕可以应用 CO_2 点阵激光减淡（图 6-12），非手术治疗无效的顽固性瘢痕需要考虑再次手术修复。手术需要完全切除原有瘢痕，如果下方出现皮肤皱褶，需要充分松解因瘢痕挛缩引起的粘连，舒平皱褶。瘢痕切除后口裂有可能轻微变大，需要与求美者事先交代。修复术拆线后可早期进行脉冲染料激光去红处理，预防瘢痕再次增生。

（二）口角形态异常

其通常与上提过度、继发唇皁暴露过度、瘢痕增生等因素相关，可表现为口角上缘成角上扬、口角闭合度减少、唇皁增厚成直角、上下红唇在口角部位缺乏逐渐变细的正常形态等。发生该并发症一方面与术前评估筛选不当有关，口角处红唇偏厚的受术者应避免手术；另外，注意手术避免夸张设计，上提适度，保持口角上方上唇唇红缘的自然过渡。

并发症的修复难以通过保守治疗改善，需要再次进行手术，手术原则是恢复流畅的上唇唇红缘、修薄唇皁、恢复正常的口角闭合度以及自然的上扬度（图 11-8）。具体方案需要根据实际问题逐个设计，术后仍可能会以口裂轻微增大为代价，并且早期进行脉冲染料激光去红。

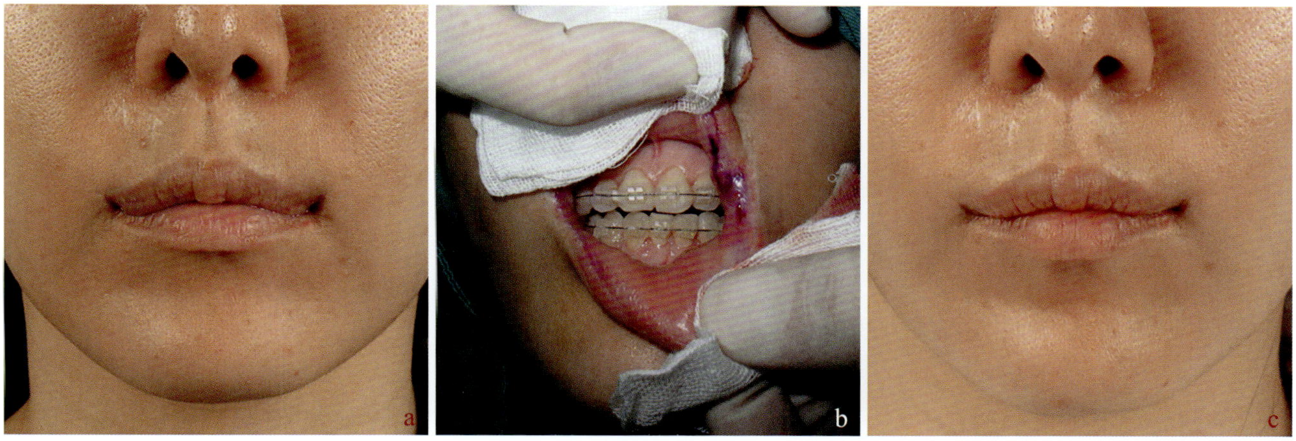

图 11-8　口角上提术后形态异常修复（女，30 岁）

a. 口角上提术后 8 个月：口角过度上扬、唇皁增厚成直角；b. 修复术中：松解口角瘢痕，红唇组织“Z”成形，修薄过度增厚的唇皁，填补口角下方红唇缺损；c. 修复术后 1 个月

（三）木偶纹加重

同前所述，缓冲切口“d”两侧皮肤存在长度差，如缝合时欠缺均匀分布，切口下方皮肤容易出现皱褶，恢复后形成木偶纹的视觉效果，尤其在术前已经存在木偶纹者更容易出现，甚至呈现“双口角”征（图 11-9）。故在术前应充分评估，对存在木偶纹或口角外侧皮肤松弛者，建议先进行局部的提升以减轻术后该风险。

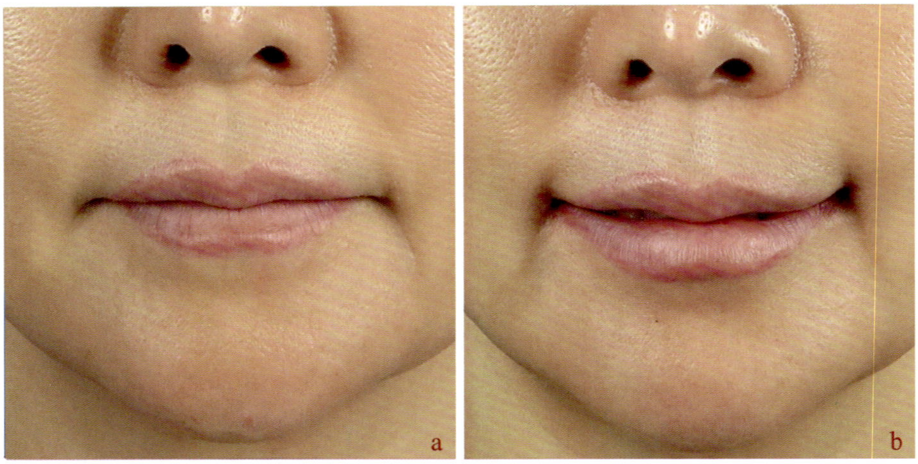

图 11-9　口角上提术后出现“双口角”征（女，46 岁）

a. 术前：双侧口角下垂伴木偶纹；b. 术后 4 个月：木偶纹加深，与上提后的口角形成分叉，呈现“双口角”征

治疗上，如瘢痕挛缩引起的木偶纹加深，可以进行瘢痕切除并松解，重新对位缝合，如出现“猫耳朵”则适当延长切口；如果是口角外侧皮肤松弛，可以通过线雕或提升手术改善。

（四）矫正不足或两侧不对称

个别案例由于术后护理不善，过早出现丰富的表情，口角悬吊缝线滑脱或断裂，出现早期口角再次下垂，有可能是单侧出现；而术后远期由于皮肤逐渐松弛，口角上提的效果也会由于缓慢反弹而减弱。两侧反弹程度不一致亦可能造成不对称。以上情况均可以在彻底恢复后再次手术进行单侧或双侧上提改善（图 11-10）。

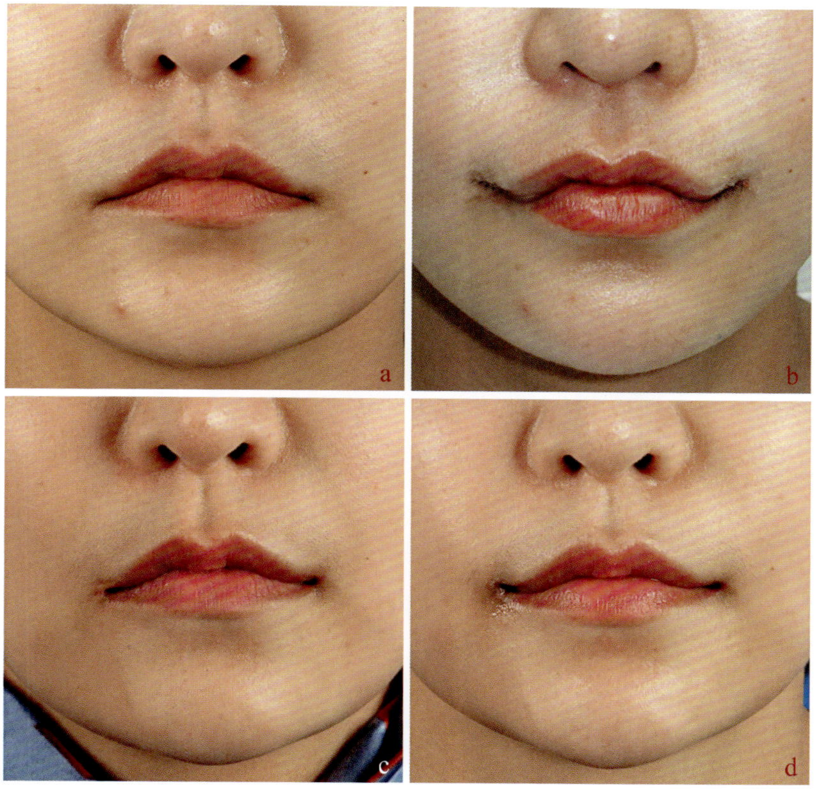

图 11-10　口角上提术后不对称修复（女，37 岁）

a. 术前：双侧口角下垂；b. 术后即刻：口角上提，两侧对称；c. 受术者恢复过程中诉右侧口角曾有一次“崩线”的感觉，术后 5 个月示右侧口角矫正不足，口角点较左侧低，口裂亦较左侧窄；d. 修复：右侧口角上提，修复术后 1 周，恢复对称

第二节　酒窝 / 梨窝成形术

“酒窝”一词来源于古代酿酒时在发酵容器中为舀酒方便故意做出的小圆坑；“梨窝”又叫“梨涡”，源于罗大经《鹤林玉露》：“君恩许归此一醉，傍有梨颊生微涡。”后人遂以面颊有“酒窝”或者“梨窝”者为可爱俏皮形象，并逐渐形成一种美学追求。

通常来说，“酒窝”与“梨窝”的区分主要在于位置。“酒窝”位于嘴角斜上外侧 2 ~ 2.7 cm 处，有圆形、椭圆形及裂隙形三种，一般在做微笑表情时凹洞最为明显可见；“梨窝”位于嘴角斜外下侧约 1 cm 处，较“酒窝”小且略欠明显（图 11-11）。

“酒窝”与“梨窝”的形成最主要是遗传因素，可能是由于面颊部肌肉变异或缺陷而形成。目前根据其不同的出现位置，其形成因素有以下几种假说：

（1）颧大肌变异：中间出现两个肌腱或分成两个肌束，收缩时两肌束间出现了凹陷。

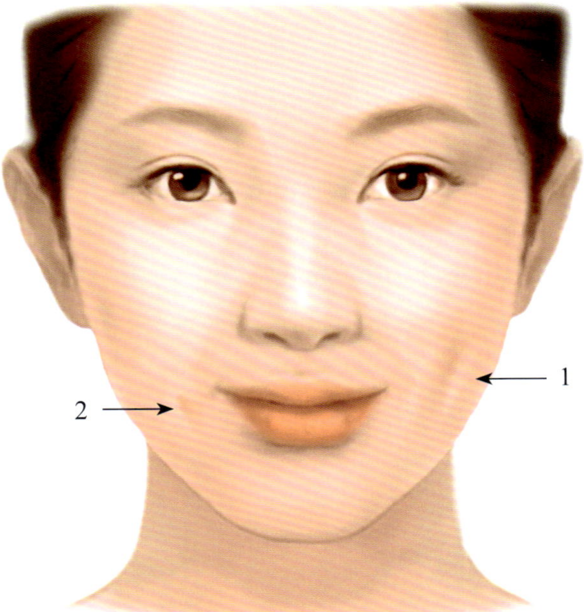

图 11-11　酒窝与梨窝（示意图）

❶ 酒窝；❷ 梨窝

（2）笑肌作用：笑肌本身就是一块具有多种变异性的肌肉，而该肌肉通过周围筋膜形成纤维在口角处聚集，这种聚集一旦和真皮形成点状连接，就会促使酒窝的形成。

（3）共同作用假说：皮下脂肪组织作为定点，周围表情肌运动的作用力是动点，共同作用牵拉皮肤，使定点处的皮肤相对凹陷而形成。

"酒窝"与"梨窝"也可以通过人工成形，用手术的方式造成真皮与上述表情肌的粘连，从而在笑容时产生局部的动态凹陷。

一、手术适应人群

希望拥有"酒窝"或"梨窝"者。

二、受术者评估与筛选

（1）美丽自然的"酒窝"与"梨窝"通常应仅在笑容时可见，而平静时并不出现。但通过人工粘连的手段形成的"酒窝"或"梨窝"，其粘连牢固程度实际上因人而异，往往能够做到动态的恰到好处并不容易，术前需要充分交代。

（2）“酒窝”通常位于嘴角斜上外侧 2 ~ 2.7 cm 处，“梨窝”位于嘴角斜外下侧约 1 cm 处，但具体位置也可以根据受术者的喜好共同商定。本身具备单侧“酒窝”或“梨窝”者，可参考其位置对称设计。

（3）术区周围存在半年内手术史包括除皱、线雕等，以及局部存在瘢痕尚未软化者，建议推迟手术；半年内术区部位曾注射填充者，建议待吸收完全或注射溶解酶溶解以后再进行手术。

（4）确认术区部位无活动感染性或炎性病灶。

（5）排除其他不适宜整形手术的全身情况。

三、手术设计及操作

1. **设计**　坐位进行。与受术者共同商定位置后，用记号笔标记出。

2. **麻醉**　术区 2% 利多卡因 +1：50 000 肾上腺素局部浸润麻醉。

3. **主要步骤**　于设计处用针头垂直从皮肤面刺穿颊部组织，从口腔内黏膜穿出，穿出点设计约 1 cm 切口，切开黏膜、黏膜下，去除部分皮下组织到达肌层，在肌组织间钝性剥离出腔隙，触及皮肤侧真皮下，4-0 编织丝线缝带腔隙一侧少量肌组织，从皮肤侧穿出，然后真皮内埋没走行 2 ~ 3 mm，穿回口腔内，缝带另一侧少量肌组织，牢固打结。观察皮肤侧凹陷形成深度与位置满意后，去除黏膜切口冗余堆积的黏膜，5-0 可吸收线缝合（图 11-12）。

4. **切口处理**　术后漱口，无须包扎。

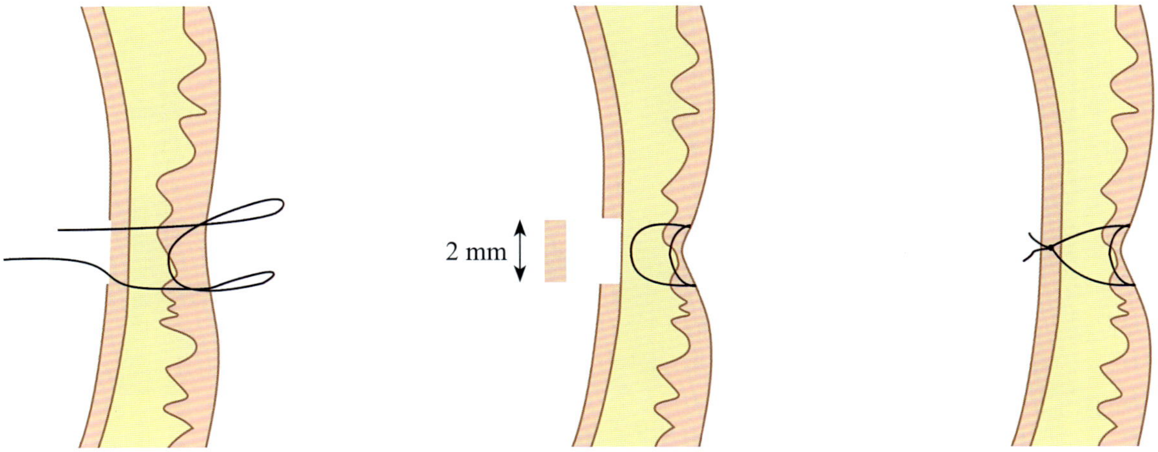

图 11-12　酒窝 / 梨窝成形（示意图）

四、术后护理与并发症处理

（1）冰敷：术后即刻和术后 3 天内，每天冰敷 3～4 次，每次 30～60 min。

（2）疼痛：术后当晚必要时可以服用止痛药或安眠药帮助睡眠。

（3）饮食：当天进冷流食，2 天后正常饮食，但术后 1 周内忌烟酒、鱼虾、辛辣刺激食物。

（4）口腔清洁：勿刷牙，使用漱口液清洁。

（5）术区减少揉搓。1 个月内唇部避免夸张表情，尽量少说话，避免大笑及用力打哈欠。

（6）口内切口无须拆线。

（7）术区恢复：术后出现水肿、青紫、淤血等属于正常现象，一般 1～2 周逐渐消退，可局部温敷。

（8）反弹：由于粘连强度随时间减弱，术后凹陷通常会逐渐变浅，3 个月后逐渐稳定。

（9）远期效果：最终效果可在术后至少 3 个月以后再评价。如果存在矫正不足或过度、不对称或者局部不满意，可在半年后再次修复。

五、临床案例

案例：女，21 岁，希望拥有生动明显的梨窝，行梨窝成形术，术前和术后即刻外观如图 11-13 所示。

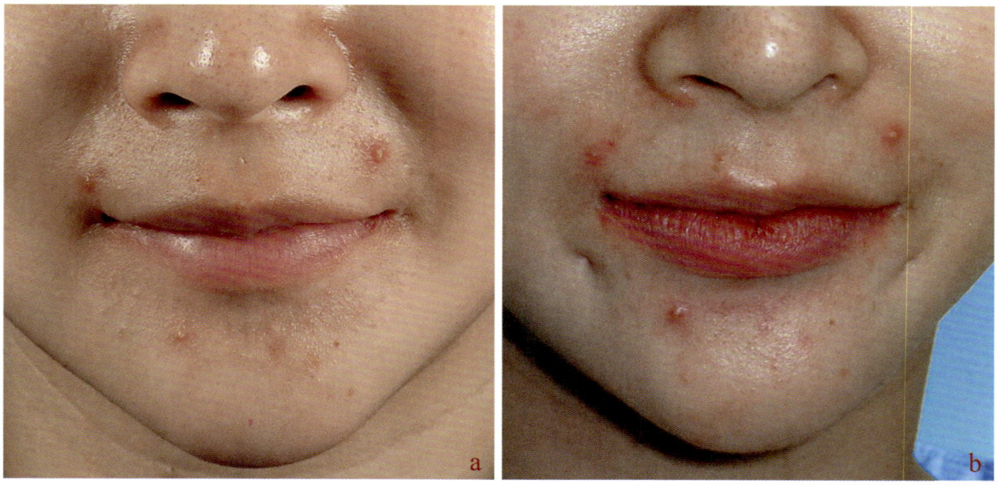

图 11-13　双侧梨窝成形（女，21 岁）

a. 术前；b. 术后即刻

第三节 木偶纹的综合治疗

口角是衰老最先累及的部位之一，随着皮肤的光老化、胶原蛋白与水分丢失、脂肪组织萎缩，口角周围皱纹也逐渐出现。除了大家熟知的鼻唇沟以外，嘴角下方的木偶纹和外侧呈括号状的口角纹也是常见的表现。木偶纹（marionette line）又叫“口下颌沟”，是下颊部由于脂肪及皮肤松弛下垂引起与颏部下颌韧带支持下相对紧致的皮肤组织之间形成的皱褶，往往位于下垂的口角向下延伸的位置[14-16]；口角纹是出现在口角外侧的类似括弧形态的动态性皱纹，也是由于表情动作时外上肌群收缩对口角牵拉与外侧松弛的皮肤软组织相切错位而形成（图 14-2）。

口角周围皱纹的预防和治疗是面部年轻化与抗衰老的重要内容，也是整形外科的难题之一，需要在长期皮肤护理的基础上定期进行医学干预。平时可通过补充水分与胶原、减少紫外线照射、限制过于丰富的面部表情等维护，同时亦可以应用激光、水光治疗或者射频技术等方法延缓其出现。对于已经存在的口角周围皱纹，可以综合应用提升与填充手段治疗，皱纹可在一定时间内减轻，减轻时期同时继续维护，以延缓其再次出现。

木偶纹的手术改善主要是进行外侧松弛皮肤的提升，可以通过下面部埋线提升技术或者皱纹外上方皮肤直接切除达到；一些学者考虑用局部注射填充改善，但由于该部位为活动部位，填充剂容易随表情动作移位，加上该部位填充效果亦不持久，故不作为常用治疗手段[16]。埋线提升技术即俗称的“线雕”，根据其治疗目的又分为组织悬吊线与填充线两种，对于木偶纹的治疗，需联合应用两种材料，包括在其外侧埋置组织悬吊线提升松弛的皮肤，以及在木偶纹处交错埋置平滑填充线刺激皮下胶原增生以减轻凹陷。具体埋置线材数量可根据松弛程度及位置决定。埋线悬吊技术根据所用线材种类不同，维持时间一般为 1～2 年，根据自身需求随时补线（图 11-14）。希望效果更持久者，也可以考虑木偶纹上方松弛皮肤的直接切除，该方法是目前改善木偶纹的最有效手段，但亦由于其瘢痕风险而未得到广泛应用。临床中亦可以因地制宜，将切口设计在一些相对隐蔽的位置，例如在口角上提手术中，如受术者合并存在木偶纹，可将前述的三角形去皮范围的设计改良为口角上方梭形范围，切口外侧末端超出口裂长度部分距离，可以有限地改善下方的木偶纹，但同时也存在一定程度的口角唇红缘以外皮肤部位的切口瘢痕风险（图 11-15）。

口角纹出现的成因相对更加复杂，与口角外侧皮肤松弛以及口周隆起（perioral mount）均有关，后者由局部的表浅脂肪室构成[17]。其治疗难度也随之增加，临床上可以通过口周隆起部位表浅脂肪室的局部吸脂结合外侧皮肤提升达到有限的改善，其效果仍需进一步总结与研究。

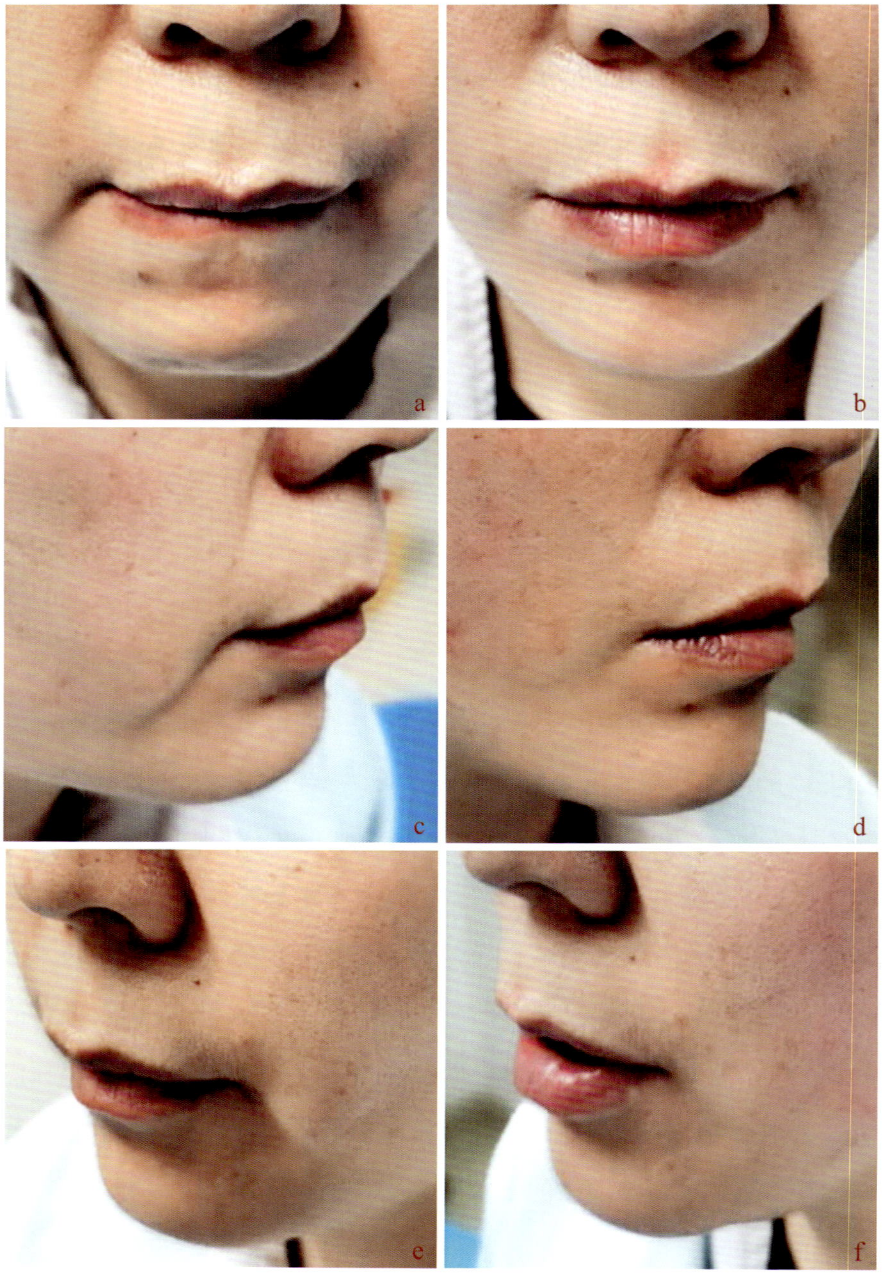

图 11-14 木偶纹的埋线提升（女，35 岁）

下面部埋置锯齿线每侧 10 根，木偶纹处埋置平滑线每侧 5 根。a. 术前正位；b. 术后即刻正位；c. 术前右斜位；d. 术后即刻右斜位；e. 术前左斜位；f. 术后即刻左斜位

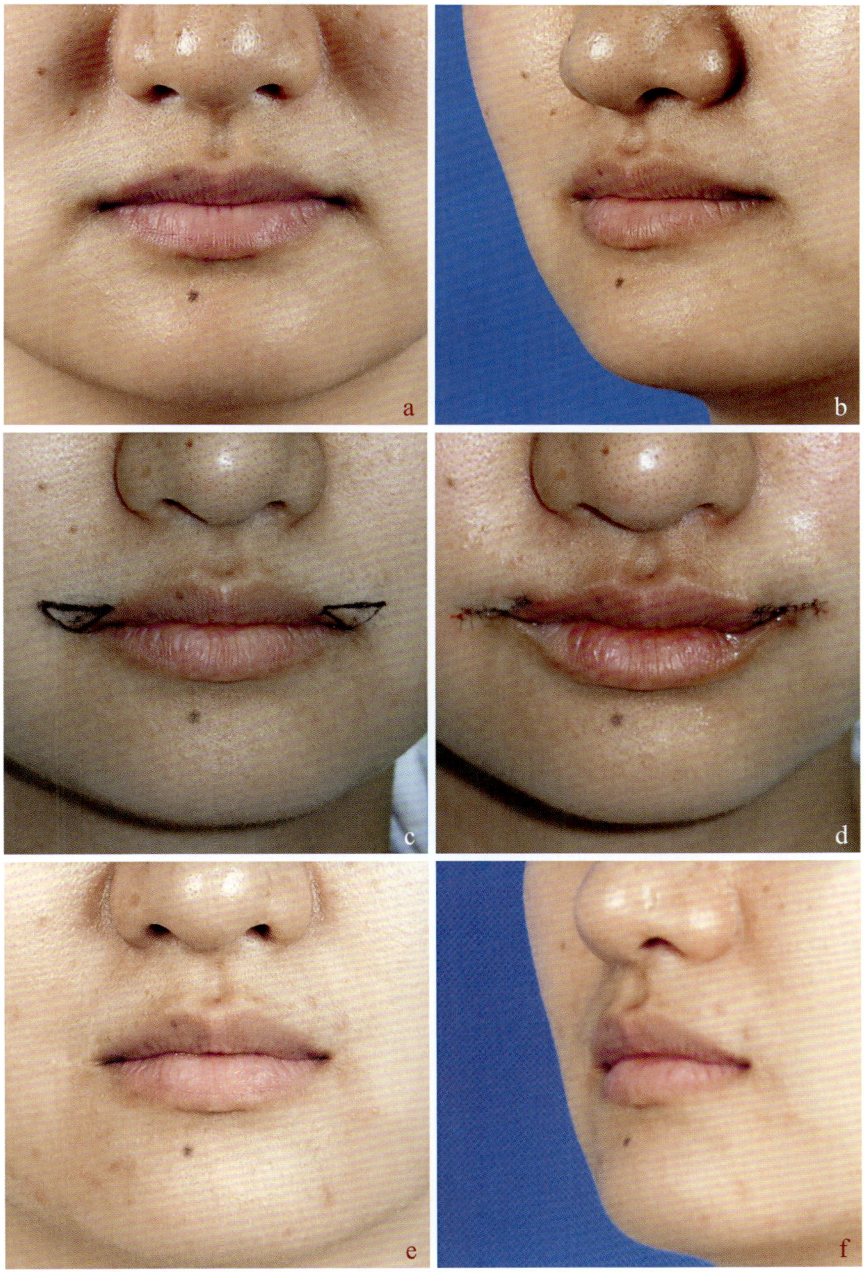

图 11-15　改良法口角上提术减轻木偶纹（女，27 岁）

a. 术前正位；b. 术前斜位；c. 术中设计：两侧口角上方超出口裂长度的切除范围；d. 术后即刻；e. 术后3年正位；f. 术后 3 年斜位：可见木偶纹减轻，未复发

（潘柏林　魏明慧）

参考文献

[1] Bruneau S, Foletti JM, Holweck G, et al. Marionette fold treatment by depressor anguli oris section: technical note. Rev Stomatol Chir Maxillofac, 2012, 113(5): 402-406.

[2] 孟庆兰. 汉族青年口唇形态及口裂的测量. 中国美容整形外科杂志，2004, 15(6): 305-307.

[3] 刘彦杰，郑楠，于胜，等. 口角轴的解剖学基础. 解剖学杂志，2009, 32(5): 680-683, 689.

[4] Shim KS, Hu KS, Kwak HH, et al. An anatomical study of the insertion of the zygomaticus major muscle in humans focused on the muscle arrangement at the corner of the mouth. Plast Reconstr Surg, 2008, 121(2): 466-473.

[5] Buckingham ED, Glasgold R, Kontis T, et al. Volume rejuvenation of the lower third, perioral, and jawline. Facial Plast Surg, 2015, 31(1): 70-79.

[6] Ponsky D, Guyuron B. Comprehensive surgical aesthetic enhancement and rejuvenation of the perioral region. Aesthet Surg J, 2011, 31(4): 382-391.

[7] Choi YJ, Kim JS, Gil YC, et al. Anatomical considerations regarding the location and boundary of the depressor anguli oris muscle with reference to botulinum toxin injection. Plast Reconstr Surg, 2014, 134(5): 917-921.

[8] Goldman A, Wollina U. Elevation of the corner of the mouth using botulinum toxin type a. J Cutan Aesthet Surg, 2010, 3(3): 145-150.

[9] Weston GW, Poindexter BD, Sigal RK, et al. Lifting lips: 28 years of experience using the direct excision approach to rejuvenating the aging mouth. Aesthet Surg J, 2009, 29(2): 83-86.

[10] Perkins SW. The corner of the mouth lift and management of the oral commissure grooves. Facial Plast Surg Clin North Am, 2007, 15(4): 471-476, vii.

[11] Greenwald A. The lip lift: cheiloplexy for cheiloptosis. Am J Cos Surg, 1985, 2: 16.

[12] Harvey WA, George WW. Rejuvenating the aging mouth. Perspectives in Plastic Surgery, 1994, 8(1): 27-56.

[13] Kim HS, Pae C, Bae JH, et al. An anatomical study of the risorius in Asians and its insertion at the modiolus. Surg Radiol Anat, 2015, 37(2): 147-151.

[14] Carruthers A, Carruthers J, Hardas B, et al. A validated grading scale for marionette lines. Dermatol Surg, 2008, 34(2): S167-S172.

[15] Awaida CJ, Jabbour SF, Rayess YA, et al. Evaluation of the microbotox technique: an algorithmic approach for lower face and neck rejuvenation and a crossover clinical trial. Plast Reconstr Surg, 2018, 142(3): 640-649.

[16] 刘阳子，杨柠泽，王志军. 口下颌沟的解剖学特征及治疗进展. 中华整形外科杂志，2015, 31(3): 238-240.

[17] Sullivan PK, Hoy EA, Mehan V, et al. An anatomical evaluation and surgical approach to the perioral mound in facial rejuvenation. Plast Reconstr Surg, 2010, 126(4): 1333-1340.

插图来源

图 11-1、11-2、11-3、11-11、11-12 由北京大学第三医院陈静绘制；
图 11-14 由北京薇琳整形医院魏明慧医生提供；
其余图片由北京大学第三医院潘柏林医生团队提供。

口角上提手术视频

第十二章

颏　部

颏部俗称“下巴”，范围是颏唇沟以下、两侧颊部以内、下颌缘颏下点以上区域，包含颏唇沟、软组织颏前点、软组织颏下点等美学亚单位（图 12-1）。虽然颏部狭义上并不属于唇部，但在唇部及口周美学中却起着奠基石的作用。可以毫不夸张地说，“宁愿没有一个出彩的嘴唇，也不能挂着一个蹩脚的下巴”，不管唇部再如何完美，颏部的不雅也会使其黯然失色；相反，如果有一个端正的下巴，唇部整形也会带来事半功倍的效果。

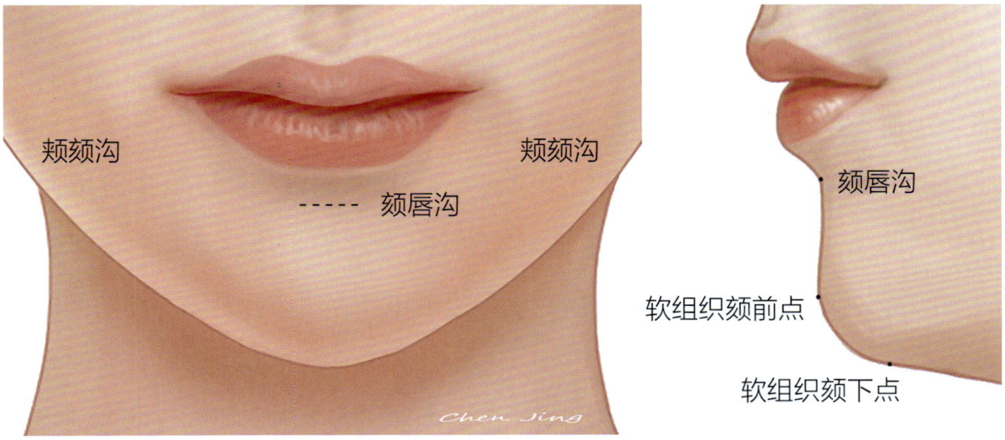

图 12-1　颏部区域范围

如何定义颏部的“端正”？我们可以从正面和侧面两个角度去考量。

正面我们主要看颏部的高度及形态。

颏部的高度通常指的是颏唇沟到颏下点的垂直向距离，这个距离我们会用面部比例而不是具体数值来评价。根据众所周知的“三庭五眼”的面部黄金比例美学原则，鼻底点至颏下点之间的“下庭”

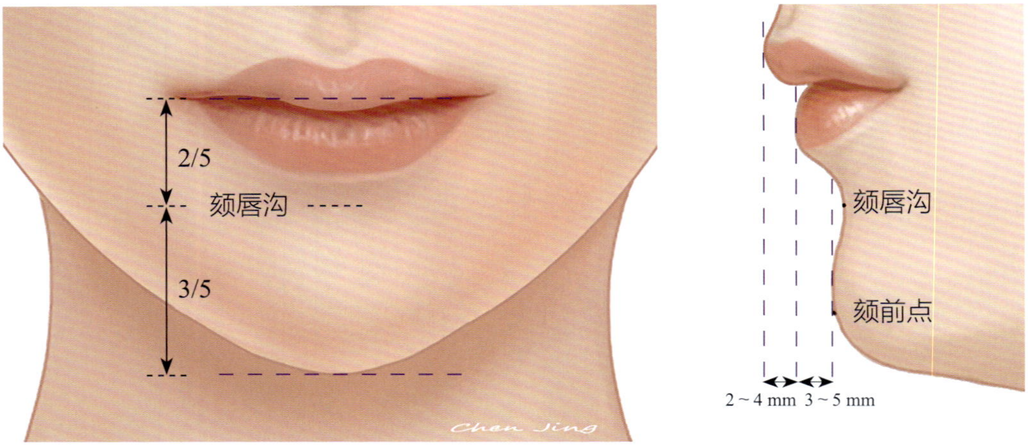

图 12-2　颏部美学评价（示意图）

应占面部发际线以下整体高度的 1/3，而口裂又把“下庭”分成上下两部分，口裂以下的部分又被颏唇沟分成上下两部分，上部为全下唇高，下部即颏部高度，两者比例应该在 2∶3 左右（图 12-2）。

颏部的形态指两侧下颌缘在颏部汇合形成的轮廓线，根据不同的形态又可分为尖颏、圆颏、方颏、长颏等不同类型（图 3-9），不同的形态可能表达不同的气质。例如圆颏相对表达明朗、快活；尖颏相对表达性感，但会略欠稳重；方颏表达阳刚、坚定，偏男性化等。同时还需要观察颏部形态是否对称，是否存在偏颌。

侧面我们主要看颏唇沟深度、颏前点的突出度和垂直高度，以及颏部的饱满曲线。

颏唇沟深度在男性平均为 6 mm，在女性为 4 mm[1]。男性颏唇沟相对更深，颏部更显突出，轮廓感更强。颏部后缩者颏唇沟变浅甚至消失，隆颏术有助于其加深。

颏前点（Pog）在本书中一般是指“软组织颏前点”，即头部以 Frankfort 眶耳平面定位时，颏部软组织在正中矢状面上的最前点。该点的水平位置决定了颏部突出度，是侧面轮廓线的重要美学指标。历史上对颏部突出度美学的评价，曾有多位学者提出多种方法，分别以不同的侧面部标志点作为参照，包括鼻根点、鼻尖点、上唇突出点[2-3]等，可根据不同的侧面特征选取合适的参照标志点。潘柏林医生团队目前采用的标准主要以上下唇的突出点为参照，在上唇突出度合适的前提下，以上唇突出点引出一条与 Frankfort 眶耳平面相垂直的垂线，下唇突出点应在该垂线后 2 ~ 4 mm，颏前点应在该垂线后 5 ~ 9 mm（图 12-2）。颏前点的垂直高度一般为口裂以下部分垂直高度的下 1/4 ~ 下 1/3，过高的垂直高度常见于颏部假体填充术后假体向上移位的案例。

颏部饱满曲线是指颏唇沟 - 颏前点 - 颏下点之间连接过渡的轮廓线，该轮廓宜均匀饱满呈半圆或圆弧形，在假体隆颏时尤其需要注意维持该轮廓形态，圆弧欠饱满甚至呈三角形，会显得突兀，有人工痕迹感。

原则上，当颏部及颌骨存在不良美学条件时，应当先予充分矫正，使硬组织及牙齿都在良好美学状态下，再进行唇部及口周软组织手术。

颏部所涉及的整形美容项目主要有颏部增大（填充、颏成形）、颏部缩窄、颏部缩短等。

第一节　颏部增大术

隆颏术（chin augmentation）俗称“丰下巴”，通常适用于颏部突出度不足或者高度不足，又或者两者兼而有之的求美者。常用的增大方法是对颏部进行填充，材料有假体、自体骨、自体脂肪以及人工填充剂等。

假体 / 自体骨隆颏术

假体目前依然是隆颏手术的首选填充材料，与其他材料和手段相比，其具有永久、塑形好、无材料吸收、无供区损伤、可完整取出等显著的优越性。而自体骨虽然是自体组织，异物反应和感染风险相对较低，但因需要从供区获取且组织量有限，以及雕刻塑形难度大，故当前基本仅见于颏成形截骨前移时采用。

一、手术适应人群

（1）颏部突出度不足或颏唇沟过浅者。

（2）颏部高度不足者。

（3）颏部过高但突出度不足（长颏）者，可考虑颏成形截骨前移术。

二、受术者评估与筛选

（1）颏部过高但突出度不足（长颏）者，假体填充会导致颏部高度更大，造成“长脸”，需减少垂直高度并增加水平突出度，首选颏成形截骨前移术。

（2）术前需评估是否存在颏部不对称或偏颌畸形，轻微者可通过隆颏术时植入体的额外雕刻进行有限的调整，严重者需要先考虑正颌手术矫正。

（3）如下唇存在外翻者，颏部填充术后外翻可能会有一定程度的改善。

（4）颏部皮肤如过于紧致，可能影响增容的效果，术前需充分评估并告知。

（5）为减少术后颏肌收缩引起植入体移位风险，可提前2周局部注射肉毒毒素松弛颏肌辅助。

（6）确认手术部位无活动感染性或炎性病灶，包括术区口腔溃疡、唇炎、颏部毛囊炎等。

（7）排除其他不适宜整形手术的全身情况。

三、植入物的材料选择

1. 硅胶假体 无毒、不致癌、不致畸，放置、更换或取出容易，植入后与周围组织间形成包膜，有包膜挛缩风险，术后远期容易出现下颌骨接触面骨质压迫吸收，移位、顶破风险亦较其他材料略高。

2. 膨体（ePTFE） 无毒、不致癌、不致畸，质地适中，多孔结构可与周围组织“融”为一体，但价格较贵，植入时难度略大，抗感染能力较其他材料低，一旦出现感染需要手术取出。

3. 人工骨 无毒、不致癌、不致畸，可通过螺钉固定，可术前个性化打印成形，但价格较贵，植入固定时难度略大，固定螺钉可后期取出，抗感染能力较其他材料低，一旦出现感染需要手术取出。

4. 自体骨或软骨 包括下颌骨（颏成形）、髂骨、肋软骨、耳软骨等，自体组织无排异反应，感染风险低，可制作成多颗粒状植入，但需从供区获取，并且雕刻成形难度较人工材料大，远期易变形。

四、手术设计及操作

1. 术前设计 受术者取站立位或坐位。术者观察颏部高度及突出度，并与受术者沟通，了解其对两个美学指标的改善倾向，初步设计植入体的填充位置。希望高度增加者放置位置适当靠下，希望突出度增加者位置靠前；长颏合并突出度不足者，可以考虑颏成形截骨前移。标记出两侧下颌缘在颏部相对明显的拐点，作为植入体放置宽度的参考。

2. 切口选择 通常有口内下唇唇龈沟横向切口、唇系带纵向切口以及颏下皮肤切口几种。口内切口的优点是术后无外露瘢痕，缺点是口内入路组织剥离后容易引起假体上移，以及口腔内污染风险增高；而该风险在口外颏部皮肤切口入路则可避免，但是会有切口瘢痕表面可见的风险。

3. 植入体雕刻 可用11号尖刀片或者10号大圆刀片雕刻，按照术前设计的范围，首先雕刻两臂，使植入体宽度两端不超过术前设计标记出的拐点，使下颌缘过渡流畅自然；再雕刻上缘与下缘，根据颏隆突表面情况雕刻植入体腹面，使其与隆突表面相贴合。如颏部存在骨性不对称者，需要进行相应修正。植入体雕刻完毕后放置抗生素盐水中浸泡。

4. **麻醉** 以 2% 利多卡因行双侧颏神经阻滞麻醉，颏下部超出阻滞范围区域补充局部麻醉。

5. **手术基本操作**

（1）口内切口假体植入：沿切口线切开湿唇黏膜、黏膜下，钝性剥离颏肌，暴露牙槽嵴，锐性切开骨膜，在骨膜下向远端及两侧剥离，剥离范围比术前设计范围略大，下缘应超越颏下缘，但两侧不应触及颏神经穿出颏孔处。剥离范围足够后置入植入体，受术者坐起观察形态，不满意处酌情再次调整雕刻直至满意。充分止血后，口内切口用 5-0 可吸收线全层缝合。术毕可外用弹力套或弹力胶布固定（图 12-3）。

（2）颏下皮肤切口假体植入：沿切口线切开皮肤、皮下，钝性剥离颏肌，暴露颏隆突及颏结节，锐性切开骨膜，在骨膜下向近端及两侧剥离，剥离范围比术前设计范围略大，上缘不应超过颏唇沟，但两侧不应触及颏神经穿出颏孔处。剥离范围足够后置入植入体，受术者坐起观察形态，不满意处酌情再次调整雕刻直至满意。充分止血后关闭肌层，逐层缝合皮下及皮肤。简单包扎后外用弹力套或弹力胶布固定。

（3）颏成形截骨前移：详情参考第七章第一节相关内容。

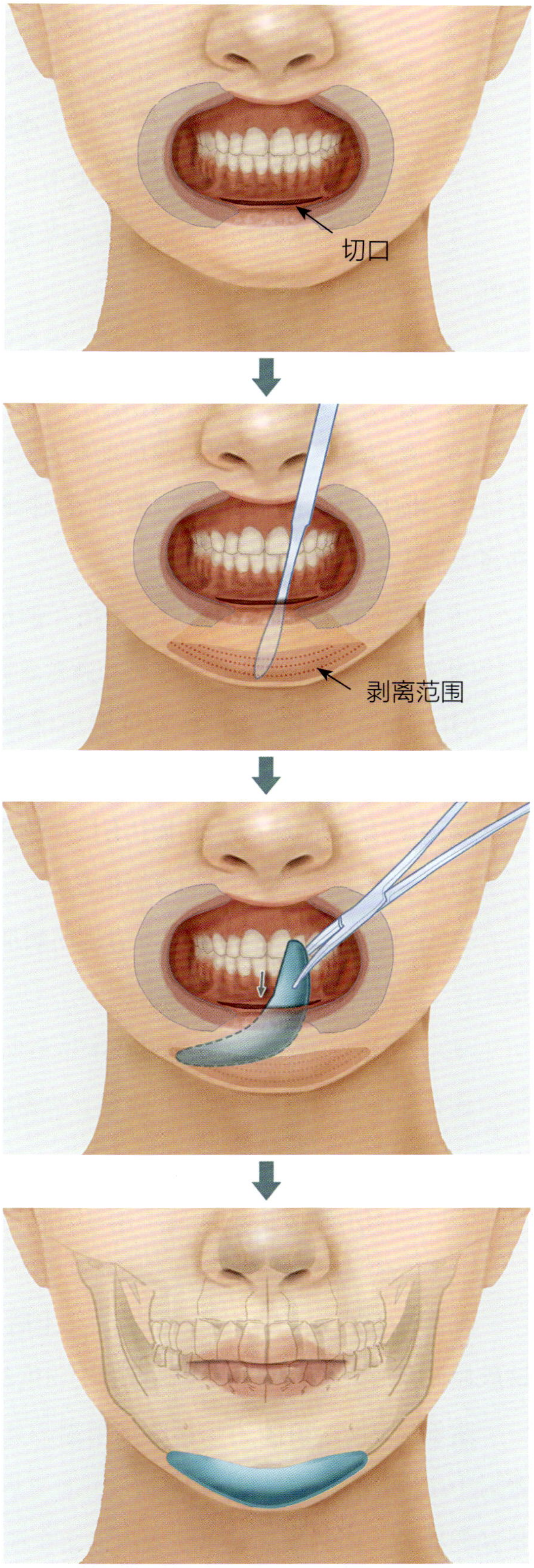

图 12-3 口内切口假体隆颏术（示意图）

五、术后护理与并发症处理

（1）冰敷：术后即刻和术后 3 天内，冰敷唇部即可，避免压迫触碰植入体区域。

（2）疼痛：术后当晚必要时可以服用止痛药或安眠药帮助睡眠。

（3）饮食：当天进冷流食，不宜用吸管，可以用小勺。2 天后正常饮食，但术后 1 周内忌烟酒、鱼虾、辛辣刺激食物。

（4）口腔清洁：勿刷牙，可以使用漱口液。

（5）切口护理：切口保持清洁，口内切口进食后可以用生理盐水或漱口液清洁。

（6）预防感染：术后可口服抗生素 3 天。

（7）拆线：口内切口可吸收缝线无须拆线，颏下皮肤切口术后 5 天拆线。外固定弹力套或弹力胶布可术后 1 周去除。

（8）表情管理：1 个月内唇部避免夸张表情，尽量少说话，避免大笑及用力打哈欠。

（9）术区恢复：术后出现水肿、青紫、淤血等属于正常现象，一般 1～2 周逐渐消退。

（10）植入体并发症：远期可能出现感染、移位、变形等并发症，必要时需再次手术取出植入体。

（11）红唇局部麻木：如术中不慎牵拉或者损伤颏神经，术后可能出现下唇的麻木或感觉减退，一般需要半年甚至更长的时间逐渐恢复。

（12）毛囊炎：个别求美者术后远期颏部出现毛囊炎，可适当外用抑菌乳膏治疗，或咨询皮肤科医生。

（13）远期效果：最终效果可在术后至少 3 个月以后再评价。如果存在矫正不足或过度、不对称、移位或者局部不满意，可在半年瘢痕软化稳定后再次修复。

六、临床案例

案例 1：女，30 岁，颏部后缩，与上唇突出点水平距离大于 10 mm，高度和突出度均不足。予硅胶假体隆颏，术后 1 年可见高度和突出度均有改善，唇颏关系正常（图 12-4）。

案例 2：女，30 岁，主诉颏部后缩、欠饱满，同时存在下唇偏厚外翻，予硅胶假体填充颏部。术后 10 个月可见颏部突出度增加，并且下唇外翻也得到一定程度的改善，可能与硅胶填充后颏肌力量减弱有关，同时颏部突出度增加也会在视觉上减弱下唇外翻的印象。侧面观鼻唇颏位置关系良好（图 12-5）。

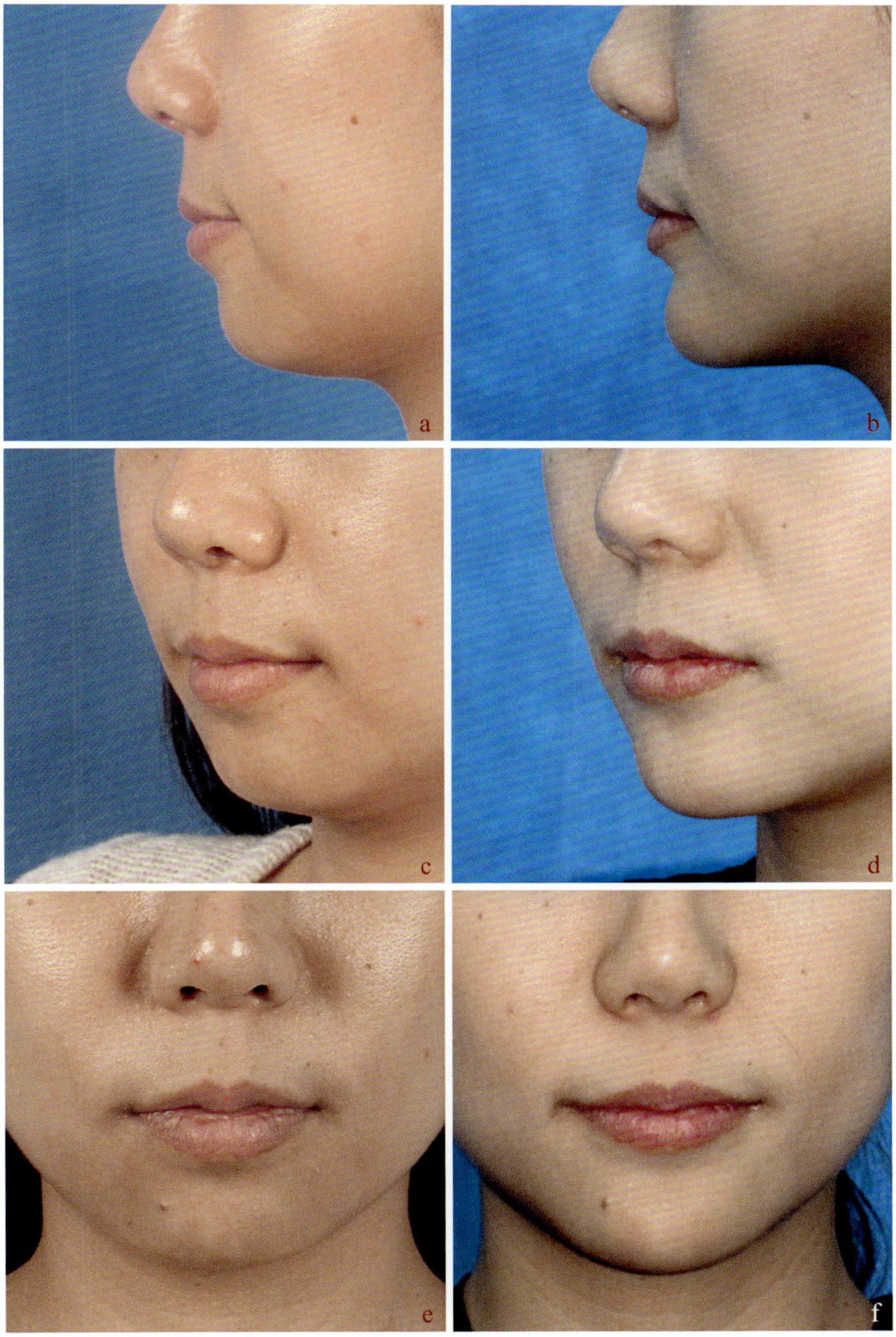

图 12-4 硅胶隆颏（女，30 岁）

a. 术前侧位；b. 术后 1 年侧位；c. 术前斜位；d. 术后 1 年斜位；e. 术前正位；f. 术后 1 年正位

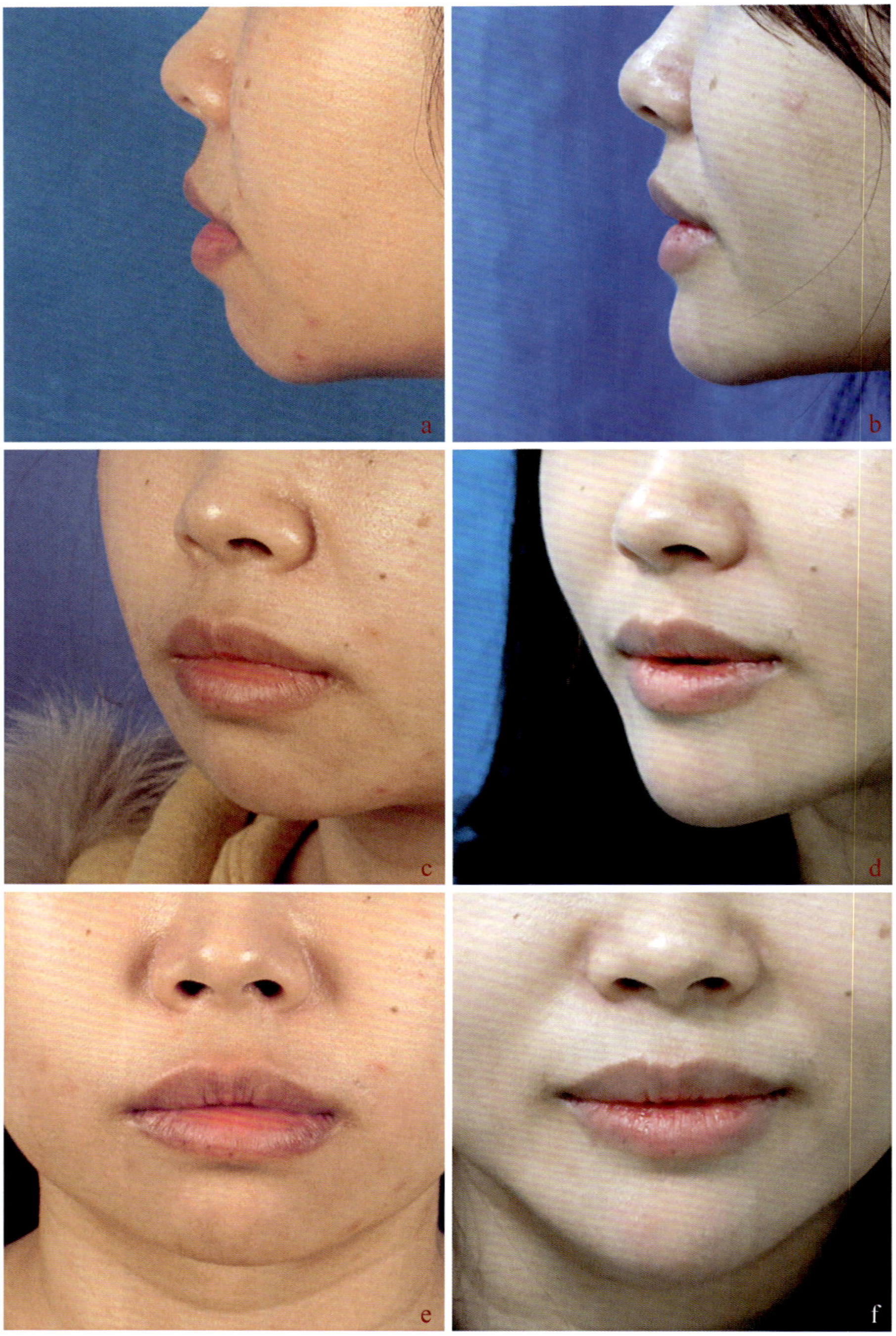

图 12-5　硅胶隆颏 + 自体脂肪丰唇（女，30 岁）

a. 术前侧位；b. 术后 10 个月侧位；c. 术前斜位；d. 术后 10 个月斜位；e. 术前正位；f. 术后 10 个月正位

案例 3：女，22 岁，主诉颏部严重后缩，唇部呈“鸟嘴样”畸形，下唇外翻前突，颏唇沟缺如。予加厚膨体假体填充，术后半年可见颏后缩明显改善，“鸟嘴样”畸形消失，下唇外翻改善，颏唇沟出现（图 12-6）。

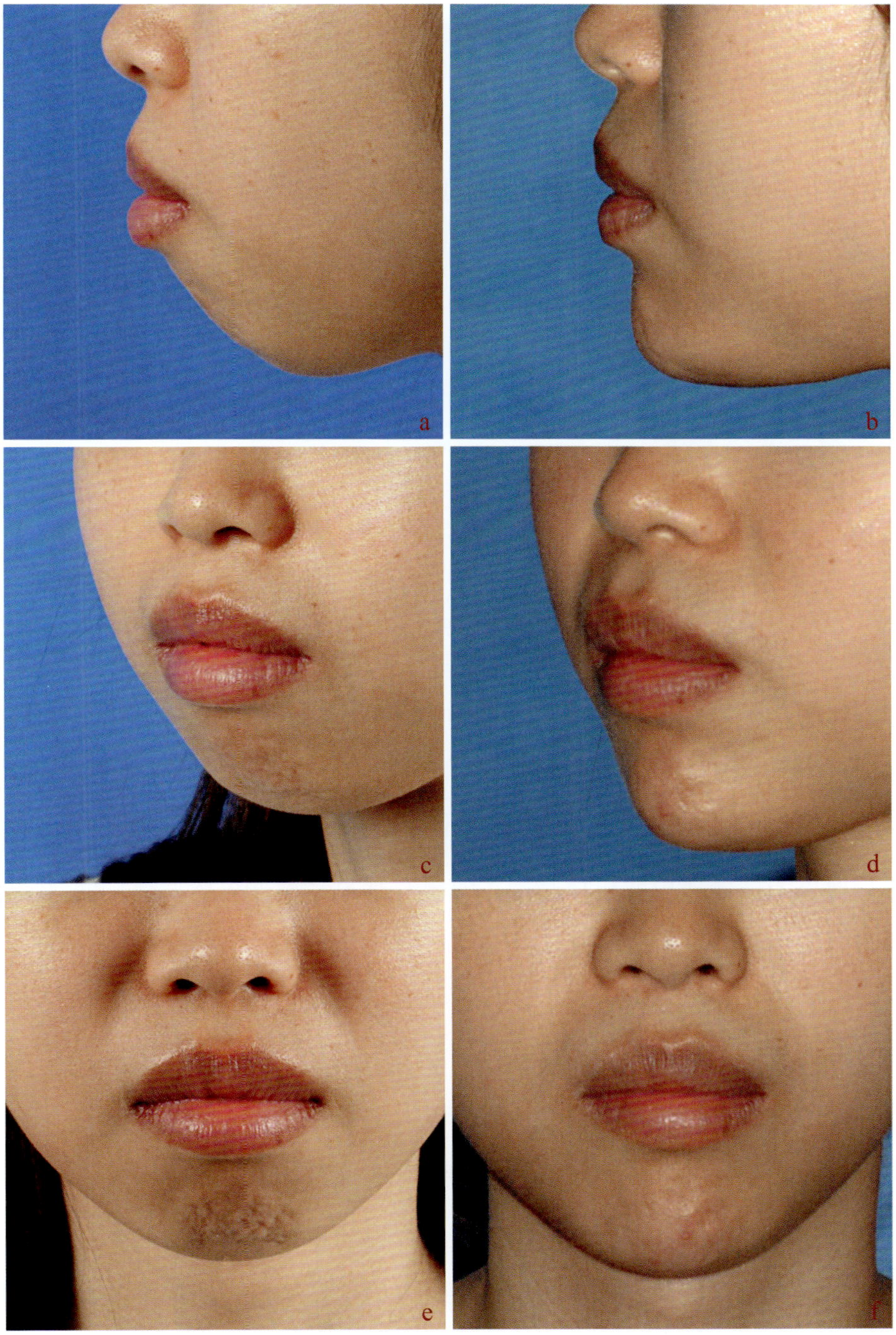

图 12-6　膨体隆颏（女，22 岁）

a. 术前侧位；b. 术后 6 个月侧位；c. 术前斜位；d. 术后 6 个月斜位；e. 术前正位；f. 术后 6 个月正位

注射隆颏术

相对于假体或者自体骨隆颏，注射填充具有微创、可微调、感染和移位风险低等优点。但缺点也比较鲜明，即需要持续反复或多次注射、触感偏软等。注射隆颏的材料还是以透明质酸制剂及自体脂肪两种为主。两种填充材料各自有优缺点及适应证，可以根据受术者的具体要求来个性化地选择。

一、手术适应人群

同“假体 / 自体骨隆颏术”，而又不接受假体或者自体骨材料者。

二、受术者评估与筛选

同“假体 / 自体骨隆颏术”。

三、注射填充材料的选择

1. **透明质酸制剂**　可选择分子量大、黏性高、代谢时间长的型号，通过 27 G 针头注射至颏部。应用透明质酸制剂注射隆颏的优点是避免供区损伤，恢复迅速，其颗粒较自体脂肪细，可以进行一些精细部位的调整。缺点是效果的持续时间一般仅有 6 ~ 8 个月，如需长期维持效果，需要反复注射。

2. **自体脂肪**　需要从供区抽取脂肪，通过提纯制备成脂肪颗粒，优点是排异风险及成本都较低，且有一定存活率，通过多次注射填充可达到稳定效果。缺点是需要供区取材，而且质地相对假体及透明质酸偏软，容易有“肉下巴”的感觉。

四、注射设计及操作

根据求美者的实际需要，设计需要填充的范围，脂肪注射填充者术前需进行颏神经阻滞。注射时求美者取坐位或半卧位，进针点可根据术者的习惯选择，通常在颏前点与颏下点之间的区域。脂肪注射注意多层次注射，避免单点堆积。通过注射针尖位置的变换来进行突出度与高度的调整，注意保持两侧对称，并且警惕本身存在不对称的情况。一般先在中线处注射，突出度与高度达到预期后再向两侧进行补充注射，确保下颌缘至颏部的线条过渡流畅（图 12-7）。注射完毕后需要适当按摩塑形，并

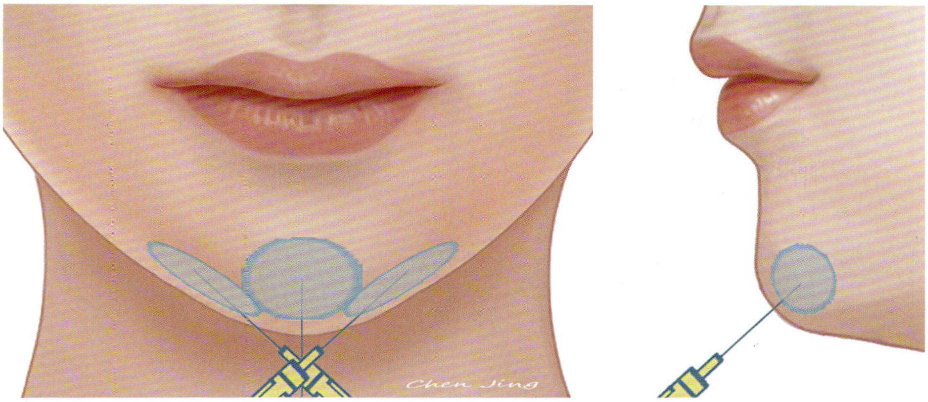

图 12-7　颏部注射要点（示意图）

请求美者照镜验收，如有不满意之处再进行补充调整。

五、术后护理与并发症处理

（1）冰敷：如注射透明质酸制剂，术后即刻可冰敷唇部 10 min，避免直接压迫注射区；自体脂肪填充者禁止冰敷。

（2）饮食：当天进冷流食，不宜用吸管，可以用小勺。2 天后正常饮食，但术后 1 周内忌烟酒、鱼虾、辛辣刺激食物。

（3）表情管理：1 周内唇部避免夸张表情，尽量少说话，避免大笑及用力打哈欠。注射区避免按压。

（4）术区恢复：术后出现水肿、青紫、淤血等属于正常现象，一般 1 ~ 2 周逐渐消退。

（5）不对称：可能因两侧本身不对称、注射量不等、消肿及吸收速度差异等引起，如不对称明显可进行再次注射调整。

（6）局部硬结：可能与注射物被包裹、炎性反应等原因有关，明显者可局部注射软化剂。

（7）毛囊炎：个别脂肪填充术后远期颏部出现毛囊炎，可适当外用抑菌乳膏治疗，或咨询皮肤科医生。

六、临床案例

女，20 岁，主诉颏部突出度不足，较为平坦，正面观不够“尖”，予自体脂肪注射填充颏部，术后 2 个月脂肪存活稳定，颏部突出度及线条轮廓满意（图 12-8）。

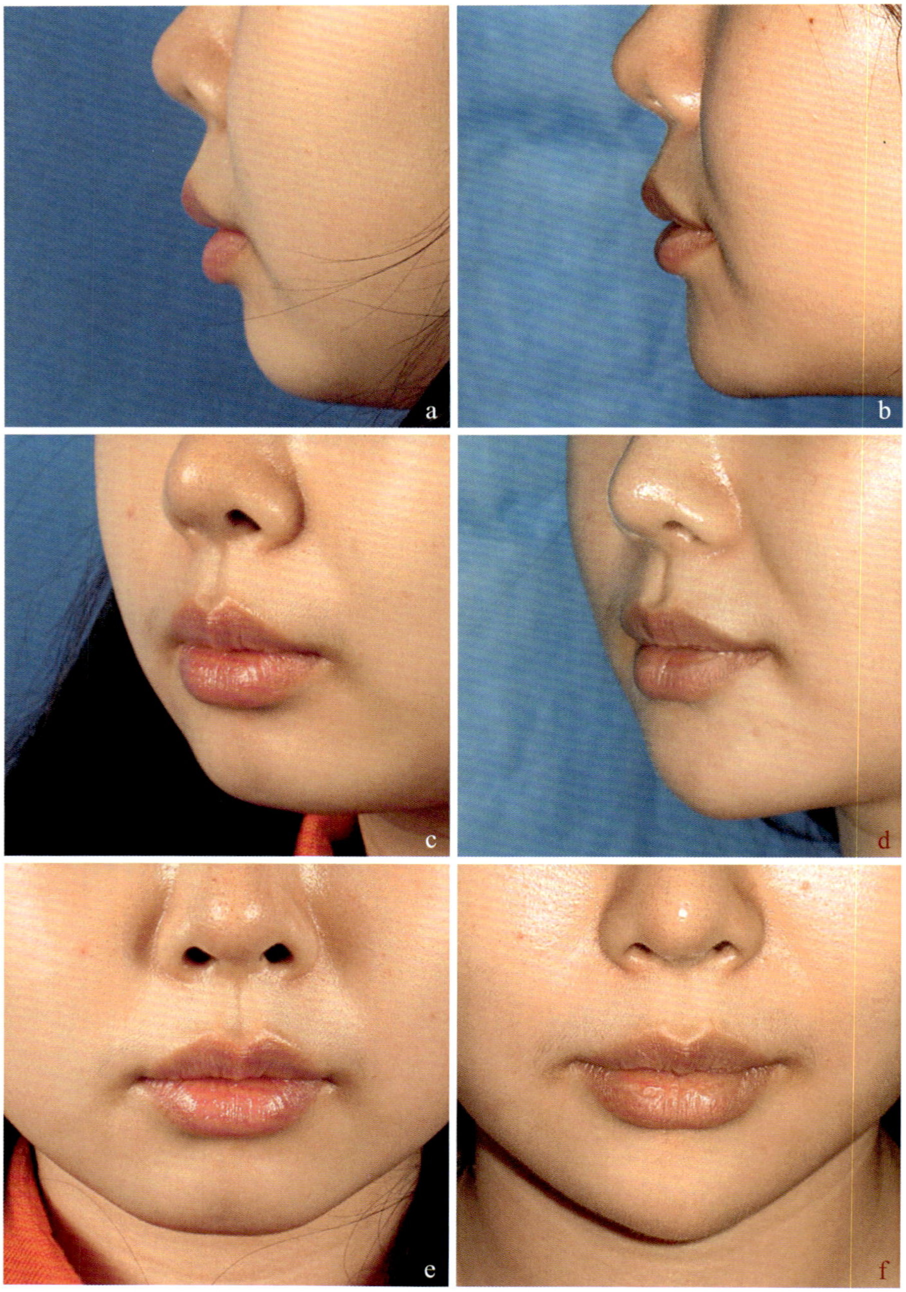

图 12-8　自体脂肪注射隆颏（女，20 岁）

a. 术前侧位；b. 术后 2 个月侧位；c. 术前斜位；d. 术后 2 个月斜位；e. 术前正位；f. 术后 2 个月正位

第二节　颏部缩短 / 缩窄术

与隆颏相反，对于颏部高度或突出度过大，或者颏部过宽、不对称、骨性轮廓欠佳者，可以通过颏部缩窄或缩短手术（chin reduction）改善。手术方法需要采取截骨或者磨骨的方式，需术者具备一定的颌面外科手术经验。

一、手术适应人群

（1）颏部高度过大（长颏）者。

（2）颏部突出度过大者。

（3）颏部宽度过大（方颏）者。

（4）颏部骨性不对称，或轮廓不满意者。

二、受术者评估与筛选

（1）需要先综合评估上下颌骨的条件以及相互关系，如果因双颌前突、偏颌、反𬌗畸形等需要进行正颌手术矫正者，应先进行正颌手术或者与正颌手术同期进行，分期进行者需在正颌手术后至少半年再进行。

（2）如合并下颌角或下颌缘肥大，可同期进行手术。

（3）如颏部已放置植入物或填充物，建议先取出并且在取出术后至少半年再进行。

（4）术前需要评估颏部软组织垫的厚度及形态，除外以软组织为主要原因引起的不满意。

（5）确认手术部位无活动感染性或炎性病灶，包括术区口腔溃疡、唇炎、颏部毛囊炎等。

（6）排除其他不适宜整形手术的全身情况。

三、手术效果及目的

（1）矫正骨性长颏畸形。

（2）矫正颏部骨性过度前突。

（3）矫正颏部骨性过宽。

（4）矫正颏部骨性不对称或轮廓不满意。

四、手术设计及操作

1. 设计　术前应进行全头颅的三维重建 CT，如有条件可以通过三维计算机成像系统计算需要截骨的范围，在体表标出。

2. 麻醉　全身麻醉。

3. **主要步骤** 口内下唇唇龈沟横行切口，根据需要截骨的范围延长切口长度。切开黏膜、黏膜下、肌层、骨膜，直达骨面，充分骨膜下剥离，暴露截骨范围，方颏者两侧截骨，长颏或颏部过于突出者中央弧形截骨（图 12-9），标记出截骨线，用微动力系统进行截骨，注意截骨线与周围轮廓线保持流畅，并避免颏神经以及下颌缘区血管损伤，充分止血，观察轮廓满意后口内切口全层缝合。如有持续渗血可以放置引流条或引流管。

4. **弹力面罩加压包扎** 弹力面罩加压包扎至少 3 天，可减少术后出血、肿胀，缓解疼痛。

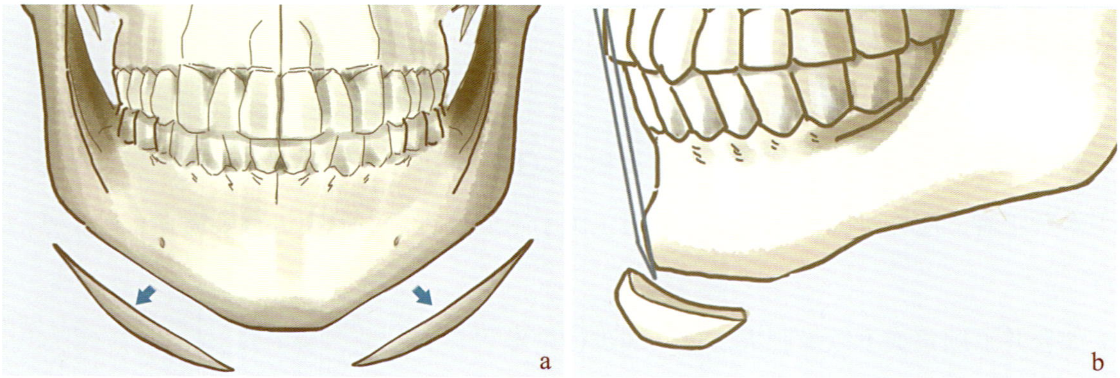

图 12-9 颏部截骨（示意图）

a. 颏部缩窄；b. 颏部缩短

五、术后护理与并发症处理

（1）冰敷：术后即刻和术后 3 天内，每天冰敷 3 ~ 4 次，每次 30 ~ 60 min。

（2）疼痛：术后当晚必要时可以服用止痛药或安眠药帮助睡眠。

（3）饮食：当天进冷流食，不宜用吸管，可以用小勺。2 天后正常饮食，但术后 1 周内忌烟酒、鱼虾、辛辣刺激食物。

（4）口腔清洁：使用漱口液清洁。

（5）切口护理：切口保持清洁，口内切口进食后可以用生理盐水或漱口液清洁。

（6）预防感染：术后可口服抗生素 3 天。

（7）引流：如放置引流，每日记录引流量及引流物性质，如出现顽固性出血，必要时再次手术止血。

（8）拆线：口内切口可吸收缝线无须拆线。外固定弹力面罩可术后 1 周去除。

（9）术区恢复：术后出现水肿、青紫、淤血等属于正常现象，一般 1 ~ 2 周逐渐消退。如希望肿胀尽快消退，可在术前 1 天开始服用消肿药。

（10）红唇局部麻木：如术中不慎牵拉或者损伤颏神经，可能出现术后下唇麻木或感觉减退，一般需要半年甚至更长的时间逐渐恢复。

（11）远期效果：最终效果可在术后至少 3 个月以后再评价。如果存在矫正不足或过度、不对称、线条不流畅等，可在半年瘢痕软化稳定后再次修复。

六、临床案例

案例 1：女，35 岁，主诉颏部“太翘，像鞋拔子脸”，查体可见颏部突出过度，与下唇突出点垂直面几乎平齐，颏唇沟深度 8 mm。予口内切口颏部截骨缩短，术后 3 年可见突出度减少，与下唇突出点垂线距离 4 mm，颏唇沟变浅（图 12-10）。

案例 2：跨性别女性，28 岁，主诉颏部过宽，男性化，希望有“尖下巴”，实现面部女性化。予颏部截骨缩窄，术前和术后 2 年外观如图 12-11 所示。

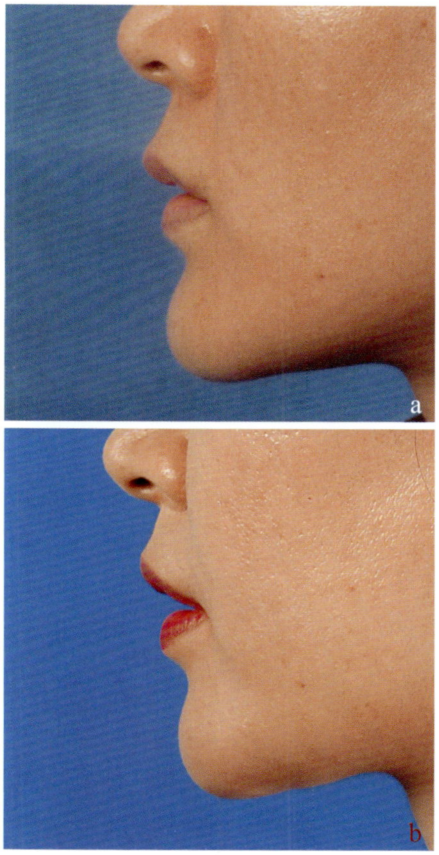

图 12-10　颏部截骨缩短（女，35 岁）

a. 术前；b. 术后 3 年

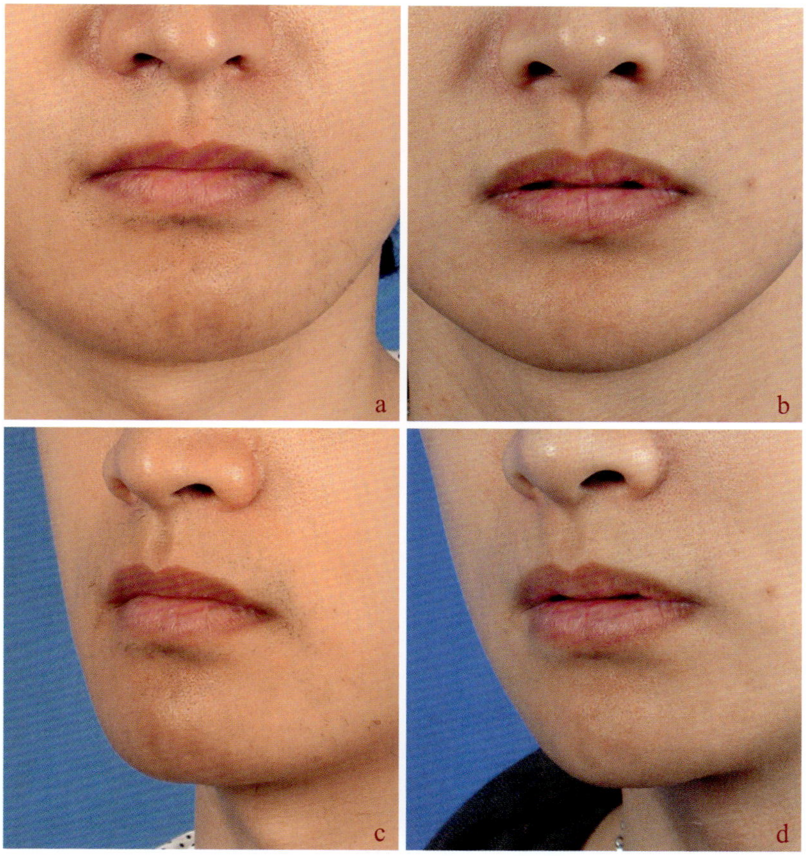

图 12-11　颏部截骨缩窄（男→女，28 岁）

a. 术前正位；b. 术后 2 年正位；c. 术前斜位；d. 术后 2 年斜位

（潘柏林）

参考文献

[1] Michelow BJ, Guyuron B. The chin: skeletal and soft tissue components. Plast Reconstr Surg, 1995, 95(3): 473-478.

[2] Byrd HS, Hobar PC. Rhinoplasty: a practical guide for surgical planning. Plast Reconstr Surg, 1993, 91(4): 642-654.

[3] Yaremchuk MJ. Improving aesthetic outcomes after alloplastic chin augmentation. Plast Reconstr Surg, 2003, 112(5): 1433-1434.

插图来源

图 12-1、12-2、12-3、12-7、12-9 由北京大学第三医院陈静绘制；
其余图片由北京大学第三医院潘柏林医生团队提供。

进阶篇

以个性化目标为出发点，介绍唇部美容与口周年轻化综合治疗各个专题。

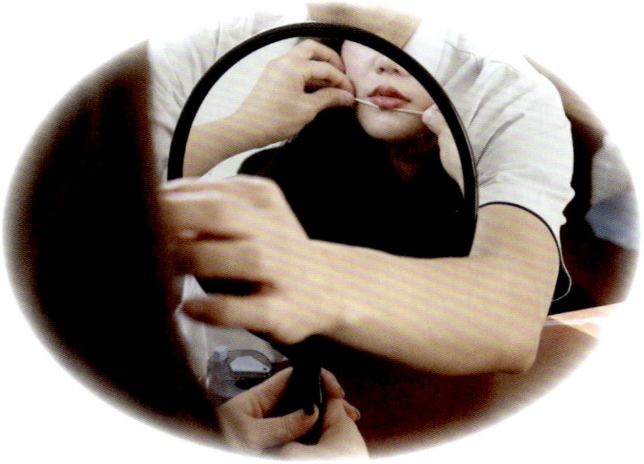

第十三章

唇部流行美学综合项目

在第二篇的章节里，我们以美学单位为顺序详细讲述了唇部及口周所涉及的手术项目。实际在临床上，与“眼综合”“鼻综合”等概念相似，唇部及口周也经常需要综合应用多种手术项目联合改善整体美学。如何组合项目，一方面要根据求美者实际存在的美学问题选择；另一方面，也需要考虑最终设计符合求美者或者求美者希望表达的性格或气质。唇部及口周是呈现年龄状态以及性格气质的重要窗口，我们通过治疗项目的组合，在呈现美感的同时，使希望的特定气质得以充分表达。

第一节 “花瓣唇”综合

美丽的唇形自古以来就受到人们的青睐与追求。“凤眼半弯藏琥珀，朱唇一颗点樱桃”“丹唇翳皓齿，秀色若珪璋”等诗句，都是对优雅红唇的称颂。不同的朝代对红唇审美的定义不同（图 13-1），但总体来说，适合东方女性面容的嘴唇多是以丰满、小巧为主要特点。现代年轻人经常提到的所谓“嘟嘟唇”“花瓣唇”，也是以此为审美基础而对唇形特征做出的形象概括，在整形领域中也成为很多求美者改造的目标（图 13-2）。

其实所谓“花瓣唇”指的是上下唇中央部位比较丰满，上唇具备中央唇珠，下唇具备侧唇珠结构的红唇形态。其整体外观形似“花瓣”，表达出水嫩年轻、无辜可爱的感觉。

如何形成“花瓣唇”？将其美学特点进行分解，实际上就是需要进行上唇中央唇珠成形以及下唇侧唇珠成形。然而，根据不同的原生唇基础，需要应用不同的方法来达到这种效果。可以综合我们之前所讲述的技术手段，根据求美者的原生基础以及诉求灵活运用。

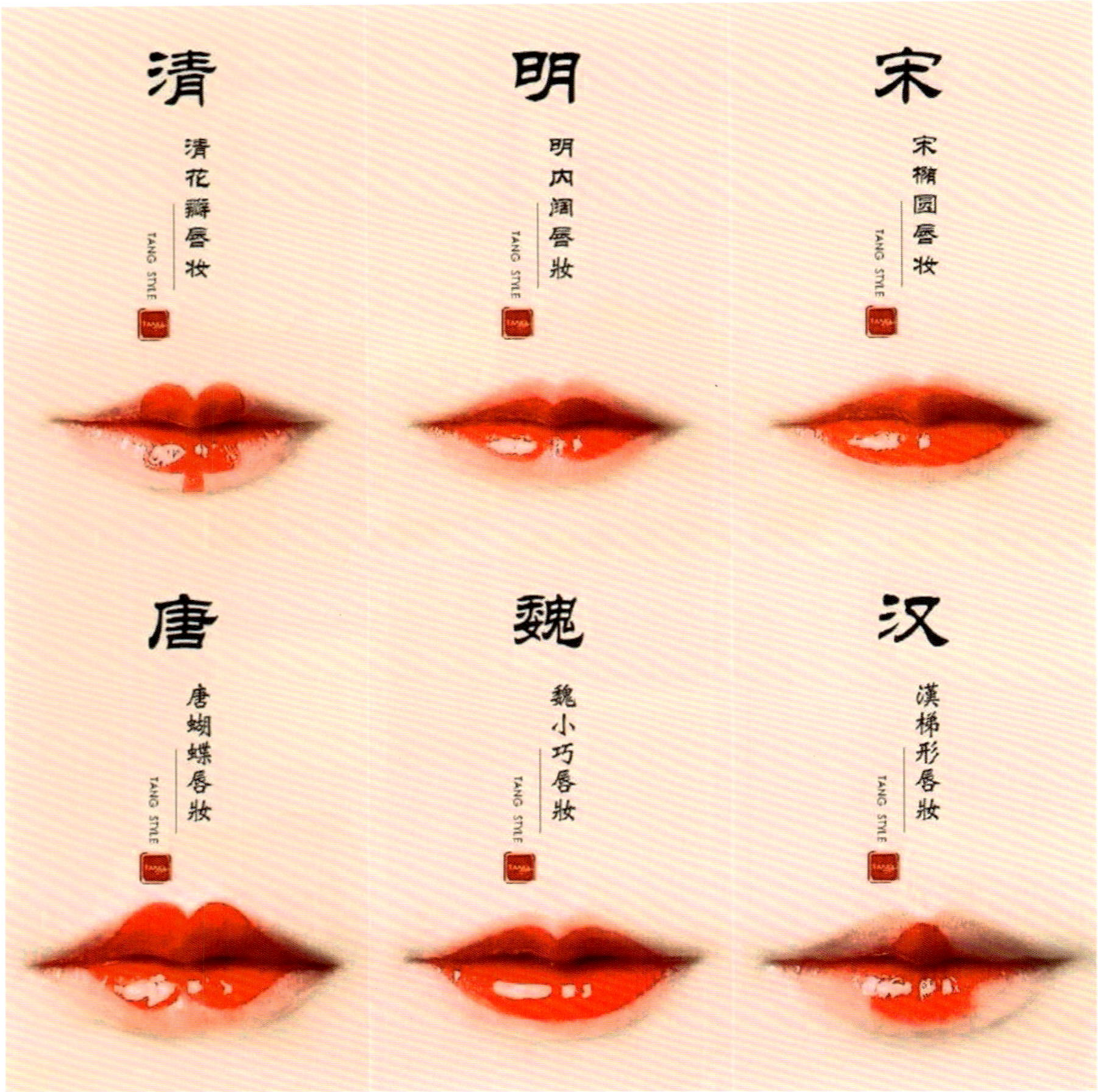

图 13-1　不同朝代的唇形审美观念

一、原生薄唇：“加法”成形

对于原生红唇偏薄者，为使红唇丰满，突显唇珠结构，需要进行容量的补充，可以考虑透明质酸制剂注射或者自体脂肪注射。注射范围主要着重于上唇中央唇珠、两侧唇阜以及下唇的侧唇珠（图 13-3）。具体技术详情以及临床案例可参考第九章第一节以及第十章第一节相关内容（图 9-3、9-4）。而对于下唇，也可以采用双侧 V-Y 黏膜瓣推进的方式进行侧唇珠成形（图 10-4）。

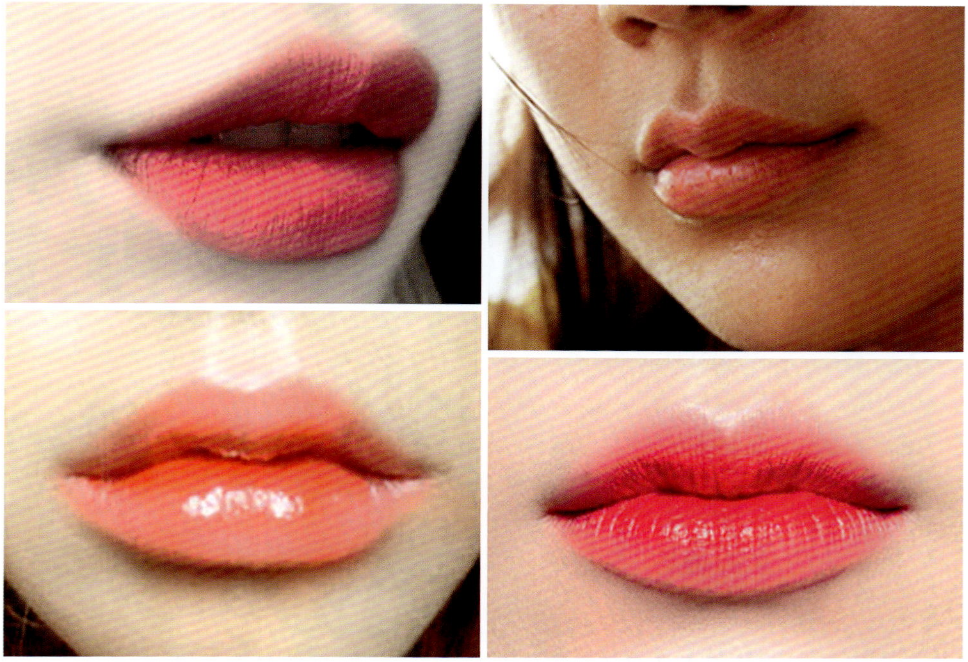

图 13-2　当代受欢迎唇形举例

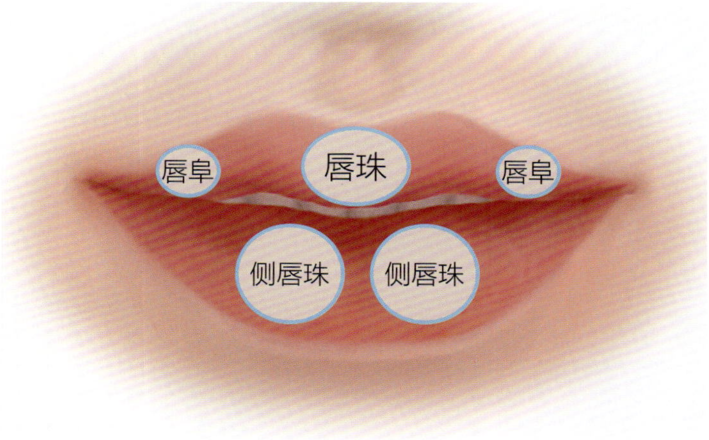

图 13-3　“花瓣唇”注射要点（示意图）

二、原生厚唇：“减法”成形

对于原生红唇偏厚者，需要通过修薄红唇而达到组织塑形，通常是上唇修薄两侧并使穹窿形态出现，下唇修薄中央形成矢状中央沟。具体技术详情可参考第九章第二节以及第十章第二节相关内容。

案例 1：女，24 岁，主诉上下厚唇、平坦，缺乏优美形状，下唇外翻，喜欢上下唇清晰的唇珠结构。手术予上唇两侧修薄，形成穹窿及唇珠成形，下唇两侧修薄，向中央集中，同时中央设计菱形切除，形成中央沟。术后 2 年，红唇整体变薄，上唇唇珠、下唇侧唇珠结构明显（图 13-4）。

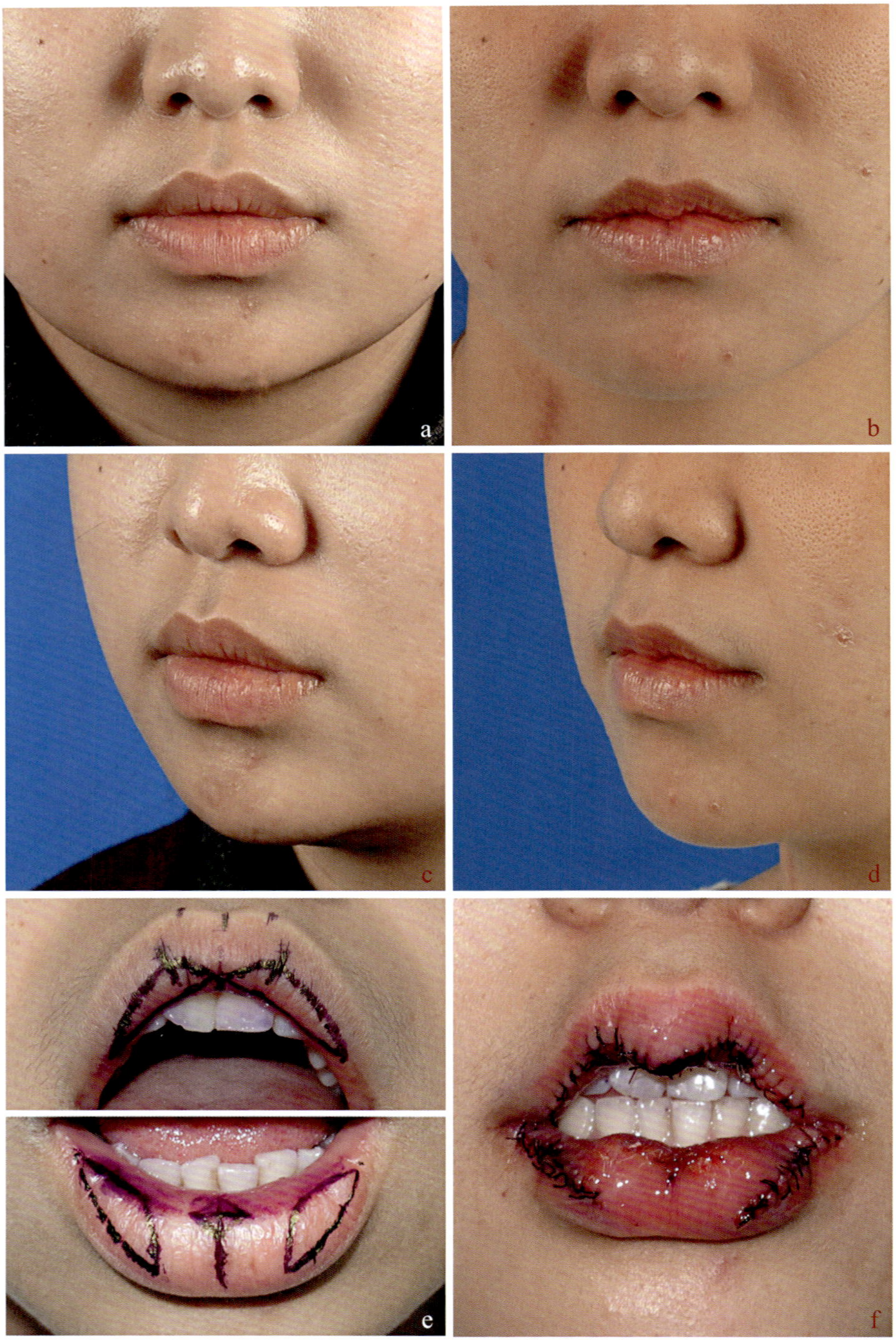

图 13-4 "花瓣唇"综合（女，24 岁）

a. 术前正位；b. 术后 2 年正位；c. 术前斜位；d. 术后 2 年斜位；e. 术中设计；f. 术毕即刻

案例 2：女，22 岁，主诉上下厚唇，上唇缺乏唇珠，下唇两侧宽，希望上唇呈现"M"唇状态，轻微露出上牙齿，下唇两侧收窄，视觉上显得口裂小一些。手术予上唇两侧修薄，形成穹窿及唇珠成形，下唇两侧修薄，向中央集中。术后 6 个月，红唇整体变薄，上唇唇珠结构明显，放松状态露齿，下唇整体集中变窄。受术者再通过文绣加强唇色，让"花瓣唇"更加形象（图 13-5）。

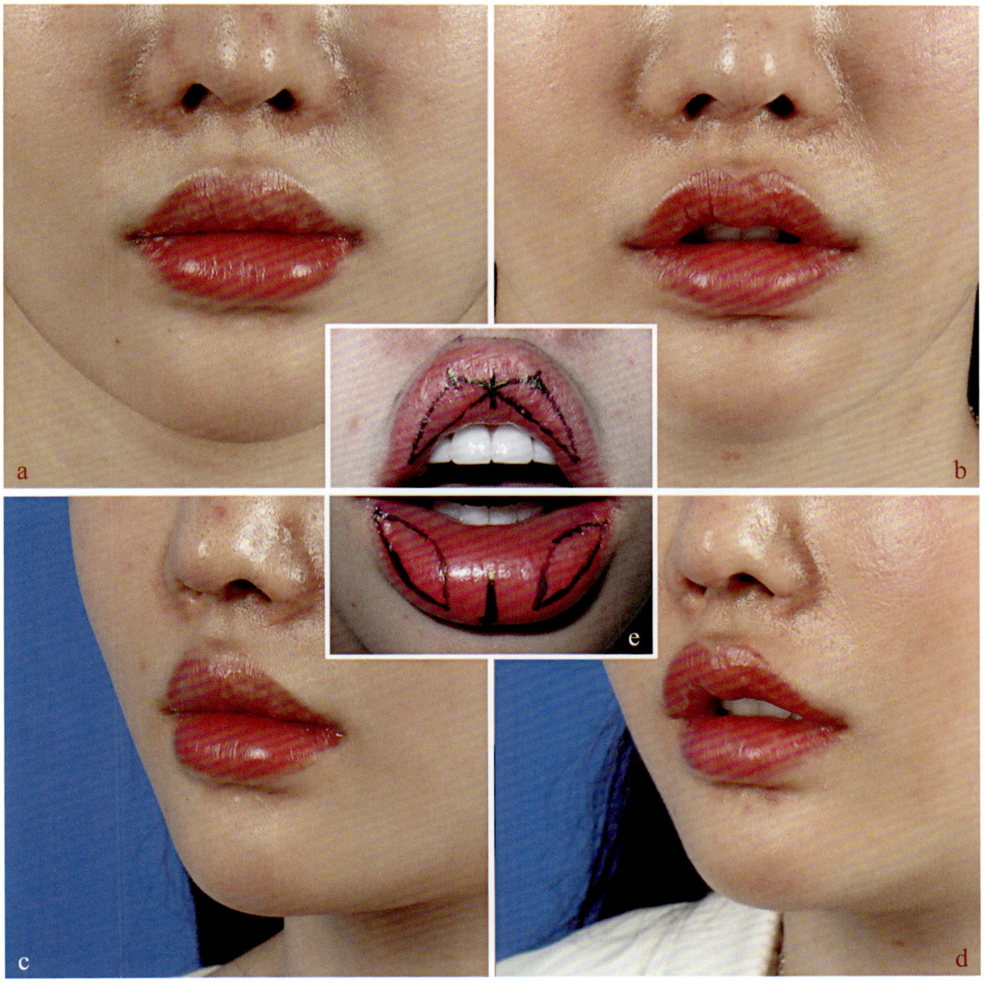

图 13-5 “花瓣唇”综合（女，22 岁）
a. 术前正位；b. 术后 6 个月正位；c. 术前斜位；d. 术后 6 个月斜位；e. 术中设计

三、红唇“不厚不薄”但缺乏唇形，或上下唇分别偏厚和偏薄：“加法”及“减法”结合

对于厚薄适中的红唇具体选择何种方案，需要与求美者进行详尽沟通，了解其对厚薄程度的个性化需求，给予设计方案，并取得其充分认可。

案例 3：女，25 岁，主诉上唇较下唇厚，比例不协调，且上下唇均平坦，缺乏起伏，希望上唇修薄且呈“M”形，下唇具备丰满侧唇珠。手术予上唇两侧修薄，形成穹窿及唇珠成形，下唇 V-Y 黏膜瓣向前推进加强侧唇珠，增厚下唇。术后 2 个月，上唇变薄，具备中央唇珠，下唇增厚，呈现侧唇珠及中央沟结构。上下唇厚度比例协调。由于时间尚短，可见切口瘢痕未完全软化淡化（图 13-6）。

案例 4：女，26 岁，主诉上唇偏厚，形态平坦，缺乏唇珠，下唇内翻，略欠丰满，希望整体改善。手术分别设计上唇两侧修薄，形成穹窿及唇珠成形，下唇 V-Y 黏膜瓣向前推进加强侧唇珠。术后 6 个月，唇形线条起伏明显并且相对集中于中央，具备上下唇唇珠结构，上下唇厚度比例协调（图 13-7）。

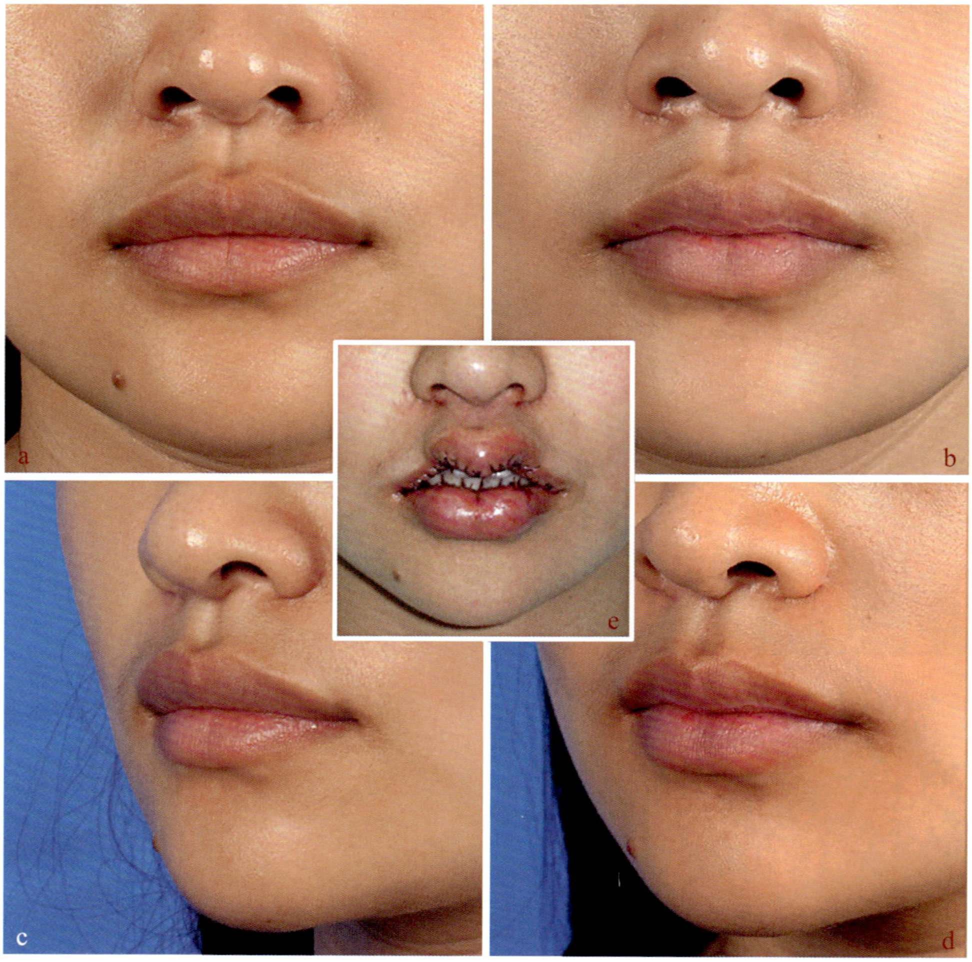

图 13-6 "花瓣唇"综合（女，25 岁）

a. 术前正位；b. 术后 2 个月正位；c. 术前斜位；d. 术后 2 个月斜位；e. 术中设计

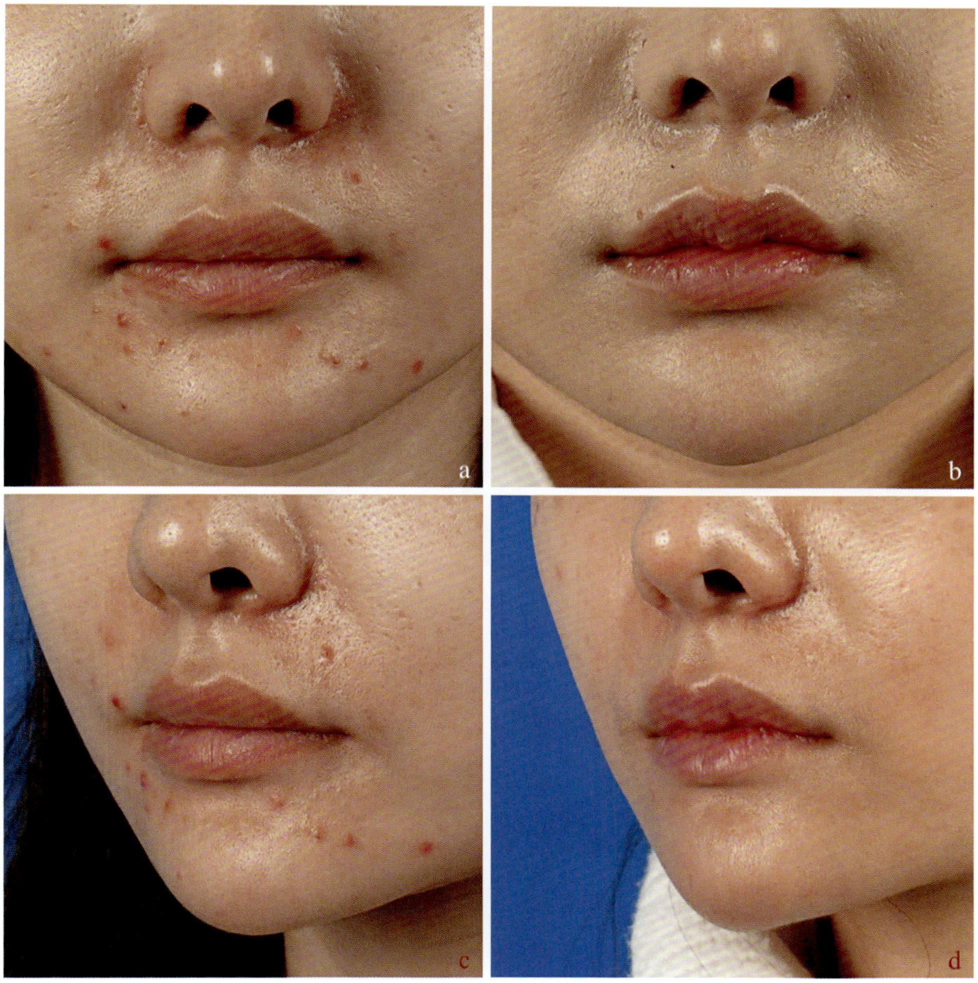

图 13-7 “花瓣唇”综合（女，26 岁）

a. 术前正位；b. 术后 6 个月正位；c. 术前斜位；d. 术后 6 个月斜位

第二节 “微笑唇”综合

面部表情是人区别于动物的重要标志，不同的表情可以表达不同的情感与心境，也可以反映出不同的精神面貌。其中有一种表情，无论在任何种族、宗教、文化之下，都被公认是愉悦、欢乐、幸福或乐趣的表达。在绝大多数场合下，这种表情都能给面部带来美感，提升亲和力，拉近人与人之间的距离（图 13-8）。这种表情就是“微笑”，由于其对提升美貌与亲和力的作用，“微笑美学”也已经作为现代人客观评价面部容貌的标准之一，成为口腔正畸学、修复学、美容医学等学科一个共同的关注热点。具有美学特征的微笑应该具有协调的唇齿关系、微笑曲线及颊廊间隙等软硬组织关系，其常规评估一般包括笑线、中线、前牙的黄金分割率、红白美学指数等；特定评估则包括上中切牙的长宽比、切缘位置、唇的位置以及牙龈的颜色、形状和弧度等[1]。

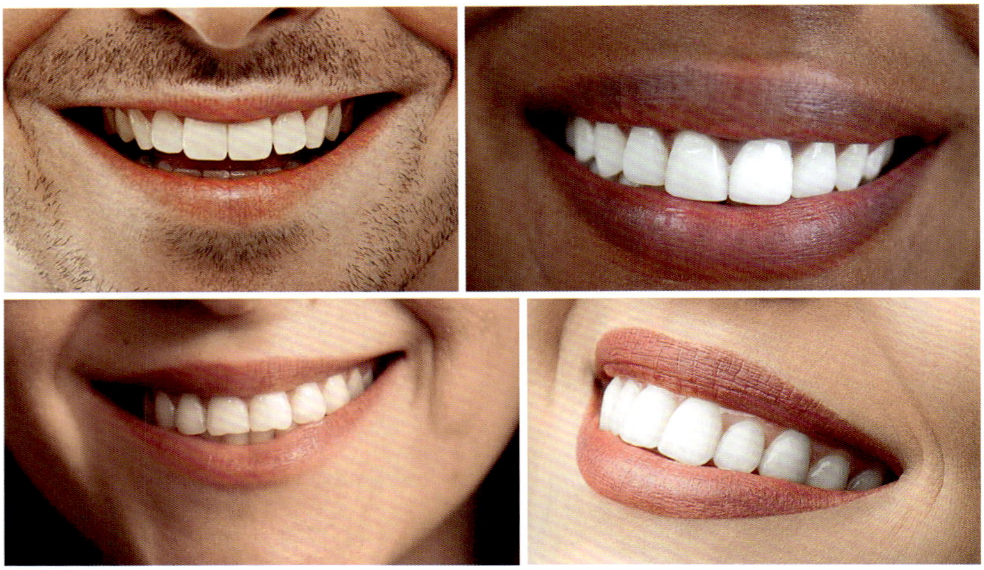

图 13-8　微笑带来的美感与亲和力

而对于“微笑”表情的释放和表达，主要还是由唇部及口周软组织的相关动作来完成。这些动作主要有口角上扬、上唇提升、红唇拉伸变薄以及上牙适当外露等，如何改善这些动态表情的美学表达，涉及表情肌肉力量的精准调整，将会成为医学美容的研究热点。而即使在平静状态，一个上扬的口角和适度露齿的嘴唇也会无形中给人带来一种亲和力。因而，为了营造出这种亲和力，相应的手术项目亦成为近几年求美者追求的热门。

所谓“唇齿相依”，良好的微笑相不仅在于唇部的动态表现，还取决于暴露的牙列是否美观。所以本团队对“微笑唇”概念的诠释，包含软硬组织两方面的美学考虑，其治疗也需要“先硬后软”序列进行。首先进行必要的牙周治疗、牙齿正畸及美学修复。牙周治疗可以改善牙周支持组织的炎症、退变、增生、萎缩、创伤等情况；牙齿正畸可以矫正牙列不齐、前突、深覆𬌗、错𬌗等不良位置；美学修复可以改善牙列缺损、牙色改变、黑线等不良外观。这些项目根据求美者实际情况选用，最终目的是改善牙列美学状态。其次再进行软组织形态改善，包括口角上提手术以及上唇“M”唇成形，口角上提主要改善静息状态下口角下垂带来的“悲伤”“沮丧”“严肃”感，使术后达到即使平静状态也能呈现口角轻微上扬，提升亲和力，而并非一味追求“感觉在笑”；上唇“M”唇成形主要改善上唇红唇形态，呈现更加精致生动的美学效果，并通过修薄两侧红唇使上牙呈现度增加。

以上各种技术的详细内容可分别参考第七章、第十一章第一节以及第九章第三节相关内容。

案例 1：女，30 岁，诉上唇唇形平坦，缺乏线条感，同时口角平，两侧不对称，略显严肃。喜欢具有唇珠、穹窿结构的“M”唇以及上扬的口角。为其设计上唇“M”唇 + 口角上提手术，改善上唇及口角线条，突出唇珠、穹窿、唇阜结构，提升亲和力。术前和术后 1 年外观如图 13-9 所示。

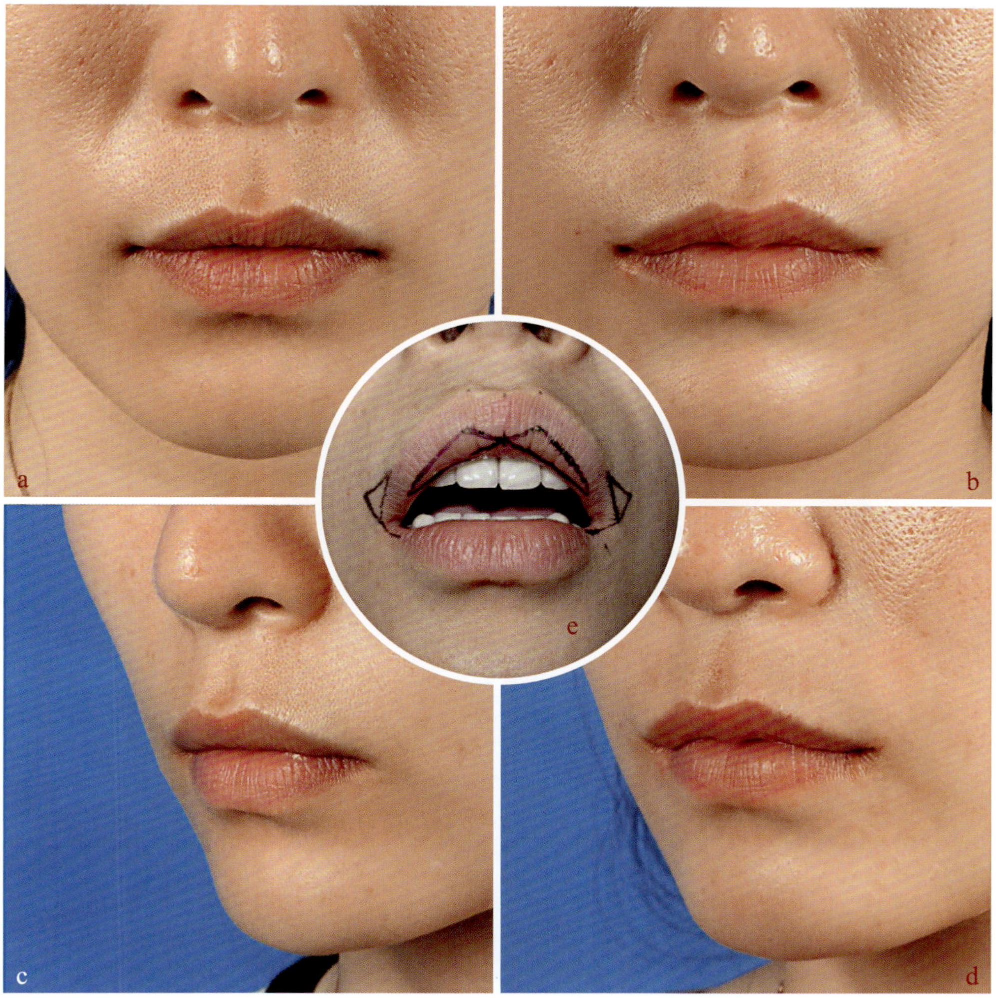

图 13-9 “微笑唇”综合（女，30 岁）

a. 术前正位；b. 术后 1 年正位；c. 术前斜位；d. 术后 1 年斜位；e. 术中设计

案例 2：女，32 岁，销售人员，与案例 1 相同主诉。予进行上唇“M”唇同时口角上提。术前和术后 1 年外观如图 13-10 所示。

案例 3：女，33 岁，职场白领，主诉口角略下垂，红唇偏薄且平坦，工作生活中表情显得严肃，希望改善亲和力。予进行上唇“M”唇成形，重点加强中央唇珠，同时口角上提。术后 1 个月复诊，可见放松状态口角上扬，上唇呈现精致的“唇珠 - 穹窿 - 唇阜 - 口角”波浪形曲线（图 13-11）。但 1 个月时尚未足够恢复充分，此时仍上扬过度，略显夸张，一般 3 ~ 6 个月随反弹后渐趋自然。

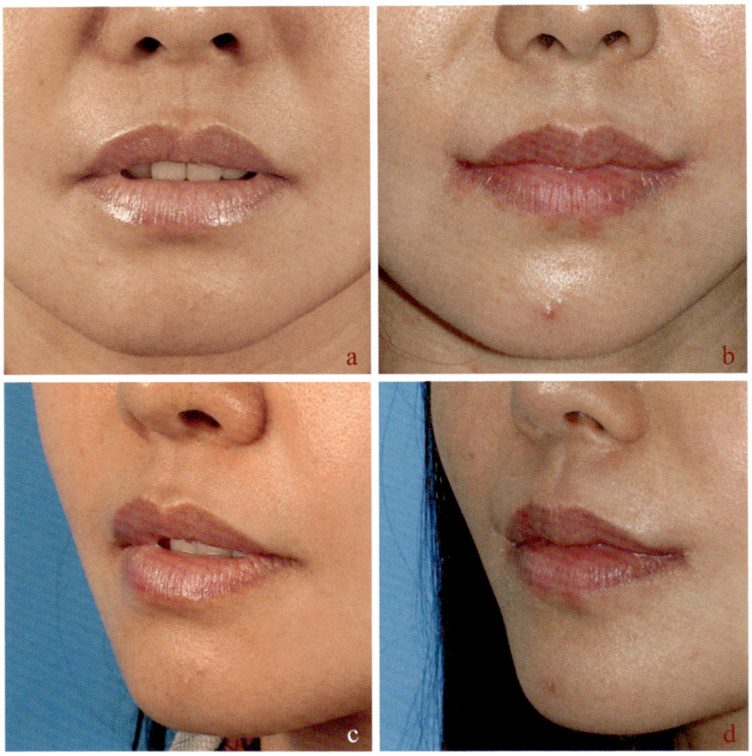

图 13-10 “微笑唇”综合（女，32 岁）

a. 术前正位；b. 术后 1 年正位；c. 术前斜位；d. 术后 1 年斜位

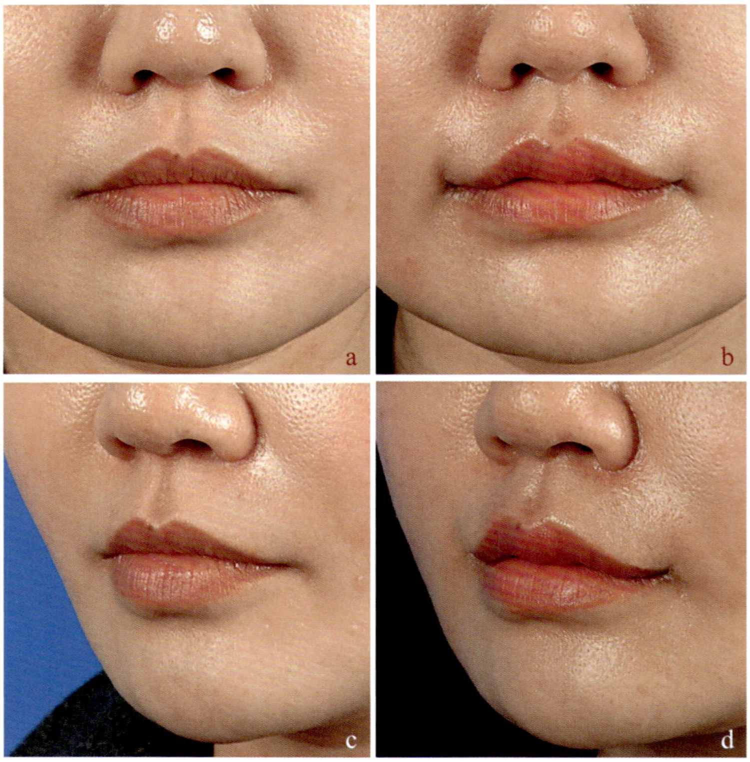

图 13-11 “微笑唇”综合（女，33 岁）

a. 术前正位；b. 术后 1 个月正位；c. 术前斜位；d. 术后 1 个月斜位；e. 术中设计；f. 术后即刻

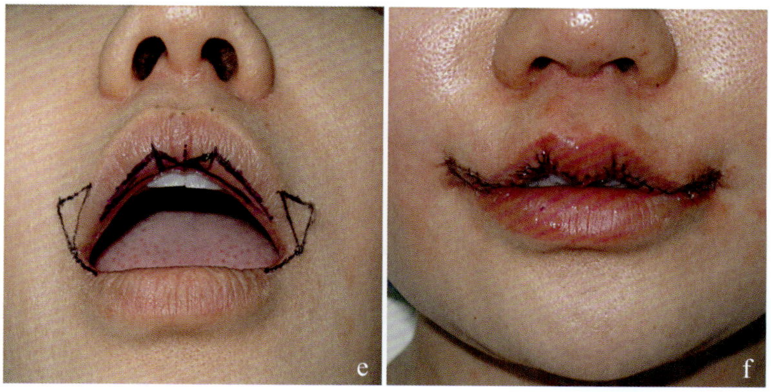

图 13-11（续）

第三节 “萝莉唇”综合

“萝莉”源于纳博科夫的小说《洛丽塔》(曾被改编成电影《一树梨花压海棠》) 中同名的女主角，后在日本引申发展成一种次文化，用来表示可爱的娇小女生。借该词用于综合唇形的描述，主要是形容一种年轻、可爱的唇部和口周状态，犹如尚未踏入青春期的小女生一般“天真烂漫”。在抗衰老与年轻态理念日益深入的当代，稚气的嘴唇和纯真的表情也是现代很多求美者的追求目标。

年轻态的唇部及口周一般具有人中短、口角上扬、红唇丰满上翘、皮肤及黏膜红润有弹性、牙齿健康整齐等特点（图 13-12）。有此诉求的求美者可以根据自身的具体情况，有针对性地通过手术、注射填充或激光等手段达成。不同年龄段的年轻化策略可参考第十四章相关内容。

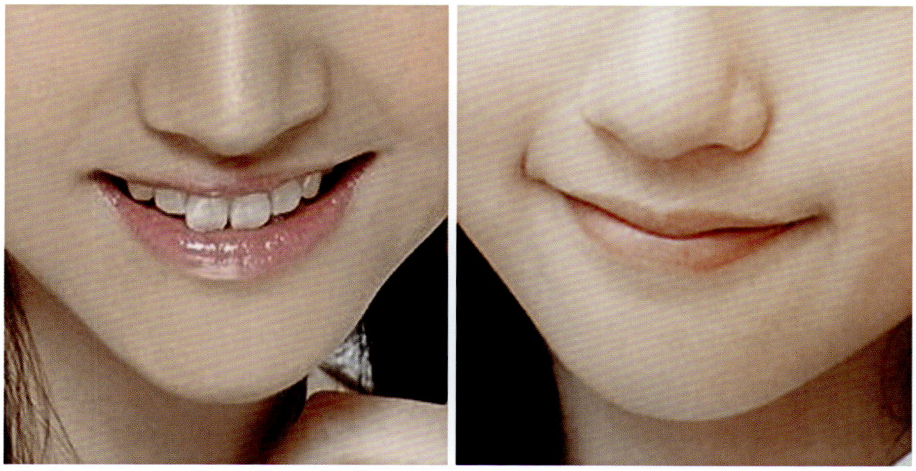

图 13-12　年轻态的唇部及口周

本节主要讨论通过上唇人中短缩以及口角上提和（或）唇红缘上提等方式进行唇部及口周软组织层面的年轻化。该几项手术都是通过去除多余甚至松弛的皮肤，将唇部进行悬吊提升，缩短唇鼻间整体距离来达到年轻化效果，但都存在反弹及瘢痕的风险。各项手术的详细介绍可分别参考第八章第一节、第九章第一节以及第十一章第一节相关内容。

案例 1： 女，25 岁，主诉“人中上唇过长，且口角与鼻翼之间的距离也过长，显得非常严肃，比实际年龄看起来年长”，希望通过手术恢复唇部及口周整体的年轻化。予设计上唇人中短缩及口角上提手术，整体缩短鼻部与嘴唇之间的距离。术后 3 个月可见上唇人中距离变短，口角上扬，整体年轻化效果明显。该求美者记录了术后早期恢复的过程（图 13-13）。

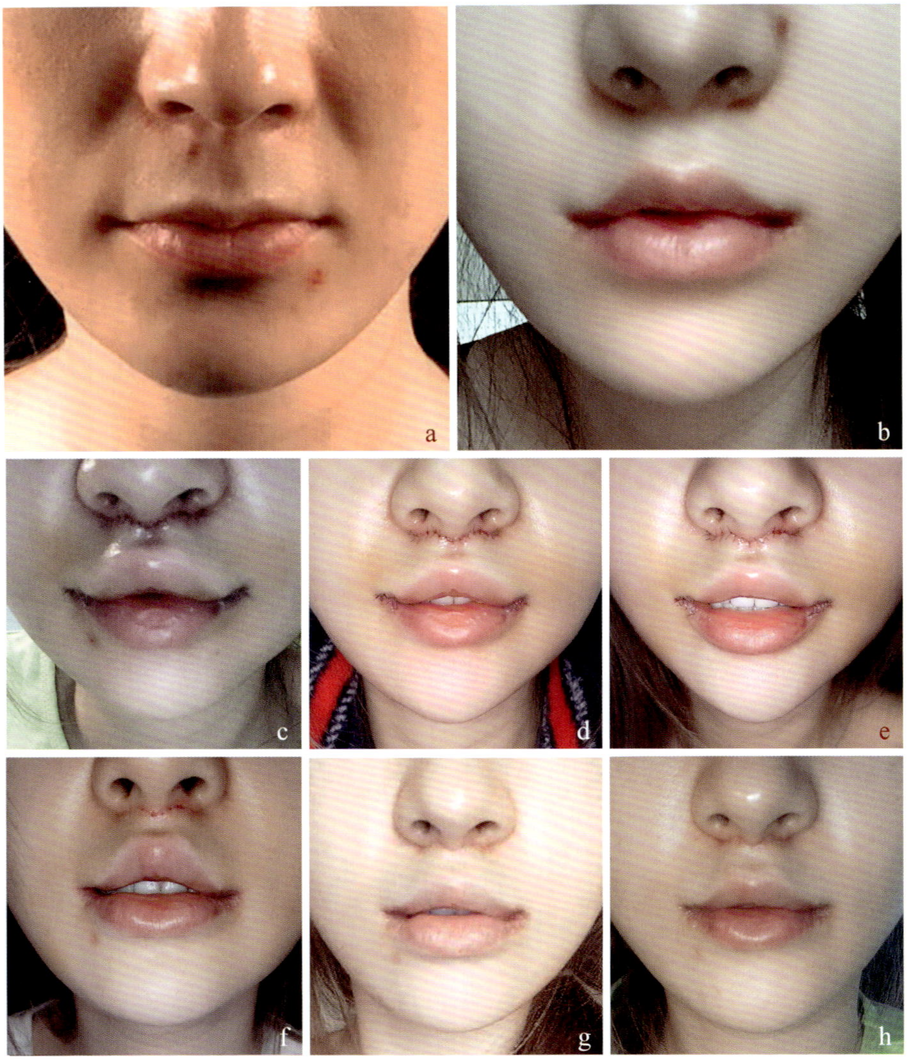

图 13-13 “萝莉唇”综合（女，25 岁）

a. 术前；b. 术后 3 个月；c. 术后 1 天；d. 术后 3 天；e. 术后 5 天；f. 术后 7 天；g. 术后 14 天；h. 术后 21 天

案例 2：女，30 岁，主诉同案例 1，并且存在两侧口角高低不一。予设计上唇人中短缩及口角上提手术，同时适当调整两侧口角不对称。术后 3 个月可见上唇人中距离变短，口角上扬，整体年轻化效果明显（图 13-14）。

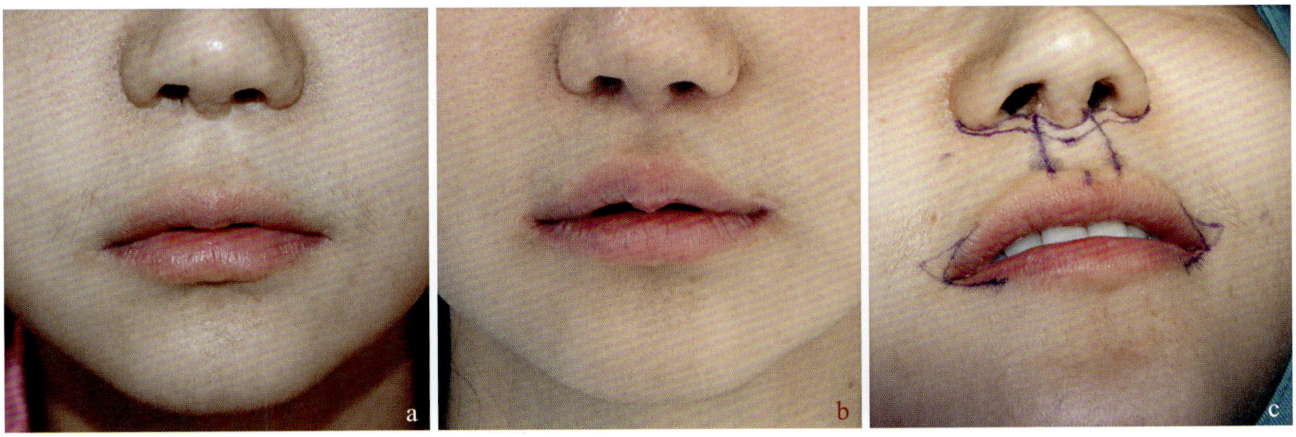

图 13-14 "萝莉唇"综合（女，30 岁）

a. 术前；b. 术后 3 个月；c. 术中设计

（潘柏林）

参考文献

[1] 余念，俞青，胡勤刚，等. 口腔微笑美学的常用评估指标和方法. 中国实用口腔科杂志，2017, 10(1): 15-19.

插图来源

图 13-3 ~ 13-7、13-9 ~ 13-11、13-13、13-14 由北京大学第三医院潘柏林医生团队提供。

第十四章
唇部与口周年轻化综合策略

唇部及口周是面部活动较为频繁的部位，其衰老亦更加容易随之加速，出现上唇人中变长、红唇变薄、唇形平坦、口角下垂以及口周皱纹等变化。如何改善上述问题并制定合理的唇部综合年轻化治疗方案也成为众多学者关注的内容。本章针对以上问题，从衰老的机制以及美学改变出发，总结注射、填充、激光、手术等治疗手段的应用范围，探讨适用于不同年龄阶段以及不同唇部及口周状态的年轻化治疗策略。

一、唇部及口周衰老的机制

唇部及口周衰老是一个缓慢而渐进的生理过程，在皮肤、脂肪、肌肉、骨骼等各层次组织间发生变化，由外至内分层，其发生机制如下[1]：

1. 皮肤　随着年龄增长，皮肤会发生显著的变化。从 30 岁开始到 70 岁，表皮细胞的周转率降低约 50%[2]；其中，角质形成细胞的黏附减少，胶原蛋白和弹性蛋白减少，导致脱皮增快、皮肤干燥、松弛和细纹[3]；从 50 岁开始，皮脂腺分泌逐渐减少，导致皮肤干燥、皱纹出现，而女性因口周皮下组织、皮脂腺及毛囊孔较男性少，随着年龄增长，更容易出现口周垂直皱纹，老态更明显；除此之外，吸烟及长期暴露于紫外线下可加剧皮肤粗糙、斑点状色素沉着等一系列皮肤老化改变[4]。

2. 脂肪　年轻的脸其中面部脂肪分布类似心形，颧骨脂肪较突出，面颊较为圆润。随着时间推移和重力变化，深层和皮下脂肪垫萎缩并向下移位，使得轮廓线圆润，出现“腮帮子肉”，进一步导致口角下垂、鼻唇沟加深[5]。

3. 肌肉　随着年龄增长，肌肉逐渐萎缩，而口周的脂肪较少，使得肌肉萎缩在口周的变化更为明显[5]。

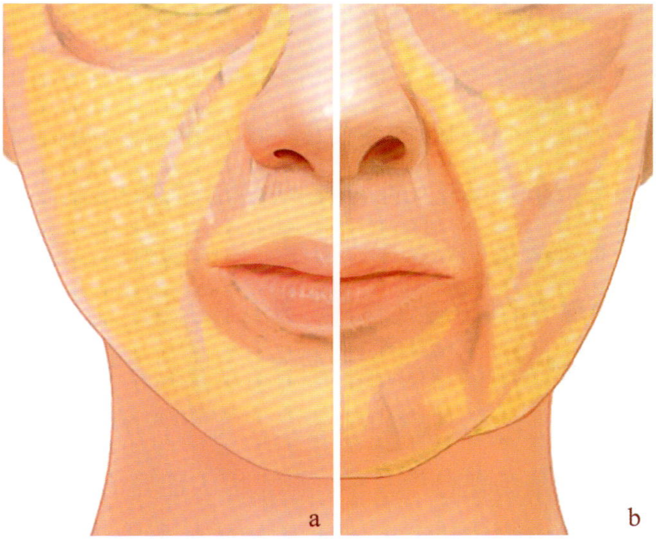

图 14-1 唇部及口周衰老的表现（示意图）

a. 年轻态；b. 衰老态

4. 骨骼 面部骨的吸收在眼眶缘和上颌骨中更为明显。随着眼眶孔径的增加以及上颌骨的垂直向缩短，导致各层组织下的骨支撑被破坏，支撑韧带功能减弱，好比一块布在一张不断变小的桌子上下垂一样[5]（图 14-1）。

产生衰老的原因有很多，多方面研究[3]认为，遗传、环境、不良的生活习惯、疾病等均可加速衰老，例如大量暴露在紫外线下，皮肤受损、老化较快；习惯食用乳制品及含糖食品、吸烟、慢性病等，均更易加速各个层次组织的衰老过程。

二、唇部及口周区域衰老产生的美学改变

研究指出，面部皱纹、唇的厚度变化和头发灰白是最容易显老态的[6]，而其中唇的厚度变化为口周衰老的主要表现。随着年龄增长，唇部比例发生异常，其中包括红唇变薄导致上下唇的高度变小、唇突出度减少、人中变长、口角下垂及口周皱纹等改变[3]。

上下唇的红唇高度变小是唇部老化的最明显特征，就是俗称的“红唇变薄”。研究发现，一般正常年轻人群的上唇高度平均为 7 ~ 9 mm[3]，而在衰老的红唇其上唇厚度可能减少到 5 mm 以下。Baudoin 在其研究中指出上下红唇之间的理想比例为（1 : 1）~（1 : 1.6），东亚人一般认为上下唇厚度比例在 2 : 3 左右会比较理想。而在衰老的红唇中，上下唇均逐渐变薄，厚度比渐趋 1 : 1。而红唇部分占全唇区域的比例也随年龄增长而下降。在年轻人群，一般上红唇占全上唇的比值（Ls-Stms/Sn-Stms）在 40% 左右，下红唇占全下唇的比值（Stmi-Li/Stmi-Sl）在 53% ~ 56%[7]；而在衰老的唇

部，该比值进一步下降。除了垂直高度，唇的水平宽度亦发生改变。一般情况下，理想的口裂宽度为（45 ± 3）mm[8]，其与上下唇垂直高度比例在年轻人群中应为 3 : 2[9]；而在衰老的红唇中，该比例要大幅度上升，除了因为红唇变薄，还有口裂的变大[8]。唇突出度应以从侧面观与 E 审美线（鼻尖至颏前点连线）的距离关系作参考，东方年轻女性一般上唇突出点离 E 线 2 ~ 4 mm，下唇突出点离 E 线 1 ~ 2 mm 为理想突出度[10]；而在衰老的唇部中，由于骨质吸收萎缩、软组织的容量下降等，上下唇突出点与 E 线的距离变长，呈现“干瘪的老太太嘴”外观。

除了红唇变薄以外，上唇人中部位变长也是口周衰老的重要客观指标。多长的人中算长？有研究认为，人中长度最长也不应该超过上重睑线至下睑缘的距离[11]；在 Raphael 的研究中指出，面部人中与上红唇比例为（1.2 ~ 2.3）: 1 最为理想[12]。但实际上因人而异，临床上需要根据面型、年龄、性别、气质等综合考虑，不宜用固定数值来定义，这在之前的章节也有所描述。在衰老的上唇，随着胶原和水分丢失、牙槽骨质吸收以及皮肤松弛下垂，往往表现为白唇人中的高度增加，呈现严肃、刻薄和老态，人中与上红唇比例会增加到（3 ~ 5）: 1。

在口角区域，衰老因周围组织下垂引起的改变主要有鼻唇沟的加重、唇阜结构的萎缩、口角点的下移、木偶纹和口角纹的出现并逐渐明显等。口角点的下移是导致口角下垂的直接表象，往往也带动外侧部位的红唇组织整体下垂。计算口角下垂度的方法可用同侧口角点与唇阜点在垂直方向上的位置关系作为参考标准，通常随年龄增长，口角点相对唇阜点逐渐向下，即下垂度增加（图 3-7）。

随着皮肤的光老化、胶原蛋白与水分丢失、脂肪组织萎缩，口周部位皱纹也逐渐出现，被视为面部衰老的客观表现。口周部位皱纹在不同的部位有不同的形态表现。口周纹在白唇部位呈放射状垂直于唇缘，从动态性的细纹逐渐发展成静态性的较深的沟，这是因为口轮匝肌长期收缩作用逐渐积累而成[13]；木偶纹是下颊部由于脂肪及皮肤松弛下垂，使得与颏部相对紧致的皮肤组织之间形成的皱褶，往往表现为下垂的口角再向下的延伸[14-15]；除此之外，可能还会在口角外侧出现类似括弧形态的动态口角纹，也是因为表情对口角的牵拉与外侧松弛的皮肤相切错位而形成（图 14-2）。

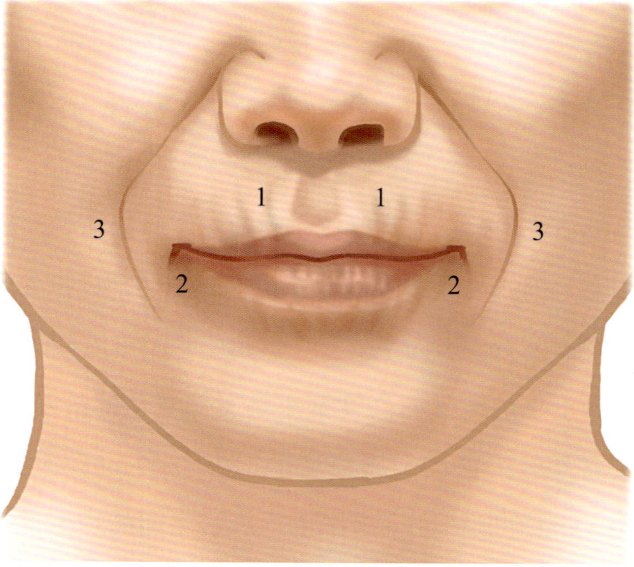

图 14-2　三种口周皱纹（示意图）

❶ 口周纹；❷ 木偶纹；❸ 口角纹

三、唇部及口周年轻化的治疗手段

衰老是一个重力下垂和容量丢失的过程，故所谓抗衰老，永远是一部对抗重力与维持容量的“奋斗史”，这就需要在日常生活中时刻注意面部皮肤的保养，包括减少紫外线照射、控制面部表情、减少烟酒、多进行皮肤护理、补充水分与胶原等。而对已经发生的面部衰老状况，就需要通过年轻化治疗手段进行改善。这些手段在唇部年轻化中亦不例外，无非是注射治疗、手术治疗及光电治疗这三大类，以下分别予以介绍。

（一）注射治疗

口周注射治疗分为填充及除皱两大类。

1. **注射填充** 即广为人知的丰唇治疗（图 14-3a），主要用于唇部增容、塑形，注射填充物包括自体来源填充物及其他一些人工合成填充物[16]。

注射用的自体填充物首选自体脂肪，抽取部位无特定要求，具有无排异、无过敏风险、存活后效果持久等优势；缺点是供区存在手术创伤及疼痛，脂肪存活率低而需要多次填充，个别可能出现吸收不均匀等问题。

人工合成填充物包括透明质酸制剂、胶原蛋白等，中国大陆地区目前多用透明质酸制剂，通常分为大、中、小三种分子类型。大分子透明质酸代谢慢，存留时间长，质地硬，适合轮廓填充与塑形。中分子透明质酸更适合填充泪沟、“苹果肌”、太阳穴、额头等需要具有丰满感的部位。小分子透明质酸适合大面积使用在皮下，用于改善肤质及细纹。唇部多选择中、小分子透明质酸，相对较软，容易塑形，不易触及颗粒感，适合唇部需要一定形态但是保持柔软弹性的特点。唇部血管侧支循环丰富，血管栓塞引起组织坏死的风险相对较小，是较为安全的注射部位；如果出现形态不满意或者过于丰满，可通过透明质酸酶溶解，恢复原来状态。缺点是容易吸收，尤其因为唇部肌肉活动频繁，血流丰富，吸收时间往往较其他部位略快，需反复治疗[17-18]。更多唇部透明质酸注射治疗详情可参考第六章第二节相关内容。

2. **注射除皱** 即利用肉毒毒素作用在口周肌肉，抑制肌肉收缩、缩小毛孔，从而达到减轻口周细纹，改善肤质等效果[13]。因注射部位及深度不同，可产生不同效果。例如，松弛降口角肌可使口角下垂改善[13,19]；松弛降鼻中隔肌、提上唇肌及提上唇鼻翼肌，可改善露龈笑[20]；松弛浅层口轮匝肌可以减少口周皱纹[21]；松弛颏肌可以减少颏部“核桃纹”以及增加颏部突出度等[22]。但需要注意的是肉毒素有扩散性，且口周肌群较多，易互相影响，如果口角肌群两侧作用程度不同，易造成口角歪斜、不对称，但均为暂时性，肉毒毒素代谢后可恢复到原本状态。更多唇部肉毒毒素注射治疗详情可参考第六章第二节相关内容。

（二）手术治疗

在唇部年轻化手术方面，针对人中高度变长、薄唇、口角下垂、口周皱纹等衰老特征，可分别采取唇部填充手术、人中短缩术、口角上提术、中下面部除皱术等手段。

1. **红唇填充术**（lip augmentation） 包括植入异体脱细胞真皮片、假体、自体真皮脂肪及筋膜。异体真皮片 Alloderm® 为脱去细胞的真皮基质，是从人的皮肤去除所有皮肤细胞，只保留所有重要的生化和真皮基质结构，不会产生排斥反应，但价格昂贵，且可能产生慢性炎症结节、上皮样组织细胞肉芽肿等反应 [23]；假体虽然持久，形态可塑，但假体与柔软的唇部相比触感更硬，长时间存在假体异物感，并存在感染风险；真皮脂肪或筋膜移植术后可能存在皮脂腺囊肿和移植物萎缩等并发症 [24]。以上方法由于种种原因，在国内受术者中远较注射丰唇方法接纳度低。

2. **局部红唇黏膜瓣推进术**（mucosal V-Y flap advancement）（图 14-3b） V-Y 组织瓣推进法在红唇整形中是被用来修复小而单一缺损的经典方法 [25-26]，近年来才逐渐被用于唇部美容手术，并取得了良好效果 [27]。针对下唇较薄、唇缘形态无曲线的求美者，使用此方法可以达到唇部外翻、唇厚度增加、下唇侧唇珠显现、红唇组织向中线集中、视觉上缩小红唇横向长度的效果。此法的优势在于切口位于干湿唇黏膜交界处，且手术的方法不存在组织吸收，效果相对持久稳定，亦避免自体脂肪采取带来的供区损伤。有关详情可参考第十章第一节相关内容。

3. **上唇人中短缩术**（upper-lip lift）（图 14-3c） 通过去除上唇人中部位的松弛皮肤，减少上唇人中部位的高度，从而提升上唇的年轻化手术。自 20 世纪 80 年代最先出现以来，至今已发展出多种不同的术式，成为面部除皱术在口周部位的有效补充 [28-31]。通过人中短缩手术，可以改善下垂的上唇白唇，同时使红唇厚度增加，从而改善人中 / 红唇的高度比，实现年轻化效果，是近几年在东亚地区逐渐流行的手术方式。反弹与切口痕迹是该术式的主要缺陷，潘柏林医生团队采用皮肤去除与肌肉悬吊双重处理的方法，加强短缩提升效果，延长维持时间，一定程度上减轻瘢痕。有关详情可参考第八章第一节相关内容。

4. **唇红缘提升术**（vermilion lift）（图 14-3d,e） 在上唇唇红缘切口切开，去除上方一定宽度皮肤，上提红唇，是直接使红唇外翻增厚的方法 [32]。但该方法虽然能够增加红唇的上下高度，但并不能增加其矢状面的突出度，同时也存在切口瘢痕风险。通常建议在唇红缘形态需要调整的情况下（例如“丘比特弓”平坦、唇峰或唇红缘不对称等）再考虑使用该方法。更多唇红缘提升术详情可参考第九章第一节相关内容。

5. **口角上提术**（oral commissure lift）（图 14-3f） 通过去除口角上方松弛皮肤，并且悬吊口角组织达到上提效果，是改善口角下垂的年轻化手术方式 [19]。与肉毒毒素或填充剂注射的方法相比，手

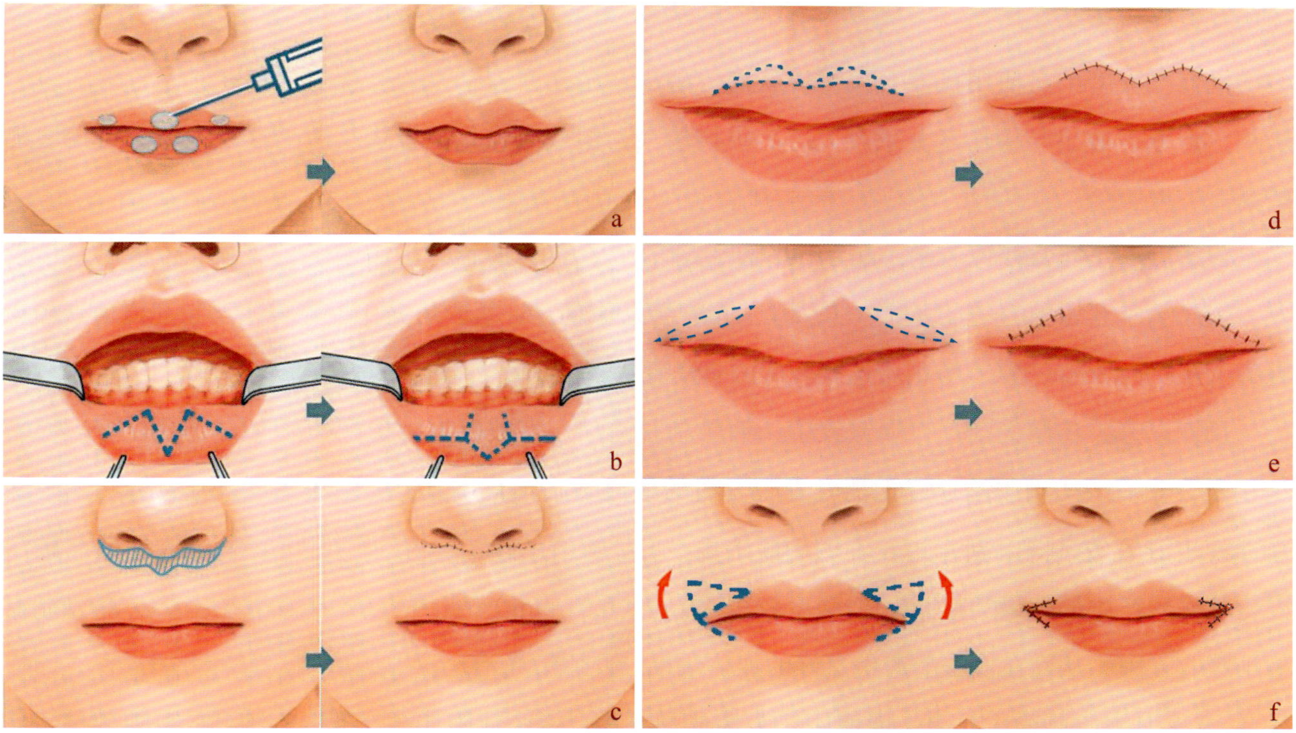

图 14-3　唇部及口周年轻化手术项目（示意图）

a. 注射丰唇术；b. 双侧 V-Y 红唇黏膜瓣推进术；c. 上唇人中短缩术；d. 唇峰提升术；e. 唇弓外侧嵴提升术；f. 口角上提术

术方式有更明显而且持久的效果，但是其瘢痕风险、不对称性以及口角形态改变风险也是令人头疼的。而且其年轻化效果仅局限于口角本身，对于存在严重颊部皮肤松弛、明显木偶纹的年长求美者，直接进行口角上提手术可能会引起口角周围皮肤堆积、冗余加重，或者木偶纹加深等，导致该区域外观的不协调，需先进行面部皮肤的提升。更多口角上提术详情可参考第十一章第一节相关内容。

6. 下面部除皱术（lower face lift）　通过耳前 - 耳后切口去除中下面部松弛的皮肤组织，并且悬吊 SMAS 筋膜，达到上提面颊部、下颌缘部组织，减轻鼻唇沟、木偶纹、赘颊，提升口角，显露下颌缘轮廓的效果，是目前常用的年轻化手术方式。也有国外学者报道直接切除鼻唇沟、木偶纹等口周皱纹的方法来实现口周年轻化的效果[33]，但在东亚人群中由于瘢痕风险的顾虑限制了其广泛使用。对于中下面部松弛明显的求美者，建议先进行面部除皱术改善整体口周皮肤状态以后，再进行口角或者人中部位的年轻化治疗。

（三）光电类等治疗

口周皱纹可以单独或联合治疗，除了肉毒毒素注射之外，还可以通过光电治疗磨削皮肤、抛光表面，使新生皮肤修复再生，减轻皱纹，治疗方式包括机器机械磨削、化学剥脱、激光等，对于口周皱纹均有较好的效果。

机器机械磨削是使用机器直接对皮肤进行磨皮、抛光磨削平整的过程，主要针对于较深的口周皱纹，但术后效果与操作者关系较大。其损伤较大，但效果较化学方式及激光效果为佳，可控性也较高。

化学剥脱（通常使用苯酚）显示出相似的功效[34]，但对所治疗区域的确切范围和位置可控性较差。表面剥脱剂如10%三氯乙酸（TCA）、低浓度乙醇酸、5-氟尿嘧啶，主要将化学制剂覆盖到真皮乳头上层。而35%三氯乙酸则可达到较深的真皮乳头下层。

长期以来，在激光治疗口周皱纹中，消融剥脱治疗一直被视为激光换肤治疗的金标准[35]。但是近年来，非消融式剥脱治疗成为消融剥脱方式的替代方法，其热能足够强大，可以到达网状真皮并立即使皮肤紧致，同时副作用较消融剥脱法更少[36]，更为广大求美者所接受。CO_2激光换肤与较深的化学剥脱产生的效果类似[37]，但深度较浅（0.14～0.25 mm）。此外，Er:YAG激光比CO_2激光能更好地吸收光束，从而在皮肤上产生更好的加热效果。使用激光治疗深层皱纹时，患者可能需要在治疗后2～3个月观察到最大效果，而使用CO_2激光通常需要3个疗程才能达到令人满意的治疗效果。从组织学来说，激光对皮肤胶原蛋白的影响要比磨削方式更好，可促进胶原蛋白和真皮中的弹性蛋白增生；另外，其恢复期较短，创伤较磨削更小。

最后总结一下以上所述的各种治疗手段的主要效果，详见表14-1。

表14-1　各种唇部及口周年轻化治疗效果总结

手段＼效果	红唇厚度增加	红唇突出度增加	人中高度减少	露牙度增加	口角上扬	唇形改善	口周皱纹减少
注射填充	√	√	×	×	√	√	√
注射除皱	×	×	×	×	√	×	√
红唇填充术	√	√	×	×	×	√	√
红唇黏膜瓣推进术	√	√	×	×	×	√	×
上唇人中短缩术	√	×	√	√	×	√	×
唇红缘提升术	√	×	√	×	×	√	×
口角上提术	×	×	×	×	√	√	×
下面部除皱术	×	×	×	×	√	×	√
光电类治疗	×	×	×	×	×	×	√

四、唇部及口周年轻化的综合策略

唇部及口周的年轻化需要根据求美者的年龄、性别、气质、皮肤状态、硬组织轮廓基础，以及自己的诉求综合设计，充分利用以上所述的各种治疗手段制定有先有后的序列治疗计划。

（一）20～30 岁

一般情况下，这个年龄段的人群尚未出现水分与胶原的大量丢失，皮肤相对紧致，硬组织轮廓也尚未出现退缩，牙齿健康状态良好。通常的美观诉求会来源于先天性的不满意，例如先天性上唇人中过长、先天性口角下垂、先天性薄唇或厚唇、硬组织轮廓的不满意等，个别人会存在较明显的鼻唇沟甚至木偶纹，但一般很少出现口周纹。

年轻化策略主要侧重于改善求美者的实际问题。例如人中过长者考虑人中短缩，口角下垂者考虑口角上提，红唇厚度或形态不满意可以进行红唇的手术或填充纠正等。当然，在进行软组织纠正前，还需要先评估包括颌骨与牙齿在内的硬组织基础，对较明显的前突、反殆、偏颌、牙齿问题等，建议先于软组织之前改善。除此以外，为维持皮肤年轻态，平时维护与保养也非常重要，包括减少紫外线暴露、控制表情、适当补充水分与胶原、充足睡眠、减少烟酒、良好心态等，可延缓下一个年龄段衰老进程的开始（图 14-4）。

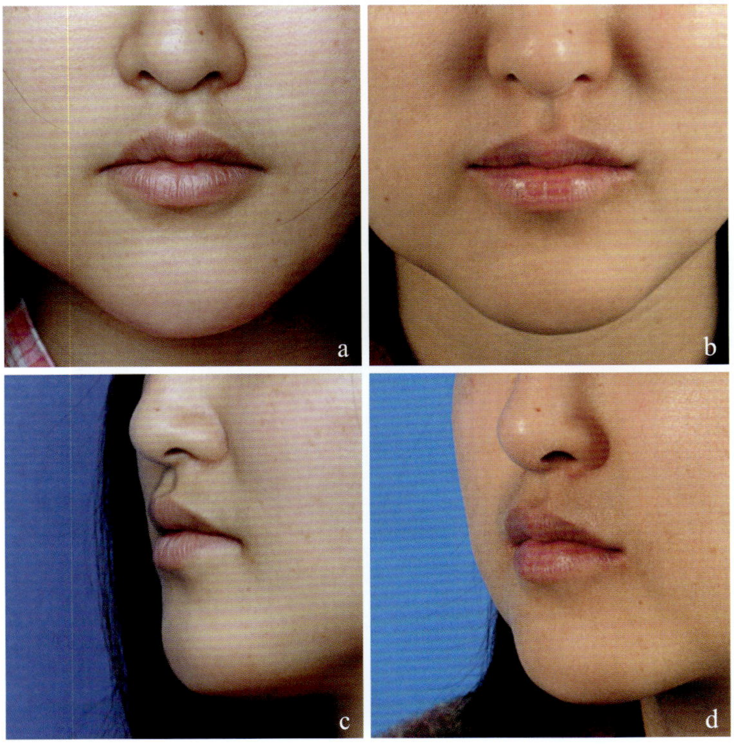

图 14-4　口角上提（女，21 岁）

a. 术前正位；b. 术后 9 个月正位；c. 术前斜位；d. 术后 9 个月斜位

（二）30 ~ 40 岁

该年龄段人群正处于事业上升阶段，工作与生活繁忙可能导致对面部的保养与护理欠充分。衰老首先体现在动力性皱纹的出现与增多，在口周可能不如眼周及额部那么明显。胶原纤维、弹性纤维以及水分的丢失，使得红唇变薄、唇纹（非口周纹）出现，有些人会逐渐出现人中变长、口角下垂、面颊部皮肤松弛，同时伴随鼻唇沟加深、木偶纹或口角纹出现等。

在皮肤抗衰老护理与日常保养的基础上，可以首先考虑一些微创的年轻化项目，包括唇部的注射填充、口轮匝肌浅层与降口角肌的肉毒毒素注射等，在维持容量的基础上同时预防口周皱纹的出现与进一步加深。微创方法虽然效果短暂，但是过程灵活，几乎无恢复期，也更容易被快节奏的 30 ~ 40 岁人群所接受。而在手术项目方面，可以根据皮肤松弛状态及求美者的审美需要酌情考虑面部除皱或线雕、人中短缩、口角上提、木偶纹矫正等，亦兼具改善面部比例与年轻化的效果（图 14-5）。

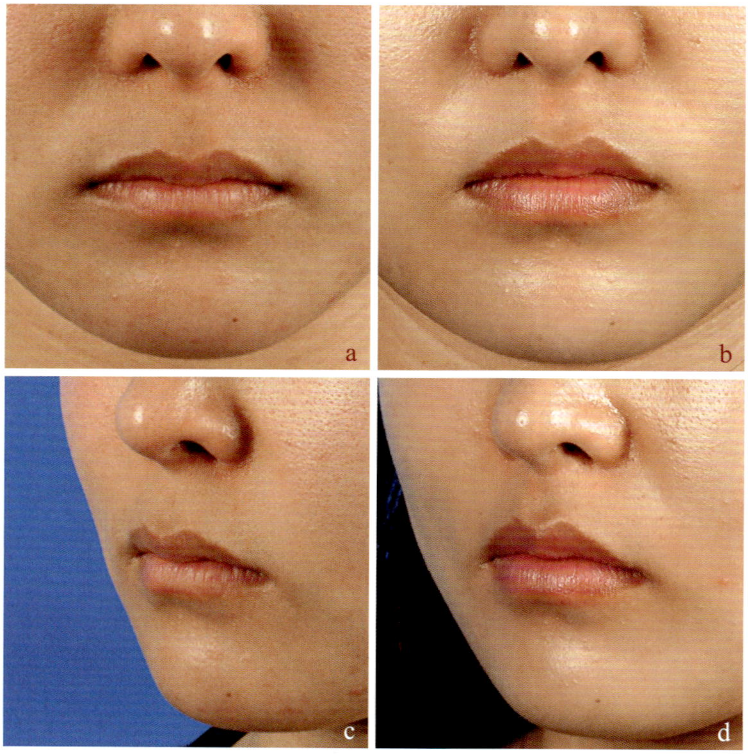

图 14-5　上唇人中短缩 + 自体脂肪注射丰唇（女，32 岁）

a. 术前正位；b. 术后 9 个月正位；c. 术前斜位；d. 术后 9 个月斜位

（三）40 ~ 50 岁

该年龄段是衰老加速发展的时期。若缺乏长期持续的抗衰护理，多种衰老表现会逐渐在该年龄段出现并且明显加速，包括人中长度的继续变长，人中立体结构包括人中嵴和人中沟的弱化甚至消失，上唇红唇缘“丘比特弓”曲线的渐趋平坦，红唇的进一步变薄以及突出度减少，唇纹进一步增多、加深，唇色变得黯淡甚至开始出现辐射状的口周纹，鼻唇沟的进一步加深以及其外侧颧颊部皮肤的进一步松弛下垂，木偶纹及口角纹的出现或加深，口角进一步下垂等。

该年龄段由于衰老的表现相对多样而复杂，治疗需要采取综合序列的观念整体计划。如本书第四章术前美学评估中所述，进行唇部及口周美学或年轻化治疗前，首先应评估相关硬组织及口周皮肤松弛度，优先纠正这两方面存在的问题，该原则尤其适用于该年龄段的求美者。硬组织的改善即前述的颌骨及牙齿相关问题，此处不再赘述。而口周皮肤状态受颧颊部皮肤及软组织影响较多，若该区域存在明显的松弛下垂，单纯进行唇部项目恐怕并不能达到整体年轻化的效果，甚至还可能造成一些皱纹视觉上的加深。宜先通过微创手段或者传统手术方法改善颧颊部皮肤与软组织松弛下垂的现状，尽量在相对紧致的口周皮肤状态下进行唇部和口周的年轻化手术（图 14-6）。

（四）50 岁以上

除非已经进行了足够的抗衰护理或治疗，否则该年龄段人群通常呈现较明显的皮肤软组织下垂及容量丢失。在进行唇部及口周年轻化治疗之前，必须先进行面部整体的年轻化治疗，尤其要改善中下面部皮肤的状态，尽量避免严重的鼻唇沟、木偶纹或者口角纹对口周年轻化治疗的影响，同时也是为了达到唇部局部与面部整体年龄感的和谐。具体治疗计划可根据面部松弛的程度酌情选用射频、超声刀、线雕技术以及传统除皱手术等手段，通常这些手段能把除唇部以外的中下面部皮肤处理得相对紧致一些。以上治疗恢复稳定以后，再进行唇部及口周的年轻化治疗。如果唇部及口周区域存在皮肤松弛冗余，先考虑进行皮肤提升，可针对局部的实际情况选用前述的各种方法，例如上唇白唇松弛、人中过长者可以选用人中短缩术，口角下垂者可以考虑行口角上提术等。容量的补充及细纹的处理可在皮肤松弛矫正以后进行，前者可以酌情选用透明质酸制剂或者自体脂肪注射。该年龄段的红唇通常表现为整体稀薄内翻，突出度明显下降，填充时不仅着重于上唇中央唇珠、唇阜以及下唇侧唇珠这些红唇表现点，还需要酌情进行全长的线状填充，一般可在干湿唇交界的偏湿唇侧进行，同时配合微滴肉毒毒素注射表浅层口轮匝肌以改善口周纹。最后，唇色和皮肤黯淡者可以进行漂唇及化学剥脱治疗，最终达到整体年轻化的效果。在该年龄段，上述的各种治疗效果的维持时间不如年轻族群持久，所以适当缩短治疗间隔有助于保持年轻态的外观（图 14-7）。

最后，我们用一个流程图来总结所有的唇部及口周年轻化手段，作为序列治疗的基本指南，详见图 14-8。

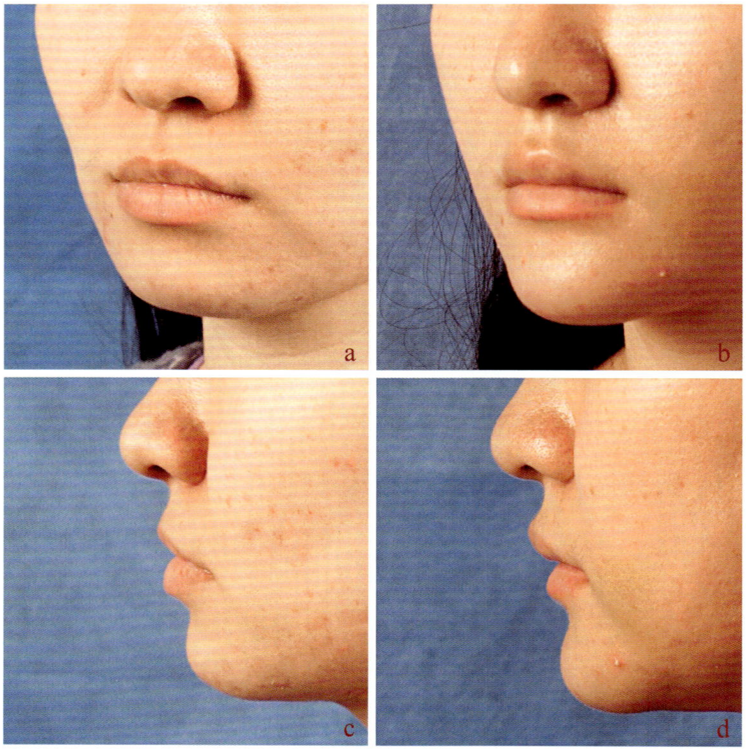

图 14-6　自体脂肪注射丰唇 + 硅胶假体隆颏（女，40 岁）

a. 术前斜位；b. 术后 3 个月斜位；c. 术前侧位；d. 术后 3 个月侧位

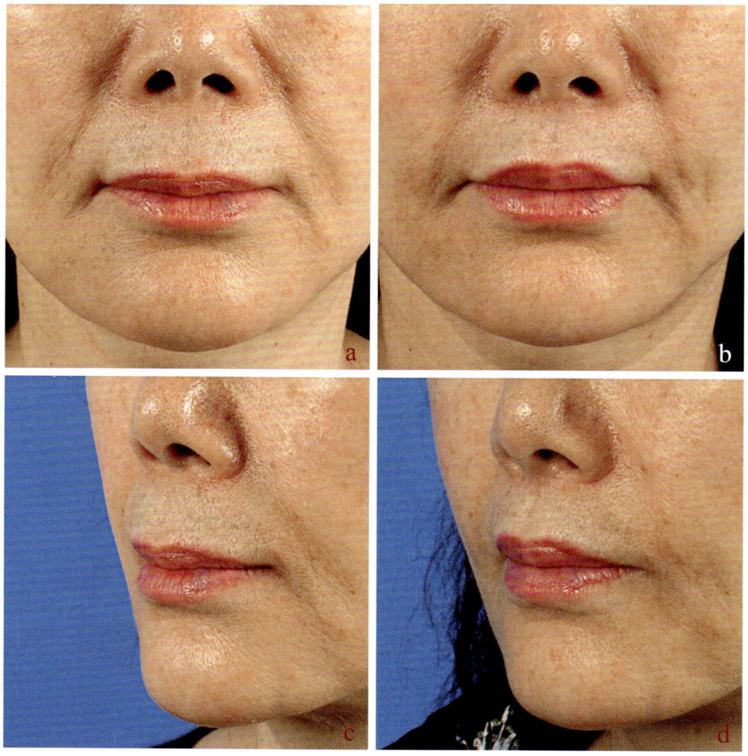

图 14-7　上唇人中短缩术（女，64 岁）

a. 术前正位；b. 术后 3 个月正位；c. 术前斜位；d. 术后 3 个月斜位

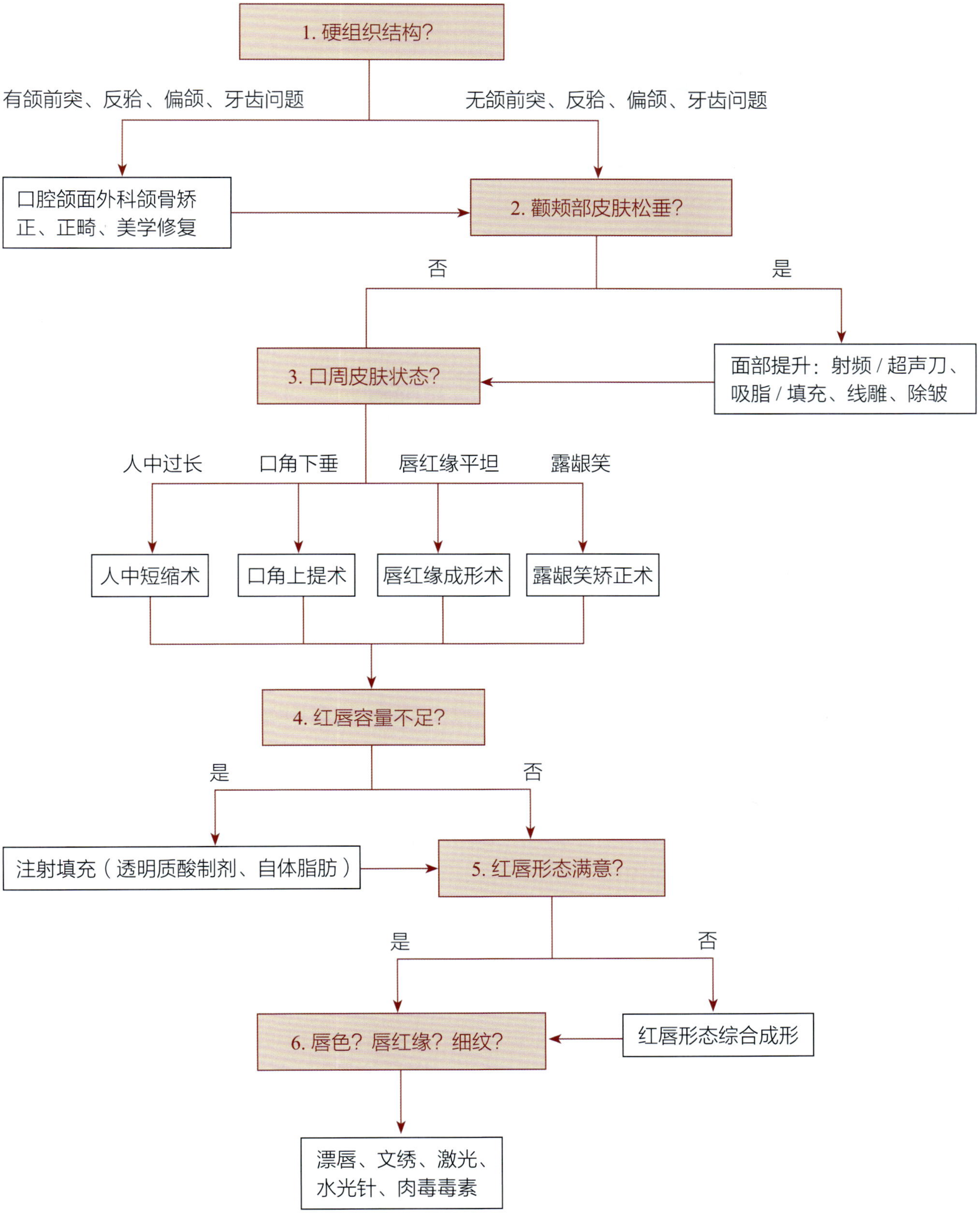

图 14-8　唇部及口周年轻化综合策略流程

（林恒如　潘柏林）

参考文献

[1] Nkengne A, Bertin C. Aging and facial changes—documenting clinical signs, part 1: clinical changes of the aging face. Skinmed, 2013, 10(5): 284-289.

[2] Heidekrueger PI, Juran S, Szpalski C, et al. The current preferred female lip ratio. J Craniomaxillofac Surg, 2017, 45(5): 655-660.

[3] Penna V, Stark GB, Eisenhardt SU, et al. The aging lip: a comparative histological analysis of age-related changes in the upper lip complex. Plast Reconstr Surg, 2009, 124(2): 624-628.

[4] Cuerda-Galindo E, Palomar-Gallego M, Linares-Garcivaldecasas R. Are combined same-day treatments the future for photorejuvenation? J Cosmet Laser Ther, 2015, 17(1): 49-54.

[5] Paes EC, Teepen H, Koop WA, et al. Perioral wrinkles: histologic differences between men and women. Aesthet Surg J, 2009, 29(6): 467-472.

[6] Gunn DA, Rexbye H, Griffiths CE, et al. Why some women look young for their age. PLoS One, 2009, 4(12): e8021.

[7] 高兴，翦新春，吴晓珊，等．汉族青年口唇形态及相关指标测量的研究．中国美容整形外科杂志，2010, 21(5): 263-267.

[8] 孟庆兰．汉族青年口唇形态及口裂的测量．中国实用美容整形外科杂志，2004, 5(6): 305-307.

[9] Kar M, Muluk NB, Bafaqeeh SA, et al. Is it possible to define the ideal lips? Acta Otorhinolaryngol Ital, 2018, 38(1): 67-72.

[10] Si-Qiao W, Bai-Lin P, Yang An, et al. Lip morphology and aesthetics: study review and prospects in plastic surgery. Aesthet Plast Sur, 2018, 43(3): 637-643.

[11] Mommaerts MY, Blythe JN. Rejuvenation of the ageing upper lip and nose with suspension lifting. J Craniomaxillofac Surg, 2016, 44(9): 1123-1125.

[12] Raphael P, Harris R, Harris SW. Analysis and classification of the upper lip aesthetic unit. Plast Reconstr Surg, 2013, 132(3): 543-551.

[13] Cohen JL, Dayan SH, Cox SE, et al. OnabotulinumtoxinA dose-ranging study for hyperdynamic perioral lines. Dermatol Surg, 2012, 38(9): 1497-505.

[14] Carruthers A, Carruthers J, Hardas B, et al. A validated grading scale for marionette lines. Dermatol Surg, 2008, 34(Suppl 2): S167-172.

[15] Awaida CJ, Jabbour SF, Rayess YA, et al. Evaluation of the microbotox technique: an algorithmic approach for lower face and neck rejuvenation and a crossover clinical trial. Plast Reconstr Surg, 2018, 142(3): 640-649.

[16] Sarnoff DS, Saini R, Gotkin RH. Comparison of filling agents for lip augmentation. Aesthet Surg J, 2008, 28(5): 556-563.

[17] Ko EJ, Choi HG, Kim H, et al. Novel Treatment using intradermal radiofrequency and hyaluronic acid filler to correct marionette lines. Ann Dermatol, 2015, 27(3): 351-352.

[18] Lemperle G, Anderson R, Knapp TR. An index for quantitative assessment of lip augmentation. Aesthet Surg J, 2010, 30(3): 301-310.

[19] Vidal P, Berner JE, Castillo P, et al. Descended mouth corner: an ignored but needed feature of facial rejuvenation. Arch Plast Surg, 2013, 40(6): 783-786.

[20] Diaspro A, Cavallini M, Piersini P, et al. Gummy smile treatment: proposal for a novel corrective technique and a review of the literature. Aesthet Surg J, 2018, 38(12): 1330-1338.

[21] Semchyshyn N, Sengelmann RD. Botulinum toxin A treatment of perioral rhytides. Dermatol Surg, 2003, 29(5): 490-495;discussion 495.

[22] Hsu AK, Frankel AS. Modification of chin projection and aesthetics with OnabotulinumtoxinA injection. JAMA Facial Plast Surg, 2017, 19(6): 522-527.

[23] Eversole R, Tran K, Hansen D, et al. Lip augmentation

dermal filler reactions, histopathologic features. Head Neck Pathol, 2013, 7(3): 241-249.
[24] Bohluli B, Amirzargar R, Moharamnejad N. Augmentation of the upper lip with temporalis fascia: a quantitative analysis. Aesthet Surg J, 2013, 33(1): 102-108.
[25] 赵维新．连续 V-Y 推进瓣矫正红唇部分缺损 4 例报告．中国美容整形外科杂志，1991, 2(1,2): 50.
[26] Robinson DW, Ketchum LD, Masters FW. Double V-Y Procedure for whistling deformity in repaired cleft lips. Plast Reconstr Surg, 1970, 46(3): 241-244.
[27] Obradovic B, Obradovic M. Triple V-Y vermilion augmentation of the upper lip. J Craniofac Surg, 2015, 26(8): e736-738.
[28] Rozner L, Isaacs GW. Lip lifting. Br J Plast Surg, 1981, 34(4): 481-484.
[29] Ramirez OM, Khan AS, Robertson KM. The upper lip lift using the “bull’s horn” approach. J Drugs Dermatol, 2003, 2(3): 303-306.
[30] Jung JA, Kim KB, Park H, et al. Subnasal lip lifting in aging upper lip: combined operation with nasal tip-plasty in Asians. Plast Reconstr Surg, 2019, 143(3): 701-709.
[31] Austin HW. The lip lift. Plast Reconstr Surg, 1986, 77(6): 990-994.
[32] Meyer R, Kesserling UK. Aesthetic surgery in the perioral region. Aesthet Plast Surg, 1976, 1(1): 61-69.
[33] Harvey WA, George WW. Rejuvenating the aging mouth. Semin Plast Surg, 1994, 8(1): 27-56.
[34] Benedetto AV. What’s new in cosmetic dermatology. Dermatol Clin, 2019, 37(1): 117-128.
[35] Baudoin J, Meuli JN, di Summa PG, et al. A comprehensive guide to upper lip aesthetic rejuvenation. J Cosmet Dermatol, 2019, 18(2): 444-450.
[36] Humphrey S, Beleznay K, Fitzgerald R. Combination therapy in mid-facial rejuvenation. Dermatol Surg, 2016, 42: S83-S88.
[37] Kohl E, Meierhöfer J, Koller M, et al. Fractional carbon dioxide laser resurfacing of rhytides and photoaged skin--a prospective clinical study on patient expectation and satisfaction. Lasers Surg Med, 2015, 47(2): 111-119.

插图来源

图 14-1 ~ 14-3 由北京大学第三医院陈静绘制；
其余图片由北京大学第三医院潘柏林医生团队提供。

第十五章

唇部填充术后远期并发症的综合治疗

注射微整形以其微创、灵活、恢复快、风险低等优点，近十年在市场上呈持续上升状态。在美国，涉及软组织填充的手术数量已从 2011 年的 160 万例增加到 2018 年的 260 多万例 [1]。而唇部作为注射填充的热门部位，更是早在 20 世纪早期就进入美容医生的视线。

最早是用石蜡和油的混合物注射丰唇，但人们很快发现这种方法会导致严重的肉芽肿以及填充物的游走 [2]。

20 世纪 50 年代，硅酮进入填充材料市场，它是长链聚二甲基硅氧烷，性质稳定持久，曾经显示出令人满意的效果 [3]，但是随着其被广泛应用，材料生产和注射量不断增多，而其产品纯度及注射行为又缺乏必要的保障和监管，导致后来关于注射硅酮填充材料造成严重不良后果的事件时有发生。

大约在 20 世纪 70 年代，注射用胶原蛋白产品开始进入市场，曾被作为填充物的“金标准”，由于其存在免疫原性，注射前必须先进行皮试，但也并不能完全避免其过敏反应的发生。

21 世纪初，聚丙烯酰胺水凝胶（奥美定 / 英捷尔法勒）作为持久液态的注射材料，以其“无毒”“低排异性”、见效快、效果明显等强大功效，迅速进入医疗美容市场，然而随着其应用的日益广泛，其弊端也纷纷表现出来，它在人体内分解成单体之后，对人体的损害极大，能影响人的神经系统，造成内分泌紊乱，甚至有致癌的危险，炎症、感染、硬结、团块、质硬、变形、移位、残留等不良事件的报道更是屡见不鲜。为此，2006 年，国家食品药品监督管理局（CFDA）撤销其医疗器械注册证，全面停止其生产、销售和使用。但受利益驱动，目前市面上仍可见到因注射该产品后导致并发症前来就诊的案例，其中唇部注射后并发症更不少见。

透明质酸制剂是近十余年发展起来的无种属特异性的可降解填充物，本身具备亲水与保湿特性，通过交联技术可加工合成凝胶态填充物，具备一定的黏度、弹性，并且将体内代谢降解时间延长至若干个月。由于其优良的疗效、通用性、便捷性及安全性，已成为目前市面上最为流行的软组织填充物[4]。

理想的唇部填充物除了具备安全、无瘢痕、可降解、成分稳定、可塑形、经济等条件以外，还应具备足够的弹性与柔软度、不易形成结节等，从而满足唇部柔软而运动活跃的特点。潘柏林医生团队认为较为适合唇部注射的材料主要还是透明质酸制剂和自体脂肪，通常除了美学满意度以外，这两种材料相对较少发生难以恢复的不良并发症。目前市面上有不少 CFDA 批准和临床认可的透明质酸制剂产品，但由于注射丰唇市场的巨大需求，以及医疗美容从业人员的良莠不齐，促生了市面上大量的仿制药物，其大量应用后不可避免地出现了各种不良事件，为此困扰的求美者数量亦不在少数。尽管大多数不良事件都很轻微，但并发症发生时间跨度大，从注射后 24 h 到注射后 1 年甚至长期均有可能出现并发症。

按照出现时间，可将唇部填充物并发症分为即刻（术后 24 h 内）、早期（24 h 至 4 周）、远期（超过 4 周）三种[5]。常见的即刻及早期并发症包括与注射有关的不适、淤青、肿胀、瘙痒和红斑[6]、速发型超敏反应、血管神经性肿胀、细菌或病毒感染等，而栓塞在唇部注射中较少见。远期并发症最常见的为异物肉芽肿的形成[7]、黏膜颜色改变或花斑、肥厚性瘢痕形成以及迟发型超敏反应[8-9]等，当然也有未达到美学诉求的形态不佳。唇部注射早期并发症的处理在第六章第二节中已进行了详细讲述，本章主要介绍常见的远期并发症并探讨其综合治疗策略。

一、异物肉芽肿及结节形成

一般是指发生在术后 4 周到 1 年甚至更长时间的结节，通常为炎性（对填充材料的免疫反应）和（或）与感染有关（如生物膜）[10-11]。生物膜由密集的细菌群落组成，菌落周围围绕着细菌分泌的聚合物。临床表现为红唇部红斑结节或丘疹，远期常造成唇体凹凸不平、局部隆起，甚至使红唇整体不均匀增厚、不对称等（图 15-1），表面可触及到单个或散在的硬结，严重时影响表情、言语以及亲密关系。

接诊时首先需要明确注射日期、注射物商品名称、注射量以及注射手法、出现结节的时间、出现后的诊疗过程等信息，有助于判断结节或肉芽肿的成因[4,9]。检查时注意结节的数量、大小、位置、色泽、软硬度、移动度、边缘情况、是否有触痛、是否有波动感等。超声影像学检查是确诊的有效方法，还可以协助确定结节的部位、深度、数量以及与周围组织的关系[12]。

如果为短期内出现红肿、触痛明显甚至有波动感，需警惕存在感染。脓肿形成者应及时切开引流，引流液送检细菌培养并应用敏感抗生素治疗。培养周期需持续 2 ~ 3 周，以排除非典型病原体感染。对于怀疑感染引起的肉芽肿，可在培养及药敏结果出来之前尝试经验性抗生素治疗，经验性抗

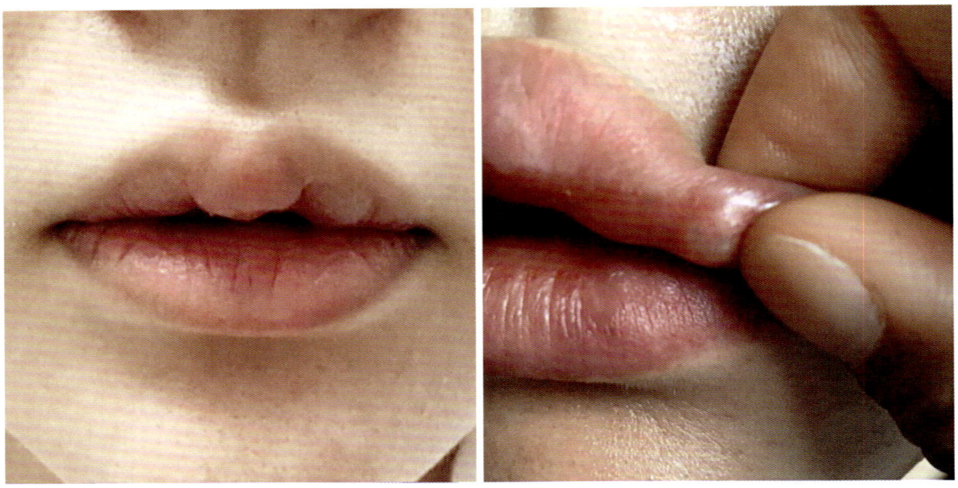

图 15-1 红唇填充物注射后局部结节形成

生素治疗可从大环内酯类、四环素类和喹诺酮类药物开始，推荐大环内酯类或四环素类（米诺环素 100 mg，每日 2 次，连续 28 天；或罗红霉素 300 mg，每日 1 次，连续 14 ~ 28 天，首日加倍），待培养结果出来后再酌情调整治疗[12-13]。其他推荐的抗菌药物包括阿莫西林克拉维酸钾 4 g/24 h，连续 10 ~ 15 天；阿奇霉素 500 mg/24 h，连续 3 天；环丙沙星 500 mg/8 h，连续 3 ~ 6 周[5]。部分药物治疗效果欠佳的脓肿和（或）感染性肉芽肿皮损可以酌情选择手术切除。需特别注意的是，在考虑感染的情况下，应尽量避免使用透明质酸酶，否则有感染扩散的风险[14]。

如无红肿、触痛等表现，或者对抗生素治疗无效者，需考虑非感染性肉芽肿，后者存在多种原因和具体类型。例如，有明确的奥美定或者硅油等永久性填充剂注射史，结节部位也与注射部位吻合者，可能是填充剂局部聚积，可进行局部切开引流处理；透明质酸制剂也有可能局部聚积或包裹形成囊性结节，其残留物如交联剂等也可能刺激周围组织产生炎性肉芽肿；另外，脂肪填充亦有可能导致局部的脂肪性肉芽肿。这几种性质的结节难以通过触诊甄别，可以先在结节处注射透明质酸酶观察，结节缩小提示是透明质酸囊性聚积。如无好转，可 1 周后注射类固醇激素治疗，用低剂量的曲安奈德与 5- 氟尿嘧啶混合（0.1 ml 曲安奈德 40 mg/ml 和 0.9 ml 5- 氟尿嘧啶 50 mg/ml），定期注射（每周一次 ×2，每 2 周一次 ×2，然后每月一次）[15]。不同个体对激素的反应不同，应避免大剂量注射引起局部萎缩。

如果通过以上注射治疗，结节仍不消退，影响美学形态，甚至持续引起不适，则需要酌情采取手术治疗。手术可以单纯切开取出结节，也可以在形态修整的基础上直接切除取出结节。如果是奥美定聚积结节，切开时会有颗粒凝胶态注射物溢出（图 15-2）。注意尽可能清除干净，如存在增厚囊壁则应一并予以切除。切除的结节标本建议送病理学检查。

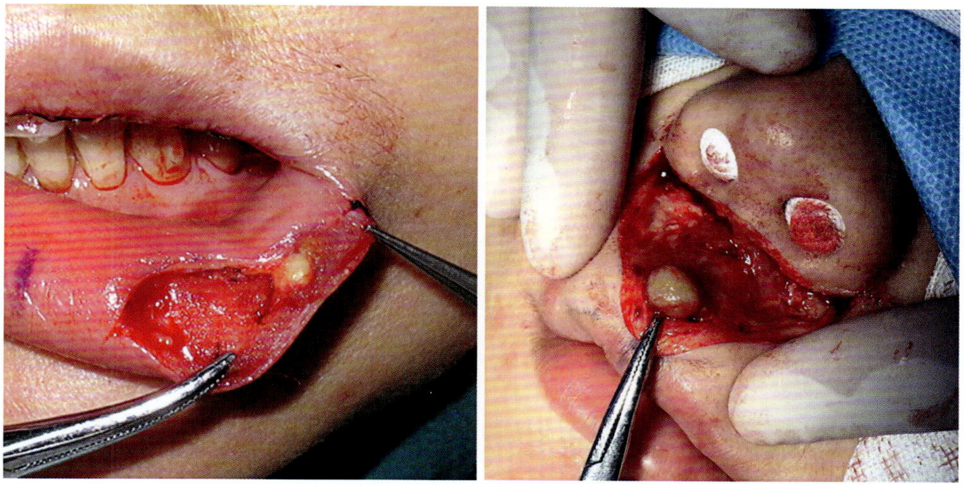

图 15-2　唇部手术中奥美定填充物溢出

二、红唇黏膜颜色改变

唇部注射填充后，可能出现多种类型的黏膜颜色改变，主要包括黏膜花白和色素沉着。黏膜出现花白多与注射层次偏浅有关，透明质酸制剂注射过浅容易透过黏膜呈现胶冻样透光现象（丁达尔效应），红唇放射状纹路消失（图 15-3a），不美观的同时还可能影响唇部感觉。可以通过向周边按压或注射透明质酸酶溶解来改善，如仍未能改善也可用小号针头穿刺挤出填充物。脂肪注射术后红唇黏膜表面发白或者出现花斑（图 15-3b），也有可能是局部注射过浅或过多造成，手术中应注意尽量避免。如发白或花斑持续超过 1 个月，可尝试做小切口挤出过多的脂肪组织，仍无好转者可酌情考虑文唇改善。

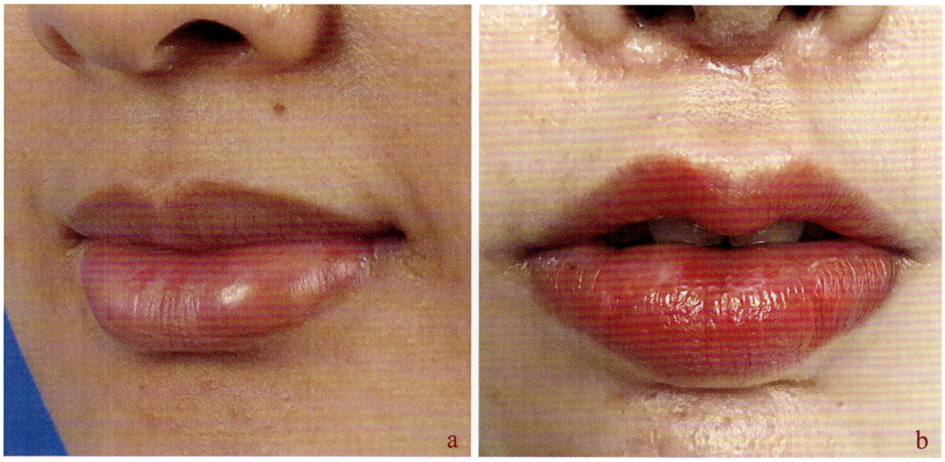

图 15-3　唇部注射填充后红唇黏膜颜色改变

a. 下唇左侧不明注射物填充后丁达尔现象；b. 下唇中央自体脂肪填充术后局部花斑

注射时出血产生瘀斑，沉积于黏膜下，远期未能完全消退最终变成褐色，或注射时黏膜擦伤或按摩时挤压过度等，都有可能造成红唇色素沉着。为预防其出现，术中出现瘀斑时应及时冰敷，24 h 后温敷理疗；术中擦伤黏膜者术后注意防晒。如果长期无缓解，可考虑使用脉冲染料激光或磷酸钛氧钾激光处理[16]，或进行文唇改善。

三、红唇瘢痕性肥厚或形态不佳

唇部注射填充剂后如出现肉芽肿或结节形成，或者填充剂产品存在质量问题，都有可能造成远期的局部或全唇的瘢痕性肥厚，表现为超过填充剂正常的完全吸收代谢时间后仍存在肥厚或肿胀（图 15-4a），通常合并红唇组织的韧化和唇纹的减少，一般难以自行消退。另外，填充剂注射丰唇矫正过度也会造成红唇的形态不佳，例如唇珠填充物过多容易导致唇珠下坠，不但唇形突兀，而且视觉上容易使人中变长（图 15-4b）；口角处多次填充刺激容易使得嘴角呈现下垂状态，引起美容效果不满意。这两种情况建议通过手术来改善。

对于手术修复，大多数患者的诉求是在取出可疑注射物（纯透明质酸制剂建议先溶解酶溶解后观察效果，再决定手术必要性）的同时能达到塑型目的，使唇形更精致，形态保持更长久。手术的设计应优先考虑术后形态，在此基础上再尽可能取干净可疑注射物。可疑注射物如为奥美定，则切开后容易以颗粒凝胶态溢出，应尽可能将注射范围内的注射物挤压、冲洗干净；如多次注射透明质酸制剂，注射物容易游走于口轮匝肌周围，甚至长时间刺激以及交联剂残留引起肌肉组织增生变性，切开

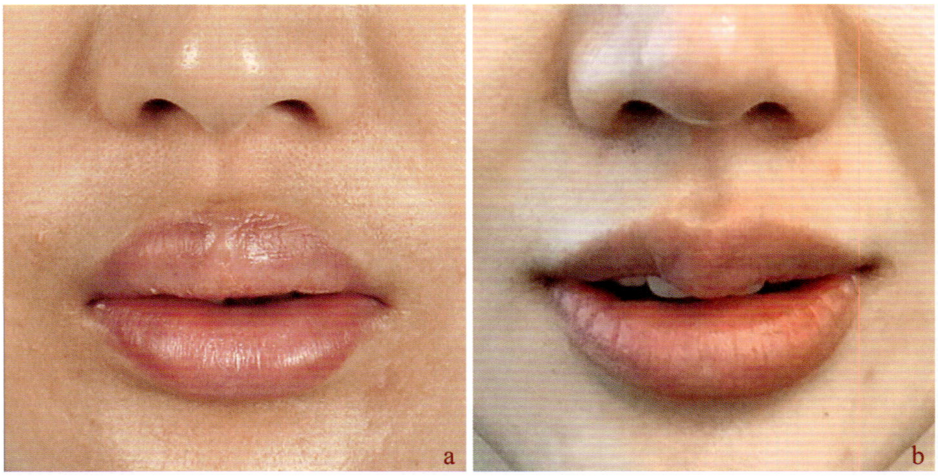

图 15-4　唇部注射填充后红唇形态不佳

a. 上下唇注射后瘢痕性肥厚；b. 上唇注射后唇珠下垂

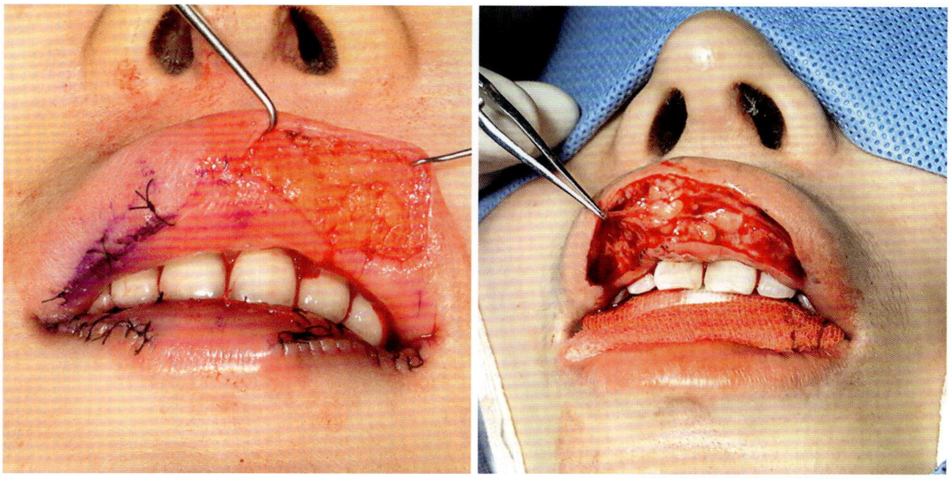

图 15-5　唇部自体脂肪注射填充过度

后肌肉呈毛玻璃样外观，出血减少，应在保证形态基础上，酌情切除变性的肌肉组织，如触及结节应予去除。自体脂肪填充过度者，切开时可见散在的脂肪组织（图 15-5），可根据形态修复的需要酌情去除。

对于修复时红唇整体偏薄，或求美者不希望再薄者，宜保守设计，以免因为取出填充物后导致唇部过薄或不对称，尤其填充物较多一侧要考虑红唇黏膜由于填充物的扩张性因素，难以判断时可先不设计切除范围，等切开取出填充物后再根据较薄的优势侧参考设计。缝合完毕后务必坐起观察两侧对称性，发现明显不对称或轮廓线不自然流畅者即时调整。

四、迟发型超敏反应

迟发型超敏反应是填充物引起的由 T 淋巴细胞而非抗体介导的过敏反应，过敏原可能为产品在生产过程中残留的细菌或动物来源的蛋白质[17]。纯透明质酸制剂引起此类反应的报道较少，引起的相关症状可在注射后的数月甚至数年后出现。可能表现为持续的肉芽肿样结节、肿块和（或）团块，伴随或不伴随疼痛和触痛，持续的红斑及后期出现的无菌性脓肿[18-19]等，可持续数月[17]。

迟发型超敏反应对抗组胺药无反应。如果是透明质酸制剂填充物，建议注射后尽早使用透明质酸酶治疗[20]。如果效果不佳，或者急性期过后，可以考虑使用类固醇激素和（或）5- 氟尿嘧啶局部注射治疗[21]。

（周文武　潘柏林）

参考文献

[1] The American Society of Plastic Surgeons. 2018 Plastics Surgery Statistics Report. https: // www. plasticsurgery. org/documents/News/Statistics/2018/plastic-surgery-statistics-full-report-2018. pdf[EB/OL], 2018.

[2] Eckstein H. Ueber subkutane und submuköse Hartparafinnprosthesen. Dtsch Med Wochenschr, 1902, 28(32): 573-576.

[3] Barondes R, Judge WD, Towne CG, et al. The silicones in medicine: new organic derivatives and some of their unique properties. Mil Surg, 1950, 106(5): 379-387.

[4] Stojanovič L, Majdič N. Effectiveness and safety of hyaluronic acid fillers used to enhance overall lip fullness: a systematic review of clinical studies. J Cosmet Dermatol, 2019, 18(2): 436-443.

[5] Urdiales-Gálvez F, Delgado NE, Figueiredo V, et al. Treatment of soft tissue filler complications: expert consensus recommendations. Aesthetic Plast Surg, 2018, 42(2): 498-510.

[6] Alam M, Dover JS. Management of complications and sequelae with temporary injectable fillers. Plast Reconstr Surg, 2007, 120(6 Suppl): 98S-105S.

[7] Lemperle G, Rullan PP, Gauthier-Hazan N. Avoiding and treating dermal filler complications. Plast Reconstr Surg, 2006, 118(3 Suppl): 92S-107S.

[8] Arron ST, Neuhaus IM. Persistent delayed-type hypersensitivity reaction to injectable non-animal-stabilized hyaluronic acid. J Cosmet Dermatol, 2007, 6(3): 167-71.

[9] Funt D, Pavicic T. Dermal fillers in aesthetics: an overview of adverse events and treatment approaches. Plast Surg Nurs, 2015, 35(1): 13-32.

[10] Dayan SH, Arkins JP, Brindise R. Soft tissue fillers and biofilms. Facial Plast Surg, 2011, 27(1): 23-28.

[11] Ledon JA, Savas JA, Yang S, et al. Inflammatory nodules following soft tissue filler use: a review of causative agents, pathology and treatment options. Am J Clin Dermatol, 2013, 14(5): 401-11.

[12] Cassuto D, Sundaram H. A problem-oriented approach to nodular complications from hyaluronic acid and calcium hydroxylapatite fillers: classification and recommendations for treatment. Plast Reconstr Surg, 2013, 132(4 Suppl 2): 48S-58S.

[13] Rohrich RJ, Monheit G, Nguyen AT, et al. Soft-tissue filler complications: the important role of biofilms. Plast Reconstr Surg, 2010, 125(4): 1250-1256.

[14] Rzany B, Delorenzi C. Understanding, avoiding, and managing severe filler complications. Plast Reconstr Surg, 2015, 136(5 Suppl): 196S-203S.

[15] Fitzgerald R, Bertucci V, Sykes JM, et al. Adverse reactions to injectable fillers. Facial Plast Surg, 2016, 32(5): 532-555.

[16] Funt D, Pavicic T. Dermal fillers in aesthetics: an overview of adverse events and treatment approaches. Clin Cosmet Investig Dermatol, 2013, 6: 295-316.

[17] Alam M, Gladstone H, Kramer EM, et al. ASDS guidelines of care: injectable fillers. Dermatolog Surg, 2008, 34(Suppl 1): S115-S148.

[18] Cohen JL. Understanding, avoiding, and managing dermal filler complications. Dermatol Surg, 2008, 34(Suppl 1): S92-S99.

[19] Winslow CP. The management of dermal filler complications. Facial Plast Surg, 2009, 25(2): 124-128.

[20] Brody HJ. Use of hyaluronidase in the treatment of granulomatous hyaluronic acid reactions or unwanted hyaluronic acid misplacement. Dermatol Surg, 2005, 31(8 Pt 1): 893-897.

[21] Funt D, Pavicic T. Dermal fillers in aesthetics: an overview of adverse events and treatment approaches. Plast Surg Nurs, 2015, 35(1): 13-32.

插图来源

图 15-1、15-2 由蚌埠市第一人民医院周文武提供；
其余图片由北京大学第三医院潘柏林医生团队提供。

第十六章

唇裂继发畸形的综合治疗

唇裂是最常见的先天性畸形，发病率约在 2.4‰，多表现为出生时即可见单侧或者双侧的上唇人中部位裂开，伴或不伴牙槽嵴裂或者腭裂。其胚胎学发育过程表现为第 6 周时中胚层发育终止，上颌突与球突在一侧或两侧有部分甚至全部的未连接，其上皮板部分中胚叶组织坏死或未形成，最终在出生后表现为不同程度的唇裂。唇裂的专科情况表现为组织移位所导致的上唇裂隙及鼻部畸形。裂隙使得唇弓的连续性及口轮匝肌的环形结构断开，其断裂的部位由水平位转为垂直位，向鼻部走行并附着于鼻基底和鼻小柱的根部。完全性唇裂患者鼻基底也完全裂开，以此为基础导致鼻部一系列畸形 [1-3]。

先天性唇裂需要在不同时期进行不同方式的序列治疗，通常会在婴儿期进行第一期的修复手术，主要目的是恢复肌肉连续性，改善肌肉功能，并尽可能对合唇部解剖标志。在现有的医疗卫生条件下，大部分婴幼儿唇裂一般都会在早期得到及时有效的治疗，经过一期手术修复后，裂隙得以修补，吮吸功能恢复，外貌也可以获得明显的改善。但随着幼儿的发育成长，一期手术未能彻底恢复的异常以及手术本身的人工痕迹也会随之变得明显，也带来了另外一个课题，即唇裂继发畸形的综合治疗 [4-7]。

唇裂继发畸形通常包括上唇白唇继发手术瘢痕、人中嵴结构缺如、上唇过长或过短、上唇过紧、唇红缘不连续及唇峰和唇谷形态消失、红唇瘢痕性增厚、中央唇珠缺如（口哨样畸形）、上颌骨发育不良引起上唇退缩、反殆畸形，以及继发鼻畸形包括鼻尖歪斜、鼻翼增宽、鼻基底塌陷等（图 16-1）。原则上，继发的畸形应该成年以后进行修复，但个别严重的畸形如果影响到心理的健康发育，也可以在学龄前或青春期前先进行一次早期修复。

一、上唇白唇继发瘢痕

一期原发唇裂修复时，裂隙两侧边缘以及设计的旋转瓣进行缝合后，通常遗留不同程度的切口瘢

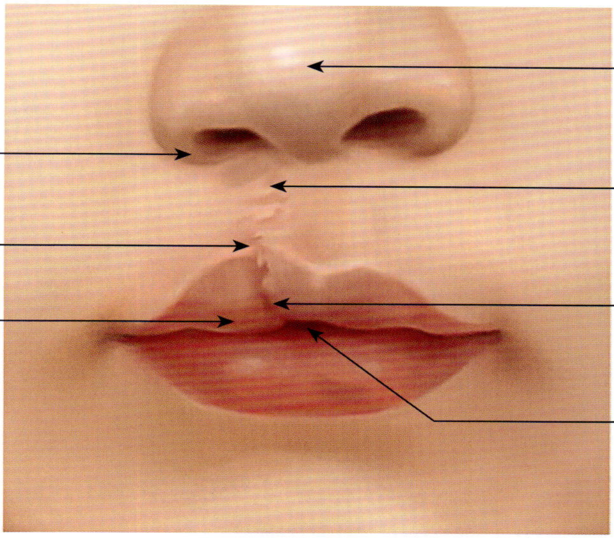

图 16-1　唇裂继发畸形类型（示意图，以单侧为例）

痕。其原因可能是组织缺损引起张力过大、一期手术不够精确，又或者术后患儿哭闹引起伤口愈合不良等。通常表现为沿裂隙缝合切口以及旋转瓣边缘分布的致密突起瘢痕，其挛缩还引起同侧的上唇短缩以及红唇外翻。

针对继发瘢痕，可以按照不同种类的瘢痕治疗原则区别对待。如果瘢痕呈扁平或者凹陷性，宽度在 1 mm 以内，优先考虑多次点阵激光治疗，目标是使瘢痕变得不明显（图 16-2）；如果瘢痕致密、突出皮面，宽度在 1 mm 以内，可以考虑先进行类固醇激素瘢痕内注射，一些案例经过多次注射后瘢痕变平、变软，也可能达到相对不明显的程度（图 16-3）；对于宽度在 1 mm 以上，或者经过上述治疗没有明显好转者，可以考虑手术修复；对于组织量较多、相对较窄的瘢痕，可以切除瘢痕组织，重新对合（图 16-4）；而对于较宽或者形状不规则的瘢痕，需要利用局部皮瓣旋转推进及切口下口轮匝肌的适当剥离、复位、缝合进行调整；比较困难的是双侧唇裂术后的继发瘢痕，由于前唇组织量严重不足而造成范围较大的瘢痕畸形，通常伴有上唇组织的不足与过紧，在难以通过切除后局部皮瓣移转修复时，需要考虑用 Abbe 下唇交叉瓣来修复，同时改善瘢痕及组织过紧的问题（图 16-5）。

二、上唇白唇过短、过紧

原发唇裂修复术后常见患侧白唇高度过短，通常是由于唇裂时组织量严重不足引起，多见于单侧的Ⅲ度唇裂及双侧唇裂，一期修复手术难以有效延长患侧白唇高度或前唇高度，遗留上唇白唇短小、退缩，单侧唇裂者往往造成两侧红唇不对称，双侧唇裂者往往导致口哨样畸形甚至露齿，严重影响美

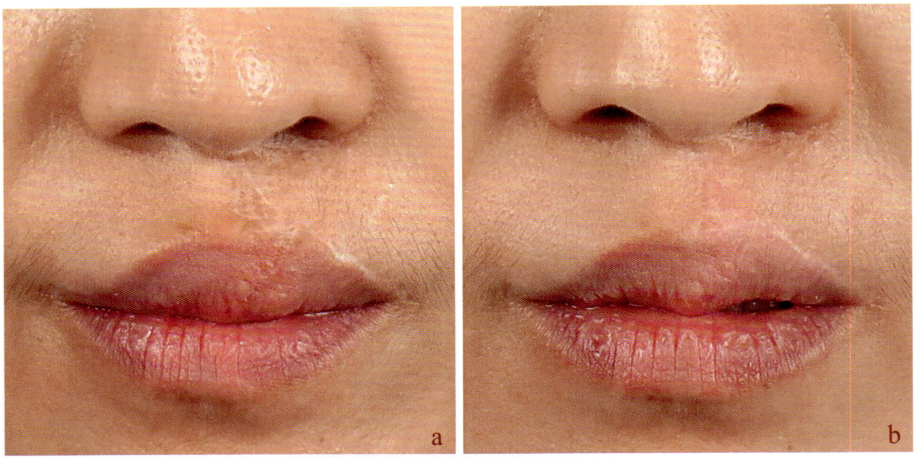

图 16-2　唇裂继发切口瘢痕 CO_2 点阵激光治疗（女，33 岁）

a. 治疗前；b. 二次治疗后

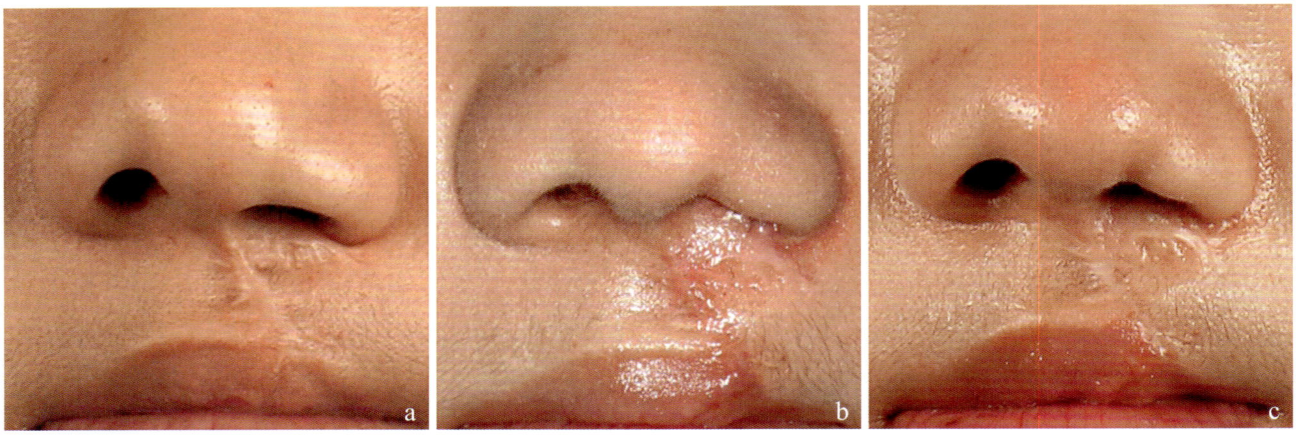

图 16-3　继发唇裂切口瘢痕曲安奈德注射治疗（女，21 岁）

a. 注射前；b. 一次注射后；c. 二次注射后

观。过短的同时多合并有过紧，后者再加上上颌骨发育不足，最终呈现上唇整体退缩，上唇最前点在下唇之后，出现“地包天”的征象（图 4-2）。

手术修复需要对短缩的上唇进行延长，由于术区已经经过一次以上的手术，皮下组织瘢痕重，同时再加上本身组织缺损，故必须在瘢痕松解的同时补充组织量才能实现有效且持久的延长。轻微的短缩可以通过局部的三角瓣推进或移转插入延长，三角瓣可以在唇嵴上方设计斜形瓣[8]，或者在鼻基底原有手术切口基础上设计，尽量不产生新的切口瘢痕（图 16-4）。双侧唇裂者也可以进行鼻小柱的适当延长，如果上唇组织仍然短缺，难以纠正口哨样畸形或者过紧的上唇，需要考虑应用 Abbe 下唇交叉瓣再造前唇部。这种方法确切补充了上唇缺乏的组织，同时也一定程度改善了鼻小柱塌陷退缩畸形，可以取得良好的手术效果（图 16-5）。

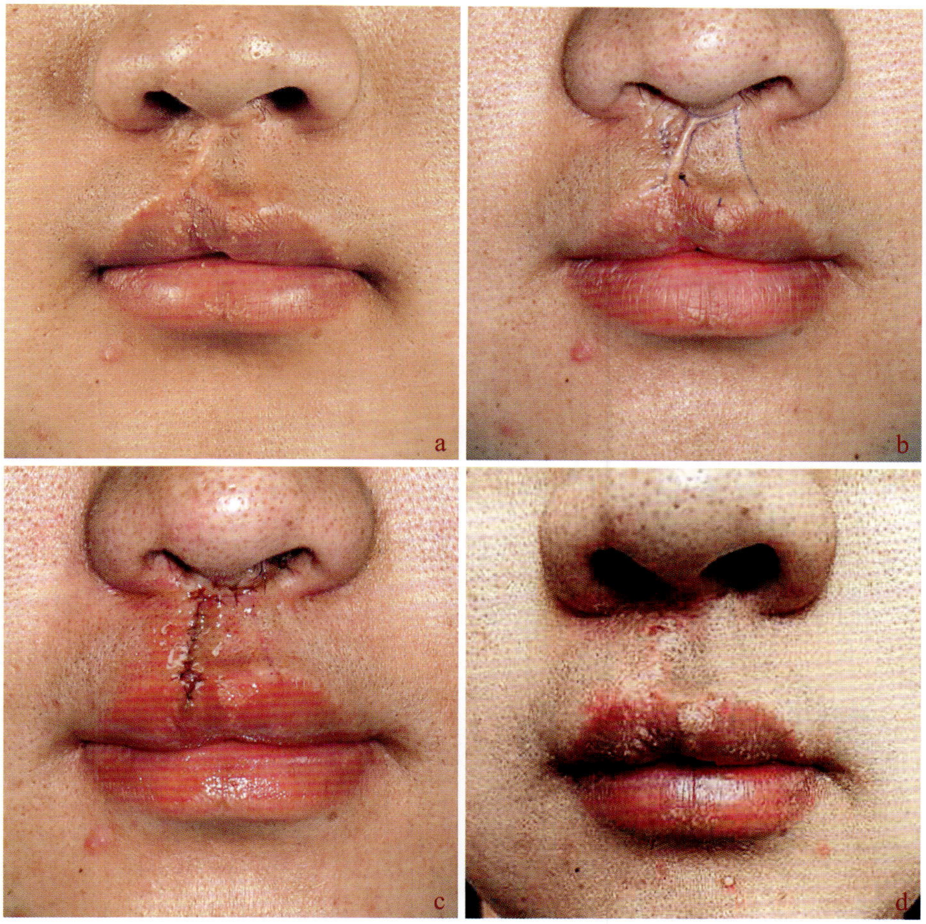

图 16-4　右侧唇裂继发畸形切除重新缝合 + 白唇延长（男，21 岁）

a. 术前：白唇手术切口增生性瘢痕，患侧唇峰因瘢痕牵拉上移；b. 术中设计：患侧瘢痕切除，瘢痕外侧设计蒂在鼻孔的 C 瓣，鼻小柱根部向健侧设计切口；c. 术后即刻：瘢痕切除，鼻小柱根部切开后向患侧鼻翼方向推进，C 瓣插入至鼻小柱根部切口降低唇峰、延长白唇；d. 术后 1 年：可见白唇瘢痕变轻，唇峰降低至健侧水平

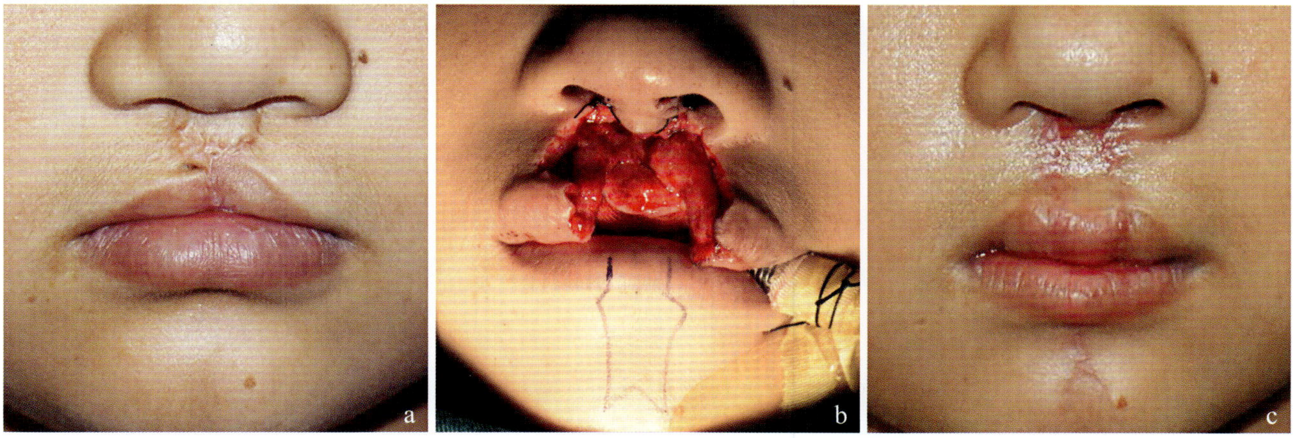

图 16-5　下唇 Abbe 瓣修复双侧唇裂继发畸形（女，18 岁）

a. 术前；b. 术中充分松解上唇瘢痕组织，下唇设计 Abbe 瓣修复继发缺损；c. 术后 1 个月

三、人中嵴 / 人中沟缺如

唇裂患者无正常人中嵴及人中沟结构，一期手术难以恢复，一直以来也是唇裂修复术的难点，加上大多数整形外科医生在唇裂修复基础上更加关注唇红缘的恢复、鼻翼基底的重建以及鼻尖突出度的改善，而很少兼顾到人中嵴的重建 [9]，故绝大多数唇裂继发畸形都存在人中嵴及人中沟结构的缺失。

既往对于唇裂人中嵴及人中沟结构的重建见于一些文献报道中，例如单侧一期唇裂修复中，可用口轮匝肌外翻缝合 [10]、口轮匝肌交错缝合 [11]、口轮匝肌重叠缝合 [12-13]，以及真皮组织条填充 [14] 等方法再造人中嵴；双侧一期唇裂修复中，用双侧去表皮的组织瓣填充人中嵴 [15-16]，或在前唇矩形组织瓣中皮下埋线缝合一道来模拟人中沟 [17-19]。而在二期唇裂修复中，仍需要运用上述的各种方法重新修复口轮匝肌来重建人中嵴，也有多个报道利用远位自体组织移植再造人中嵴 [20-25]，但不管何种方法，最终效果通常都不尽如人意 [9]。

潘柏林医生团队根据唇裂继发畸形的具体情况选用人中嵴修复方式。唇裂侧缺损重、瘢痕粘连重者，一般采用原瘢痕切开、重新修复口轮匝肌的方式；瘢痕粘连轻、唇部皮肤延展性好者，采用自体真皮组织条植入 + 埋没褥式缝合法重建人中嵴（图 16-6）。但无论何种方法，大量样本的远期效果仍在随访与进一步研究之中。

四、上唇白唇过长

通常是因为一期唇裂修复时插入的三角瓣过宽，导致延长过度引起，常伴发同侧的唇峰变平。轻微的上唇白唇过长在美学评估上主要表现为唇峰点的下移以及唇峰形态的坍塌，故修复方法可以在唇峰上缘设计三角形的区域，切除皮肤后上提唇峰，从而也缩短上唇白唇的高度。如果该区域存在红唇或白唇的瘢痕，可以一并切除。要注意由于术后存在一定程度反弹，故设计三角形高度时需要适当超过健侧的唇峰高度，同时兼顾唇峰两侧的唇红缘保持流畅并与健侧对称（图 16-6、16-7、16-10）。如果白唇过长严重，同时出现裂隙侧红唇的明显下垂，可能存在裂隙侧的口轮匝肌下坠。这种情况下，单纯唇峰上提不足以进行到位的缩短，也难以改善红唇下垂，可以在鼻翼 - 鼻孔 - 鼻小柱基底侧切开，甚至在原有白唇瘢痕处切开，将口轮匝肌进行脱套式的松解，适当去除多余的肌肉，并上提悬吊裂隙侧的口轮匝肌，固定在前鼻嵴处，如仍有红唇增厚则进行修薄处理。

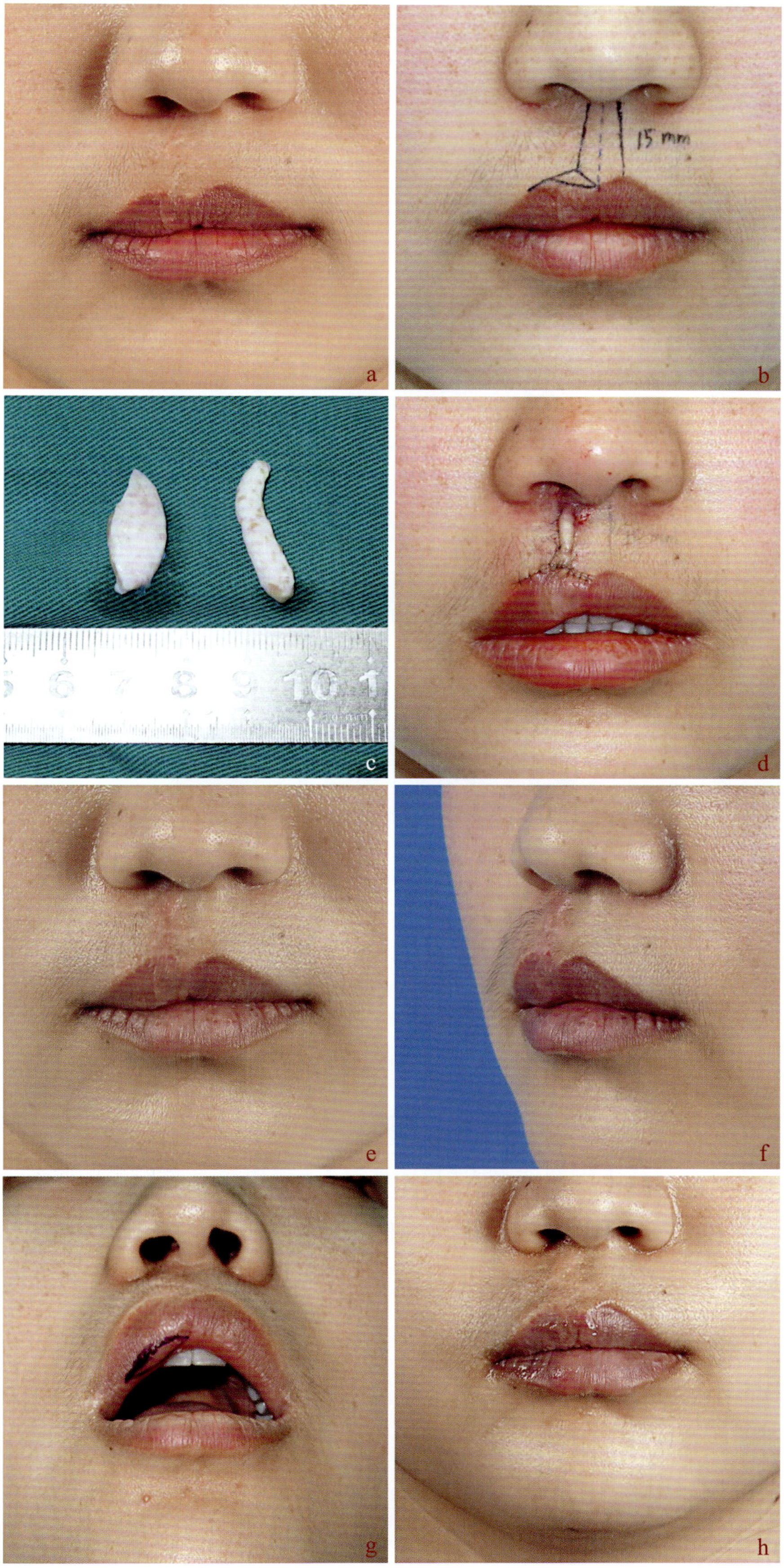

图 16-6　唇峰提升 + 自体真皮条填充恢复人中嵴 + 患侧红唇修薄（女，23 岁）

a. 术前：患侧白唇平坦，人中嵴缺如，唇峰塌陷，红唇增厚；b. 一期术中设计：患侧唇峰切开上提，利用切口在人中嵴及其基底植入自体真皮组织；c. 臀部切取自体真皮组织 2 条，分别填充人中嵴及其基底；d. 一期术后即刻：填充后用埋没褥式缝合加强人中嵴；e. 一期术后 3 个月正位；f. 一期术后 3 个月斜位，可见患侧上唇白唇较术前丰满，前后厚度与健侧一致；g. 二期设计患侧红唇修薄；h. 二期术后 1 周，两侧红唇基本恢复对称

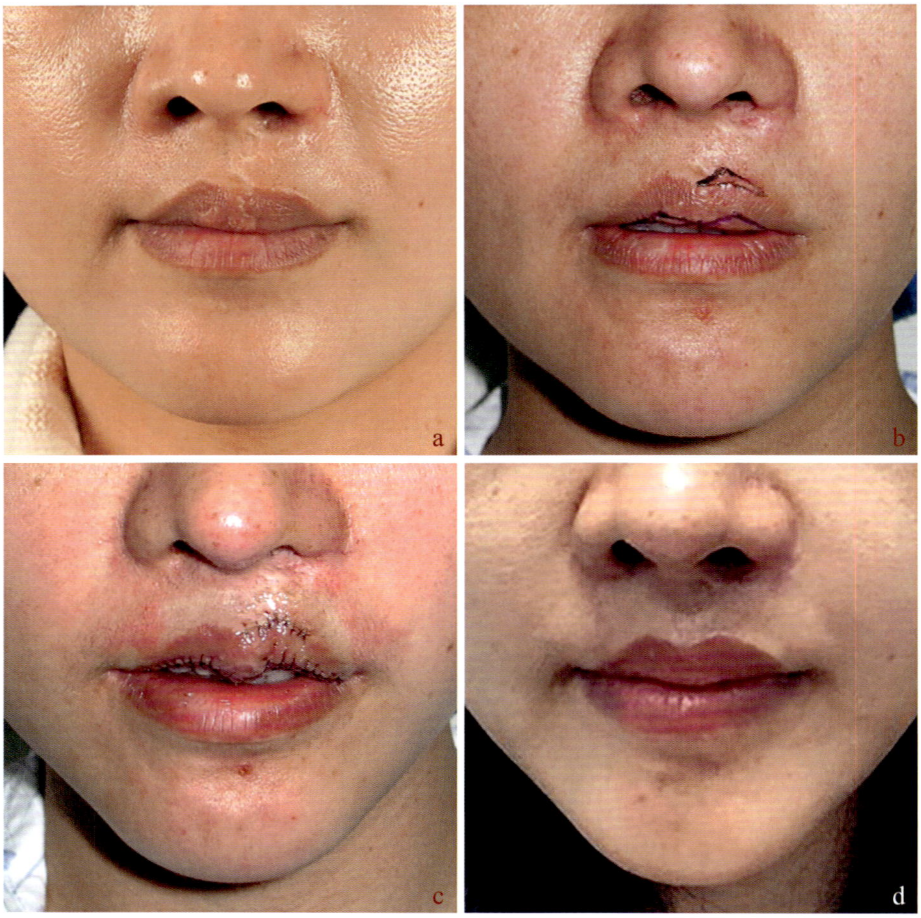

图 16-7　唇峰提升 + 红唇修薄（女，36 岁）

a. 术前；b. 术中设计：患侧唇峰切开上提，两侧红唇修薄；c. 术后即刻；d. 术后 6 个月

五、唇红缘（“丘比特弓”）形态重建

原发唇裂修复术后，无论是因为组织缺损，还是继发的上唇白唇过长、过短或者瘢痕形成，又或是一期手术的设计与缝合偏差，都最终会造成上唇唇红缘（“丘比特弓”）的形态改变。这种改变可以表现为一侧或两侧的唇峰变平、唇谷消失、唇弓外侧嵴上抬或两侧不对称、唇红缘连续性中断以及高低不平等。对于这些表现，通过之前所述的包括对上唇白唇过长或过短的矫正、瘢痕的治疗等处理手段，能够得到一定程度的改善，但仍难以达到精确对称的矫正。

这些情况下，我们需要对畸形的唇红缘进行直接矫正，治疗手段主要通过手术和文绣或手术 - 文绣序贯运用。手术设计方案需要针对具体情况，灵活运用包括切除上提、“Z”成形、切除植皮、局部小皮瓣等多种方法在内的手段（图 16-7 ~ 16-11），有时候甚至需要开阔思路，例如在遇到患侧难以着手时，亦可以考虑将健侧“矫正”到与患侧一致而恢复上唇的整体对称性。手术矫正不一定能一次

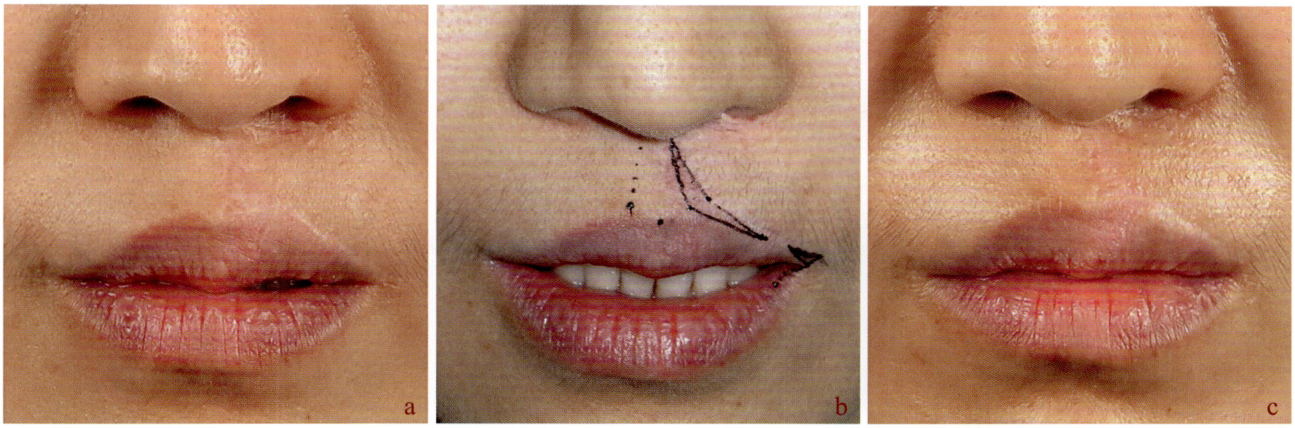

图 16-8　唇红缘对称性矫正（女，33 岁）

a. 术前：患侧白唇瘢痕，唇峰外移；b. 术中设计：患侧人中瘢痕切开，瘢痕去除，切除外扩的唇弓外侧嵴，向内侧推进皮瓣，内收患侧唇峰，缩短患侧唇峰 - 唇谷间距；c. 术后 6 个月：可见两侧唇红缘恢复对称

到位，术后半年如仍存在明显缺陷，可再次矫正或用文绣修饰。术后如出现新增的切口瘢痕，可以后续启动瘢痕防治措施。

六、红唇瘢痕性增厚

通常表现为单侧唇裂后裂侧红唇增厚，可能与红唇瘢痕增生，或者一期手术时保留过多红唇组织有关，也可能与本身红唇厚唇有关，常造成两侧红唇的明显不对称。红唇瘢痕性增厚亦常见合并原裂隙处红唇的局部缺损，视觉上使增厚处更加明显。

如红唇存在继发缺损，需要先进行缺损处的修复，然后再修薄增厚的红唇，或者两者同时进行。增厚红唇修薄需根据红唇的实际形态设计，如果健侧同样存在厚唇，可进行两侧修薄，但设计时注意两侧保留红唇组织尽可能一致，使术后达到对称（图 16-6、16-7、16-9、16-10）。

七、红唇缺损

红唇缺损是唇裂继发畸形中常见的类型，对容貌产生的影响也最为直观，所以一直以来都是修复的重点与难点。出现的原因与原发唇裂组织缺损过多和（或）一期修复时组织去除过多有关。原发单侧唇裂一期修复后常出现原裂隙处红唇的局部缺损，原发双侧唇裂一期修复后常出现中央红唇的缺损（口哨样畸形）。

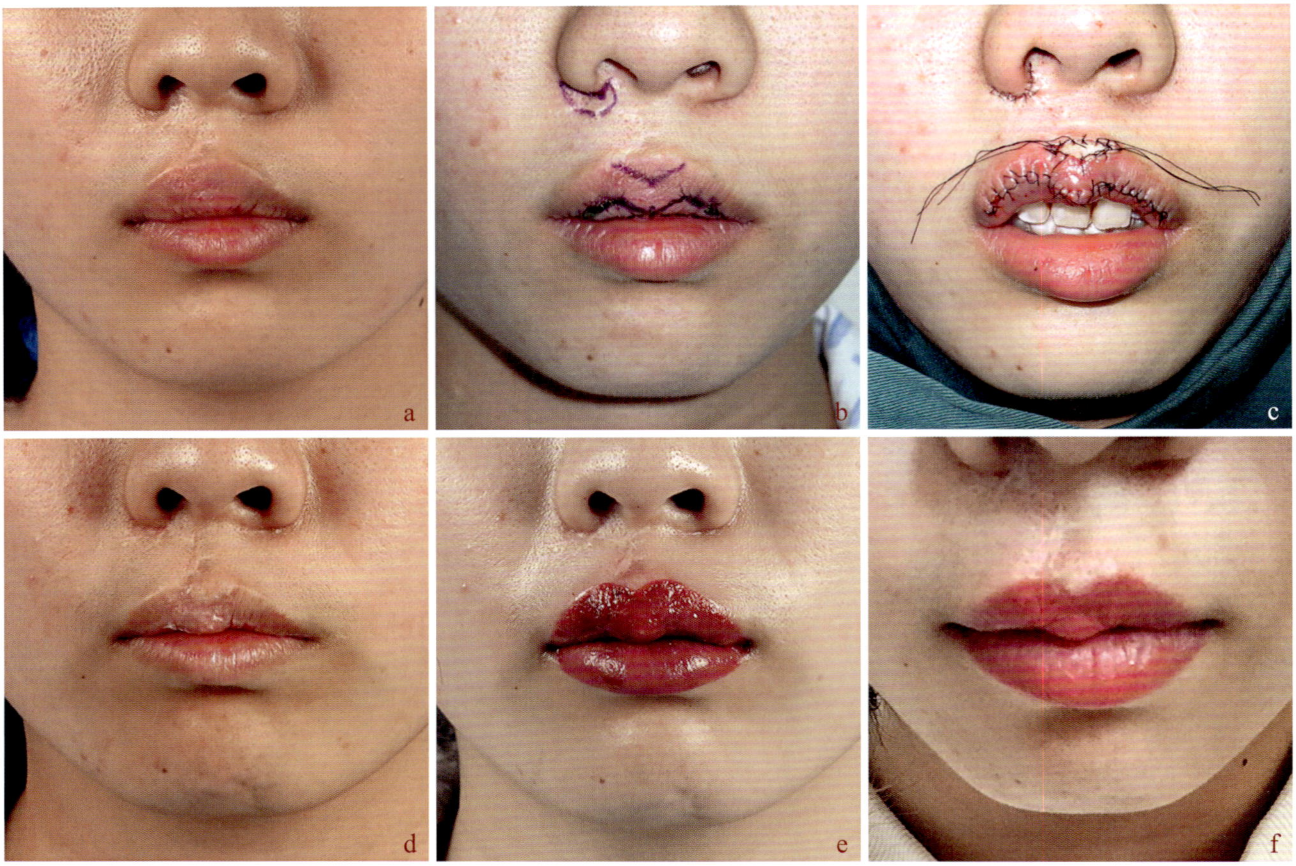

图 16-9　植皮法 + 文绣唇峰唇谷重建（女，21 岁）

a. 术前：上唇过厚，无唇峰－唇谷曲线，右鼻翼退缩；b. 术中设计：画出新的唇谷边缘，切除上方红唇黏膜，红唇两侧修薄；c. 术后即刻：巧用右侧鼻翼根部下移所切除的皮肤移植到唇谷继发创面，红唇予修薄；d. 术后 5 个月，植皮存活良好，色差不明显，边缘轻微瘢痕；e. 红唇文绣后即刻；f. 文绣后 1 年

唇裂继发红唇缺损通常局部存在瘢痕，缺乏正常黏膜的延展性，故难以通过脂肪或者透明质酸制剂注射填充改善。缺损量少者，可以考虑局部“Z”成形或者邻近的红唇黏膜组织瓣移转修复[8]（图 16-11 ~ 16-13）；而缺损量大者，常需要考虑颊黏膜组织瓣或者下唇 Abbe 交叉瓣修复（图 16-5）。红唇瘢痕性增厚者可利用增厚部分作为修补缺损的材料，故应在缺损改善后再考虑修整增厚的红唇。如同时合并上唇白唇的短缩，必要时需要先进行鼻唇肌肉的重建或白唇的延长[26]。

八、上颌发育不良

唇裂尤其是合并腭裂患者，由于早期手术修复的干预，上颌骨多存在不同程度的发育不良，最终可能形成上颌后缩、中面部凹陷、反𬌗以及上颌牙列拥挤不齐等现象；上颌骨的后缩最终也导致上唇的后缩，唇珠突出度下降，甚至上唇退缩到下唇后方，形成“地包天”的征象，严重影响美观。

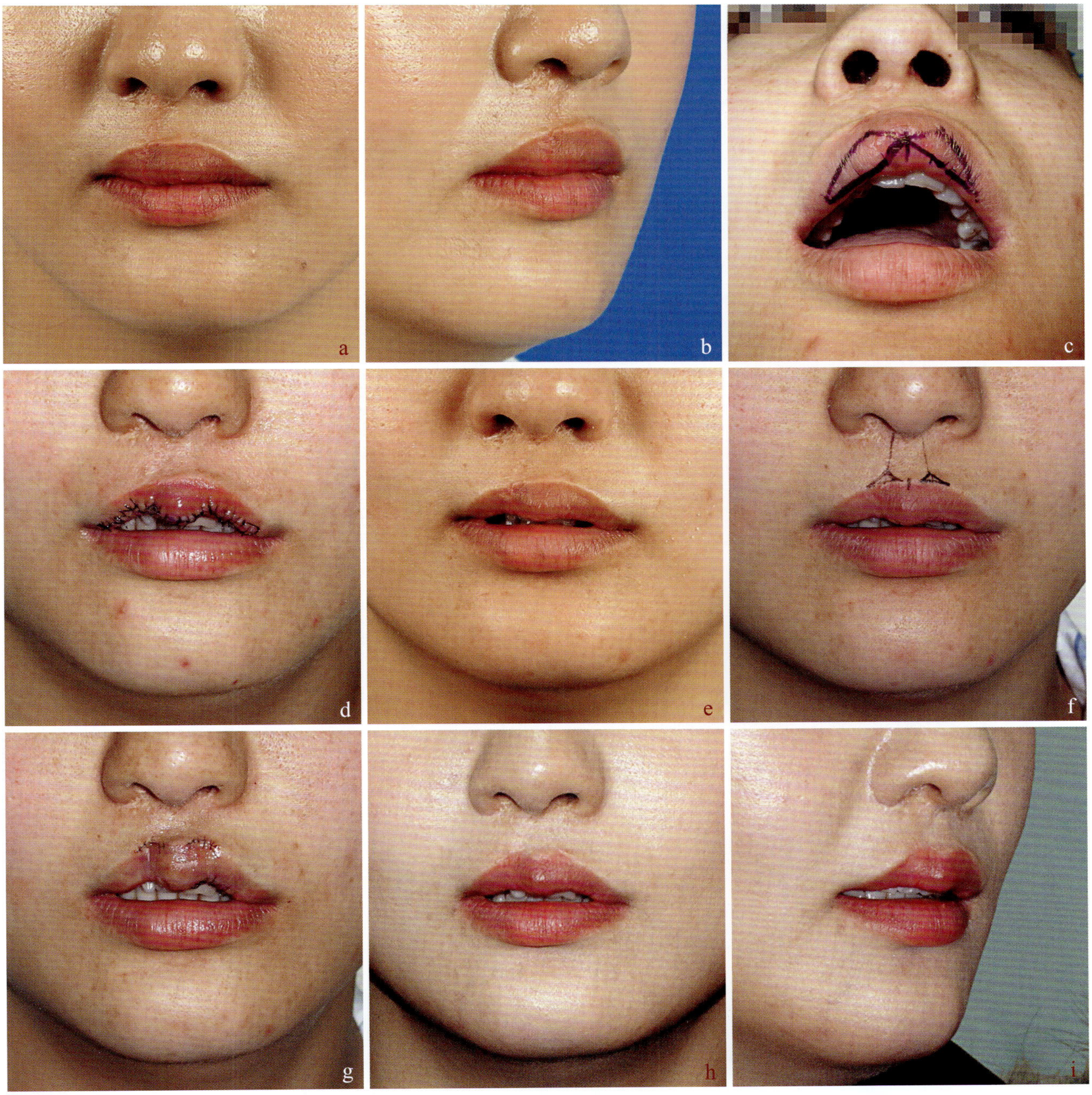

图 16-10　红唇修薄 + 唇峰重建（女，28 岁）

a. 术前正位：上唇过厚，无唇峰 - 唇谷曲线；b. 术前斜位；c. 一期术中设计：红唇两侧梭形修薄，保留唇珠；d. 一期术后即刻；e. 术后 6 个月：红唇变薄，但健侧仍略厚，上唇唇红缘“丘比特弓”形态缺如；f. 二期术中设计：两侧唇峰上设计三角形去除区域，上提唇峰，再次修薄健侧红唇；g. 术后即刻；h. 术后 1 年正位；i. 术后 1 年斜位

存在颌骨发育不良者，需要通过上颌骨截骨前移，或者持续牵引成骨技术改善。建议在儿童时代进行矫正，一方面早期治疗可以避免将畸形带到年长或成年期，减少对心理发育的影响；另一方面，及时改善硬组织基础，也为唇部软组织的修复创造有利条件。更重要的是，儿童时期改善可以采取持续牵引成骨技术，相对于传统截骨前移方法，该技术创伤小、出血少、风险与并发症低，而且可控

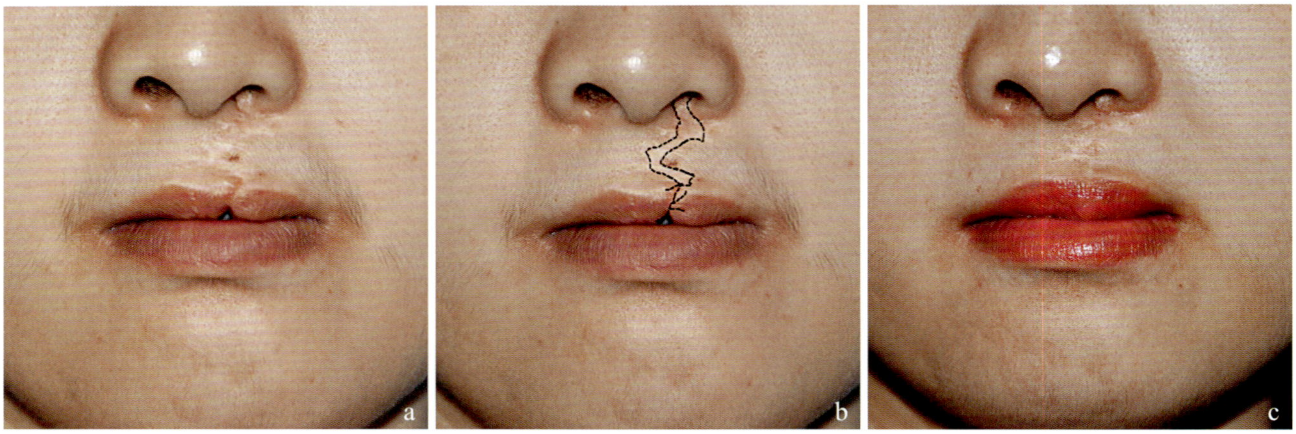

图 16-11　单侧唇峰重建与红唇缺损修复（女，21 岁）

a. 术前正位：左侧唇裂修复术后继发白唇瘢痕、唇峰连续性中断、红唇缺损形成切迹；b. 术中设计：左侧白唇瘢痕切除，唇峰根据唇红缘的情况设计“Z”成形，将倒错关系的红唇与白唇位置调换，红唇设计局部“Z”+推进瓣修复；c. 术后半年：左侧唇峰形态及红唇丰满度恢复

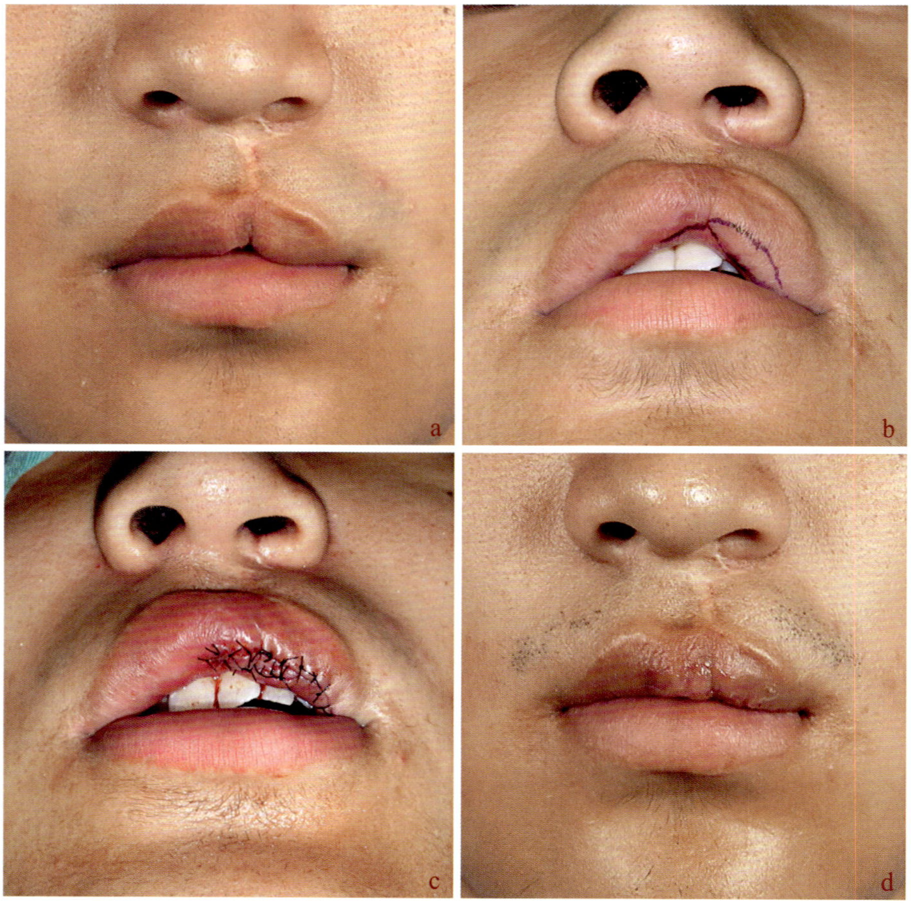

图 16-12　单侧口轮匝肌蒂红唇黏膜瓣修复唇裂继发红唇缺损（男，18 岁）

a. 术前正位：左侧唇裂修复术后继发红唇切迹；b. 术中设计：左侧增厚红唇处设计梭形红唇岛状黏膜瓣，宽度设计参考两侧红唇厚度，使切除推进后尽量达到两侧对称，岛状瓣四周完全切开，以口轮匝肌为蒂向缺损部推进；c. 术后即刻：岛状黏膜瓣填充缺损，切迹消失；d. 术后 1 周

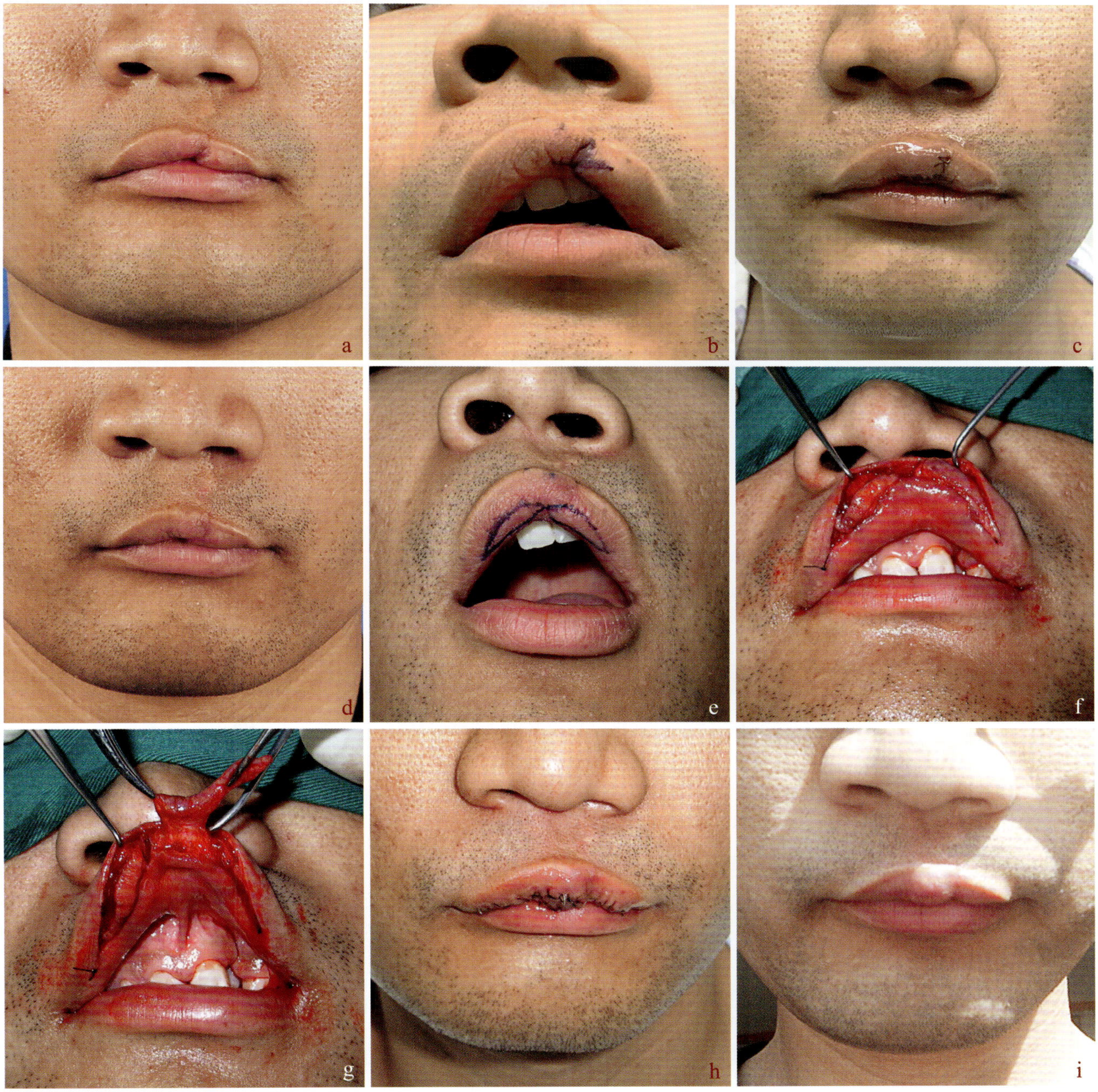

图 16-13　双侧口轮匝肌蒂红唇黏膜瓣修复唇裂继发红唇缺损（男，25 岁）

a. 术前正位：左侧唇裂修复术后继发红唇缺损，形成“口哨样畸形”；b. 一期术中设计：对偶“Z”成形改善局部切迹；c. 一期术后即刻；d. 术后 6 个月：切迹消失，红唇连续性及丰满度恢复，但仍存在中央唇珠缺损所致“口哨样畸形”；e. 二期术中设计：双侧增厚红唇处设计梭形红唇岛状黏膜瓣，以口轮匝肌为蒂，向中央缺损部相对推进；f. 二期术中：双侧岛状黏膜瓣切取；g. 二期术中：双侧黏膜瓣向中央推进，重叠缝合；h. 术后即刻；i. 术后 1 年：“口哨样畸形”矫正，红唇恢复正常形态，具备唇珠、穹窿结构

可调，实现微创精准、个性化成形[27]。通常两个月左右即可完成疗程，缩短住院时间，不影响正常生活与学习（图 16-14）。而对于成年患者，可以通过上颌骨截骨前移改善，有关技术详情可参见第二十章相关内容。

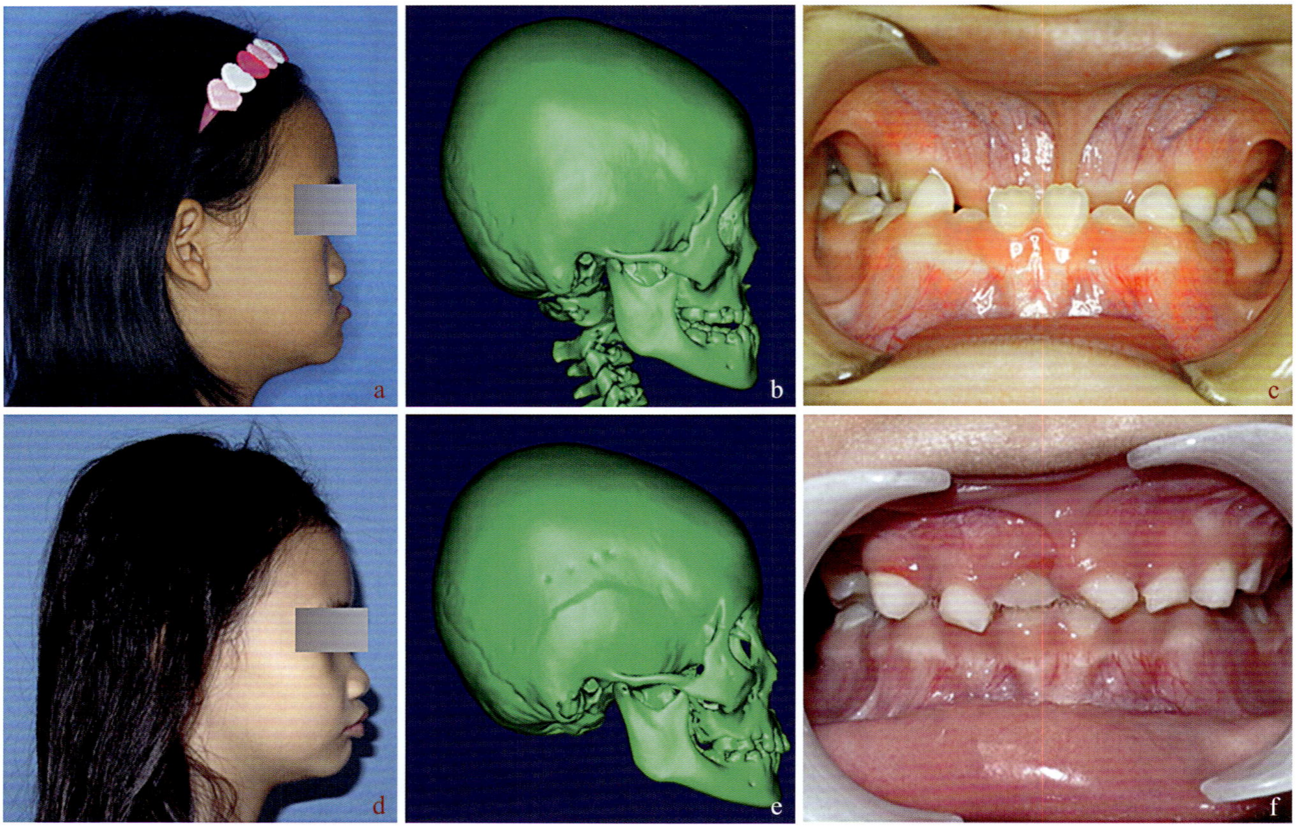

图 16-14　持续经缝牵引成骨技术矫正上颌骨发育不良（女，6 岁）

a. 术前侧位：唇腭裂术后上颌骨发育不良，上唇严重退缩，下唇突出，牙列不齐；b. 术前 3D 骨成像；c. 术前牙列反殆状态；d. 术后侧位：反殆畸形矫正，上颌及上唇突出度改善；e. 术后 3D 骨成像；f. 术后牙列

九、唇裂继发鼻畸形

唇裂继发鼻畸形是二期修复的另一大重点与难点。单侧唇裂鼻畸形的主要特点是双侧不对称，其畸形包括以下几方面。仰头位：①鼻小柱短小、偏斜，鼻小柱底部偏向健侧，顶部偏向裂侧，两侧鼻孔不对称，裂侧鼻孔横径过长，裂侧鼻孔基底塌陷，鼻槛缺失；②鼻中隔偏曲，尾侧鼻中隔偏向健侧；③裂侧下鼻甲肥大；④裂侧上颌骨发育不全；⑤裂侧上颌骨牙槽突移位。正位：⑥两侧鼻翼不对称，裂侧鼻翼低平，向外下移位，鼻翼底部较健侧凹陷；⑦裂侧鼻孔内可见自外而内的鼻前庭脊；⑧裂侧鼻孔缘帘状下垂；⑨裂侧鼻孔底部向尾侧倾斜，个别患者存在口鼻瘘；⑩鼻尖两侧不对称，裂侧鼻尖穹窿扁平，鼻尖表现点向尾侧及外侧移位。

传统的唇裂鼻畸形手术多选择二期矫正，一般在女性 14 岁和男性 16 岁之后进行。目前，越来越多的学者主张在进行唇裂修复术时（3 ~ 6 个月）同期行鼻畸形矫正术，理由是手术时充分分离鼻翼软骨内外软组织，可以减少周围肌肉的牵拉，使鼻翼软骨环能够内向卷曲复位，恢复到其应有的解剖位置，因而早期行鼻畸形矫正不会对颌骨发育造成负面影响，而且对外鼻生长发育也不会产生不良影响，且术后鼻外形对称性和美观性均得到有效改善。

成年后唇裂鼻畸形治疗的主要目的是实现面部中线两侧的对称，同时矫正裂侧上颌退缩。手术治疗程序首先确定是否已有充分的鼻畸形一期修复。充分的一期鼻修复要实现四个关键点：①足够的衬里；②将外侧鼻翼软骨从梨状孔游离；③重建鼻槛肌肉；④穹窿复位。当在一期鼻修复中完成这些手术步骤后，二期鼻修复矫正手术常只需鼻翼轮廓线移植物、偏曲鼻中隔软骨复位及其他鼻整形中的常规步骤。软骨移植常用肋软骨、鼻中隔软骨和耳软骨完成。常需填充不足的唇裂侧梨状孔[28]。

若患者是未做过鼻修复或一期鼻修复失败的，则需要决定是否要使用肋软骨移植物以进行鼻重建。肋软骨移植物选择的适应证是有鼻背缺损或与鼻翼变形相关的鼻尖突出度不充分。

1. **鼻尖畸形处理**　如果患者鼻尖突出度不充分、外侧脚塌陷或鼻小柱 - 上唇角是锐角时，适于用肋软骨做鼻小柱支撑移植物。肋软骨在矫正唇裂鼻尖畸形时是一个有效的方法。肋软骨的强度会弥补鼻小柱支撑的不足，将唇抬高并实现更钝的鼻小柱 - 上唇角，并向上唇中央提供年轻化的丰满度。

2. **鼻翼基底和外侧脚位置的处理**　如果外侧脚附件软骨还是附着在梨状孔上，需要通过从颊部和上唇肌肉上分离鼻翼周围肌肉将其游离。这个分离向上到鼻衬里，并包括游离与梨状孔的纤维连接。松解也要延伸横过鼻槛到中线鼻小柱分离处。然后将鼻翼基底缝合到非唇裂侧的内侧脚踏板上。这个鼻翼基底的旋转和复位会产生横过鼻槛的肌肉。唇裂侧下外侧软骨不仅位置不正，而且发育不良，通常用鼻翼支撑移植物进行处理。鼻翼支撑移植物通常大小为宽 3 ~ 4 mm、长 30 mm，其被放入一个从下面软骨衬里剥离的一个腔隙中。支撑移植物会加强因外侧游离产生的外鼻阀无力。对需要上颌骨前推的唇裂患者，需要行 LeFort Ⅰ型截骨手术或经缝牵引手术。梨状孔缘及上颌骨凹陷的患者需要行肋软骨或者假体填充以达到需要的突出度。

3. **鼻背不足或凸出过度及鼻中隔偏曲的处理**　鼻背不足的唇裂鼻修复需要用移植物，移植物可以是肋软骨或者假体，肋软骨一般选取第六或第七肋软骨。在鼻背突出过度的唇裂鼻畸形中，必须降低鼻中隔和骨性鼻背。降低完成后，需用侧鼻截骨术缩窄鼻骨。如果有明显的鼻中隔偏曲，在上外侧软骨和鼻中隔凹面之间放置一个撑开移植物并错位缝合，将鼻中隔拉到中线上（图 16-15）。

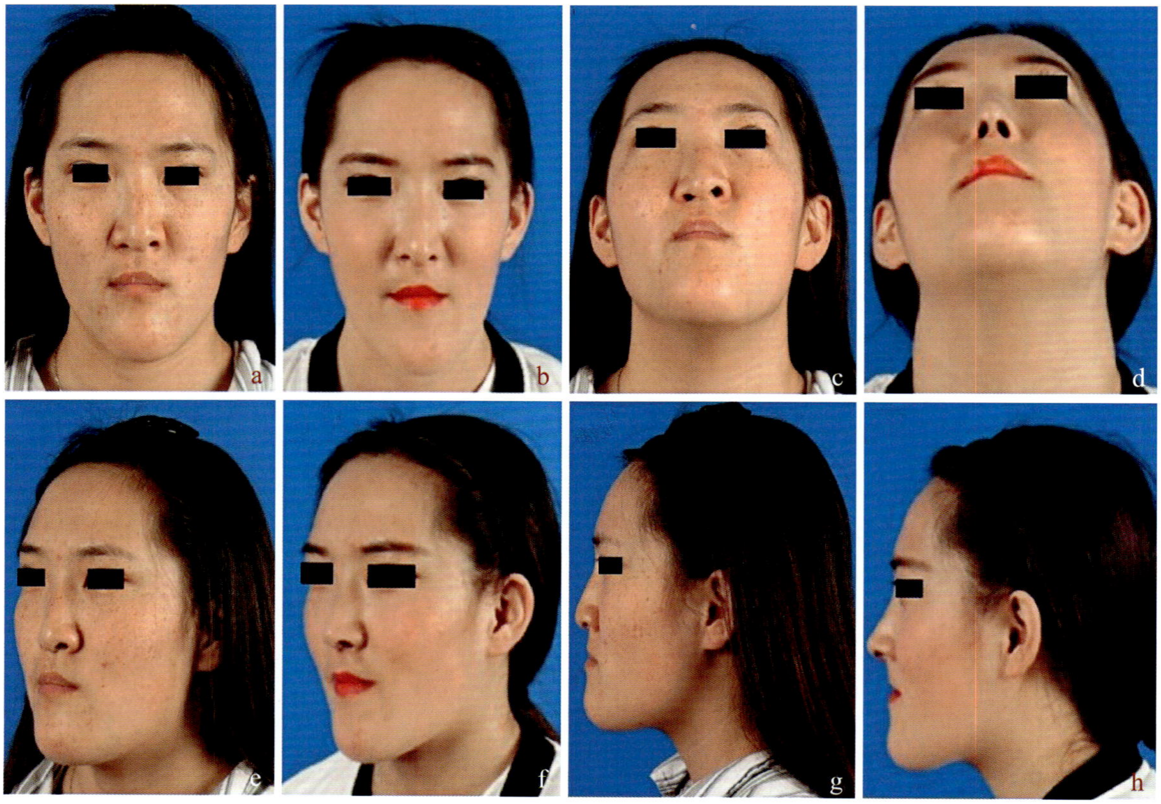

图 16-15　自体肋软骨移植修复唇裂继发鼻畸形

a,c,e,g. 术前；b,d,f,h. 术后

（张有良　王绥江　安　阳　潘柏林）

参考文献

[1] Jones MC. Facial clefting: etiology and developmental pathogenesis. Clin Plast Surg, 1993, 20(4): 599-606.

[2] Burt JD, Byrd HS. Cleft lip: unilateral primary deformities. Plast Reconstr Surg, 2000, 105(3): 1043-1055.

[3] Grayson BH, Maull D. Nasoalveolar molding for the infant born with clefts of the lip, alveolus, and palate. Clin Plast Surg, 2004, 31(2): 149-158.

[4] Nicolau PJ. The orbicularis oris muscle: a functional approach to its repair in the cleft lip. Br J Plast Surg, 1983, 36(2): 141.

[5] Lin SJ. Discussion: crowdsourcing as a novel method to evaluate aesthetic outcomes of treatment for unilateral cleft lip. Plast Reconstr Surg, 2016, 138(4): 875-876.

[6] Jeffrey RM, Alexander CA, Pedro ES. Principles of cleft lip repair: conventions, commonalities, and controversies. Plast Reconstr Surg, 2017, 139(3), 764-780.

[7] David KC, Jordan WS. The essential anatomical subunit approximation unilateral cleft lip repair. Plast Reconstr Surg, 2016, 138(1): 91-94.

[8] 刘建华，石冰．单侧唇裂术后继发畸形整复术．唇鼻整形美容手术图谱．北京：人民卫生出版社，2016: 61-71.

[9] Rogers CR, Meara JG, Mulliken JB . The philtrum in cleft lip: review of anatomy and techniques for construction. J Craniofac Surg, 2014, 25(1): 9-13.

[10] Mulliken JB, Martínez-Pérez D. The principle of rotation advancement for repair of unilateral complete cleft lip and nasal deformity: technical variations and analysis of results. Plast Reconstr Surg, 1999, 104(5): 1247-1260.

[11] Seagle MB, Furlow LT Jr. Muscle reconstruction in cleft lip repair. Plast Reconstr Surg, 2004, 113(6): 1537-1547.
[12] Cho BC. Refined new technique for correction of the minor-form, micro-form cleft lip and minor-form bilateral cleft lip through the intraoral incision and long-term results. Plast Reconstr Surg, 2011, 127(2): 781-783.
[13] Cho BC. New technique for correction of the microform cleft lip using vertical interdigitation of the orbicularis oris muscle through the intraoral incision. Plast Reconstr Surg, 2004, 114(5): 1032-1041.
[14] Mulliken JB. Double unilimb Z-plastic repair of microform cleft lip. Plast Reconstr Surg, 2005, 116(6): 1623-1632.
[15] Mulliken JB. Primary repair of bilateral cleft lip and nasal deformity. Plast Reconstr Surg, 2001, 108(1): 181-194.
[16] Mulliken JB. Mulliken repair of bilateral cleft lip and nasal deformity. In: Losee JE, Kirschner RE, eds. Comprehensive Cleft Care. New York: McGraw-Hill Medical, 2009: 343-360.
[17] Meyer E, Seyfer A. Cleft lip repair: technical refinements for the wide cleft. Craniomaxillofac Trauma Reconstr, 2010, 3(2): 81-86.
[18] Mulliken JB. Repair of bilateral cleft lip and its variants. Indian J Plast Surg, 2009, 42(Suppl): S79-S90.
[19] Kim SW, Oh M, Park JL, et al. Functional reconstruction of the philtral ridge and dimple in the repaired cleft lip. J Craniofac Surg, 2007, 18(6): 1343-1348.
[20] Youn DY, Yun SH, Oh JW, et al. Formation of philtral column with palmaris longus tendon in the correction of unilateral cleft lip nose deformity. J Korean Soc Plast Reconstr Surg, 1997, 24: 495-502.
[21] Lim AA, Allam KA, Taneja R, et al. Construction of the philtral column using palmaris longus tendon. Plast Reconstr Surg, 2012, 129(2): 374e-375e.
[22] Stal S, Spira M. Secondary reconstructive procedures for patients with clefts. In: Serafin D, Georgiade N, eds. Pediatric Plastic Surgery. St. Louis: Mosby, 1984: 352.
[23] Schmid E. The use of auricular cartilage and composite grafts in reconstruction of the upper lip, with special reference to construction of the philtrum. Trans Third Int Cong Plast Surg, 1964: 306-313.
[24] Onizuka T. Philtrum formation in the secondary cleft lip repair. Plast Reconstr Surg, 1975, 56(5): 522-526.
[25] Onizuka T, Akagawa T, Tokunaga S. A new method to create a philtrum in secondary cleft lip repairs. Plast Reconstr Surg, 1978, 62(6): 842-847.
[26] 尹宁北，吴佳君．陈波，等．鼻唇部肌肉组态的三维有限元研究及临床验证．中华口腔医学杂志，2015, 50(5): 278-285.
[27] Tong H, Wang X, Song T, et al. Trans-sutural distraction osteogenesis for midfacial hypoplasia in growing patients with cleft lip and palate: clinical outcomes and analysis of skeletal changes. Plast Reconstr Surg, 2015, 136(1): 144-155.
[28] 安阳，李东．单侧唇裂修复术后继发鼻畸形治疗的研究进展．中国美容整形外科杂志，2017, 28(9): 569-571.

插图来源

图 16-1 由北京大学第三医院陈静绘制；
图 16-5、16-11 由广东省第二人民医院整形科提供；
图 16-14 由北京大学第三医院赵振民医生提供；
图 16-15 由北京大学第三医院安阳医生提供；
其余图片由北京大学第三医院潘柏林医生团队提供。

第十七章
唇部缺损的综合治疗

唇部的缺损可以继发于唇裂及修复术后、外伤及修复术后、感染、血管炎、血管瘤硬化剂注射、肿瘤切除以及唇部美容手术并发症等。唇部缺损除了影响美观以外，还可能造成唇闭合困难、发音功能不全、流涎、牙龈炎症等不良情况，降低生活质量甚至影响健康，对患者造成极大的心理创伤。故唇部缺损的修复对恢复患者正常生活、功能、形象有着重要的意义，其修复的难度视其具体情况不同而各异，需要运用以修复重建外科技术为主，其他非手术治疗为辅的综合手段进行治疗。

一、唇部缺损的修复目标

1. **恢复闭合功能**　需要恢复肌肉的完整性、正常的感觉以及合适的口裂大小。

2. **恢复完善的进食与发音功能**

3. **恢复美观**

二、唇部缺损的术前分析

在进行唇部缺损修复之前，需要明确缺损的部位、大小、深度以及是否累及口角[1]。

1. **部位**　上唇比下唇具备更加丰富的体表美学标志，故严重的上唇缺损通常会考虑用下唇作为供体组织修复。但下唇却在功能及社交上更加重要，尤其是其维持食物或唾液停留在口腔内使之不外流的功能。在下唇缺损修复过程中，任何唇龈沟的变浅、感觉的缺失或者肌肉功能的减弱未得以充分修复时，均有可能造成该功能的不全。故在涉及下唇的修复重建手术中，需要充分考虑该问题。

2. **大小** 唇部缺损占全唇宽度的百分比决定了首选何种修复方案。除了考虑在手术中组织能够对合，还需要认真考虑术后口裂张开时延展度是否足够完成进食、说话甚至进行口腔内牙齿治疗的动作。

3. **深度** 唇部的结构可分湿唇黏膜、肌肉、干唇黏膜、皮肤等层次，在修复过程中需要尽量做到用相同的组织修复并尽量做到分界线对接准确。

4. **累及口角** 如果缺损累及口角，需要充分考虑修复后能否恢复口角的外延性以及张合形态与功能。

三、红唇缺损的修复

（一）局限的切迹样缺损

常见于唇裂一期修复术后继发畸形、局部的红唇损伤、唇部美容手术术后继发缺损等，也少见于个别先天性的局部红唇畸形。缺损宽度较局限，往往仅表现为一处切迹。修复之前，需要明确缺损周围是否存在瘢痕，以及瘢痕的柔软程度如何。质硬的增生性瘢痕宜先进行软化治疗，使缺损周围的组织恢复相对柔软的正常红唇质地，可以降低修复的难度。局限的切迹样缺损可以用切迹周围纵向梭形切除，或（和）缺损两侧“Z”成形修复（图 16-11、16-13a ~ c、17-1、17-2）。

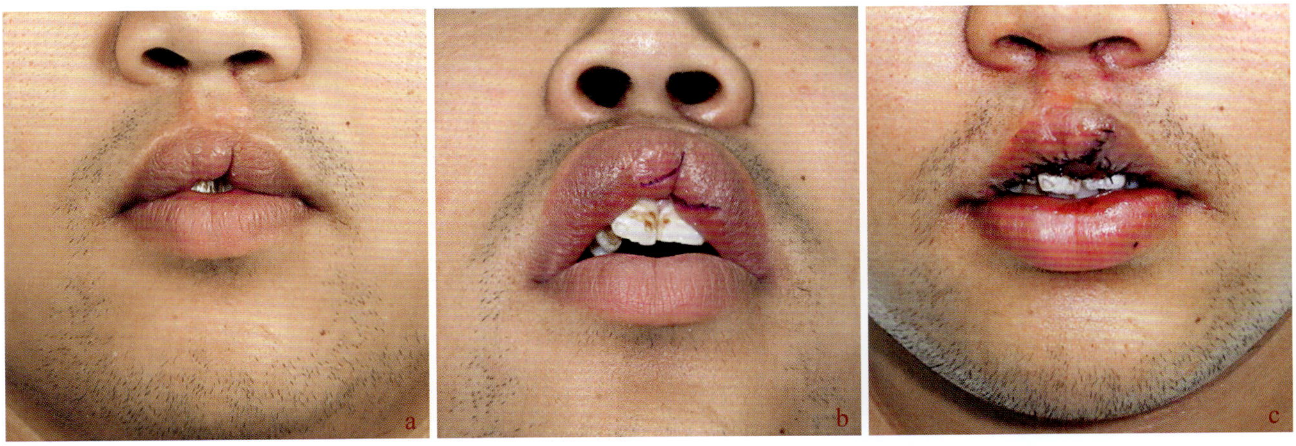

图 17-1 “Z”成形修复红唇切迹样缺损（男，20 岁）

a. 术前：双侧唇裂术后继发左侧上唇切迹样缺损；b. 术中在切迹两侧设计“Z”对偶瓣，相对旋转成形；c. 术后即刻

（二）小于 1/3 唇部宽度的缺损

可见于完全唇裂修复术后、血管瘤注射治疗后、外伤后等，产生一定宽度的缺损，但未超过

红唇整体宽度的 1/3。需要通过红唇黏膜瓣移转修复，包括局部旋转瓣（图 17-3）、局部推进瓣（图 17-4）、Abbe 瓣（图 17-5）、以一侧唇动脉为蒂的岛状黏膜瓣（图 17-6、17-7）或颊肌黏膜瓣等方法。具体选用哪种方法，可根据缺损宽度、位置、缺损周围红唇组织条件等综合考虑。首次修复以填补缺损以及保障黏膜瓣存活为主要目标，未必能达到良好对称的红唇形态，可在一期手术瘢痕足够软化后再进行二期精细修复（图 17-7）。

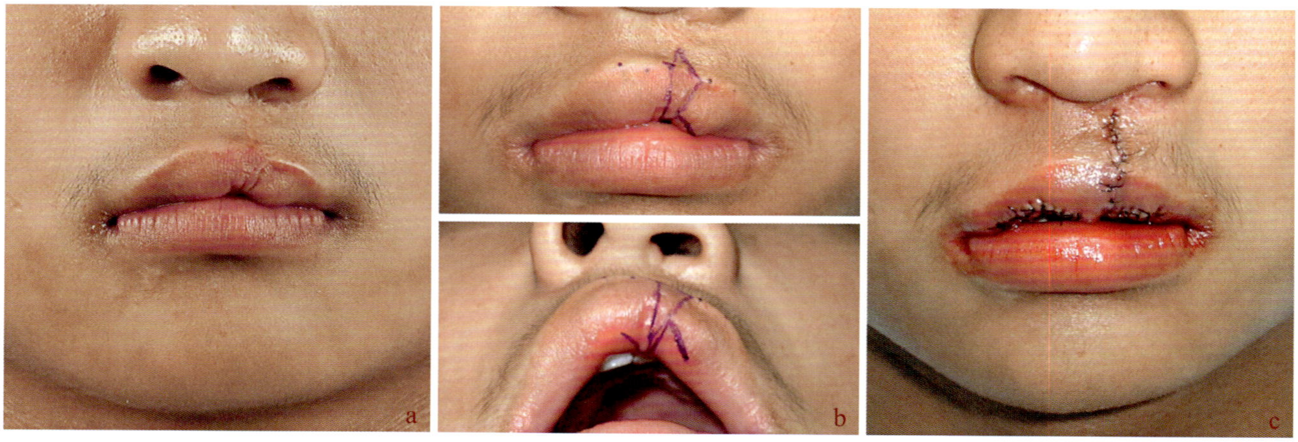

图 17-2 “Z”成形 + 梭形切除修复红唇切迹样缺损及唇峰中断（男，18 岁）

a. 术前：左侧唇裂术后继发上唇局部缺损，唇缘不清晰，白唇瘢痕；b. 术中设计：切除红白唇瘢痕，缺损两侧设计“Z”成形，两侧厚唇修薄；c. 术后即刻

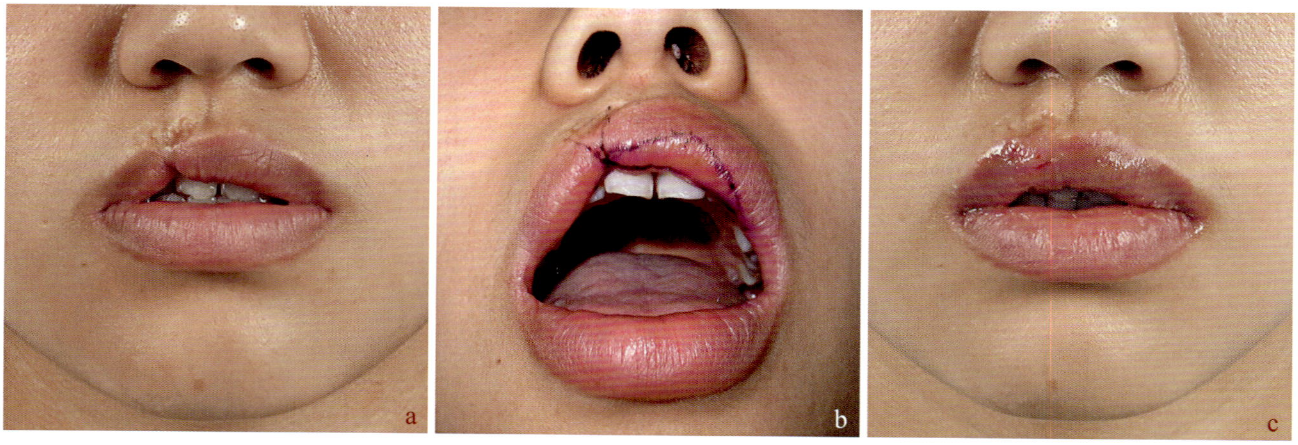

图 17-3 局部红唇黏膜瓣旋转修复上唇血管瘤硬化治疗后缺损（女，21 岁）

a. 术前：右上唇瘢痕性缺损，累及红唇全层、唇红缘以及部分白唇；b. 术中设计：缺损处切开，切除部分瘢痕，在其左侧红唇长轴设计约 2.5 cm 舌形瓣，四周边缘切开，以口轮匝肌为蒂，向缺损处旋转约 90° 填充缺损，修剪多余组织；c. 术后 1 周

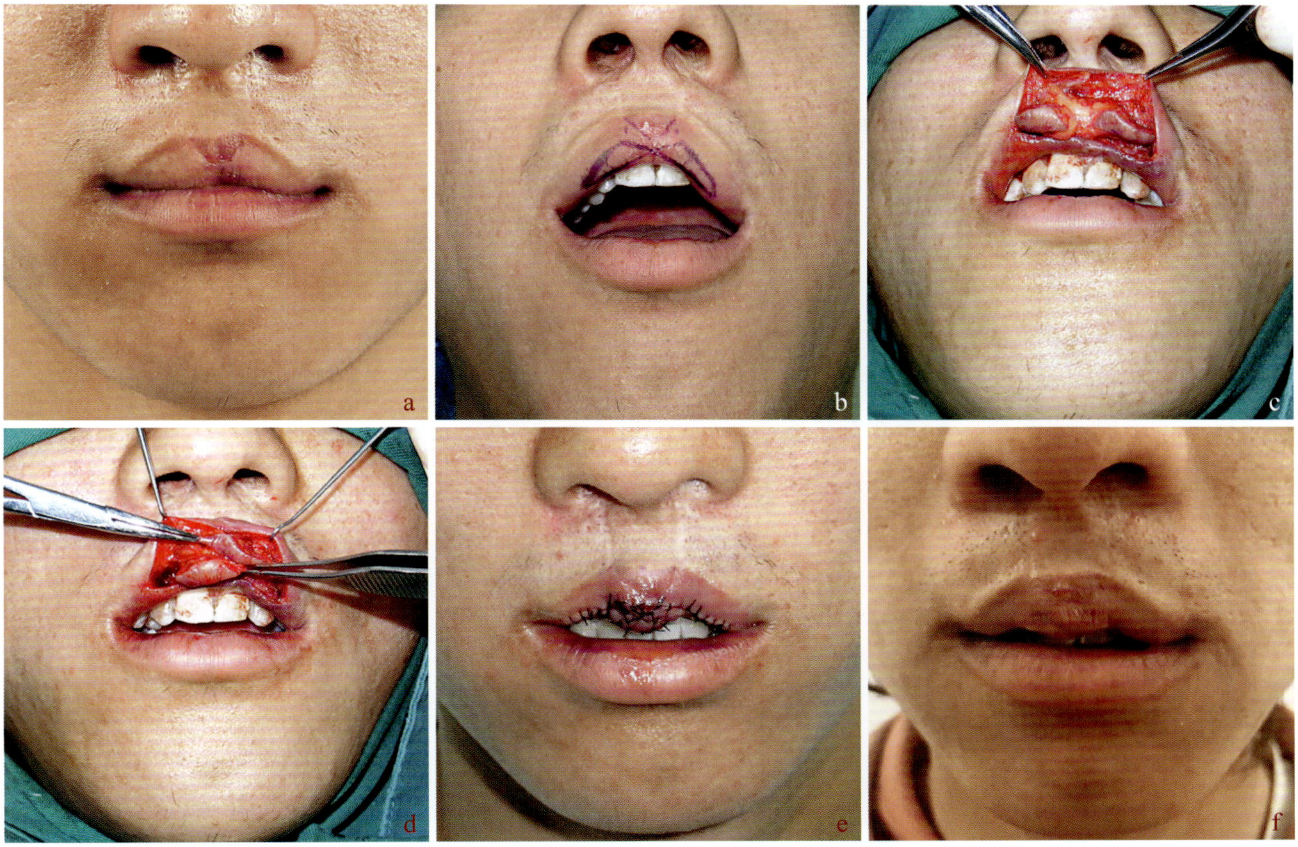

图 17-4　双侧红唇推进黏膜瓣修复上唇中央缺损（男，19 岁）

a. 术前：双侧唇裂继发上唇中央红唇缺损，两侧红唇厚唇；b. 术中设计：两侧厚唇设计梭形红唇岛状黏膜瓣；c. 术中：岛状黏膜瓣四周切开，保留口轮匝肌蒂；d. 术中：两侧黏膜瓣向中央相对推进，填充缺损；e. 术后即刻；f. 术后 9 个月

（三）大于 1/3 唇部宽度的缺损

多见于唇部肿瘤切除术后、严重唇部外伤后、个别双侧唇裂缺损较大案例，红唇缺损范围超过全长的 1/3 宽度，通常合并有白唇部位的缺损。治疗方案可参考下述“上唇白唇全层缺损”或“下唇白唇全层缺损”部分。对于单纯红唇超过 1/3 整体宽度缺损的案例，也可以考虑 Lustig 等[2] 在 1994 年提出的唇龈沟黏膜双蒂推进瓣来修复，在唇龈沟横形切开，向缺损面潜行剥离，形成双蒂黏膜瓣，利用两侧轮匝肌蒂向缺损面推进修复（图 17-8）。对于范围较短的缺损也可以用单蒂的黏膜瓣移转修复（图 17-9）。全长缺损甚至合并白唇缺损者可以采用颊肌黏膜瓣移转修复（图 17-10）。

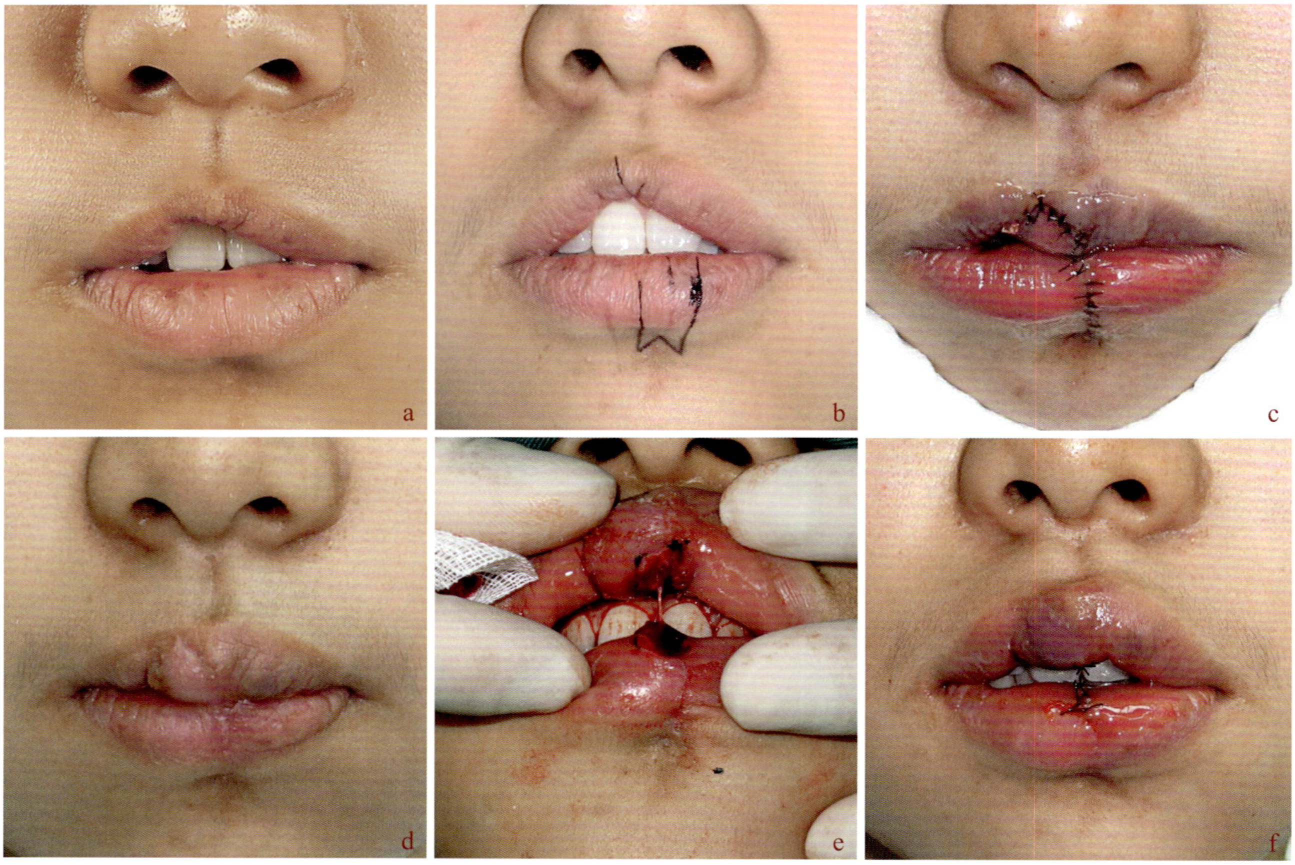

图 17-5　下唇 Abbe 瓣修复上唇中央红唇缺损（女，17 岁）

a. 术前：上唇中央红唇缺损；b. 一期术中设计：上唇缺损处全层切开，下唇设计 Abbe 瓣，以右侧上唇动脉为蒂旋转修复上唇红唇；c. 一期术后即刻；d. 一期术后 3 个月；e. 二期 Abbe 瓣断蒂，显示支配 Abbe 瓣的下唇动脉；f. 二期断蒂术后即刻

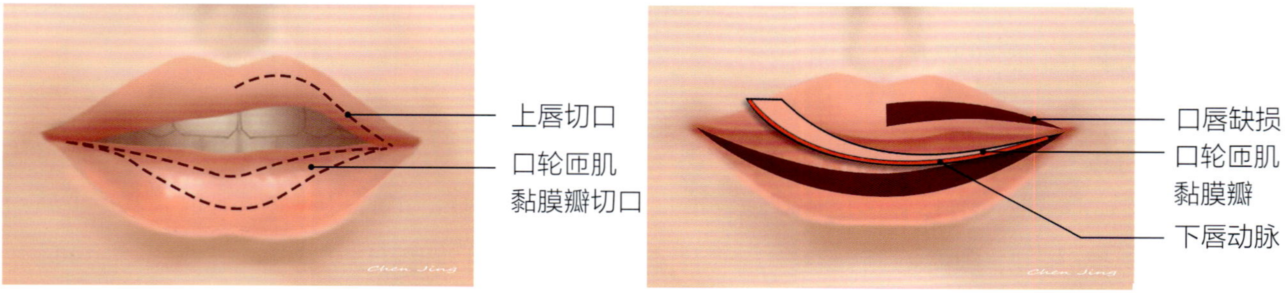

图 17-6　一侧唇动脉为蒂的岛状黏膜瓣（示意图）

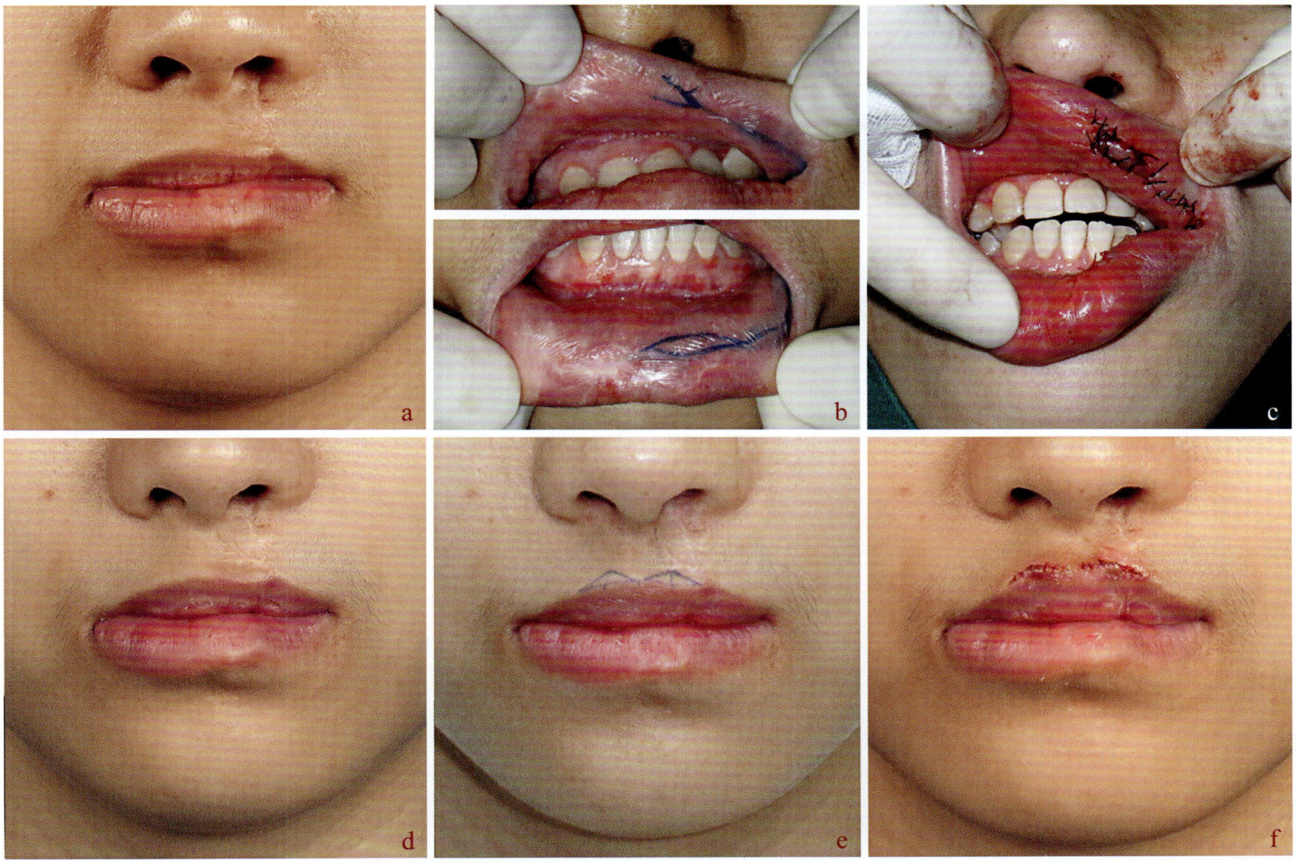

图 17-7　下唇岛状黏膜瓣修复唇裂后上唇缺损（女，24 岁）

a. 术前：左上唇红唇缺损；b. 一期术中设计：上唇缺损处全层切开，同侧下唇设计岛状黏膜瓣；c. 向口角侧切开黏膜，以左下唇动脉为蒂，移转至上唇缺损处；d. 一期术后 3 个月；e. 二期唇峰提升改善唇红缘形态，术中设计；f. 二期唇峰提升术后 1 周

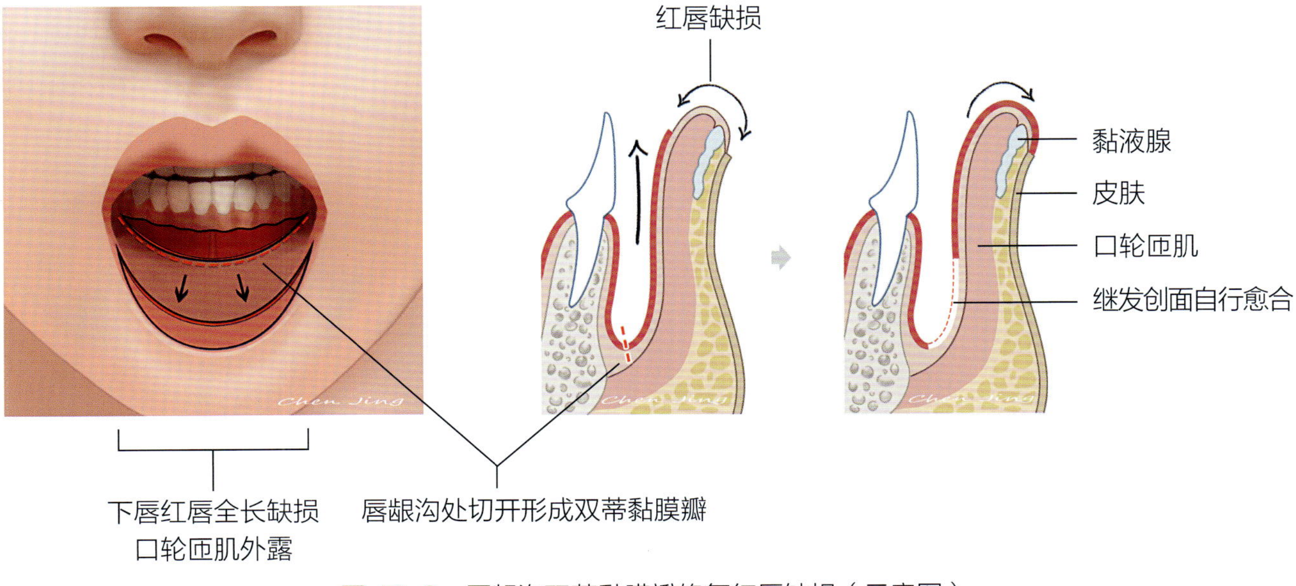

图 17-8　唇龈沟双蒂黏膜瓣修复红唇缺损（示意图）

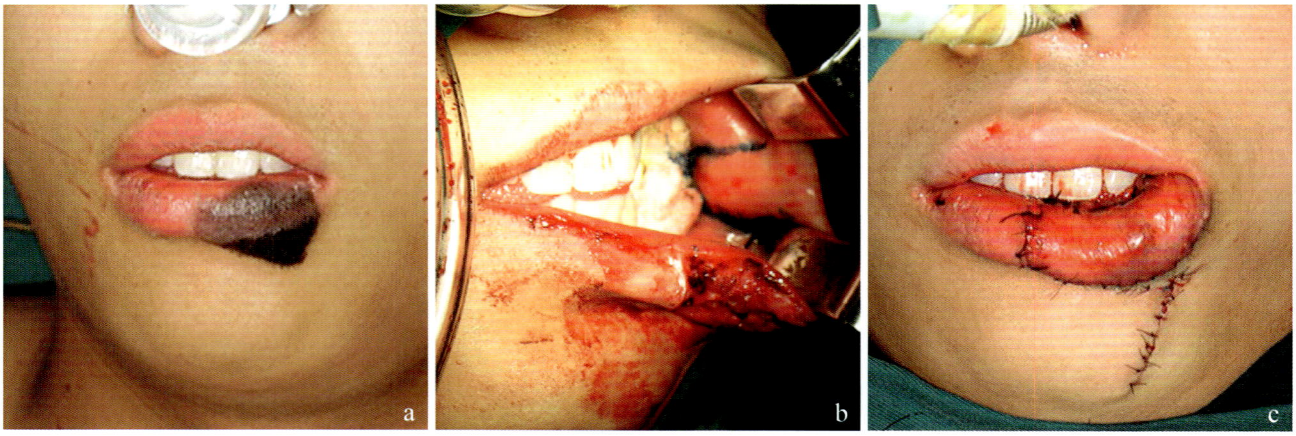

图 17-9　颊黏膜瓣修复红唇缺损（男，19 岁）

a. 术前：左下唇色素痣，累及 1/2 宽度红唇及部分白唇；b. 术中设计：色素痣切除，左侧颊部设计蒂在口角侧的黏膜瓣，向缺损处旋转填充创面，白唇部缺损用局部皮瓣移转修复；c. 术后即刻

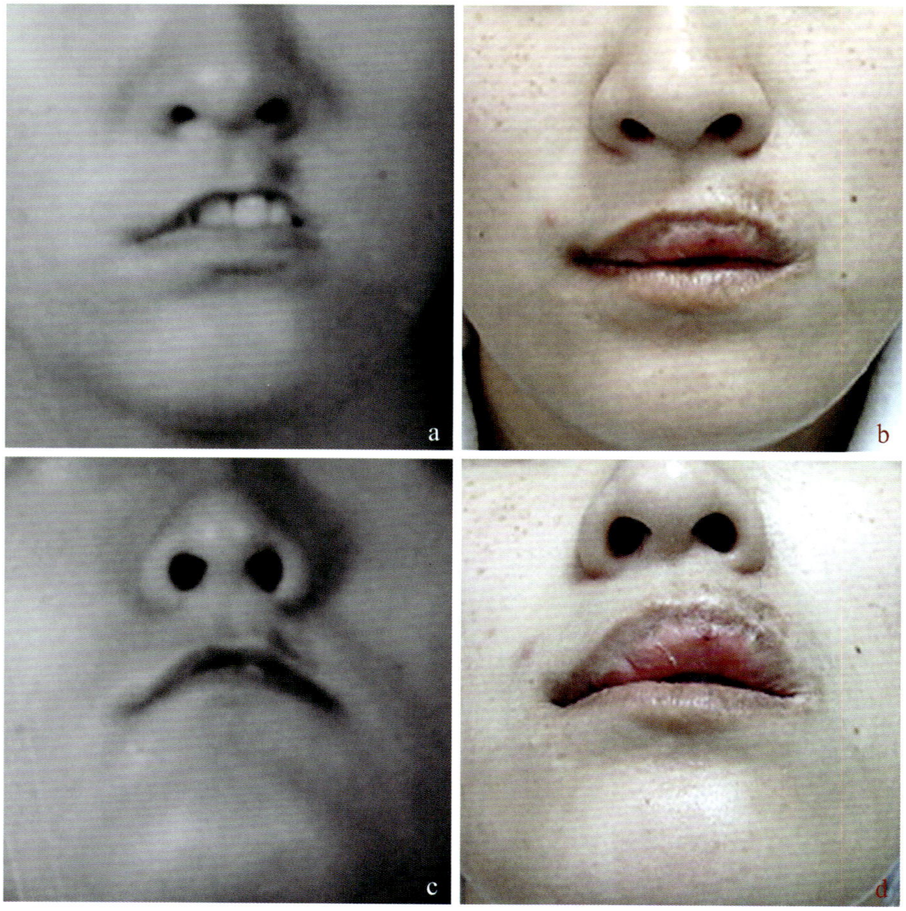

图 17-10　颊肌黏膜瓣 + 自体脂肪填充修复上唇血管瘤硬化治疗后缺损（女，16 岁）

a,c,e. 术前：上唇白唇可见瘢痕、凹陷、色素沉着，红唇全长缺损；b,d,f. 术后 4 年：上唇白唇丰满度恢复，红唇厚度恢复

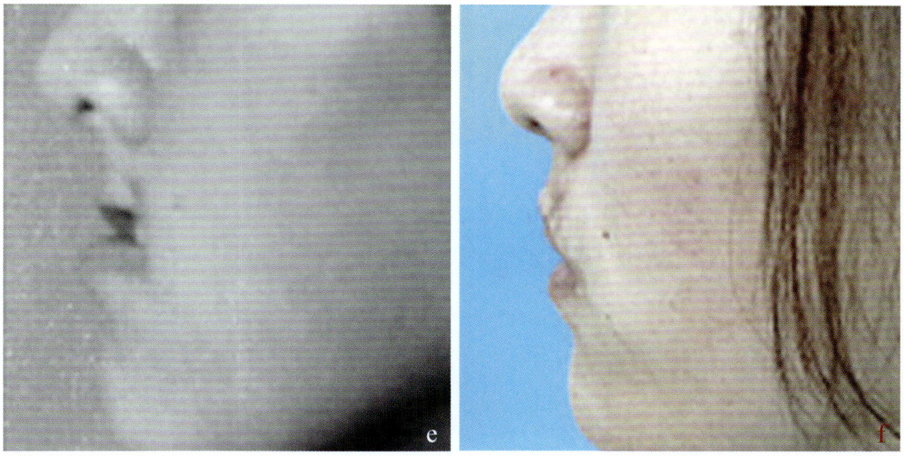

图 17-10（续）

四、上唇累及白唇全层缺损的修复

累及白唇全层缺损通常伴随红唇缺损，其修复方式可根据缺损的宽度灵活设计运用。上唇白唇由于存在人中嵴、人中凹、唇红缘（“丘比特弓”）等美学结构，其修复时需要考虑尽量给予恢复。如一期手术难以胜任，可在术后足够的恢复时间后再进行二期的精细修复。另外，对于男性患者，还需要考虑修复后胡须分布情况，必要时尚需考虑二期胡须种植。

既往文献通常将累及白唇的上唇缺损与下唇分类一致，分成“小于 1/3 宽度”“介于 1/3 至 2/3 宽度”以及“超过 2/3 宽度”三种情况讨论[1,3]。本团队认为，上唇部位与下唇相比，精细结构较多，修复不仅在于恢复唇部的完整覆盖，还需要考虑精细结构是否受影响，以及是否降低上唇突出度等，而后两者对缺损的宽度更为敏感，故根据团队经验将上唇缺损分为“小于 1/4 宽度”“介于 1/4 至 1/2 宽度”以及“超过 1/2 宽度”三种情况分别讨论。

（一）小于 1/4 唇部宽度的缺损

其常见于唇裂一期修复术后继发畸形、局部的红唇外伤、局限的肿物切除术后、血管瘤硬化剂注射治疗后，以及个别唇部美容手术或注射后继发缺损等，伴或不伴牙齿及牙龈的外露、口裂闭合不全、表情受影响等并发症。对于一期闭合缺损处，往往可以直接通过拉拢缝合达到，但是可能存在人中嵴及唇峰等精细结构的改变，尤其是缺损尚未波及正常人中嵴时，应尽量保护其形态和位置。对于位于人中嵴与口角之间区域的缺损，可以考虑直接拉拢缝合，缝合时务必将缺损两侧的皮肤、唇红缘、红唇对位精确；如果缺损仅位于白唇部分，也可以考虑用同侧鼻唇沟瓣移转修复

（图 17-11）。位于两侧人中嵴之间的缺损，在直径 5 mm 以下可纵行切除直接拉拢缝合，通常不至于引起人中嵴位置关系或唇峰、唇谷形态的明显变化（图 17-12）；直径在 5 mm 以上者需要警惕，可以在设计时先手法拉拢模拟观察效果，如缺损较宽致使上述结构产生明显的形态变化，可酌情考虑植皮、双侧人中旋转皮瓣[4]或下唇 Abbe 瓣修复。直接累及人中嵴的全层缺损，可以考虑拉拢缝合，并尽量将缝合后的切口留在原有人中嵴的位置上，切口可适当皮下过度外翻缝合重建人中嵴突出结构（图 17-13）。

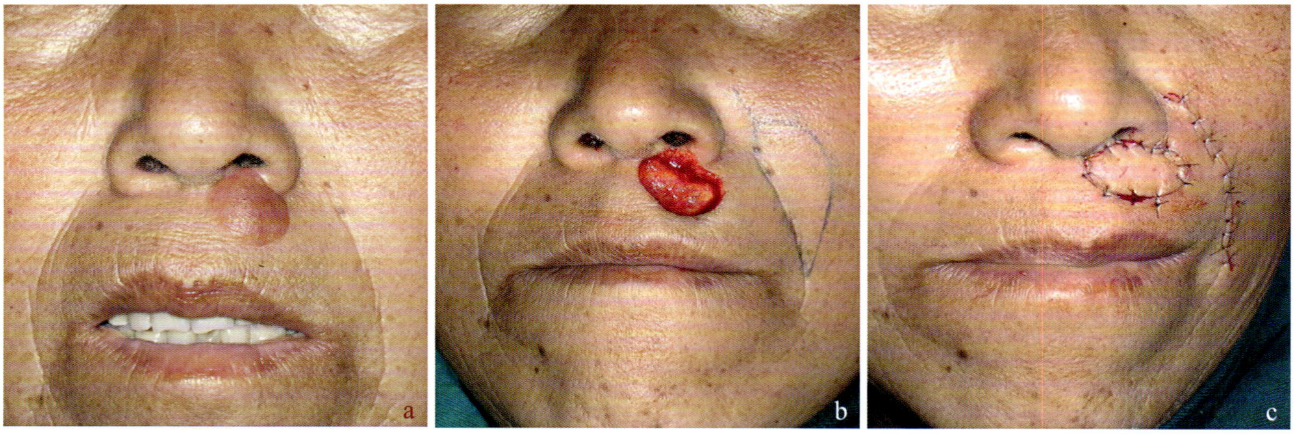

图 17-11　鼻唇沟岛状瓣修复同侧上唇白唇缺损（女，62 岁）

a. 术前：左上唇白唇部位良性肿物；b. 术中切除肿物，设计同侧鼻唇沟岛状瓣，从皮下隧道移转修复缺损；c. 术后即刻

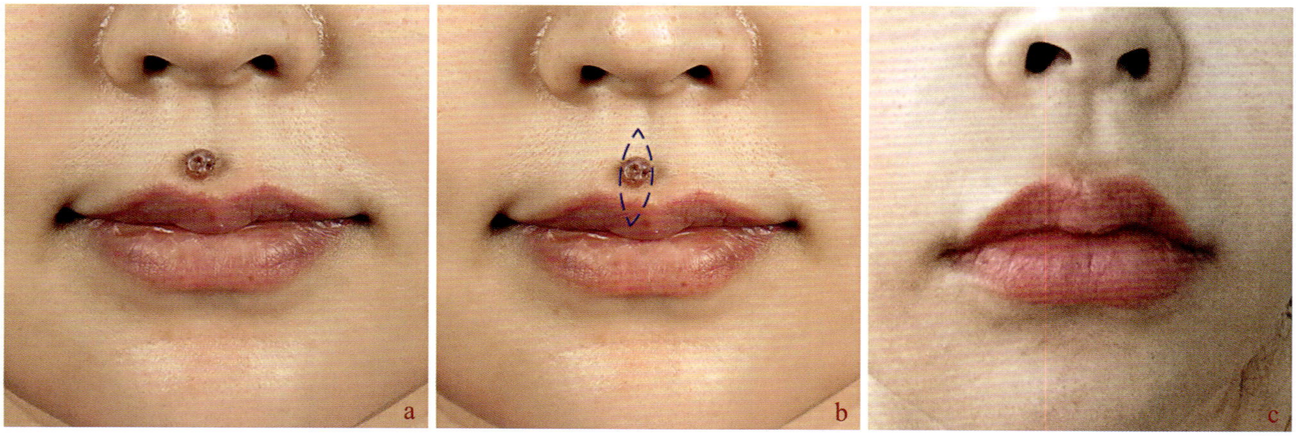

图 17-12　人中部位色素痣切除直接缝合（女，34 岁）

a. 术前：人中部位色素痣，直径 5 mm；b. 术中纵梭形切除肿物，直接拉拢缝合；c. 术后 4 年（求美者提供照片）

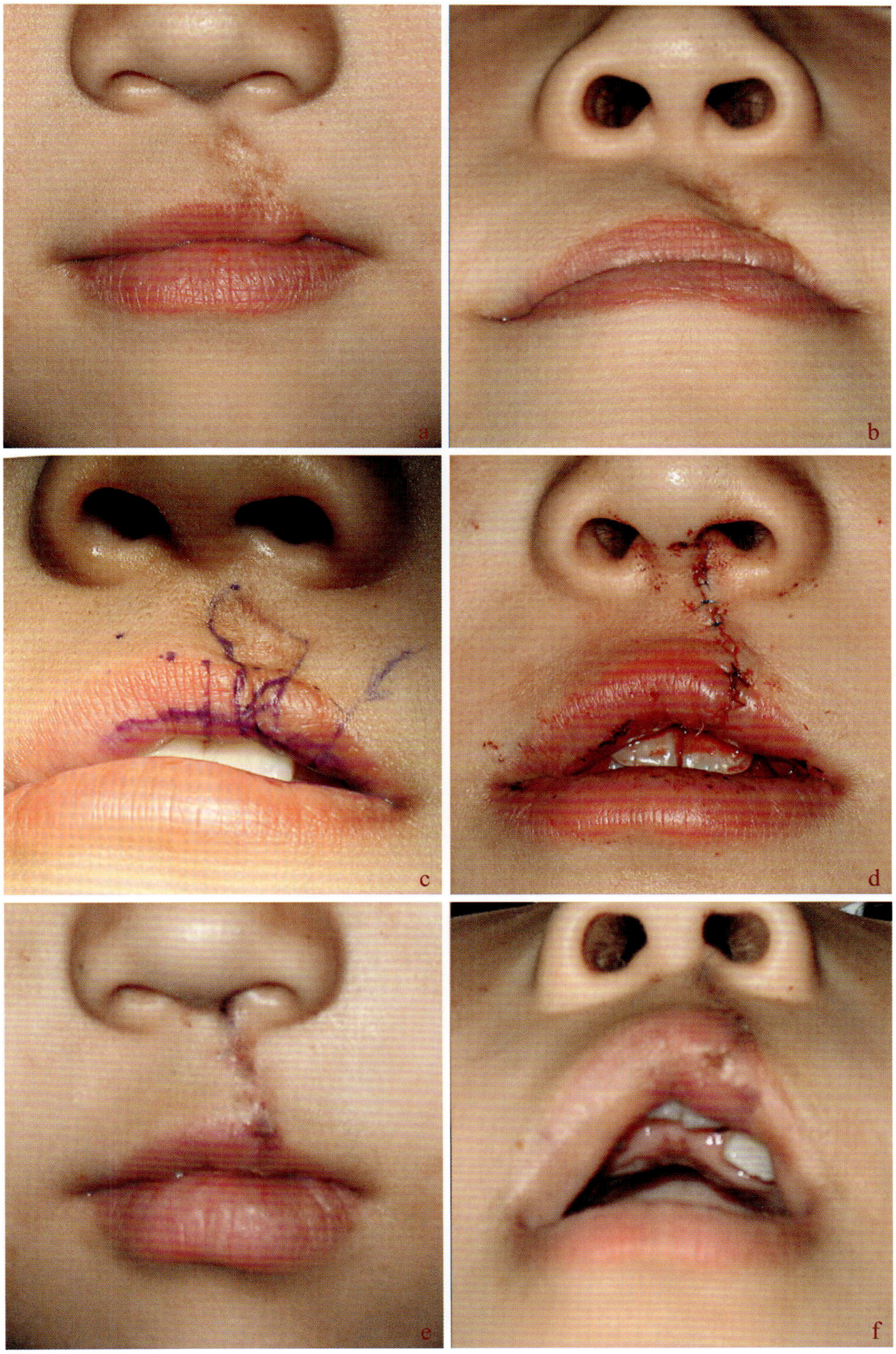

图 17-13　左上唇局部凹陷瘢痕切除修复（女，25 岁）

a. 术前正位：左上唇红唇硬化剂注射后萎缩性瘢痕；b. 术前仰头位：可见瘢痕处软组织凹陷；c. 术中设计：沿瘢痕边缘切除，瘢痕下肌肉松解折叠缝合；d. 术后即刻：切除后直接拉拢缝合，切口外翻缝合重建人中嵴；e. 术后 1 周正位；f. 术后 1 周仰头位

（二）介于 1/4 至 1/2 唇部宽度的缺损

这种缺损常见于唇部肿瘤切除术后、外伤后、范围较大的血管瘤硬化剂注射术后等，通常合并牙齿和牙龈外露、发音及表情功能受损。此类范围的缺损难以直接拉拢缝合，需要应用邻位或下唇的组织瓣进行修复。位于中央部位的缺损可以选择的方式有 Webster 环鼻翼新月形推进瓣[1]（图 17-14）、改良逆行 Yu 皮瓣[5-6]（图 17-15）、下唇 Abbe 交叉瓣（图 16-5、17-16），以及吴嫡等报道的以肌黏膜为

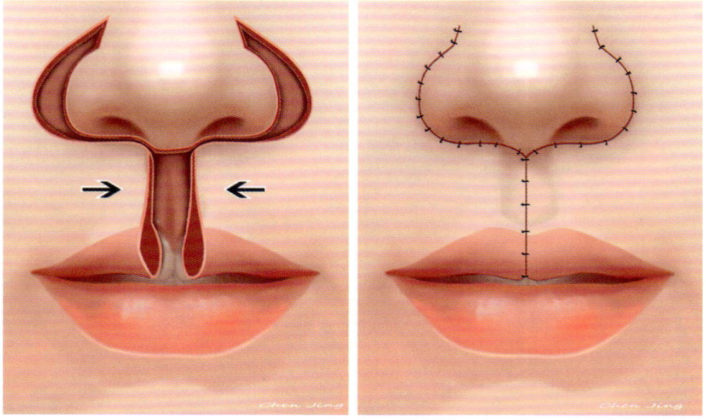

图 17-14　Webster 环鼻翼新月形推进瓣修复上唇中央缺损（示意图）

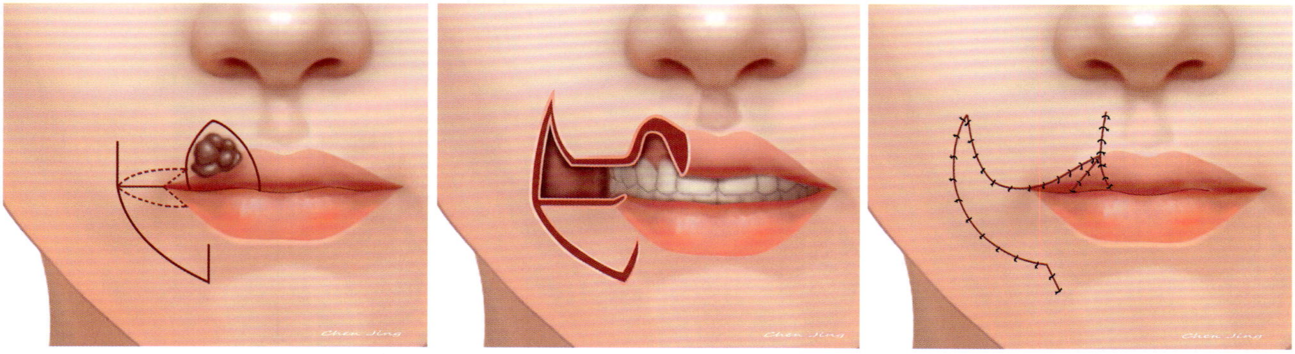

图 17-15　逆行 Yu 皮瓣修复上唇缺损（示意图）

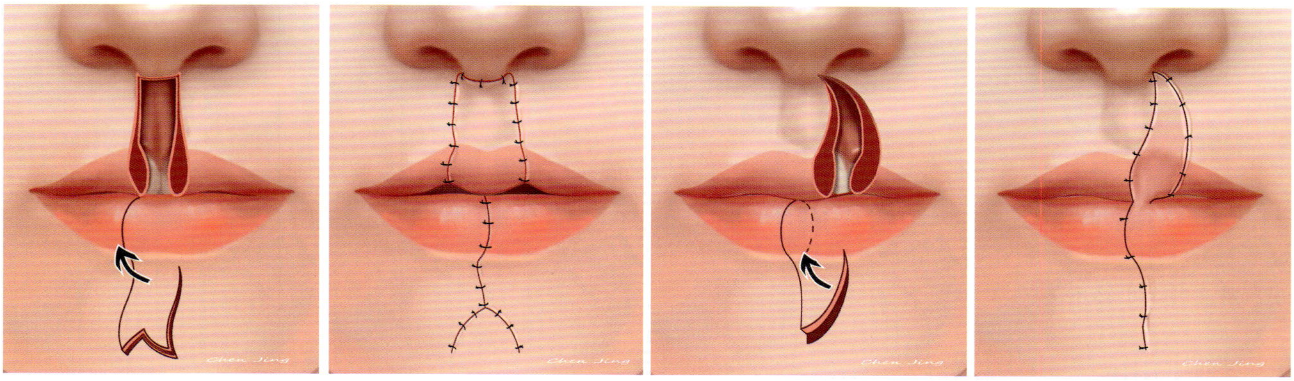

图 17-16　下唇 Abbe 瓣修复上唇缺损（示意图）

蒂的断层肌皮瓣[7]等；位于近口角处的缺损，可以选用 Estlander 皮瓣方式[8]进行修复（图 17-17）。同红唇前述缺损修复，一期手术形态未达到满意之处，可等待瘢痕足够软化后再进行二期精细修复。

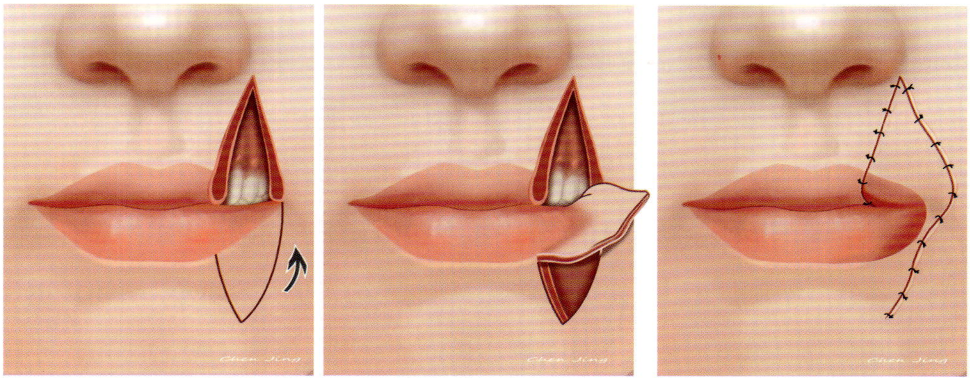

图 17-17　Estlander 皮瓣修复上唇累及口角的缺损（示意图）

（三）超过 1/2 唇部宽度的缺损

这种缺损多见于唇部较大肿瘤切除术后、大范围外伤后，功能损失更加显著。由于缺损范围大，单一方式的皮瓣方法可能不足以完全修复缺损，或者勉强修复但最终造成上唇过紧、小口畸形甚至张口受限。对于该类缺损宜综合两种或以上的皮瓣修复方法，以达到唇部外观及功能更好的恢复。皮瓣方式可根据缺损情况灵活运用上述的 Webster 瓣、Yu 皮瓣、Abbe 瓣、Estlander 皮瓣等方案，同期或者分次先后进行修复。对于缺损面积过大，甚至累及鼻尖部或上颌骨者，需要考虑吻合血管的游离皮瓣进行修复。

五、下唇累及白唇全层缺损的修复

下唇缺损常见于肿瘤切除术后或外伤后。下唇由于接受光照更多，肿瘤发生率远高于上唇[1]。与上唇相比，下唇虽然没有丰富的精细结构，但其括约与容纳功能却较上唇重要。修复过程中需要尽量恢复口轮匝肌的收缩括约功能，减少说话漏风、口腔内容物下流的发生率。

（一）小于 1/3 唇部宽度的缺损

下唇大多数小于 1/3 唇部宽度的缺损都可以直接拉拢缝合，一般不会引起小口畸形或者张口受限。缝合时注意黏膜、肌肉、皮肤逐层对合，同时注意切口两侧的唇红缘对位准确。楔形切除时，如楔形末端已接近颏部，可将末端设计成 W 形，以减少正常组织量的损失，同时避免末端产生“猫耳朵”（图 17-5b）。

（二）介于 1/3 至 2/3 唇部宽度的缺损

此范围的缺损难以通过直接拉拢缝合，需应用皮瓣进行修复。下唇最常用的修复皮瓣有 Karapandzic 皮瓣、Yu 皮瓣、Gillies 扇形皮瓣以及 Estlander 皮瓣等。

Karapandzic 皮瓣[9-10]是下唇中等宽度缺损的首选修复方法，适用于任何部位的下唇缺损，在缺损两侧设计口周旋转推进皮瓣（图 17-18），同时重建口轮匝肌，并保留神经支配，使括约功能得以恢复；主要不足是潜在的小口畸形风险，也可能会引起口角变形。

Yu 皮瓣[11-12]通过接力的方式，动用口角上下方的组织修复下唇缺损，可单侧或双侧设计（图 17-19），优点在于可获得匀称的口腔张合度以及完美的外观，引起小口畸形风险更小，并可以更好地修复唇红。

Gillies 扇形皮瓣[13-14]是以下唇近口角处为圆心设计的扇形旋转瓣（图 17-20），可与“Z“成形以及其他皮瓣联合应用，因其保留上唇动脉为蒂，可以有较大的移动度，优点是可以动员鼻唇沟处的组织，可保持口轮匝肌连续性；缺点是可能造成小口畸形、口角圆钝以及红唇缺损[15]。

Estlander 皮瓣[8]多用于修复包括口角在内的下唇缺损，动用上唇近口角处的组织（类似于 Abbe 皮瓣），皮瓣设计高度与缺损宽度相同，宽度是缺损的一半（图 17-21）。重建的下唇可以恢复括约功能，但重建的口角通常会变钝，需要通过多次口角成形术来矫正[16]；另一个缺点和 Abbe 皮瓣相似，

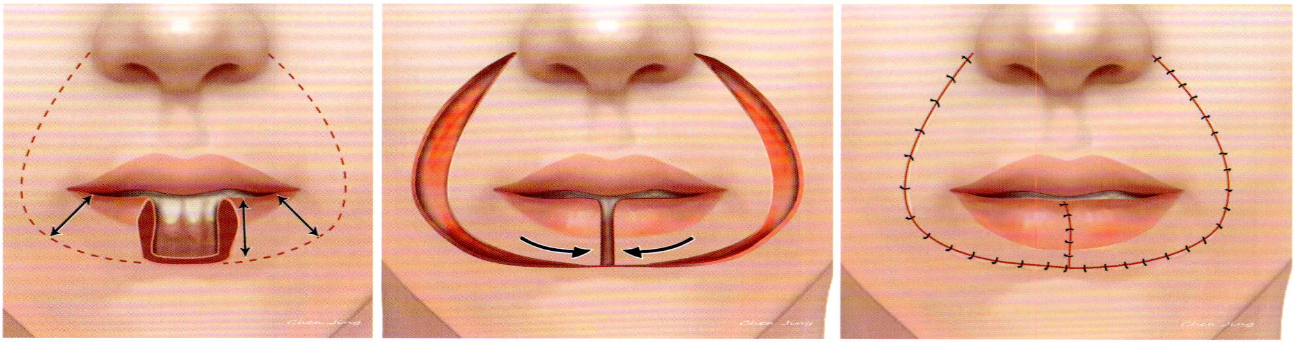

图 17-18　Karapandzic 皮瓣修复下唇缺损（示意图）

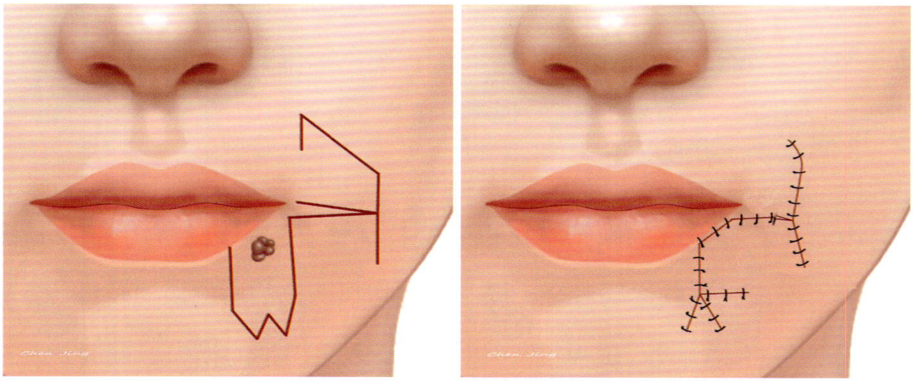

图 17-19　单侧 Yu 皮瓣修复下唇缺损（示意图）

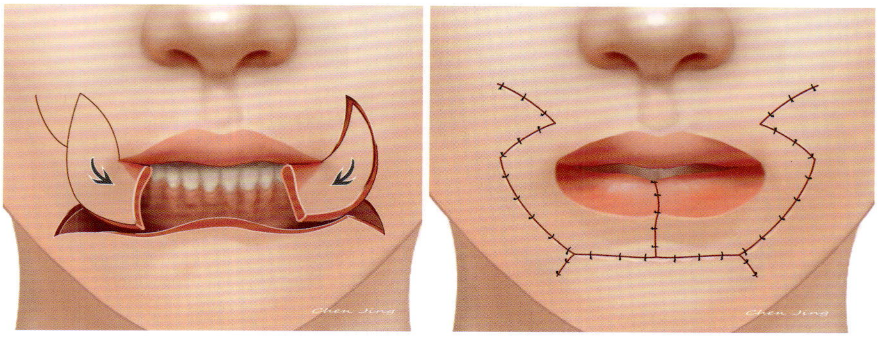

图 17-20　双侧 Gillies 扇形皮瓣修复下唇缺损（示意图）

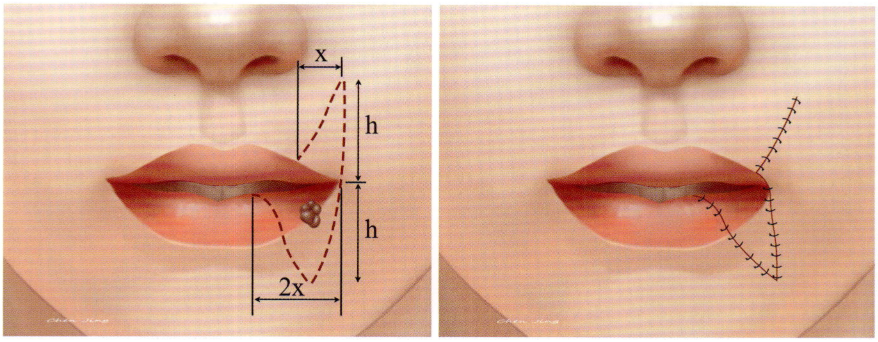

图 17-21　Estlander 皮瓣修复下唇近口角处缺损（示意图）

即失神经支配导致术后感觉功能可能需要数月才会恢复。

（三）超过 2/3 唇部宽度的缺损

超过 2/3 的下唇缺损给修复带来很大难度，不仅要恢复下唇外观的完整，还需要考虑远期功能的康复。在修复过程中，皮肤和黏膜的修复有时难以通过一种皮瓣方式同时达到，需要分别进行或者分期进行。

一次性单种邻位皮瓣修复方式中，经过 Webster 改良的 Bernard 皮瓣法可以修复不超过 80% 宽度的缺损[17-18]，但需要在皮瓣上下方切除三角形区域以辅助皮瓣推进（图 17-22），同时口腔内亦需要做黏膜切口使黏膜同步向缺损推进以作为衬里以及重建红唇。该术式增加了切口创伤及术后瘢痕，另外也可能引起小口畸形、唇龈沟变浅等导致口腔功能不全。

周围组织损伤广泛，条件不允许 Bernard 皮瓣法者，也可以考虑联合邻位皮瓣结合颊肌黏膜瓣[19]共同修复（图 17-23），可在一定程度上恢复神经支配及肌肉功能，二期再进行美学单位的重建。

吻合血管的游离皮瓣移植适合更广泛的缺损，周围组织无任何邻位皮瓣条件者，或者合并下颌骨缺损者，可供选择的皮瓣有股前外侧皮瓣、前臂桡侧皮瓣、腹直肌皮瓣、再血管化的骨皮瓣等。游离皮瓣的优点是可修复范围广，支持复合组织的修复；缺点是需要显微外科吻合技术，色泽、厚度、质地等美学效果不如邻位皮瓣，且远期皮瓣可出现下唇松弛造成口腔功能不全。

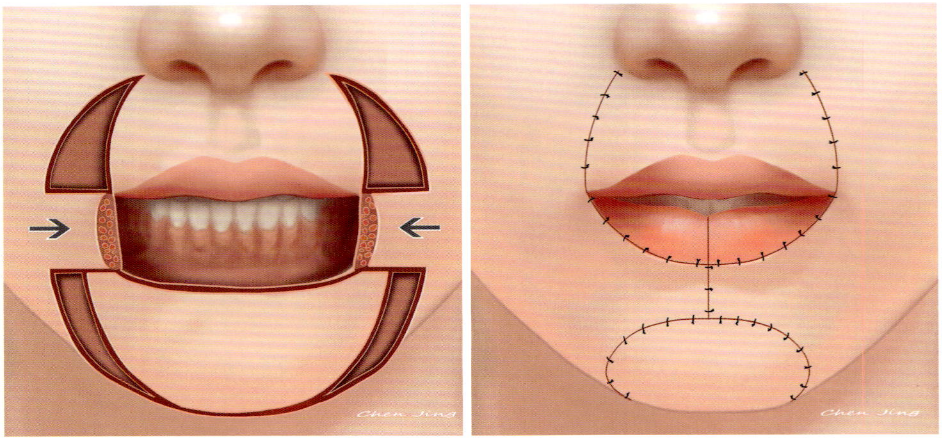

图 17-22　Webster-Bernard 皮瓣修复下唇缺损（示意图）

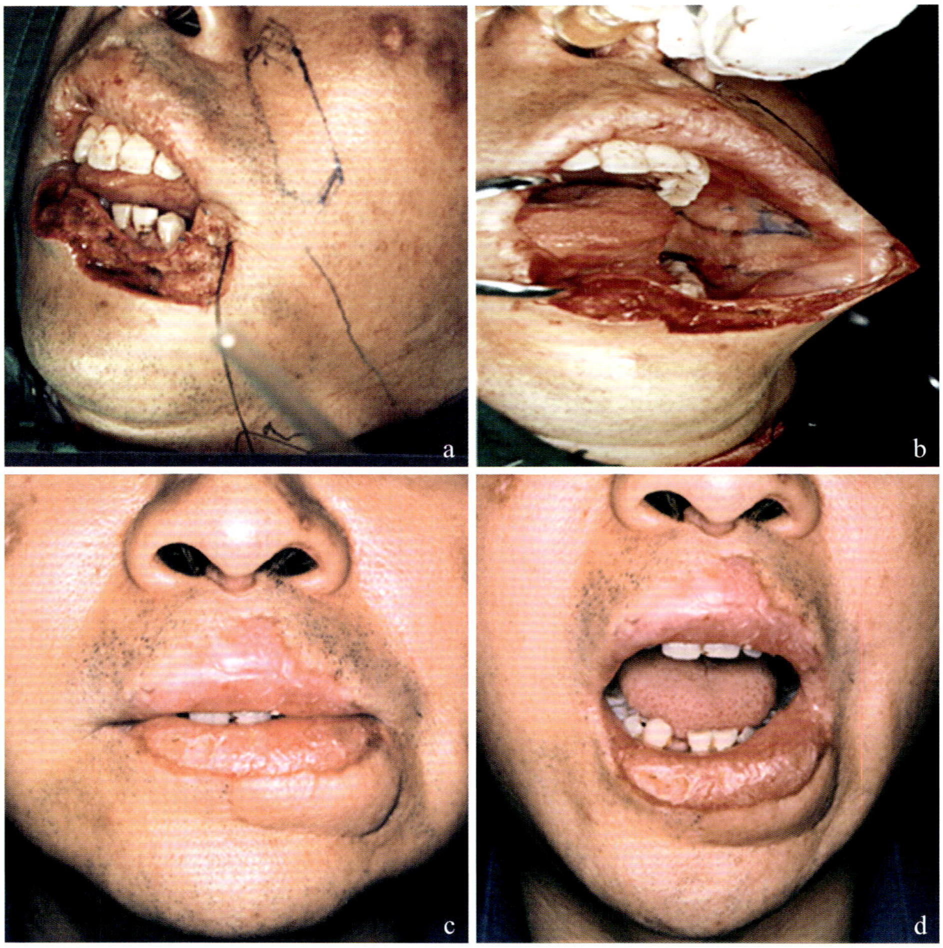

图 17-23　颊肌黏膜瓣联合下颌局部皮瓣修复下唇缺损

a. 下唇部肿瘤切除后，红唇及口轮匝肌大面积缺损，于缺损外侧颊部及下颌部设计局部旋转皮瓣；b. 口腔内设计略宽于缺损区域的颊肌黏膜瓣，旋转修复黏膜缺损及红唇，供区拉拢缝合；c. 术后 1 年，肌电图显示修复后肌肉有神经再支配；d. 术后张口功能正常

六、唇部缺损的综合修复策略

唇部缺损的修复应尽可能同时满足功能和美学的恢复，故术前需根据患者的具体情况综合评估，精心选择最佳的修复方案。邻位皮瓣因为质地、色泽、血供以及操作方便等优点，不管是在美学还是在功能恢复方面均显示出良好效果，如果周围组织条件允许仍应优先考虑。

最后，用一个概括的流程图来总结唇部缺损的治疗策略（图 17-24）：

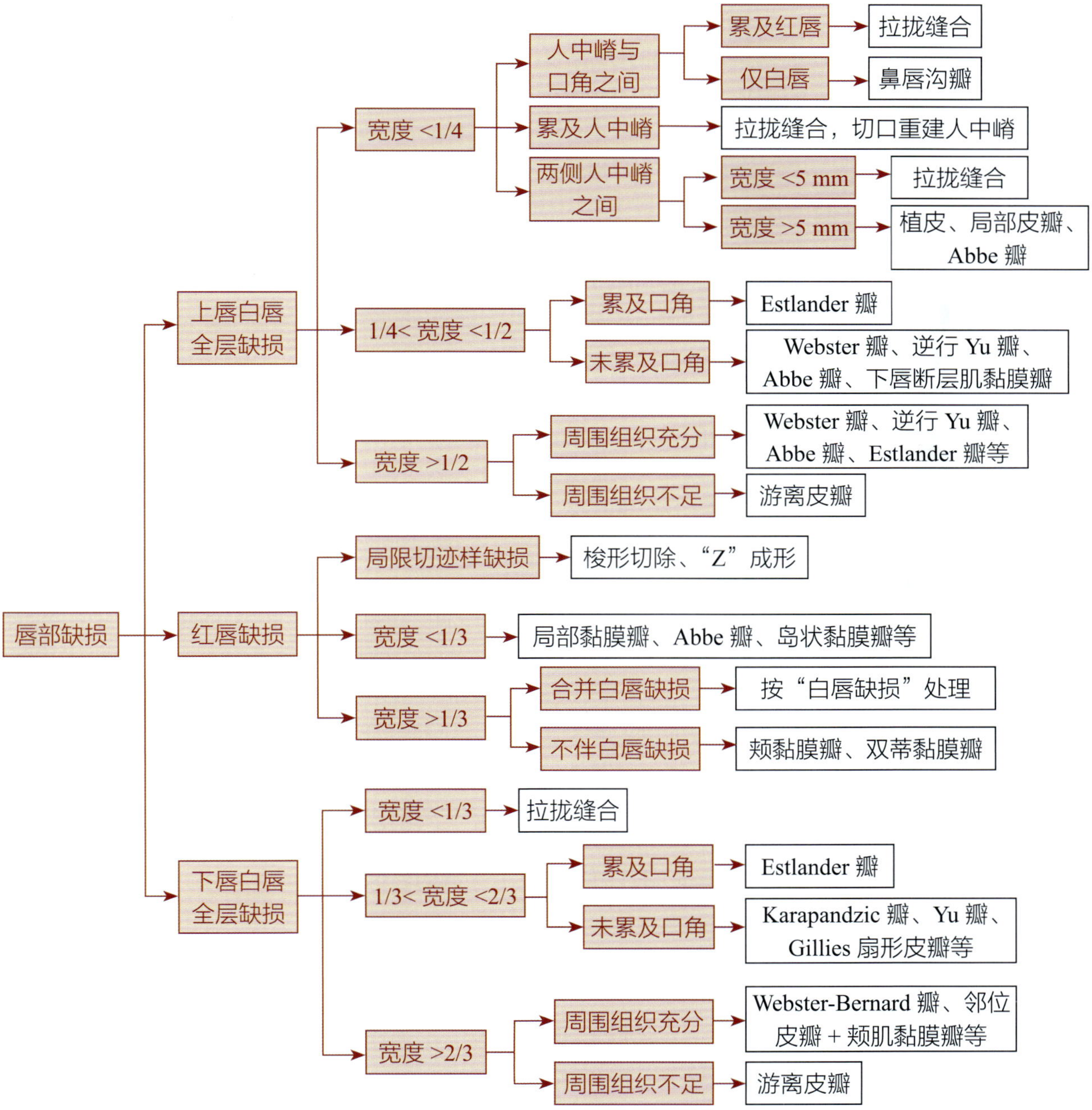

图 17-24　唇部缺损综合修复策略

（潘柏林　武思乔）

参考文献

[1] See M S, Morritt A N, Jallali N . Lip Reconstruction [M]// Plastic and reconstructive surgery. John Wiley & Sons, Ltd, 2015.

[2] Lustig J, Librus H . Neder A. Bipedicled myomucosal flap for reconstruction of the lip after vermillionectomy. Oral Surg Oral Med Oral Pathol, 1994, 77(6): 594-597.

[3] Mehdi MB, Dillon J. Lip reconstruction. Oral Maxillofac Surg Clin North Am, 2014, 26(3): 335-357.

[4] Jacono AA, Bassiri M, Talei B, et al. Bilateral transposition lip flaps a novel single-stage reconstruction of central upper lip defects involving cupid's bow. JAMA Facial Plast Surg, 2015, 17(3): 219-223.

[5] Sanchez-Sanchez M, Infante-Cossio P, Lozano-Rosado R, et al. Resection of upper lip adenoid cystic carcinoma and reconstruction with reverse Yu flap: report of three cases and a literature review. Mol Clin Onco, 2017, 6(3): 444-450.

[6] Li ZN, Li RW, Tan XX, et al. Yu's flap for lower lip and reverse Yu's flap for upper lip reconstruction: 20 years experience. Brit J Oral Max Surg, 2013, 51(8): 767-772.

[7] Wu D, Song T, Ma H, et al. An innovative cross-lip flap with a musculomucosal pedicle based on the vascular network of the lower lip. Plast Reconstr Surg, 2013, 131(2): 265-269.

[8] Estlander JA. A method of reconstructing loss of substance in one lip from the other lip. Plast Reconstr Surg, 1968, 42: 361-366.

[9] Singh AK, Kar IB, Mishra N, et al. Karapandzic flap in reconstruction of post-traumatic lower lip defects: report of two cases. J Maxillofac Oral Surg, 2015, 14(3): 858-861.

[10] Karapandzic M. Reconstruction of lip defects by local arterial flaps. Brit J Plast Surg, 1974, 27(1): 93-97.

[11] Yu JM. A new method for reconstruction of the lower lip after tumor resection. Eur J Plast Surg, 1989, 12(4): 155-159.

[12] Casaftas Villalba N, Redondo Gonzdlez LM, Peral Cagigal B, et al. Yu' s technique: an optimal local flap for lower lip reconstruction. J Oral Maxillofac Surg, 2017, 75(1): 207-213.

[13] Gillies HD, Millard DR Jr. Principles and art of plastic surgery. Boston: Little Brown, 1957.

[14] Hauben DJ. Victor von Bruns (1812-1883) and his contributions to plastic and reconstructive surgery. Plast Reconstr Surg, 1985, 75(1): 120-127.

[15] Lubek JE, Ord RA. Lip reconstruction. Oral Maxillofac Surg Clin North Am, 2013, 25 (2): 203-214.

[16] Konstantinovic VS. Refinement of the fries and webster modifications of the bemard repair of the lower lip. Br J Plast Surg, 1996, 49(7): 462-465.

[17] Wechselberger G, Gurunluoglu R, Bauer T, et al. Functional lower lip reconstruction with bilateral cheek advancement flaps: revisitation of Webster method with a minor modification in the technique. Aesthetic Plast Surg, 2002, 26(6): 423-428.

[18] Zhao Z, Li S, Yan Y, et al. New Buccinator myomucosal island flap: anatomic study and clinical application. Plast Reconstr Surg, 1999, 104(1): 55-64.

插图来源

图 17-6、17-8、17-14 ~ 17-22 由北京大学第三医院陈静绘制；
图 17-10、17-23 由北京大学第三医院赵振民医生提供；
其余图片由北京大学第三医院潘柏林医生团队提供。

第十八章

唇部继发瘢痕的综合防治

唇部美容外科发展的道路上，始终伴随着一只“拦路虎”，需要我们不断地去努力打败它，这就是术后切口瘢痕。即便是一张形态完美的嘴，也没有人会愿意用挂在上面的瘢痕去换取。所以，唇部手术相关瘢痕的预防和治疗，也是从事唇部整形行业的医护工作者需要充分理解和掌握的内容。

除了美容治疗以外，唇部及口周瘢痕还可继发于外伤、炎症及其他治疗性外科手术后。瘢痕带来的影响除了本身不美观以外，还有随之引起的唇部及口周结构改变，常见有鼻翼或鼻小柱的变形、人中嵴或人中沟的变形、唇红缘的连续性破坏、唇峰位置的改变、红唇形态的不对称、口角的形态改变等。同时，由于瘢痕质地致密，无延展性，甚至发生挛缩，还可能造成唇外翻、张口受限、口裂缩小、闭合困难等，影响唇部正常活动，严重者甚至造成进食、语言、表情等功能障碍。

唇部美容手术后，需要配合完善的瘢痕预防流程。而对于已出现的唇部及口周瘢痕，则需要根据其具体部位、形成时间、面积、形态、颜色、质地、是否存在功能影响等多方面情况，综合运用注射、磨削、激光、手术等联合手段，有针对性地制订个性化的治疗计划。

一、唇部及口周常见瘢痕类型

根据瘢痕所在的阶段可分为未成熟瘢痕和成熟瘢痕。通常在唇部及口周区域，未成熟瘢痕常表现为红色、局部略凸起、质硬、有瘙痒症状、唇部活动存在僵紧感觉，甚至表情略不自然，平均经历6~9个月达到成熟期。

成熟瘢痕又根据其表面形态不同分为以下几类：

1. 凹陷性瘢痕　是皮肤真皮层及皮下组织缺损而造成的低于皮肤表面的瘢痕。痤疮、手术、外伤、感染、放疗等是常见原因，导致皮肤真皮层及皮下组织被破坏，而在随后的愈合过程中胶原蛋白、弹力蛋白修复不足，因而留下永久凹陷性痕迹，一般不影响功能。该部位可见于口周毛囊炎或痤疮后改变、唇部血管瘤同位素放射治疗后、上唇人中短缩手术后等（图 18-1）。

2. 浅表性瘢痕　又称扁平瘢痕。是因皮肤受轻微擦伤，或由于浅二度烧伤，或由于皮肤受表浅的感染后所形成，一般仅累及表皮及真皮浅层，外观稍粗糙，有时伴色素改变，局部平而软，与皮下组织无粘连，无功能障碍。该部位可见于唇红缘术后、口周浅表性烫伤后等。

3. 增生性瘢痕　多表现为高出皮面的致密瘢痕，呈红色，可伴有痛痒，与基底很少发生粘连，于环境温度增高、情绪激动或进食辛辣刺激性食物时症状加剧，在活动部位的严重增生性瘢痕可能会影响形态及功能。往往延续几月或几年后逐渐发生退行性变化，表现为突起高度减低，颜色转暗，充血消退，变软。有些最终可以平复，痛痒症状也大为减轻或消失。该部位可见于个别外伤、手术后的案例（图 16-2a、18-2）。在瘢痕体质、术中操作不当、术后护理欠妥等情况下，术后增生性瘢痕的发生率会增高。

4. 瘢痕疙瘩　是皮肤伤口愈合后或不明原因所致皮肤损伤愈合后所形成的过度生长的异常瘢痕组织，该部位罕见。

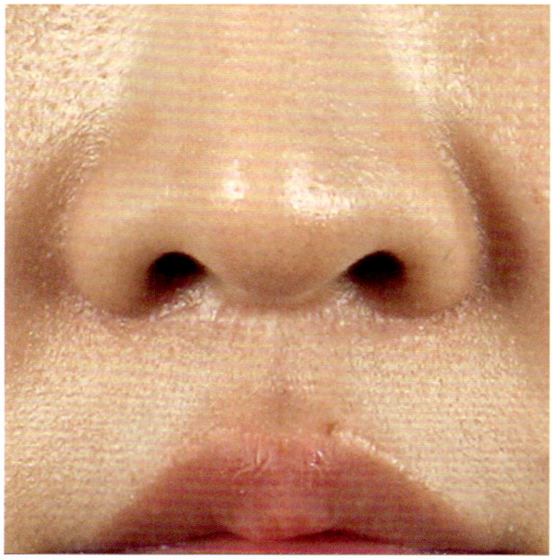

图 18-1　人中短缩术后 9 个月切口瘢痕

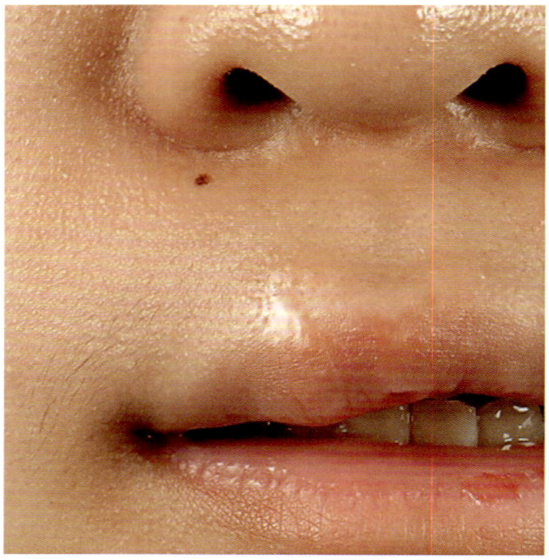

图 18-2　上唇外伤后增生性瘢痕

二、唇部及口周术后瘢痕的预防

唇部及口周美容手术包括上唇人中短缩 / 延长术、口角上提术、唇红缘整形术、红唇手术等，大多需要外切口，该切口术后所形成瘢痕的明显程度是所有施术者和受术者都非常关心的问题，也是唇部美容手术发展上的一个限制瓶颈。所以，术中及术后瘢痕的预防作为一个非常重要的环节，需要贯穿整个手术操作以及术后恢复过程去严格执行落实。

（一）术中精细操作

切口切开时用锋利的刀片，垂直表面切开，一气呵成，避免拉锯式来回；术中牵拉组织注意轻柔，避免长时间碾压切口；止血时务必在皮下或深方操作，注意保护切口黏膜面或皮面，防止灼伤；缝合时注意皮下减张到位，表面用适合的最细缝线进行微创缝合，针距与边距合适，避免用力夹持切口组织，在保证切口减张与皮缘对合良好的前提下尽量减少外缝合针数；如外用切口黏合剂，务必确保术区清洁无渗出、皮缘对合良好，必要时适当补充外缝合加固。

（二）拆线前切口护理

术后切口注意清洁，及时清理分泌物与渗出液，保持湿润，可用湿盐水纱布或无菌唇膜湿敷，或涂抹生长因子凝胶保护。注意减少表情，避免裂开、出血、肿胀等因素影响愈合。在切口愈合良好的前提下及时拆线，延迟拆线可能留下缝线切割表皮的轨道样痕迹。

（三）愈合后瘢痕预防

切口愈合后的半年内是瘢痕逐渐成熟稳定的时期，该时期进行有效的瘢痕预防管理可能降低最终的瘢痕明显度。这些预防措施包括减少唇部活动、避免紫外线、早期激光干预、外用硅酮凝胶制剂、外用减张装置等。早期激光干预用于上唇人中短缩、口角上提等皮肤外切口的手术术后，在拆线后开始应用脉冲染料激光（PDL），可改善术后切口瘢痕的色泽、质地、突出度并减轻痒痛症状等。外用硅酮凝胶制剂可应用于人中、口角以及红唇干唇部位的切口，一般在切口完全愈合之后涂抹在切口处，持续使用直至瘢痕成熟稳定。切口两侧减张是预防瘢痕增宽的有效措施，但唇部位置柔软而且活动，常规的减张胶布难以持续贴附，而在各种唇部手术切口中，上唇人中短缩手术切口受重力性影响最大。本团队采用专利产品挂耳式上唇托垫，有效减轻重力对瘢痕的牵拉影响，佩戴方便，可供术后3～6个月内居家时使用（图18-3）。

三、唇部及口周瘢痕常用治疗手段

对于成熟稳定期的瘢痕，可根据瘢痕的实际情况，综合运用硅凝胶制剂、点阵激光、类固醇激素以及手术等手段进行治疗，而常规瘢痕治疗中的另一些常用手段包括压力治疗、放射治疗等，对于唇

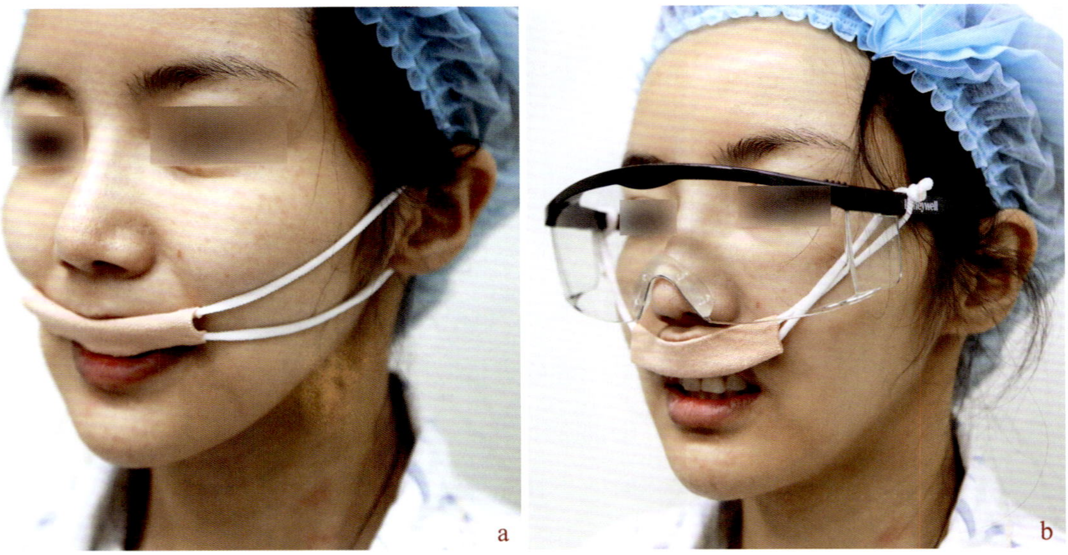

图 18-3　人中短缩术后切口减张装置

a. 挂耳法；b. 挂眼镜法

部及口周区域可实施性不高。但正如大家所了解的，没有哪一种瘢痕是能够被完全彻底去除的，我们能做的只是尽可能地减轻、改善外观、恢复功能，这一点也需要手术之前跟受术者明确交代清楚。

（一）硅酮凝胶制剂

目前市场上有多种硅酮类瘢痕治疗材料，包括硅酮凝胶、硅酮气雾剂、硅酮类瘢痕贴及硅酮胶膜等[1]，不仅用于预防瘢痕形成在术后常规使用，对于一些增生性瘢痕，长期应用也能通过抑制成纤维细胞增殖及胶原形成来减少瘢痕增生，并且具有良好的临床安全性[2]。对于术后切口瘢痕出现色红、微凸、瘙痒持续超过 1 个月者，可以应用硅酮凝胶制剂作为一线治疗方法，也可以作为其他方法的辅助治疗手段。最常见的不良反应有皮肤干燥、皮疹等[3]。唇部及口周部位可选用凝胶类剂型产品，方便涂抹，风干后可形成薄膜，可在其表面化妆。

（二）点阵激光

对于人中、口角、唇红缘等部位的术后远期切口瘢痕，尤其是凹凸不平或者色素不均的浅表性瘢痕，点阵激光都有较好的疗效。治疗前可用复方利多卡因乳膏进行表面麻醉，根据瘢痕高度选择激光能量大小，越不平能量越大，并且以点状光斑对凸起或凹陷区周边围堤部分进行重点精细磨削，使凹凸不平区形成平滑过渡（图 18-4）。激光治疗后立即外用低温面膜冷敷，定期换药使创面处于湿润状态，直至愈合。注意防晒，忌烟酒、辛辣。2 个月恢复后视效果情况判断是否需要再次治疗。

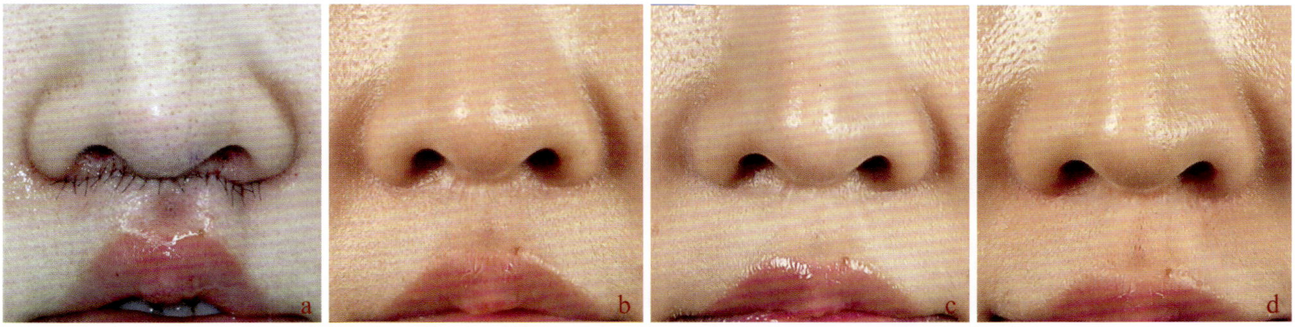

图 18-4　人中短缩术后切口瘢痕 CO_2 激光 2 次治疗（女，28 岁）

a. 术后即刻；b. 术后 9 个月；c. 第一次激光治疗后；d. 第二次激光治疗后

（三）类固醇激素

对于突起皮面、致密的增生性瘢痕，甚至瘢痕疙瘩，用激光治疗效果有限，可以考虑瘢痕内注射类固醇激素，即所谓“祛疤针”，其作用机制可能与通过减轻瘢痕成纤维细胞增生、减少胶原合成以及抑制炎症介质等有关。临床上常用的是瘢痕局部注射曲安奈德或得宝松，可与稀释的利多卡因同时注射以减轻疼痛，注射 1 个月后观察效果，增生性瘢痕变平、变软、变白、瘙痒症状减轻，可视为有效果，不够满意者可以追加注射（图 16-2、18-5）。该方法主要的并发症包括局部皮肤色素沉着或减退、病灶周围毛细血管扩张，若注入正常组织可能引起瘢痕周围组织萎缩等，另外女性患者可能会注射当月月经时间有所不准。

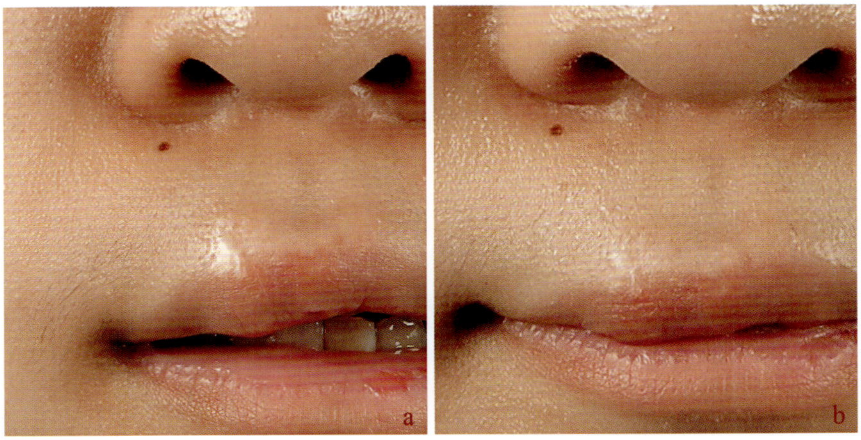

图 18-5　上唇外伤后瘢痕曲安奈德注射 1 次治疗（女，22 岁）

a. 注射前；b. 1 次注射后

（四）手术治疗

在唇部与口周区域，对于较明显的增生性瘢痕或瘢痕疙瘩、经非手术治疗后仍然显著的浅表性瘢痕、伴有形态改变或者功能障碍的瘢痕等，手术治疗是首选方法。但由于通常认为瘢痕的成熟期可达1年，因此对于没有严重功能障碍的瘢痕不宜过早进行手术治疗[4]。常用的手术方法有单纯瘢痕切除缝合、局部“Z”成形、局部皮瓣修复、全层皮片移植、带血管蒂皮瓣或黏膜瓣移转修复，甚至游离皮瓣移转修复等。手术目标首先是缓解形态改变、改善功能障碍，其次是降低当前瘢痕明显度。而当手术的目的主要是降低瘢痕明显度时，术前需要充分评估手术的预期效果，毕竟手术修复本身也会造成新的切口瘢痕，而后者在某些情况下甚至会比原有瘢痕还明显。如决定手术，术前需做详尽的风险告知。

手术切口的选择可根据瘢痕的具体部位、大小、形态、是否影响功能等综合考虑。对于其他部位的瘢痕，通常认为手术切口方向走行与体表 Langer 张力线方向一致有助于减轻术后瘢痕增生，但在白唇部位，我们也可以借助一些美学亚单位的天然边界线来隐藏术后切口，例如唇红缘、鼻槛甚至人中嵴等，设计时尽量考虑到术后切口更多的部分留在这些天然的边界线上。如果瘢痕位于白唇一侧，切除后可能引起左右唇红缘不对称，需酌情考虑是否需要对侧也进行同样的正常皮肤切除；纵行的白唇瘢痕切除后如果切口一端延伸至红唇部位，可能引起局部的红唇臃肿，需要酌情同期或分期修整。红唇瘢痕通常情况下表现为一侧红唇的局部增厚，而并非增生，其设计无须执着于全部切除瘢痕，而是立足于维持良好对称的形态，可参考对侧正常形态红唇进行切除范围的设计。对于口角瘢痕，需要重点评估是否造成张口受限，如已形成沿口角点闭合处弧形分布的致密蹼状瘢痕，即使张口时未察觉受限，也可能亦造成动作的不适和表情的变形，需要在切除瘢痕的基础上进行适当的“Z”改形，以打断蹼状瘢痕（图 18-6）。

四、案例展示

以下用几个案例来展示用不同的手术方法处理不同类型的唇部及口周瘢痕。

案例 1：女，21 岁，车祸伤致右上红唇局部瘢痕形成，造成明显增厚，与健侧不对称，中央唇珠相对缺如，希望修薄瘢痕，恢复对称。

修复方案：手术修薄增厚的红唇，同时恢复上唇中央唇珠结构，在右上红唇增厚设计一个蒂在中央的红唇黏膜瓣，瓣的主体设计在需要修薄的红唇范围内，并在中央唇珠处黏膜瓣近端设计纵行切口，黏膜瓣切开后适当修整大小，旋转插入到中央纵行切口处重建唇珠，右上红唇创面直接全层缝合。术后 3 个月可见上唇两侧红唇恢复对称，唇珠结构重现（图 18-7）。

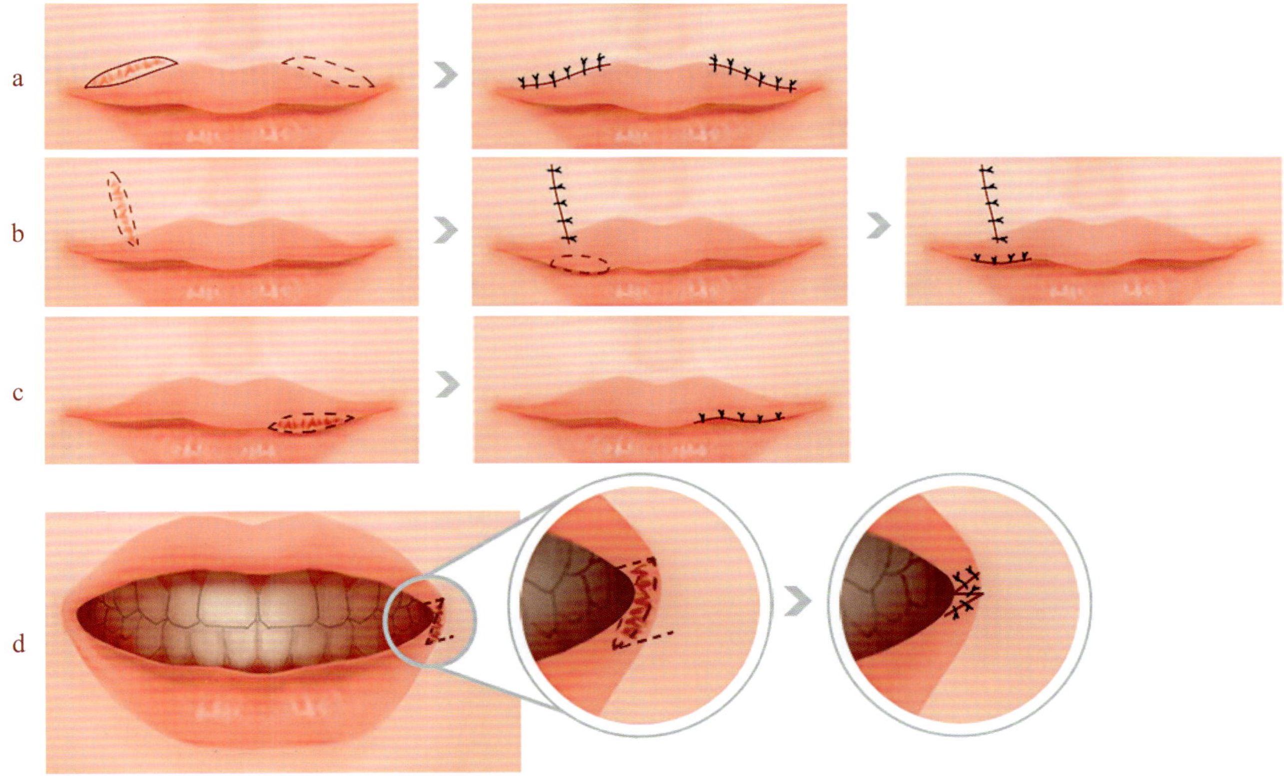

图 18-6　上唇瘢痕各种手术设计（示意图）

a. 一侧上唇白唇横行瘢痕，沿唇红缘设计切口，影响两侧对称性时，健侧做对称处理；b. 一侧上唇白唇纵向瘢痕，切除后如引起红唇局部增厚，可予以修薄；c. 局部红唇瘢痕性增厚，予修薄，注意与健侧对称；d. 口角蹼状瘢痕予切除后行“Z”成形

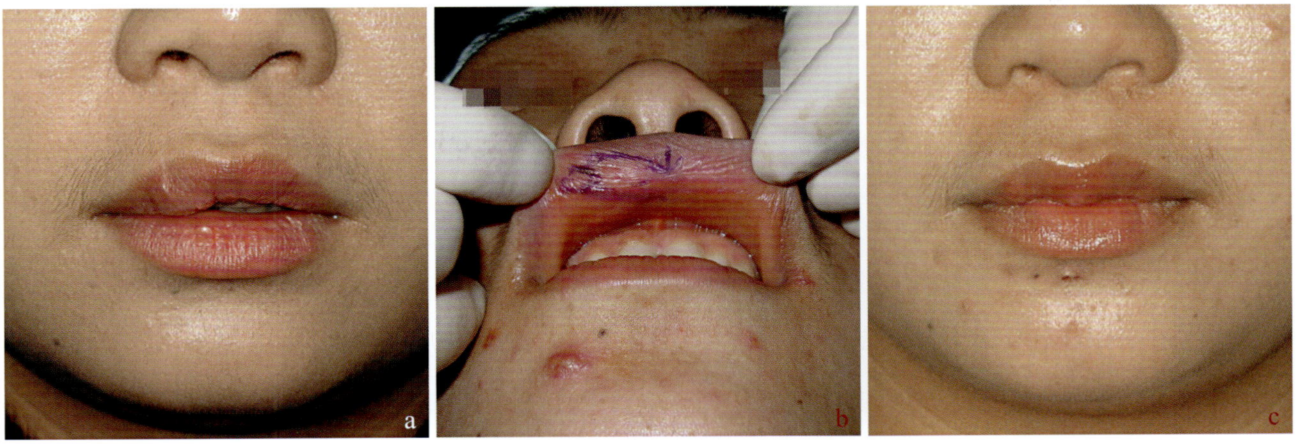

图 18-7　上唇外伤瘢痕，局部切除 + 黏膜瓣移转重建唇珠（女，21 岁）

a. 术前；b. 术中设计；c. 术后 3 个月

案例 2：男，48 岁，工地意外受伤致左上唇白唇部位增生性瘢痕，伴挛缩引起左上唇唇峰向上牵拉，同时左上唇红唇增厚，造成两侧上唇明显不对称。

修复方案：左上唇白唇瘢痕多次激光治疗，瘢痕可淡化，但亦难以松解挛缩并恢复患侧唇峰高度；而纵观整体上唇高度偏大，遂予设计上提右侧唇峰，缩短右侧白唇高度使之与左侧一致，同时修薄左侧红唇。术后 1 周，可见上唇两侧恢复对称（图 18-8）。

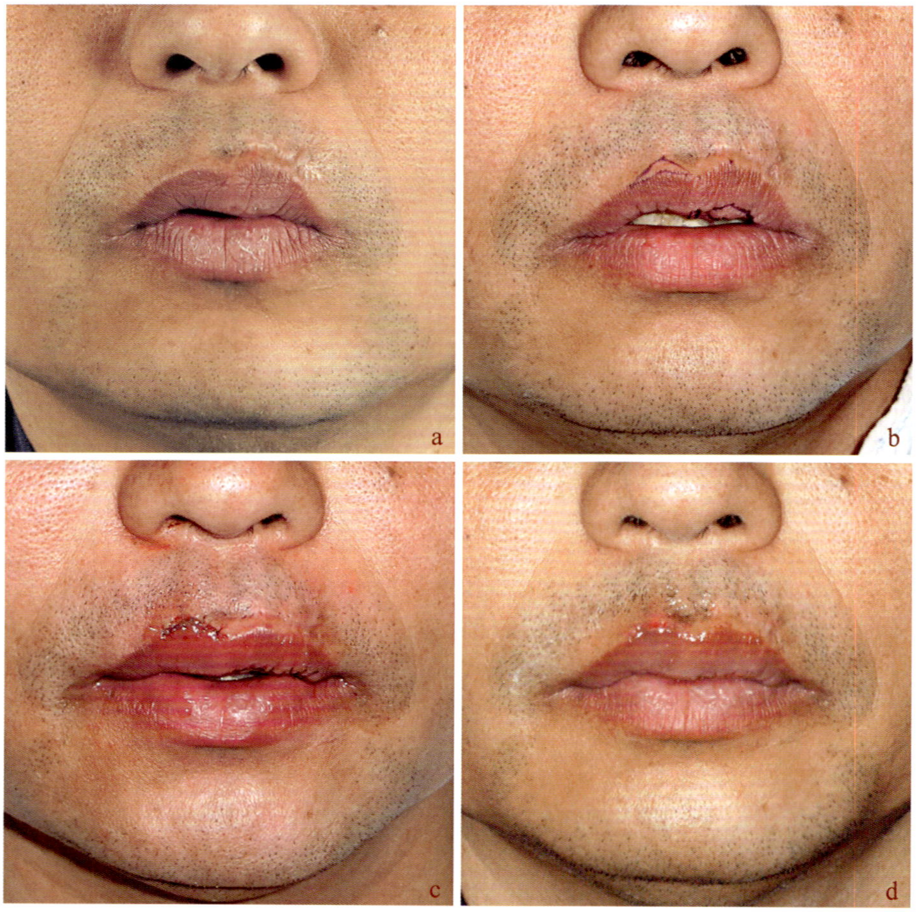

图 18-8　上唇外伤瘢痕，健侧唇峰提升＋患侧红唇修薄（男，48 岁）
a. 术前；b. 术中设计；c. 术后即刻；d. 术后 1 周

案例 3：女，13 岁，车祸伤造成右侧口角及周围软组织缺损，增生性瘢痕形成并且挛缩，继发小口畸形、张口明显受限，影响表情。

修复方案：该案例存在瘢痕挛缩加上组织缺损，如不做充分的松解及组织补充难以改善小口畸形，故考虑用局部皮瓣进行修复。手术先切除右侧口角处直线挛缩瘢痕，于同侧鼻唇沟处设计舌形皮瓣，蒂部位于远端，旋转覆盖口角瘢痕切除后创面，鼻唇沟供区拉拢缝合，二期再针对红唇内翻进行修复。术后 7 年，可见口裂形态基本恢复，张口幅度恢复正常，龇牙等动作基本两侧对称（图 18-9）。

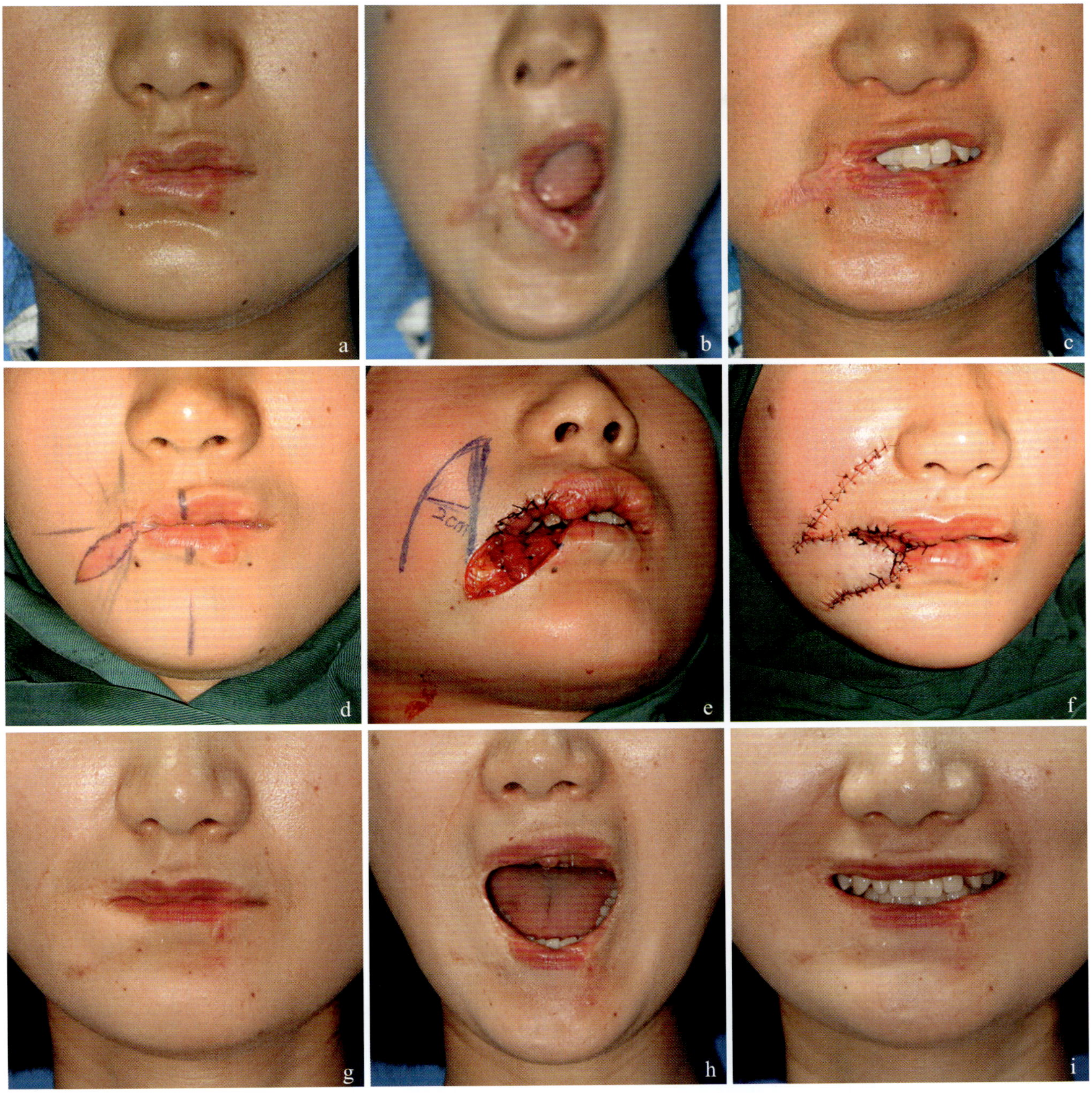

图 18-9　口角外伤瘢痕性口裂畸形，瘢痕切除 + 同侧鼻唇沟组织瓣修复（女，13 岁）

a. 术前放松相；b. 术前张口相；c. 术前龇牙相；d. 术中瘢痕切除设计；e. 鼻唇沟瓣修复；f. 术后即刻；g. 术后 7 年放松相；h. 术后 7 年张口相；i. 术后 7 年龇牙相

五、唇部及口周瘢痕综合治疗策略

综上所述，不同的唇部及口周瘢痕，其病因、类型、表现、功能影响以及临床阶段也各异，治疗上需要根据实际情况制定个性化的综合序列流程，总结如图 18-10 所示。

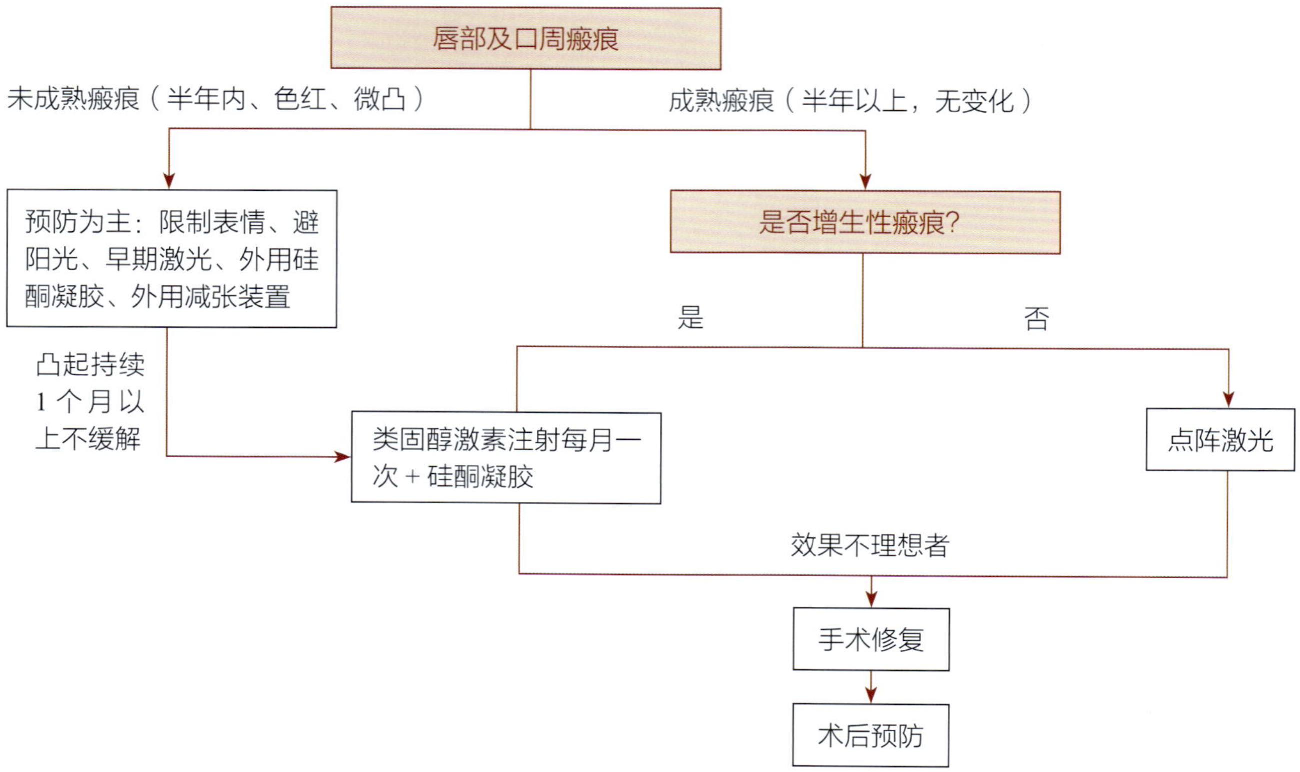

图 18-10　唇部及口周瘢痕综合治疗策略

（潘柏林）

参考文献

[1] 马林枭，鲍济洪，陈斌. 瘢痕：评估、防治、早期干预方法的研究与进展. 中国组织工程研究，2015, 19(20): 3253-3257.

[2] 陈灵，农晓琳，陈翔，等. 硅酮凝胶喷雾剂局部喷涂对兔耳增生性瘢痕影响的实验研究. 中国临床新医学，2012, 5(5): 393-396.

[3] 李曾慧平，刘颂文，励建安，等. 压力治疗及硅酮敷料治疗对增生性瘢痕疗效的短期研究. 中华物理医学与康复杂志，2004, 26(8): 462-465.

[4] Reish RG, Eriksson E. Scar treatments: preclinical and clinical studies. J Am Coll Surg, 2008, 206(4): 719-730.

插图来源

图 18-4 由北京大学第三医院陈静绘制；
其余图片由北京大学第三医院潘柏林医生团队提供。

第十九章

“突嘴”的综合治疗

“突嘴”（protruding jaw）是一个通俗的说法，指的是上下颌骨、牙齿及嘴唇同时向前突出的形态情况，通常伴随红唇偏厚、露齿、露龈笑，面中部及鼻部相对低平，颏部相对后缩，同时鼻唇沟亦显得明显。整体面容呈现相对笨拙、狭小的感觉，是较为影响美观和气质的一种不良状况（图 19-1）。患者甚至可能伴随气道狭窄，部分案例可表现为夜间打鼾或者呼吸睡眠暂停。该类型面容在东方族群并不少见，也是近几年国内口腔美学以及整形美容外科的治疗热点。

“突嘴”可能同时存在硬组织和软组织的原因，单一的治疗尤其仅软组织的治疗难以从根本上矫正“突嘴”，而单一的硬组织治疗又容易引发软组织美学度进一步下降的后果。故“突嘴”的改善需要整形外科与口腔正颌、正畸专业组配合，制定具有一定先后顺序的“颌骨 - 牙齿 - 嘴唇”的全面序列治疗计划。

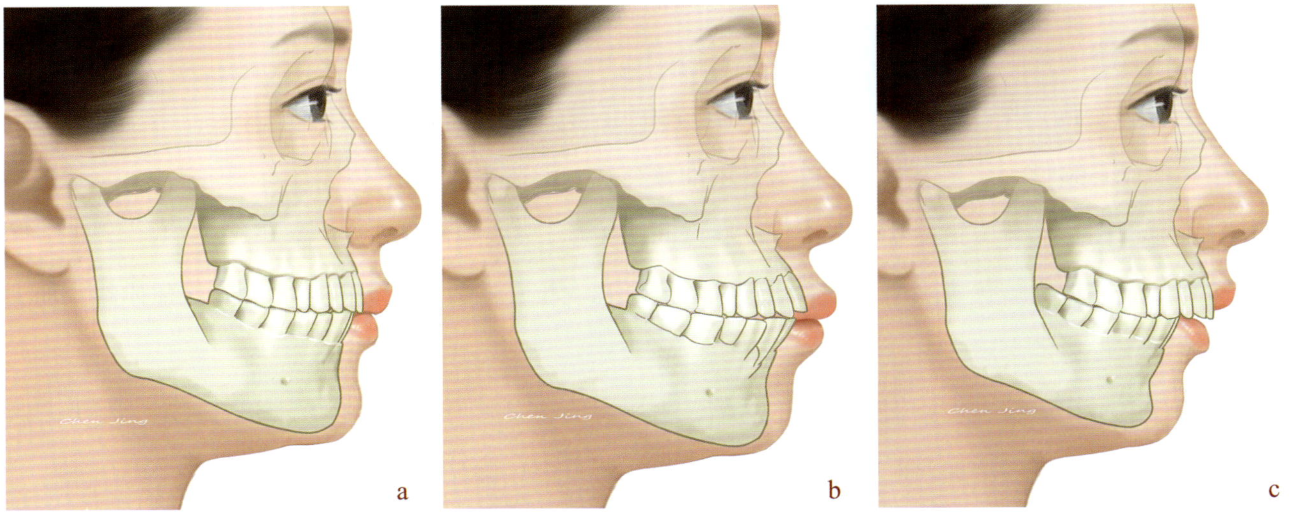

图 19-1 “突嘴”的颌骨、牙齿、嘴唇状态（示意图）

a. 正常状态；b.“突嘴”状态；c.“深覆盖”状态

一、“突嘴”的直接治疗

所谓“直接治疗”即直接针对引起“突嘴”的原因进行治疗，包括双颌前突颏后缩、牙前倾、唇部过于丰满等。正颌手术对于矫正严重的双颌前突颏后缩有根本的疗效，而对于牙前倾但不伴或仅轻微颌骨前突者，也可以通过正畸矫正改善。在硬组织基础得以矫正后，通常红唇突出度也会相应改善，如还存在红唇过度突出者可再进行厚唇修薄治疗。相关技术手段可参考第七章相关内容。

案例 1：女，24 岁，主诉“嘴突”“龅牙”“下巴缺如”、厚唇、露龈笑，影响美观（图 19-2）。

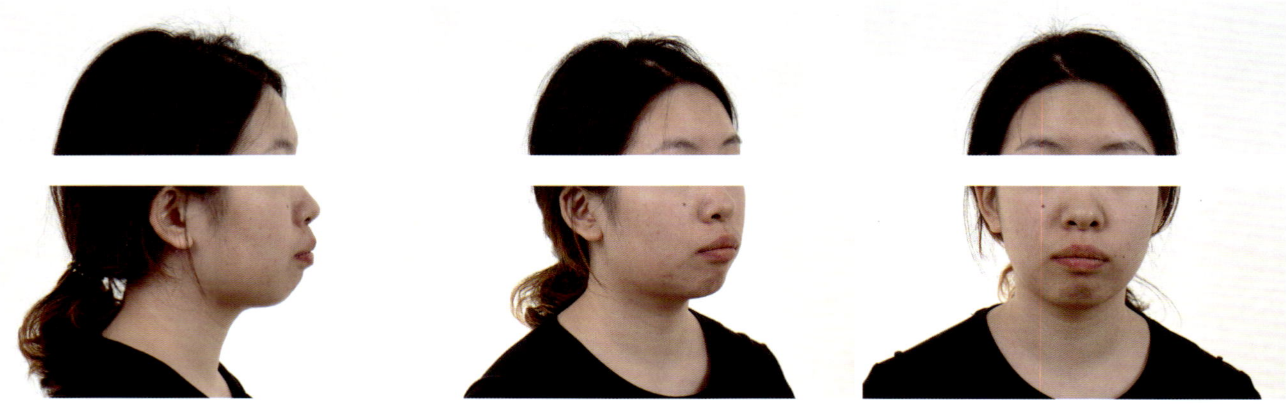

图 19-2 “突嘴”、牙前倾、颏后缩、露龈笑（女，24 岁）

术前 X 线片以及三维测量提示“安氏骨性Ⅱ类错殆畸形”，即上颌前后向发育过度，下颌发育不足，上颌骨相对下颌骨前突，前牙深覆殆、深覆盖，双侧磨牙为远中关系，开唇露齿，颏部后缩。

美学设计考虑：

（1）改善上颌骨垂直向长度，减少静态露齿。

（2）后退上颌，改善鼻唇角，使接近 90° ~ 100° 正常值。

（3）前徙下颌骨，关闭前牙覆殆覆盖，增加颏突度，塑造颏唇沟。

（4）通过调整前牙覆殆覆盖塑造上、下唇珠间的美学。

本案例先进行正畸，拔除两个下颌双尖牙，磨牙强支抗，回收直立下前牙，去除前牙代偿，加大前牙覆盖；获得稳定术后咬合。

正畸结束时软组织表现：软组织颏部后缩，上唇突出，下唇位于上唇后方，闭唇困难，用力闭唇颏唇沟消失。静态露齿增加，上前牙牙冠整体位于红唇下方；微笑露龈；鼻唇角锐（图 19-3）。

正颌手术方案：术中拔除 14，24，上颌骨分为 4 块，立轴，在后退上颌切端的同时增加鼻旁区的突度，改善上颌前部的斜坡状骨形态。下颌升支矢状劈开前徙，达到正常覆殆覆盖，整个下颌骨体

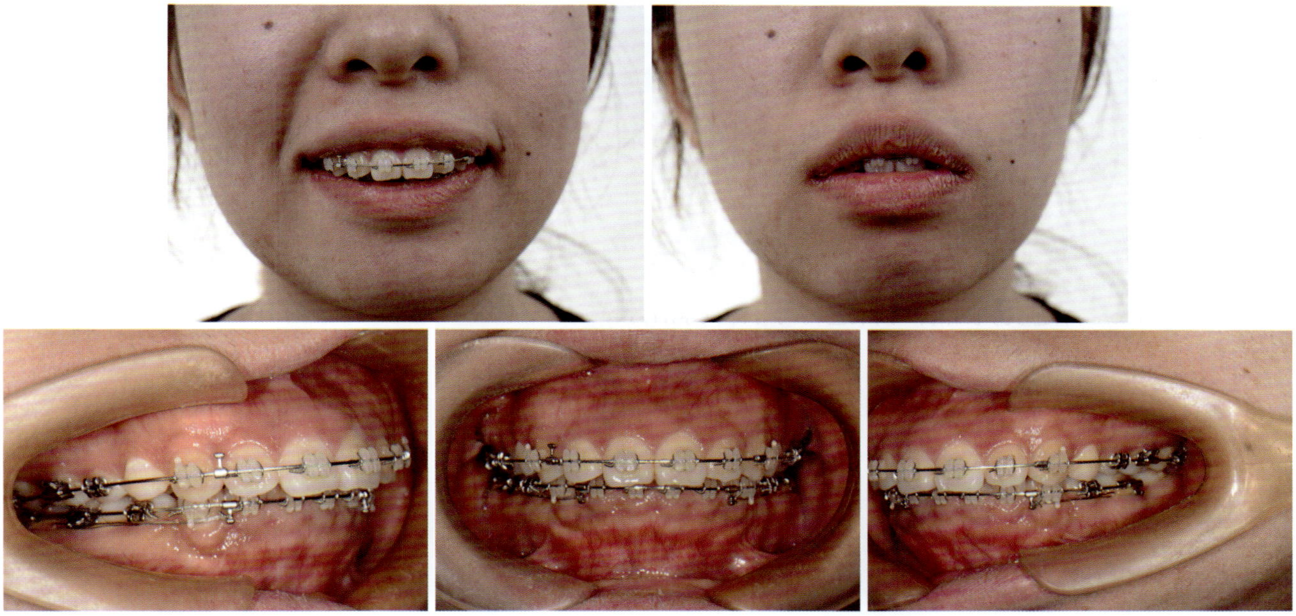

图 19-3　正颌术前正畸结束时（女，24 岁）

前徙，增加下面部突度；辅助颏成形，形成颏旁区域和颏结节之间的梯度变化，塑造颏唇沟形态。

正颌术后效果（图 19-4）：

（1）静态露齿、露龈笑较术前明显缩小。

（2）鼻唇角大于 90°。

（3）鼻旁区突度增加使鼻唇沟变浅。

（4）下颌前徙使面中、下比例更加协调。

（5）下颌前徙后正面观“鸟嘴”消失，面部最突点由唇部释放到整个面部。

（6）闭唇时无须颏肌辅助，颏部肌肉的放松使得颏唇沟形态更加自然，“核桃纹”在术后完全消失。

（7）双侧尖牙、磨牙关系中性，上下中线对齐。

提示：

（1）安氏骨性Ⅱ类错𬌗畸形者，上唇突出往往是下颌后缩的假象，术前评估上颌后退的距离应该以下颌前伸位的侧貌评估。

（2）颌前部立轴可同步纠正鼻唇角。

（3）下颌前徙后，下颌骨整体向前，增加了下面部 1/3 的存在感，患者与术前相比会觉得脸“变长”，但绝大多数患者都能够短期内适应垂直比例更为协调的新面型；部分潜意识迷恋“婴儿脸”型的患者其实更容易接受下颌轻度后缩的状态，应该术前仔细提取需求。

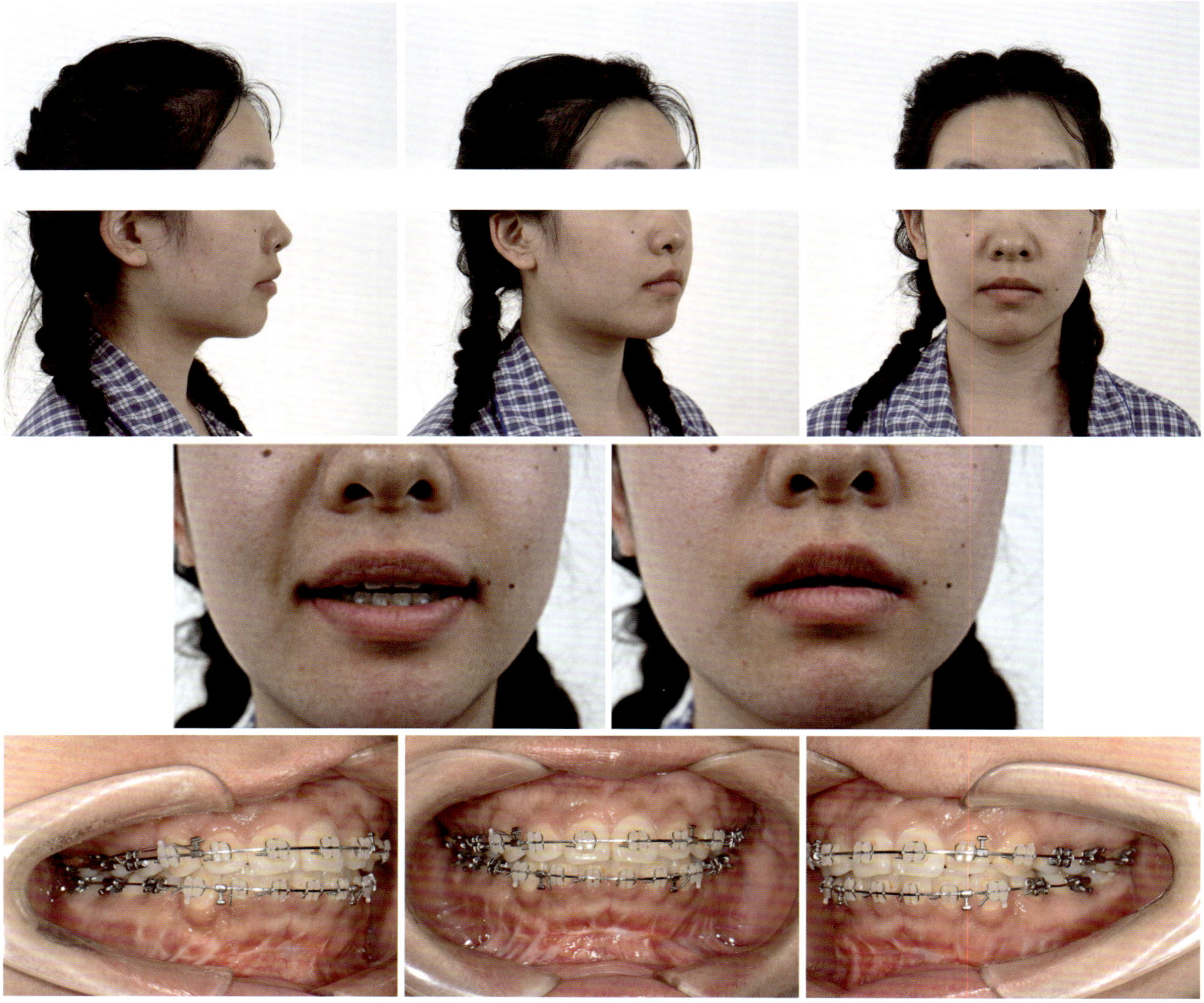

图 19-4　正颌术后效果（女，24 岁）

（4）对于气道狭窄，特别是存在阻塞性睡眠呼吸暂停低通气综合征（obstructive sleep apnea hypopnea syndrome，OSAHS）的患者，手术设计应该以功能为原则，尽量打开气道，避免晚年由于松弛和肥胖进一步加重睡眠缺氧，引发全身系统性疾病，甚至睡眠猝死。

（5）由于下颌骨下缘是马蹄形态，前徙后，下颌角内侧骨板的干扰容易使下面部宽度增加，同时也造成内外骨板接触不良，必要时可同期去除下颌角内侧板或者实施下颌角弧形截骨。

案例 2：女，30 岁，主诉“嘴突”，颏后缩，上下红唇薄，人中过长，有衰老感（图 19-5）。

影像资料提示“安氏骨性 I 类错𬌗畸形”，即上下颌骨后部大致正常，上颌、下颌前部有突出或者唇侧倾斜，双侧磨牙中性关系，上下前牙轻微唇倾；上下唇均突出，位于额头前方，但上下唇的前后

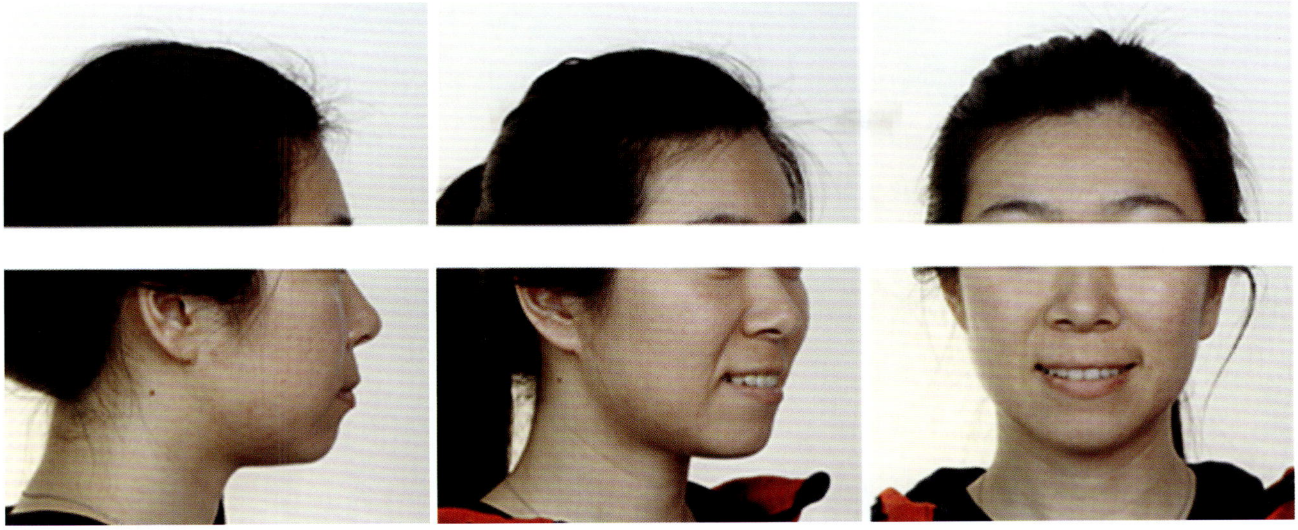

图 19-5 “突嘴”、人中长、薄唇（女，30 岁）

位置关系相对协调；上唇菲薄，下唇丰满度大致正常，颏部突出度大致正常，但因为突嘴对比视觉上显得后缩。静态露齿为负，口唇闭合大致正常；微笑不露牙龈；鼻唇角锐，颏唇沟不明显（图 19-6）。

美学设计考虑：

（1）后退上颌，改善嘴突。

（2）前徙下颌骨，增加颏突度，塑造颏唇沟。

（3）缩短过长的人中，改善红唇厚度。

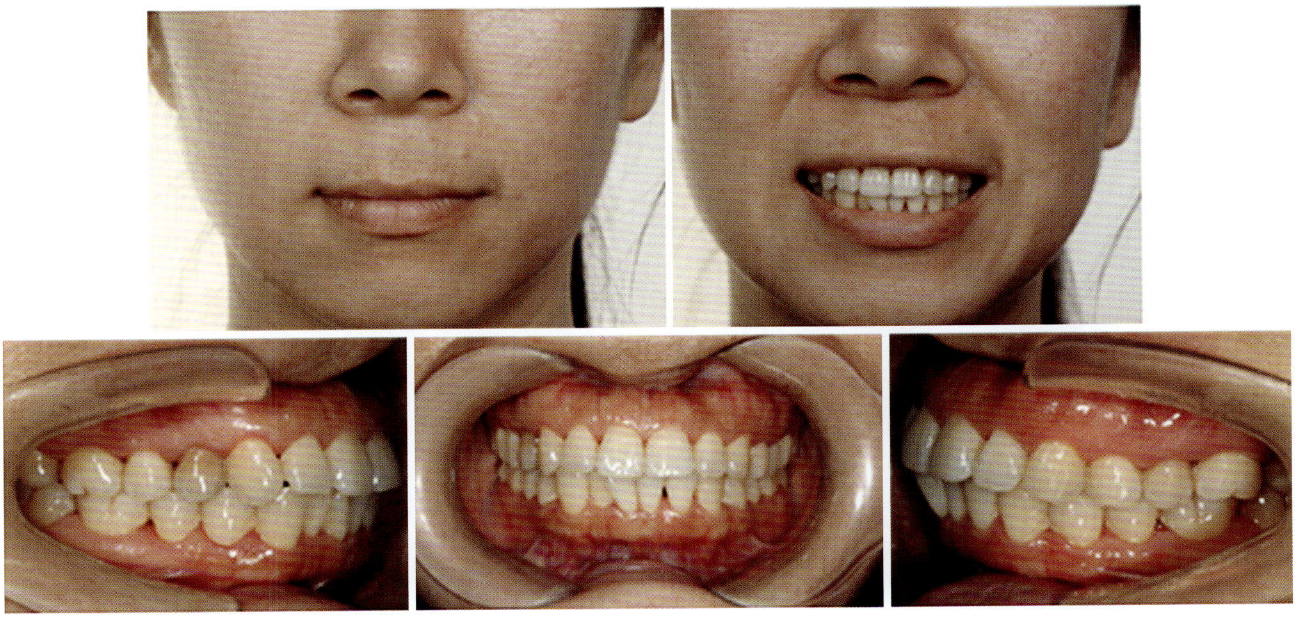

图 19-6 术前笑相及口内相（女，30 岁）

正颌手术方案：

（1）充分考虑到上颌前部后退对唇红造成的影响，造成人中变长、红唇突出度减弱，与求美者沟通，正颌术后可能需要实施上唇短缩手术或注射丰唇术。

（2）术中拔出上下颌 4 个双尖牙，利用拔牙间隙后退上颌、下颌前部。上颌前部立轴的角度是改造鼻旁区凹陷和鼻唇角的关键。但是立轴要充分考虑术后正畸的可行性和黏膜张力的可实施性。虽然目前没有上颌后部扩宽与上颌前不立轴角度的经验数值约定，但术者在进行设计的时候可以通过 4 个骨块之间的裂隙情况分析腭黏膜张力的情况。

（3）下颌前部骨块与水平截骨线之间的台阶能够帮助形成术后颏唇沟的形态，如果打算同期进行颏成形手术，应注意该台阶不宜过大。该患者无须进行颏成形手术。

正颌术后效果（图 19-7）：

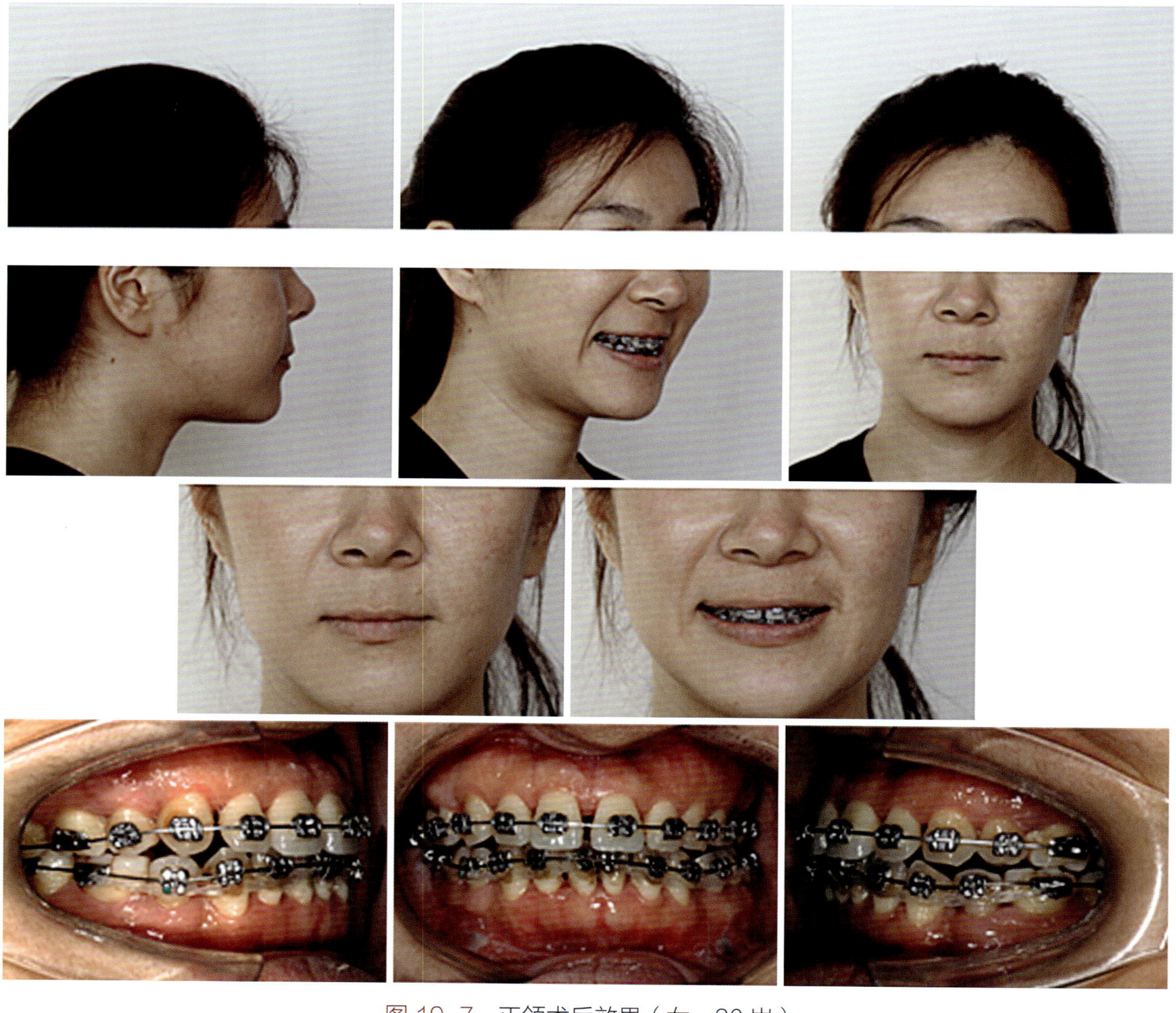

图 19-7　正颌术后效果（女，30 岁）

（1）侧貌协调，突嘴消失，切牙与额头平齐。

（2）正面观，视觉高点从突嘴均匀释放到面部高点，看起来更柔和。因为切牙后退而鼻基底位置没有变化，因而术后鼻唇沟较术前没有明显变化。

（3）红唇在术后变薄，突嘴纠正后，人中显得更长；动态露齿减少。

（4）下切牙位于颏前点后方，呈现出颏唇沟的形态。

（5）视觉上的颏部后缩改善，与鼻尖、上唇位置关系良好。

正颌术后的软组织改善：针对上颌骨后退引起的上唇人中变长以及红唇突出度下降，可以通过上唇人中短缩及红唇注射丰唇改善，减少衰老感，重现年轻态（图 19-8）。

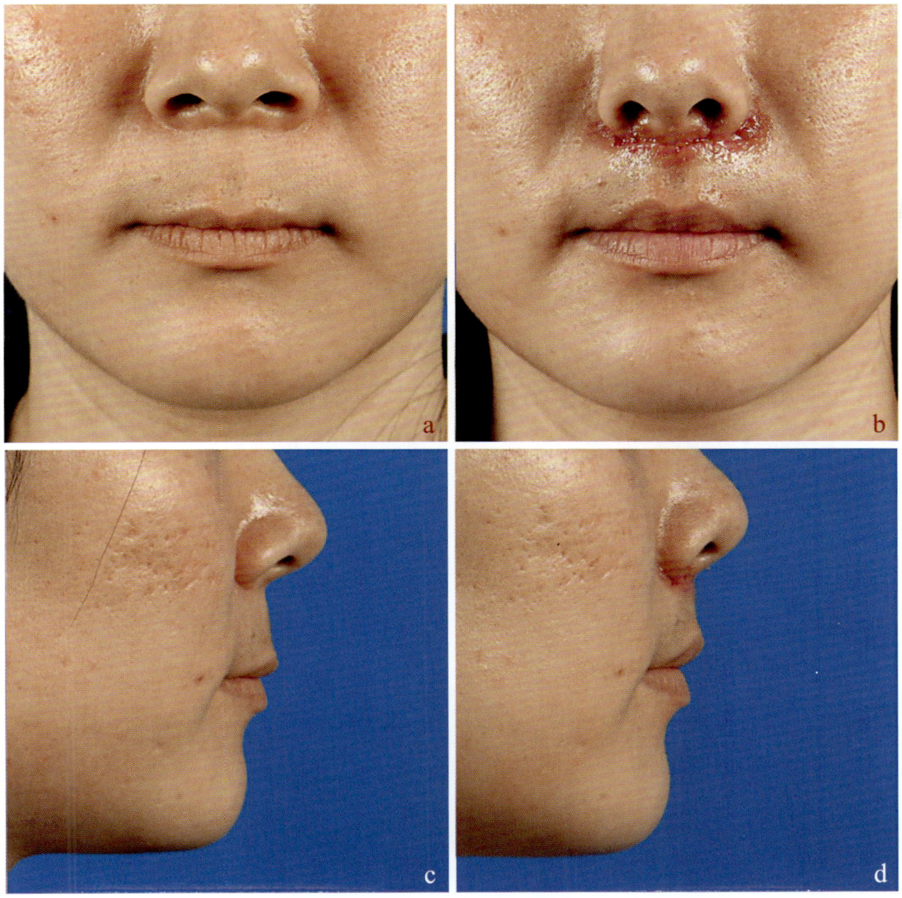

图 19-8 正颌术后上唇人中短缩术（女，30 岁）

a. 上唇人中短缩术前正位；b. 上唇人中短缩术后 1 周正位，切口尚未恢复；c. 上唇人中短缩前侧位；d. 上唇人中短缩术后 1 周侧位

提示：

（1）人中较长、薄唇型的突嘴者纠正时应问求美者未来是否有做人中缩短的准备，如果有，可以骨组织形态为主进行手术设计，否则设计时后退必须妥协；即便如此也应术前沟通术后出现人中更长

的视觉效果。

（2）切牙后退，鼻基底尽量保持不变，后退的距离以美学需求为准，不应以关闭双尖牙拔牙间隙为原则；术前应该和正畸医生沟通剩余拔牙间隙的关闭方案。

（3）如果采用手术优先的治疗模式，术前粘贴托槽，术中分块后立即结扎正畸丝，既能辅助固定骨块，又可以即刻开始正畸。

案例 3：女，25 岁，主诉“嘴突”“唇厚”、放松状态露齿、鼻唇沟明显（图 19-9）。

影像资料提示“安氏骨性 I 类错殆畸形”。软组织表现：下巴前后位置大致正常，上下唇均突出，位于额头前方，但上下唇的前后位置关系相对协调；上唇厚，人中短；下唇丰满度大致正常，颏唇沟不明显。静态露齿绝对增多，肌肉松弛时嘴唇无法闭合，“开唇露齿”；鼻唇角锐（图 19-10）。

美学设计考虑：

（1）上颌前部后退造成的红唇变薄，可以解决目前患者红唇过厚的缺点。

（2）术中拔出上下颌 4 个双尖牙，利用拔牙间隙后退上颌、下颌前部。上颌前部立轴的角度是改造鼻旁区凹陷和鼻唇角的关键。

（3）下颌前部骨块与水平截骨线之间的台阶能够帮助形成术后颏唇沟的形态，如果打算同期进行颏成形手术，应注意该台阶不宜过大。本案例无须进行颏成形手术。下唇增厚患者下切牙后退以后，唇红变薄的效果不如薄唇明显，也不如其上唇变薄效果明显，这可能与颏肌上抬闭口习惯有关。因此术前 1 周可以尝试颏肌注射肉毒毒素，去除颏肌代偿后手术。如果术前未能及时注射，可以在术后 2 周时注射。

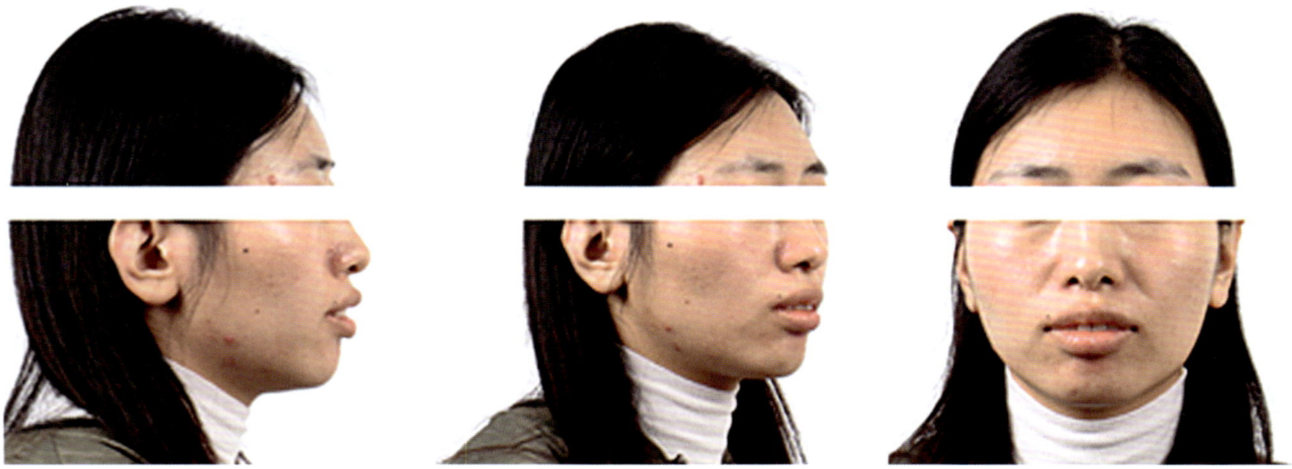

图 19-9 “突嘴”，上下唇厚唇（女，25 岁）

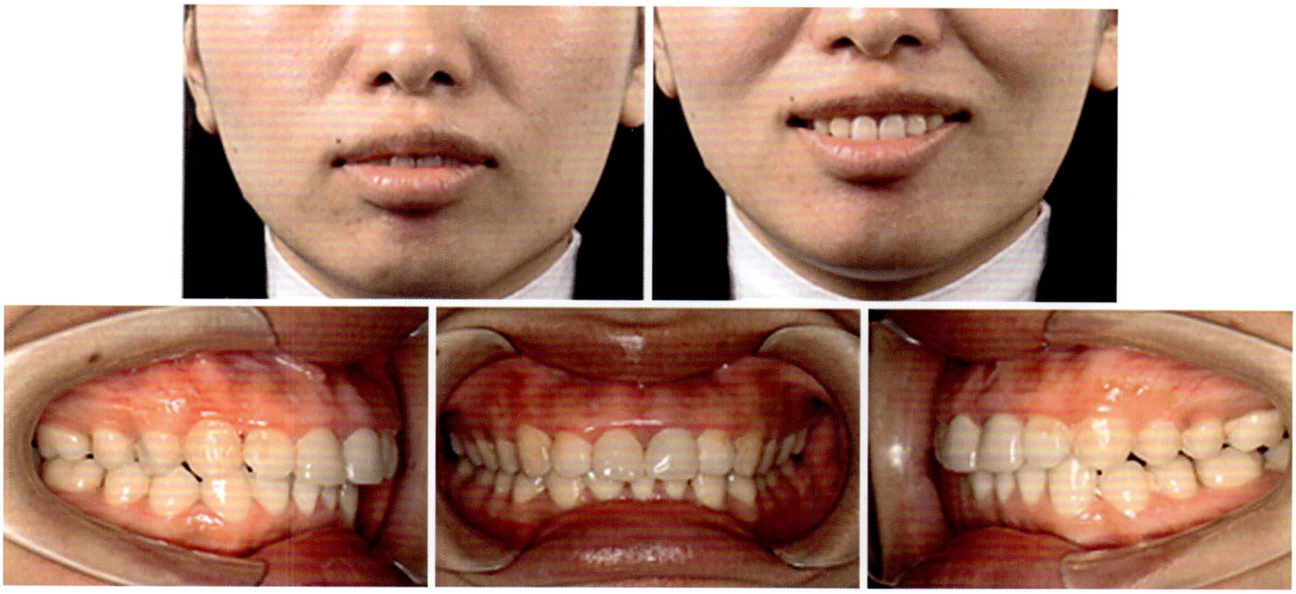

图 19-10　术前笑相及口内相（女，25 岁）

治疗方案：

（1）上颌拔除 14，24，前颌骨分为前后两段，分块立轴，使切牙后退 5 mm，鼻旁区前徙 1 mm，前颌骨角度旋转 7°，增加鼻旁区丰满度；上颌后部骨块前移，扩宽尖牙与第二双尖牙之间的牙弓。

（2）下切牙后退 4.5 mm，造成术后即刻咬合浅覆𬌗浅覆盖，有利于术后正畸的开展。

（3）下颌升支自动旋转 2.5°，上下颌骨复合体垂直方向上移 2 mm，减少露齿，也可以诱导颏部前身，增加颏部突度。

（4）面部基本对称，不需要同期做轮廓修整。

（5）手术优先方案配合隐形矫正，术后有利于维持牙弓宽度，促进早期骨愈合，同时进行牙齿移动。

术后效果（图 19-11）：

（1）侧面观协调，“突嘴”消失，切牙与额头平齐。

（2）正面观，视觉高点从“突嘴”均匀释放到面部高点，看起来更柔和。因为切牙后退而鼻基底位置没有变化，因而术后鼻唇沟较术前没有明显变化。

（3）上唇红唇术后变薄，人中有所延长，纠正了术前人中过短的印象，没有造成人中过长的负面效应，即厚唇型“突嘴”矫正的优势所在。

（4）扩宽的牙弓增加了双尖牙至第一前磨牙的骨性支撑，该区域平对唇峰至口角之间的软组织，上翘口角的效果非常明显；术后“丘比特弓”与术前相比从外弧形变成了内弧形，微笑曲线也得到良好呈现。

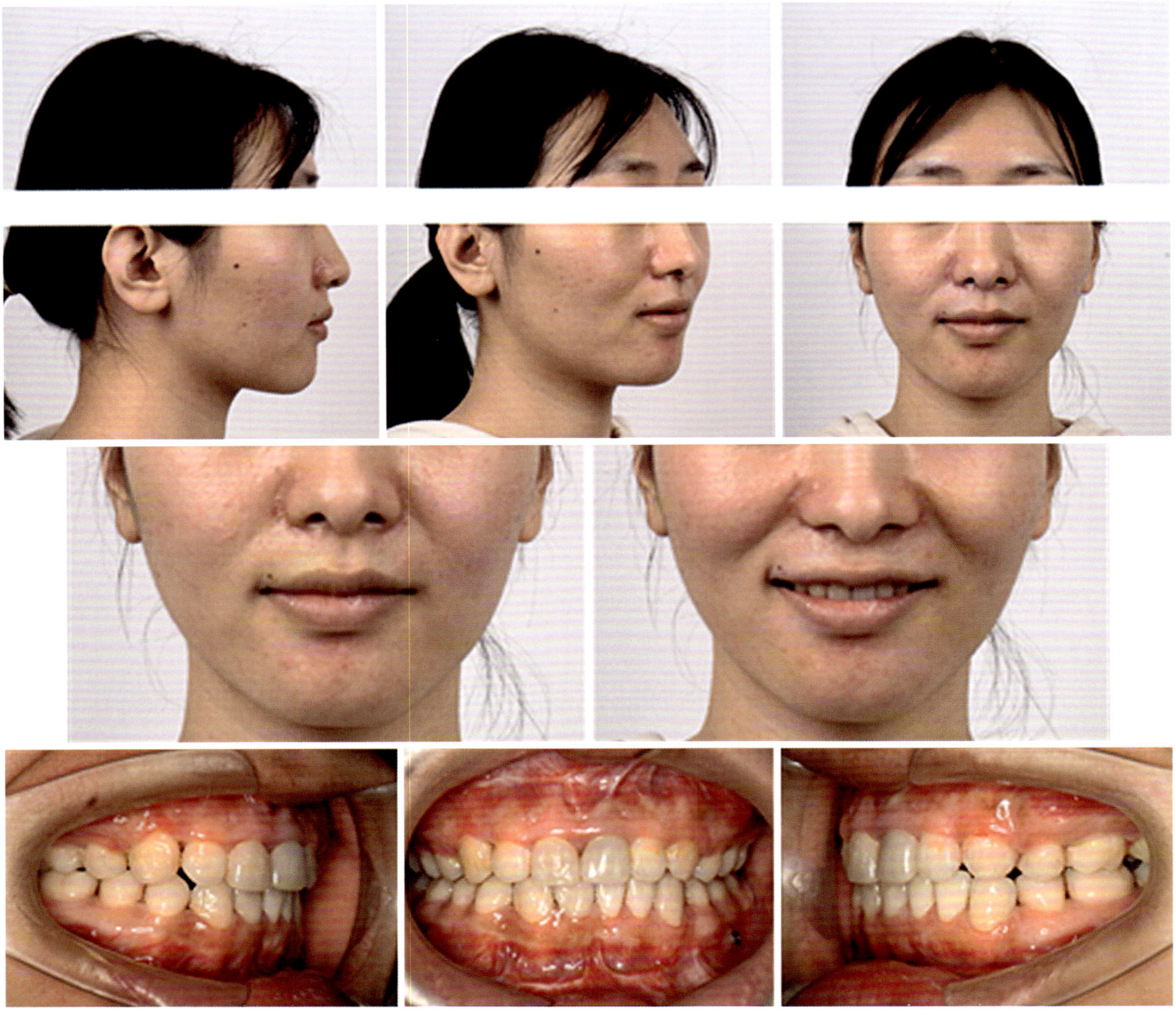

图 19-11 正颌 + 正畸术后效果（女，25 岁）

（5）自动旋转使下颌前徙 2 mm 左右，虽然程度不大，但是增加了颏旁区的存在感，使术前窄而尖的下巴外观在术后显得丰满圆润。

（6）厚唇及露齿得到充分改善，而无须再进行软组织矫正。

二、“突嘴”的间接治疗

在一些“突嘴”的案例中，检查其颌骨前突的程度较轻，不值得进行正颌手术；又或者求美者对正颌手术的风险、恢复过程或者费用有顾虑而不愿意承受，也可以考虑通过间接的方法改善嘴突。间接方法即通过增加唇部上方及下方侧面轮廓的突出度来相对减弱唇部的突出度，例如增加鼻尖突出度、面中部填充、鼻基底填充、颏部填充，甚至额部填充等。手术需要对面部进行整体的美学设计，多步骤可先后完成。

在评价侧面观“突嘴”的程度时，通常会用 Ricketts 提出的 E 审美平面即由鼻尖点和颏前点连接构成的切线，来评估鼻尖、上下唇和颏部的位置关系（图 3-5）。东方人通常上下唇最前点位于 E 审美平面后方 2 ~ 4 mm 距离 [1]。美学设计中根据求美者的实际情况，可通过灵活改变鼻尖点和颏前点来达到该美学距离。

案例 1：女，25 岁，主诉“突嘴”，颏后缩，无颏唇沟，下唇厚唇，并较上唇最前点靠前，鼻尖突出度不足，术前侧面观上唇及下唇均位于 E 审美平面前方（图 19-12a）。该案例求美者不愿意接受正颌手术，故考虑通过增加鼻尖以及颏部突出度来间接改善突嘴。

手术方案：自体肋软骨抬高延长鼻尖，硅胶假体隆鼻背，硅胶假体隆颏，自体脂肪填充上唇。

术后半年：可见鼻尖突出度增加，鼻尖延长，颏部后缩明显改善，颏唇沟出现，下唇随颏部突出度改善而内收，上唇丰满度改善，最前点较下唇靠前，上下唇均位于 E 审美平面后方，侧面轮廓改善明显（图 19-12b）。

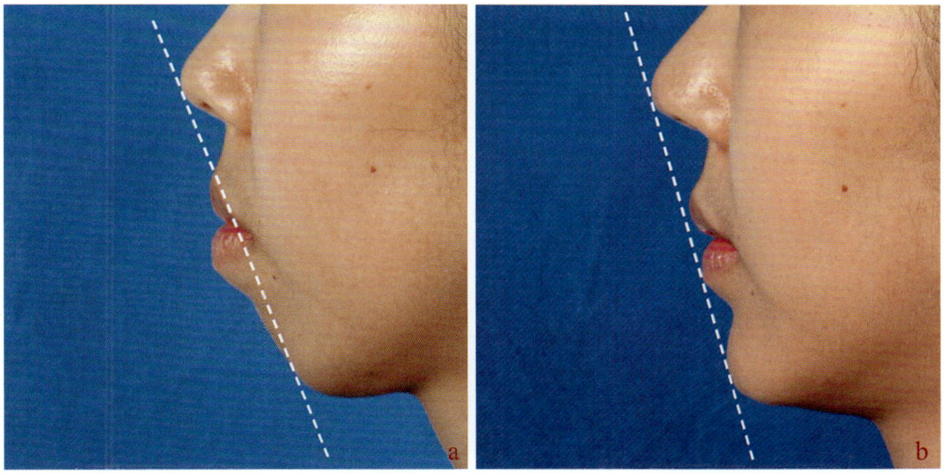

图 19-12　鼻尖抬高 + 隆颏间接改善“突嘴”（女，25 岁）

a. 术前；b. 术后 6 个月

案例 2：女，22 岁，主诉“突嘴”，面中部凹陷，鼻部低平，鼻基底凹陷，鼻唇角过锐，颏后缩（图 19-13a）。求美者不愿意接受正颌手术。

手术方案：硅胶假体隆鼻背，自体肋软骨抬高延长鼻尖，同期自体软骨填充鼻基底。

术后半年：可见鼻尖突出度增加，鼻基底凹陷改善，鼻唇角变成直角，唇部突出度视觉上明显降低（图 19-13b）。

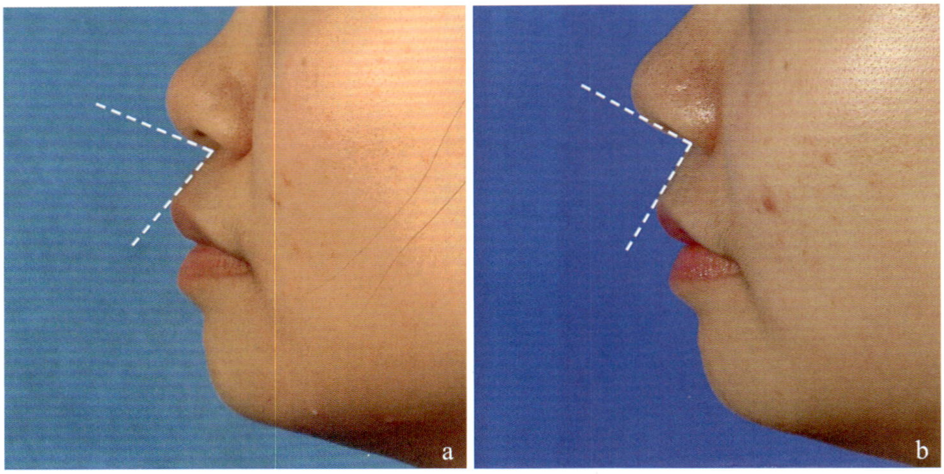

图 19-13　鼻尖抬高 + 鼻基底填充间接改善“突嘴”（女，22 岁）

a. 术前；b. 术后 6 个月

（刘筱菁　周　洋　潘柏林）

参考文献

[1] Wu SQ, Pan BL, An Y, et al. Lip morphology and aesthetics: study review and prospects in plastic surgery. Aesthet Plast Surg, 2019, 43(3): 637-643.

插图来源

图 19-1 由北京大学第三医院陈静绘制；

图 19-8、19-12、19-13 由北京大学第三医院潘柏林医生团队提供；

其余图片由北京大学口腔医院刘筱菁、周洋医生提供。

第二十章

反颌及偏颌的综合治疗

反殆畸形（anterior reverse occlusion）俗称“地包天”“兜齿”，是一种常见的牙颌面发育性畸形，一般可分为“齿性畸形”和“骨性畸形”两种。前者是单纯因为牙齿的排列错乱造成，上下颌骨的发育及位置正常，此类畸形不需要正颌手术，只需请口腔科医生重新排列牙齿即可；后者是由于上颌前突、下颌后缩造成的畸形，也可见于先天性唇裂继发上颌骨发育不良等，严重的骨性反殆畸形不但影响面部轮廓，而且影响进食及语言，需要采用手术的方法矫治[1]。无论齿性畸形还是骨性畸形，反殆通常会继发上唇软组织的塌陷，表现为上唇正面观唇红缘平坦，人中嵴、人中凹结构不明显；侧面观白唇呈现平直形，唇珠突出度与丰满度均不足，甚至上唇最前点在下唇最前点之后，静态露齿大多减少，甚至是负值，或者笑起来露下牙（图 20-1）。严重反殆畸形建议先在口腔颌面外科进行骨性和齿

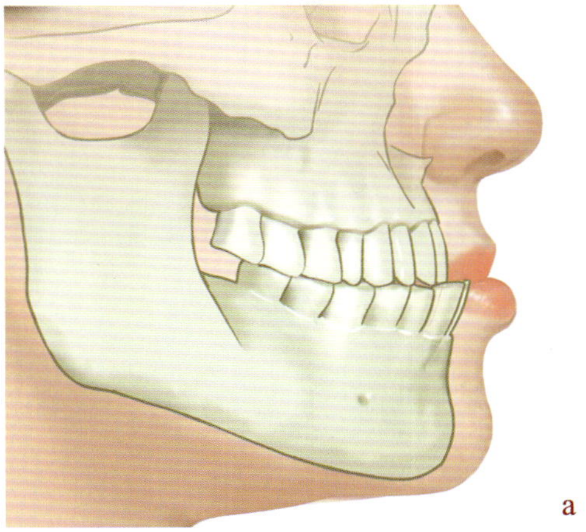

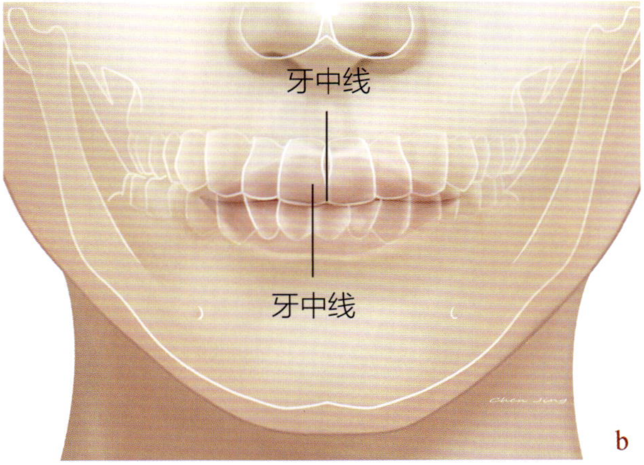

图 20-1　反殆及偏颌的颌骨、牙齿、嘴唇（示意图）

a. 反殆状态；b. 偏颌状态

性畸形的矫正，在改善中面部塌陷的同时也能使上唇软组织随之前进，否则单纯通过软组织填充很难达到明显改善中面部 - 上唇塌陷的效果。对于不严重的硬组织反𬌗，或者严重硬组织反𬌗得到改善以后，可以通过上唇软组织的扩充来改善轮廓形态。

偏颌畸形（mandibular deviation）是颜面不对称（facial asymmetry）在下面部的表现，指上下颌侧方关系不调、下颌骨偏斜、牙齿甚至上下唇中线不一致为主要临床特征的一类复杂畸形，是颌骨畸形中极为常见的一类[2]。它常造成患者双侧颜面不对称及颌关系紊乱，严重影响患者容貌、咀嚼、发音功能，给患者生理及心理造成巨大的压力。偏颌畸形在唇部及口周的影响有上下唇中线不一致、两侧口裂大小不对称、下唇偏斜等，求美者往往会首先因为唇部两侧的静态或动态不对称前来就诊，但原则上应先建议颌面外科的干预，从根本上矫正上下颌侧方关系不正后，再观察软组织的状态。实际上，通常骨性偏颌矫正后，软组织的偏斜也会有所改善；但冒然直接进行唇部的矫正手术，难免会造成新的不对称，增加术后不满意的发生率。

案例 1：男，20 岁，主诉“地包天”，面型过长，颏部向前向下发育过度，下唇在上唇前方，笑不露齿（图 20-2）。

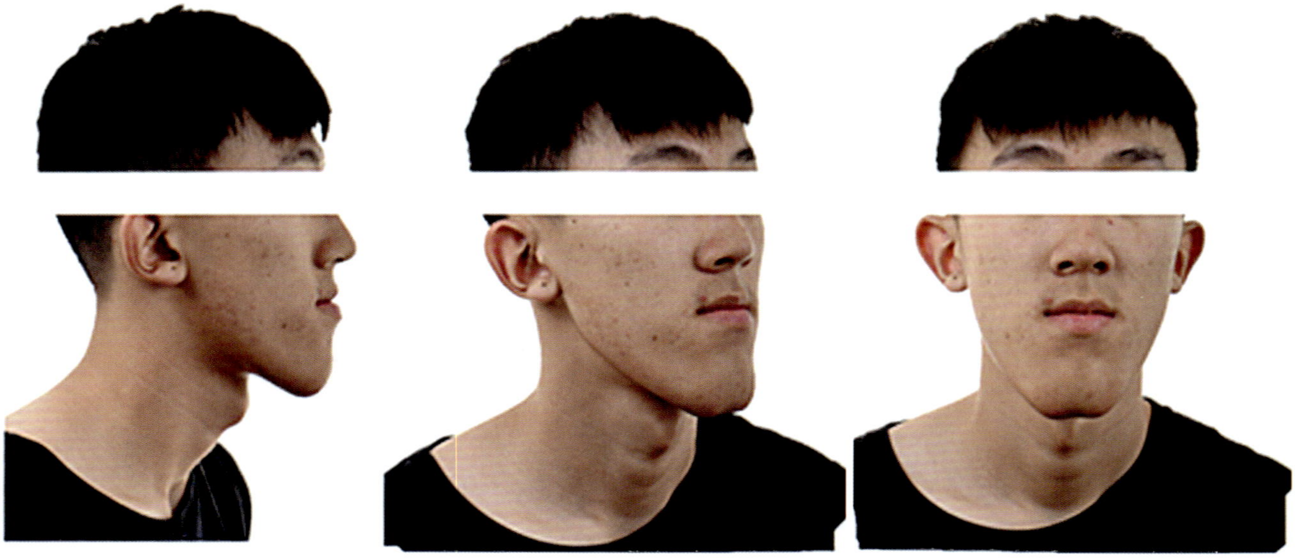

图20-2　反𬌗、长颏畸形（男，20岁）

查体：符合骨性Ⅲ类畸形，上颌前后向发育不足，下颌垂直向和前后向发育过度；双侧磨牙为近中关系，下前牙代偿性舌倾，上前牙代偿性唇倾；上唇唇红菲薄内卷，位于下唇后方；下唇增厚，湿唇外翻，颏唇沟不明显或消失，静态不露齿。

术前正畸：拔除两个上颌双尖牙，回收唇倾的上前牙，同时唇向直立下前牙，去除牙列代偿，加大前牙反𬌗（图 20-3）。

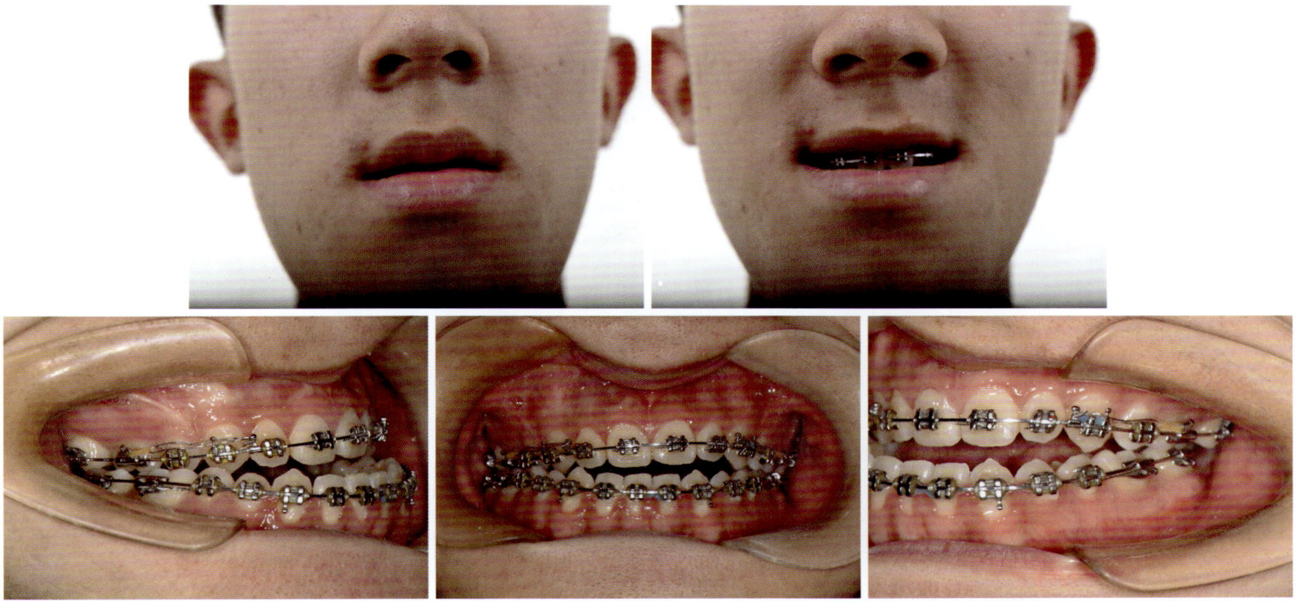

图 20-3 正颌术前正畸（男，20 岁）

正颌设计要点：前徙上颌骨，后退下颌骨，通过恢复正常的覆𬌗覆盖，调整上下唇的前后位置和厚度比例。通过就位咬合，放松颏肌在封闭口腔中的代偿作用，恢复正常颏唇沟形态；通过颏成形手术打造正常的颏唇沟形态。该案例术前的面型过长除了与开𬌗有关系外，颏的发育过度也是重要的因素。因此术中同时前徙、缩短颏部，塑造正常的颏部外形。另外，双侧颏结节没有在中线处很好地联合，而是出现纵行中央沟以及两个犄角样的改变（“屁股下巴”），术中需同时进行颏部肌肉的软组织调整。

具体方案：

（1）上颌前徙 5 mm，下颌后退 7 mm；中线不变，上颌垂直方向不变。

（2）颏成形前徙 3 mm，缩短 5 mm。

（3）下颌后退 6 mm。

（4）修整颏部下缘，缝合双侧颏肌。

术后效果评价（图 20-4）：

（1）下面高明显缩小，面中、下比例更加协调。

（2）上颌前徙改善了正面观“盘状脸”，使面部最突点从颏部释放到整个面部。

（3）静态露齿、微笑露齿较术前明显增加。

（4）鼻旁区突度增加使鼻唇沟变浅。

（5）闭口更加容易，不需颏肌辅助，颏部肌肉的放松使得颏唇沟形态更加自然，颏部中央沟消失。

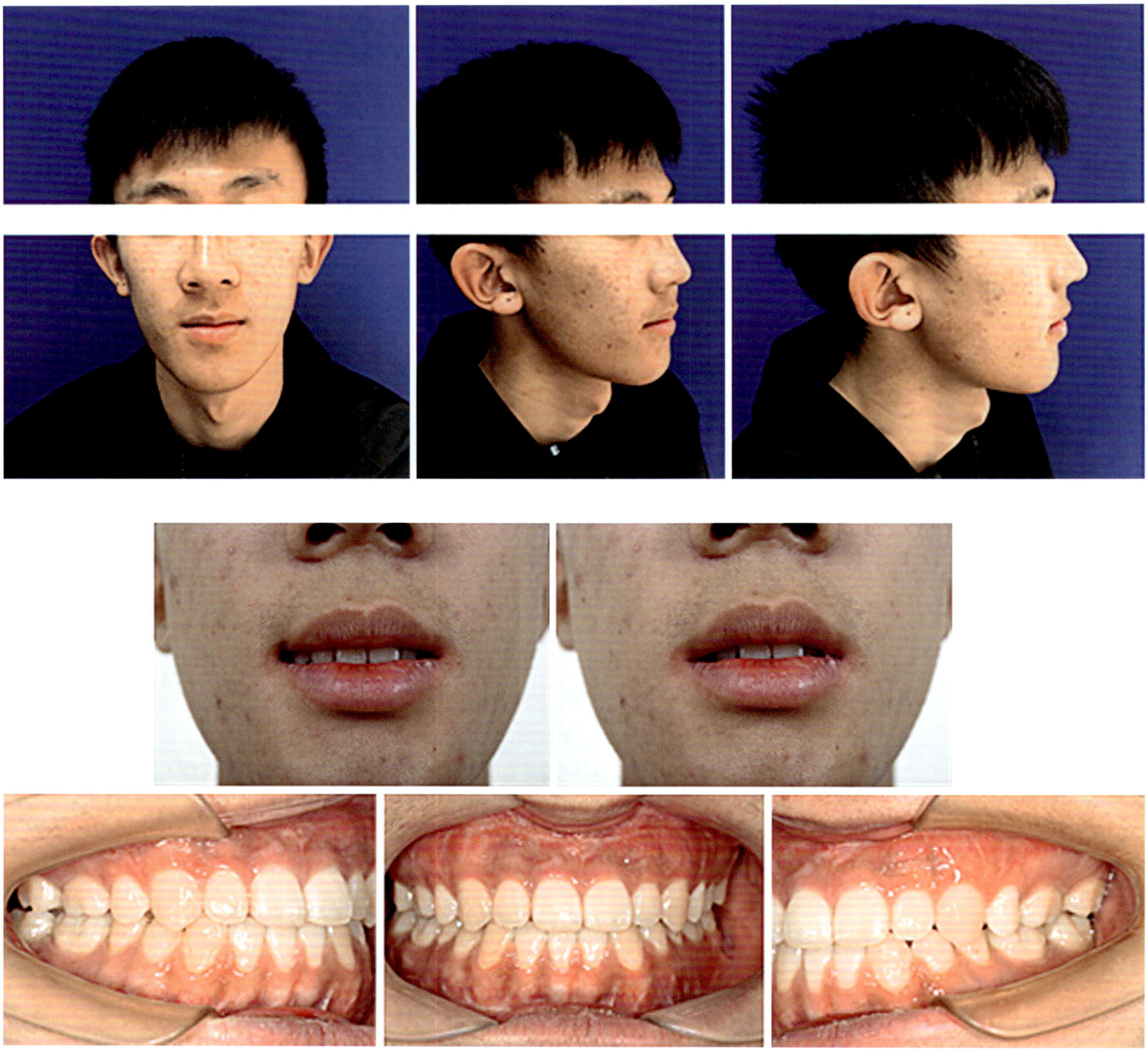

图 20-4　正颌术后效果（男，20 岁）

提示：

（1）上颌前徙可以增加上面部突度，增加颧部肌肉的支撑，使得“苹果肌”更加丰满，在女性可以达到减龄、可爱、柔美的作用，男性则不一定适合，因此男女设计前徙距离时应该充分考虑受术者的自我定位和性别差异。

（2）上颌前徙后鼻基底宽度的改变是受术者术前关心的主要问题之一。据研究，鼻基底宽度的改变与受术者自身鼻软骨支撑力和前徙距离有关。如果受术者鼻部发育正常，软骨支撑力足够，前徙上颌骨带来的软组织张力变化对鼻基底宽度的影响十分微小；但如果同时存在鼻发育不全，上颌前徙带来的鼻唇沟周围软组织张力增加，使鼻翼增宽，仰头位鼻孔形态从长圆形变成扁圆形。应该术前评估鼻部的基础情况，并询问受术者将来是否有鼻整形的计划，如果没有，应该妥协上颌前徙的距离。

（3）下颌后退，下面部容积缩小，颏颈角和面颈的软组织会出现冗余。而随着皮肤和软组织回弹，下颌下缘会逐渐清晰，容易出现“双下巴”效应，尤其在高龄正颌和软组织丰腴的受术者中应充分考虑。设计时可减少下颌后退量，或术后配合软组织塑形。

案例 2：女，28 岁，先天性下面部不对称，颏部明显右偏，右面部较左面部偏大；面部容积中心明显偏向右侧，侧面观同时存在反䄸，颏部向前发育过度（图 20-5）；下唇位于上唇前方，下唇珠与上唇珠相比明显偏向右边；口角位置存在明显的右低左高差异。

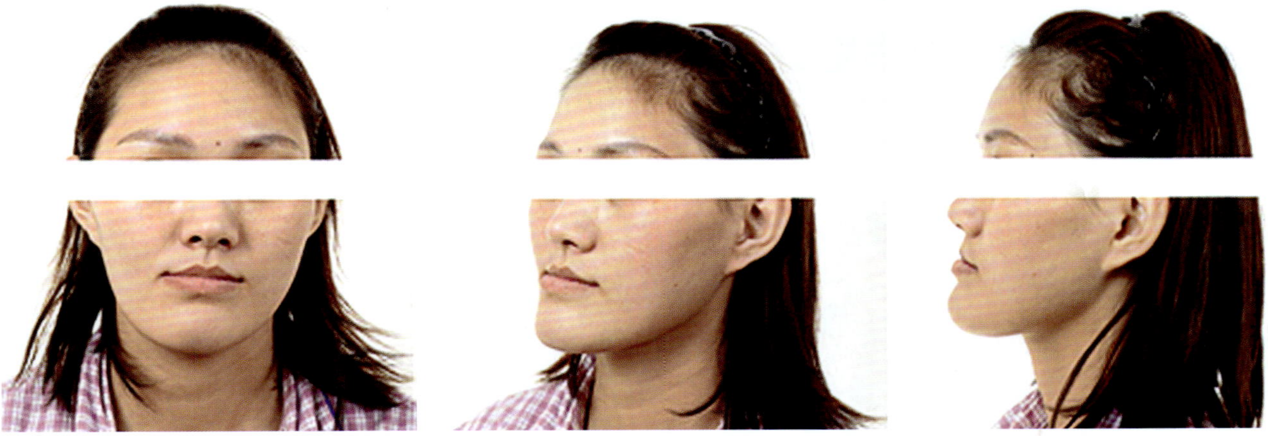

图20-5　偏颌、反䄸畸形（女，28岁）

骨骼三维测量表明患者双侧上颌骨垂直高度存在明显的高低不一致，第一磨牙水平相差 3.5 mm，骨性Ⅲ类畸形下颌前突，下前牙位于上前牙前方，缺少咬合限制，造成下颌前不垂直向发育过度，SPEE 曲线高陡；双侧磨牙未完全远中关系（图 20-6）。

正颌设计要点：

（1）面部不对称畸形的矫正分为“宏观矫正”和“微观矫正”。前者是指整个面部结构的对称性恢复，后者主要是指上下唇软组织前、后向和水平的相对位置关系的调整。

（2）关注骨组织畸形引起的软组织代偿畸形，偏斜侧的口角到唇珠的距离更大，反䄸侧的唇部软组织更厚。

（3）微观方面，采用根尖下截骨手术纠正下颌牙槽突形态异常，手术完成咬合关系大致就位，尽量减少术后正畸时间；宏观方面，纠正上颌咬合平面倾斜，适当前徙纠正中面部凹陷，减少颧骨过于突出的印象，下颌后退，摆正（图 20-7）。

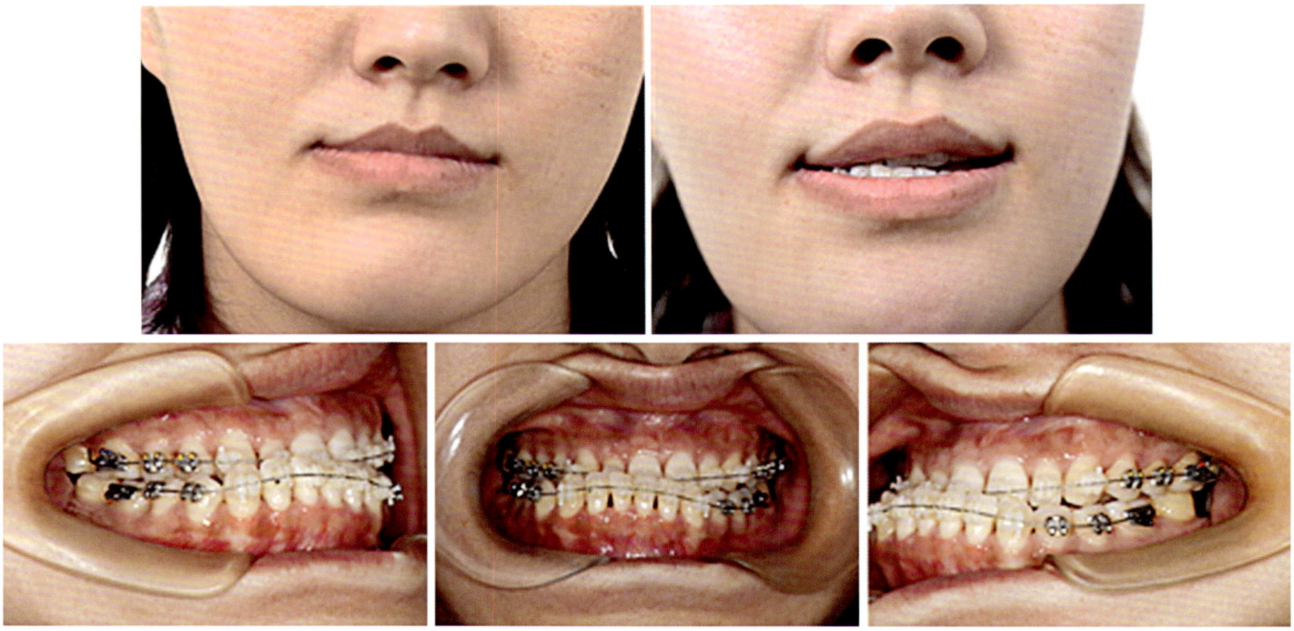

图 20-6　正颌术前正畸（女，28 岁）

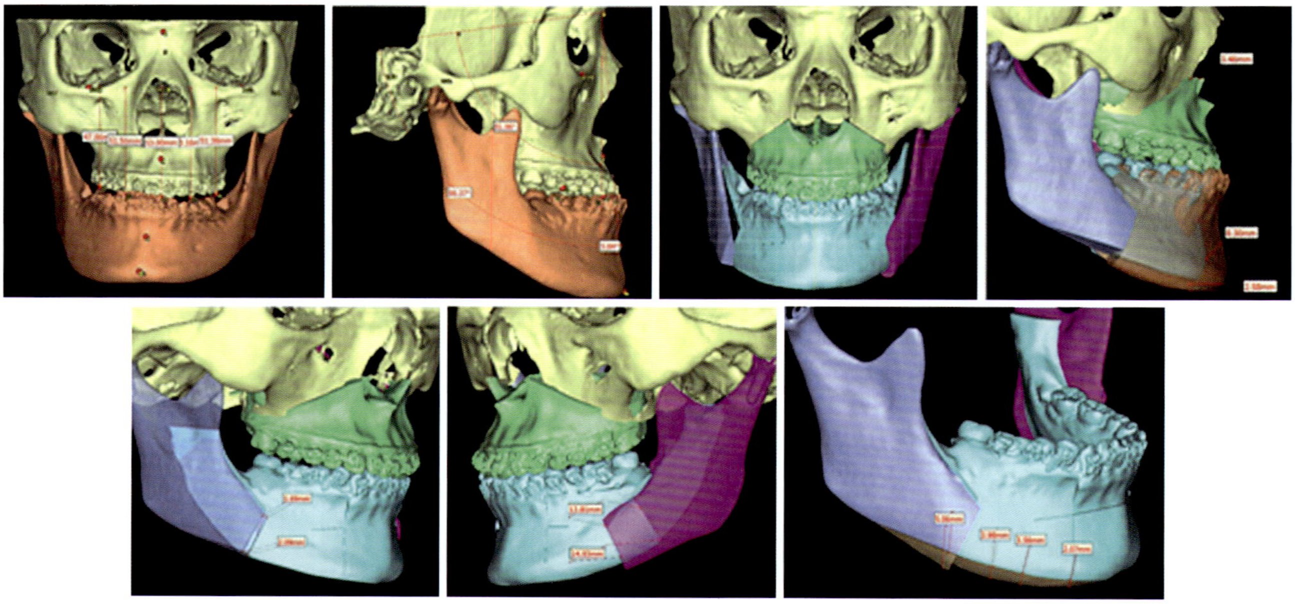

图 20-7　术前三维数字化设计（女，28 岁）

（4）正颌手术同期实施轮廓整形：上、下颌骨复合体位置纠正后依然存在右侧下颌角、体部的垂直向和颊、舌向发育过度，配合下颌角和下颌下缘修整术进一步调整。

术后效果评价：

（1）面部对称性得到明显恢复；下面部摆正后，去除了“不对称”的集中效应，原本存在的颧骨区域不对称也得到视觉上的纠正。不对称畸形往往来源于面上或面中，但逐步累积，往往最下方的美容单元（比如颏部、下颌角）不对称最为明显。患者的需求主要集中在下颌角和下巴等区域，但医生要根据总体结构进行整体评价。

（2）咬合关系大致恢复正常后，嘴唇的前、后向，水平位置关系和红唇厚度更加协调。口角高低不一致的纠正是摆正咬合平面的结果（图 20-8）。

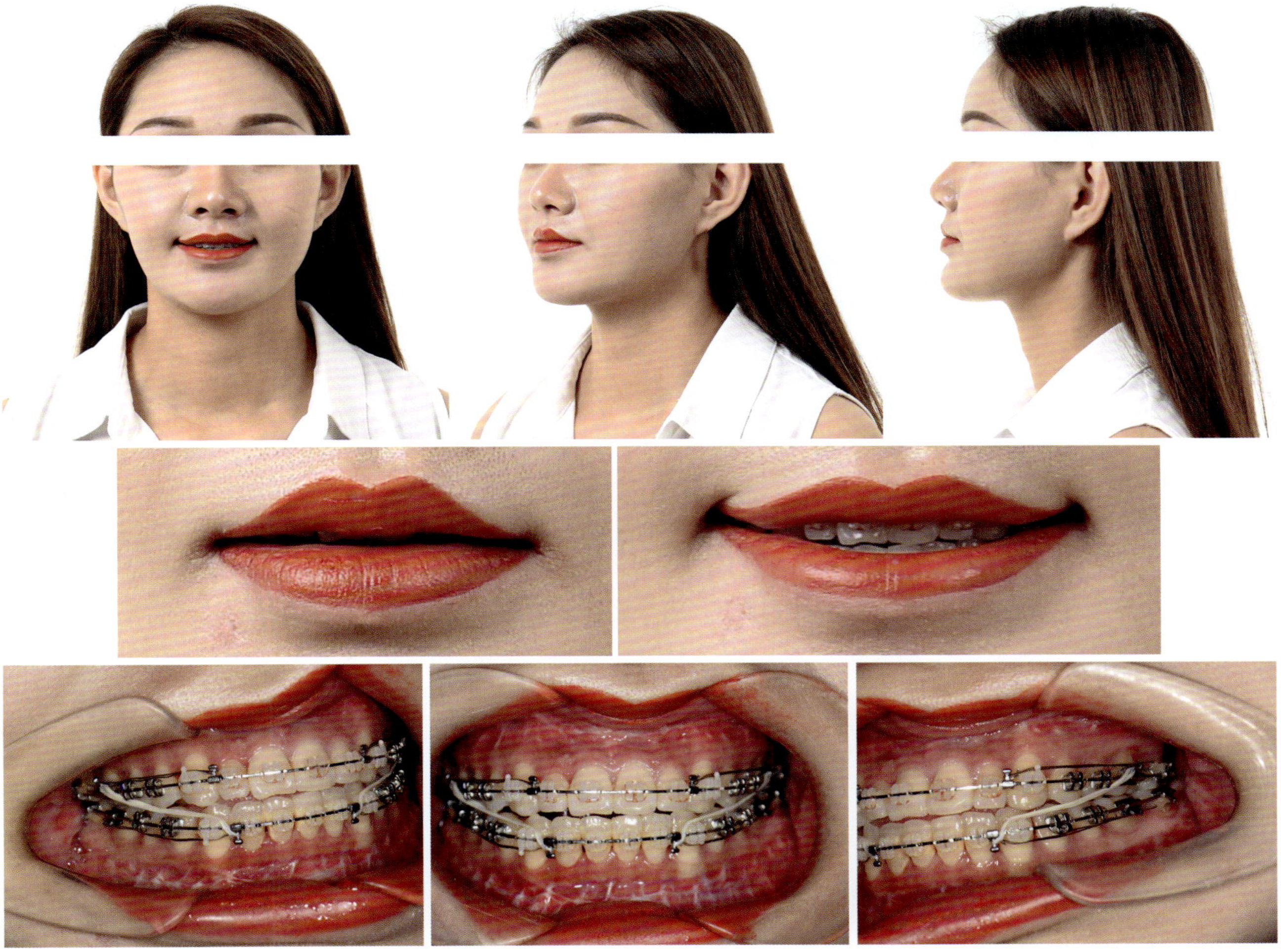

图 20-8　正颌术后效果（女，28 岁）

案例 3：男，23 岁，先天性单侧完全唇裂，幼年时已进行一期修复，成年后遗留上颌骨发育不全、轻度反殆，上唇白唇瘢痕、红唇退缩，下唇在上唇前方（图 20-9a）。

查体：侧面呈现反殆外观，上唇整体退缩，上唇最前点位于下唇最前点后方约 2 mm，鼻尖突出度亦不足。触诊上唇白唇原发唇裂修复术切口瘢痕仍较致密，但上唇红唇大致柔软。

求美者不愿意接受正颌手术，考虑通过上唇软组织及鼻部轮廓矫正来改善中面部不足的情况。手术设计：自体脂肪填充上唇、鼻基底、鼻尖及鼻背。术后可见上唇与鼻尖突出度改善，上唇最前点位于下唇最前点前方约 2 mm，反殆印象矫正（图 20-9b）。

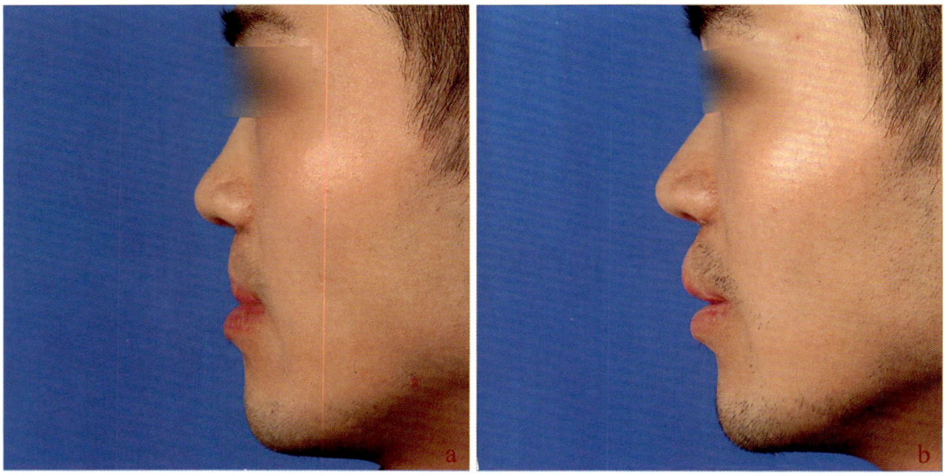

图 20-9　自体脂肪填充上唇、鼻尖、鼻基底改善反殆（男，23 岁）

a. 术前；b. 术后 1 周

案例 4：女，25 岁，主诉“下面部不对称，下巴向左侧偏”，希望调整对称（图 20-10a）。

查体：可见下颌体左侧较右侧发育过度，左侧下颌角、颏部宽大。上下颌骨咬合正常，但上下红唇中线未对齐，下唇较上唇略偏右。

下颌骨轻度不对称同时咬合正常，可通过颏部或者下颌体部分截骨来改善对称性。本案例颏部不对称最为明显，同时横向过宽，遂予左侧颏部截骨，调整至右侧对称。术后 2 年可见颏部形态改善，对称性恢复（图 20-10b）。

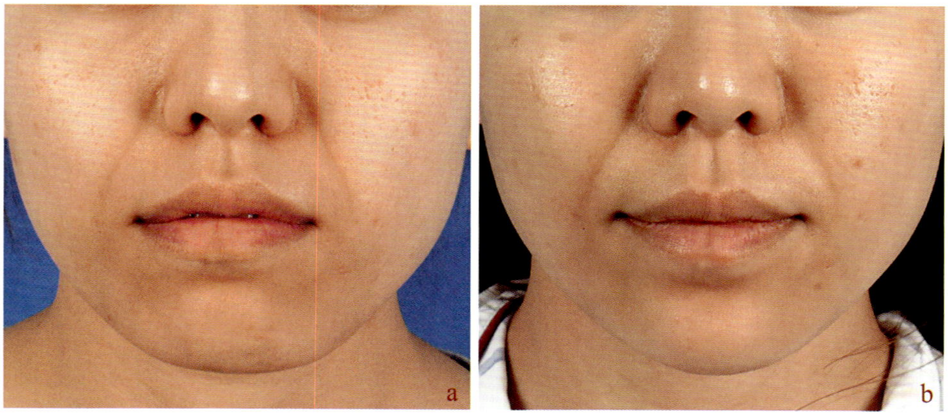

图 20-10　左侧颏部截骨改善下颌不对称（女，25 岁）

a. 术前；b. 术后 2 年

（刘筱菁　周　洋　潘柏林）

参考文献

[1] Cho D, Choi DS, Jang I, et al. Changes in natural head position after orthognathic surgery in skeletal Class Ⅲ patients. Am J Orthod Dentofacial Orthop, 2015, 147(6): 747-754.

[2] Oguri Y, Yamada K, Fukui T, et al. Mandibular movement and frontal craniofacial morphology in orthognathic surgery patients with mandibular deviation and protrusion. J Oral Rehabil, 2003, 30(4): 392-400.

插图来源

图 20-1 由北京大学第三医院陈静绘制；
图 20-9、20-10 由北京大学第三医院潘柏林医生团队提供；
其余图片由北京大学口腔医院刘筱菁、周洋医生提供。

专业词汇对照表

（按英文字母顺序排列）

"duck bill" / "trout pout"	"鸟嘴样"
A	
ageing lip	唇部衰老
allogeneic graft	异体移植物
anterior nasal spine	鼻前棘
anterior reverse occlusion	反殆畸形
apex of philtral column (Sbal)	人中嵴顶点
asymmetrie	不对称
B	
base of the nasal columella	鼻小柱根部
bevel	针尖斜面
biocompatible	生物相容性
biofilm formation	生物膜形成
botulinum toxin	肉毒毒素
bruising	青紫
buccal corridor	颊廊间隙
buccal nerve	颊神经
buccinator muscle	颊肌
C	
Calcium Hydroxyapatite (Radiesse)	羟基磷灰石钙（微晶瓷）
cautery	灼烧（止血）
central bow angle (∠Cphl-Ls-Cphr)	唇谷角度
central notching of lower-lip	矢状中央沟（下唇）
central pout	中央丰盈
central tubercle	中央唇珠
cheilion (Ch)	口角点

cheiloptosis	唇下垂
chemical resurfacing	化学换肤
chin augmentation	隆颏术
chin dimple	颏中央沟
chin reduction	颏部缩短 / 缩窄术
cleft lip	唇裂
clumping	结块
collagen	胶原
collagen framework loosens	胶原蛋白结构松弛
congenital variations	先天性变异
contour irregularities	轮廓不规则
cosmetic dentistry	美容牙科
crista philtri (Cph)	唇峰点
cross-linked Hyaluronic Acid (HA)	交联透明质酸
cumulative solar damage	日光损害累积
Cupid's bow	"丘比特弓"（唇红缘）
Cupid's bow angle (∠Ls-Cph-Ch)	唇峰角度
curvature	（唇红缘）曲线
cutaneous upper lip	上唇白唇

D

decreased pout	丰满度降低
deep creases	深纹
defined philtral columns and Cupid's bow,	人中嵴和唇弓轮廓清晰
dentition	牙列
deposited	沉积
depressor anguli oris muscle (DAO)	降口角肌
depressor labii inferioris muscle	降下唇肌
depressor septi nasi muscle	降鼻中隔肌
dermis thinness	真皮层变薄
distance between crista philtri right and left points (Cphl-Cphr)	唇峰间距
downward tilt/drooping of oral commissures	口角下垂

E	
ecchymosis	瘀斑
elasticity	弹性
erythema	红斑
eversion	外翻
excessive incisor or gum show	切牙或牙龈暴露过多
extrusion	突出
F	
facial artery	面动脉
facial nerve	面神经
facial vein	面静脉
fat compartment	脂肪室
fillers	填充剂
fine hair on the upper lip	唇毛（上唇）
frontal view	正面观
G	
genioplasty	颏成形术
gingival sulcus	齿龈沟
granulomas	肉芽肿
gum show	牙龈显露
gummy smile	露龈笑
H	
horizontal labiomental artery (hLMA)	水平唇颏动脉
hyaluronidase	透明质酸酶
hypersensitivity reaction	超敏反应
hypertrophic or atrophic scarring	增生性或萎缩性瘢痕
hypoplastic lip	唇部发育不全
I	
in repose	静息位
incisor show	切牙显露
inferior alar artery (IAA)	鼻翼下动脉

inferior labial artery (ILA)	下唇动脉
inferior labial vein	下唇静脉
infraorbital foramina	眶下神经孔
infraorbital nerve	眶下神经
inIerior alveolar nerve	下牙槽神经
intermediate-duration	半永久
intralesional	病灶内
inverted vermilion	唇红内翻
investing tissue	包埋组织

L

labial herpes	唇部疱疹
labiomandibular fold (marionette lines)	下颌唇沟（木偶纹）
labiomental crease	颏唇沟
labrale inferius (Li)	下唇唇红缘中点
labrale superius (Ls)	唇谷点
lack of ideal vermilion contours	红唇形态不理想
laser resurfacing	激光换肤
lateral nasal artery (LNA)	鼻外侧动脉
lateral thickenings	唇阜
levator anguli oris muscle	提口角肌
levator labii superioris alaeque nasi muscle	提上唇鼻翼肌
levator labii superioris muscle	提上唇肌
lining	衬里
lip augmentation	丰唇
lip defect	唇部缺损
lip dimensions	唇部尺寸
lip line	红唇游离缘
lip reconstruction	唇再造
lip reduction	厚唇修薄
lip tattoo	文唇
lip volume	红唇体积

lip-defining structures	唇部精细结构
lips parted	张口
long retrogenia	长颏后缩畸形
loses curve	丧失弧度
lower-lip angle	下唇口角角度
lowest point of the lateral thickenings (Lth)	唇阜点
lumps and nodules	肿块与结节
M	
macrogenia	巨颏畸形
malocclusion	错殆畸形
mandibular deviation	偏颌畸形
mandibular nerve	下颌神经
marionette lines	木偶纹
maxillary artery	上颌动脉
maxillary nerve	上颌神经
mental foramen	颏孔
mental nerve	颏神经
mental protuberance	颏隆突
mental spines	颏棘
mentalis muscle	颏肌
menton (Me)	颏下点
mesotherapy	水光针（中胚层疗法）
microgenia	小颏畸形
microstomia	小口畸形
migration	移位
minimal dental show	牙齿显露过少
N	
nanofat	纳米脂肪
nasal alar	鼻翼
nasal base	鼻基底
nasal/nostril sill	鼻槛

nasolabial angle	鼻唇角
nasolabial crease/fold	鼻唇沟
nerve block anesthesia	神经阻滞麻醉
nodule formation	结节形成
O	
oblique view	斜位观
oral commissure	口角
oral commissure lift	口角上提术
oral fissure	口裂
oral rinse	漱口液
orbicularis oris muscle	口轮匝肌
orthodontics	正畸
orthognathic surgery	正颌手术
osteotomy	截骨术
overactive muscles	肌肉力量过度
overcorrection	矫正过度
P	
paramedian tubercles/thickenings	侧唇珠（下唇）
pars marginalis	（口轮匝肌）口唇部
pars peripheralis	（口轮匝肌）口周部
peak of Cupid's bow	唇峰
perioral mount	口周隆起
perioral rejuvenation	口周年轻化
perioral wrinkle	口周皱纹
philtral columns/ridge	人中嵴
philtral flattening	人中变平
philtral groove/dimple	人中沟
pogonion (Pog)	颏前点
polyacrylamide hydrogel	聚丙烯酰胺水凝胶（奥美定 / 英捷尔法勒）
poly-L-lactic acid (PLLA) (Sculptra)	聚左旋乳酸（PLLA）（舒颜萃）
polymethylmethacrylate (PMMA)	聚甲基丙烯酸甲酯（PMMA）

profile view	侧位观
projection of lips	红唇突出
protruding jaw	突嘴
protrusion	突出度
puckering	撅嘴
Q	
quadratus (depressor) labii inferioris	下唇方肌（降肌群）
R	
redistribution of volume	体积重新分布
resorption	吸收率
Ricketts line	Ricketts 连线（E 审美平面）
risorius muscle	笑肌
S	
sausage lip	香肠嘴
sealed	（唇）闭合
secondary deformity of cleft lip	唇裂继发畸形
secretion	分泌
self-limited	自限性
shrinkage	收缩率
silicone gel	硅酮凝胶
sitting position	坐位
simple running suture	单纯连续缝合
smirk	假笑
stomion (Stm)	口裂点
sublabiale (Sl)	颏唇沟中点
submandibular fossa	下颌下窝
submental artery (SMA)	颏下动脉
subnasale (Sn)	鼻底点

superficial musculo-aponeurotic system (SMAS)	表浅肌肉腱膜系统
superior labial artery (SLA)	上唇动脉
supine position	仰卧位
swelling	肿胀
synechia	粘连
synthesized	人工合成
T	
taper	逐渐变细
telangiectasia	毛细血管扩张
thick lips	厚唇
thin lips	薄唇
top point of the paramedian tubercles (Pmt)	下唇侧唇珠顶点
top point of the upper arches (Arc)	穹窿点
touch-up	修饰，修补
trigeminal nerve	三叉神经
U	
undercorrection	矫正不足
upper arches	上唇穹窿
upper/lower vermilion ratio	上下唇厚度比
upper-lip angle	上唇口角角度
upper-lip elongation	上唇人中延长术
upper-lip lift	上唇人中短缩术
V	
valley of Cupid’s bow	唇谷
vascular occlusion	血管堵塞
Vaseline or lip moisturizer	凡士林或润唇膏
vermilion border	唇红缘
vermilion eversion	红唇外翻

vermilion lift	唇红缘提升术
vermilion of lip	红唇体
vermilion tubercle	唇珠
vermilion-mucosal junction	干湿唇交界线
vertical labiomental artery (vLMA)	竖直唇颏动脉
vertical lip lines	垂直唇纹
vertical maxillary excess	上颌骨垂直向过度发育
viscosity	黏度
W	
white roll	唇嵴
Z	
zygomaticus major muscle	颧大肌
zygomaticus minor muscle	颧小肌

（按汉音拼音顺序排列）

（唇）闭合	sealed
（唇红缘）曲线	curvature
（口轮匝肌）口唇部	pars marginalis
（口轮匝肌）口周部	pars peripheralis
“鸟嘴样”	“duck bill” / “trout pout”
“丘比特弓”（唇红缘）	Cupid’s bow
Ricketts 连线（E 审美平面）	Ricketts line
B	
半永久	intermediate-duration
包埋组织	investing tissue
薄唇	thin lips
鼻唇沟	nasolabial crease/fold
鼻唇角	nasolabial angle
鼻底点	subnasale (Sn)

鼻基底	nasal base
鼻槛	nasal/nostril sill
鼻前棘	anterior nasal spine
鼻外侧动脉	lateral nasal artery (LNA)
鼻小柱根部	base of the nasal columella
鼻翼	nasal alar
鼻翼下动脉	inferior alar artery (IAA)
表浅肌肉腱膜系统	superficial musculo-aponeurotic system (SMAS)
病灶内	intralesional
不对称	asymmetrie

C

侧唇珠（下唇）	paramedian tubercles/thickenings
侧位观	profile view
超敏反应	hypersensitivity reaction
沉积	deposited
衬里	lining
齿龈沟	gingival sulcus
垂直唇纹	vertical lip lines
唇部尺寸	lip dimensions
唇部发育不全	hypoplastic lip
唇部精细结构	lip-defining structures
唇部疱疹	labial herpes
唇部缺损	lip defect
唇部衰老	ageing lip
唇峰	peak of Cupid's bow
唇峰点	crista philtri (Cph)
唇峰间距	distance between crista philtri right and left points (Cphl-Cphr)
唇峰角度	Cupid's bow angle (∠Ls-Cph-Ch)
唇阜	lateral thickenings
唇阜点	lowest point of the lateral thickenings (Lth)

唇谷	valley of Cupid's bow
唇谷点	labrale superius (Ls)
唇谷角度	central bow angle (∠Cphl-Ls-Cphr)
唇红内翻	inverted vermilion
唇红缘	vermilion border
唇红缘提升术	vermilion lift
唇嵴	white roll
唇裂	cleft lip
唇裂继发畸形	secondary deformity of cleft lip
唇毛（上唇）	fine hair on the upper lip
唇下垂	cheiloptosis
唇再造	lip reconstruction
唇珠	vermilion tubercle
错殆畸形	malocclusion
D	
单纯连续缝合	simple running suture
F	
凡士林或润唇膏	Vaseline or lip moisturizer
反颌畸形	anterior reverse occlusion
分泌	secretion
丰唇	lip augmentation
丰满度降低	decreased pout
G	
干湿唇交界线	vermilion-mucosal junction
硅酮凝胶	silicone gel
H	
红斑	erythema
红唇体	vermilion of lip
红唇体积	lip volume
红唇突出	projection of lips
红唇外翻	vermilion eversion

红唇形态不理想	lack of ideal vermilion contours
红唇游离缘	lip line
厚唇	thick lips
厚唇修薄	lip reduction
化学换肤	chemical resurfacing
J	
肌肉力量过度	overactive muscles
激光换肤	laser resurfacing
颊肌	buccinator muscle
颊廊间隙	buccal corridor
颊神经	buccal nerve
假笑	smirk
降鼻中隔肌	depressor septi nasi muscle
降口角肌	depressor anguli oris muscle (DAO)
降下唇肌	depressor labii inferioris muscle
交联透明质酸	cross-linked Hyaluronic Acid (HA)
胶原	collagen
胶原蛋白结构松弛	collagen framework loosens
矫正不足	undercorrection
矫正过度	overcorrection
结节形成	nodule formation
结块	clumping
截骨术	osteotomy
静息位	in repose
巨颏畸形	macrogenia
聚丙烯酰胺水凝胶（奥美定 / 英捷尔法勒）	polyacrylamide hydrogel
聚甲基丙烯酸甲酯（PMMA）	polymethylmethacrylate (PMMA)
聚左旋乳酸（PLLA）	poly-L-lactic acid (PLLA) (Sculptra)
撅嘴	puckering
K	
颏部缩短 / 缩窄术	chin reduction

颏成形术	genioplasty
颏唇沟	labiomental crease
颏唇沟中点	sublabiale (Sl)
颏肌	mentalis muscle
颏棘	mental spines
颏孔	mental foramen
颏隆突	mental protuberance
颏前点	pogonion (Pog)
颏神经	mental nerve
颏下点	menton (Me)
颏下动脉	submental artery (SMA)
颏中央沟	chin dimple
口角	oral commissure
口角点	cheilion (Ch)
口角上提术	oral commissure lift
口角下垂	downward tilt/drooping of oral commissures
口裂	oral fissure
口裂点	stomion (Stm)
口轮匝肌	orbicularis oris muscle
口周隆起	perioral mount
口周年轻化	perioral rejuvenation
口周皱纹	perioral wrinkle
眶下神经	infraorbital nerve
眶下神经孔	infraorbital foramina
L	
隆颏术	chin augmentation
露龈笑	gummy smile
轮廓不规则	contour irregularities
M	
毛细血管扩张	telangiectasia
美容牙科	cosmetic dentistry

面动脉	facial artery
面静脉	facial vein
面神经	facial nerve
木偶纹	marionette lines
N	
纳米脂肪	nanofat
黏度	viscosity
P	
偏颌畸形	mandibular deviation
Q	
羟基磷灰石钙（微晶瓷）	Calcium Hydroxyapatite (Radiesse)
切牙或牙龈暴露过多	excessive incisor or gum show
切牙显露	incisor show
青紫	bruising
穹窿点	top point of the upper arches(Arc)
颧大肌	zygomaticus major muscle
颧小肌	zygomaticus minor muscle
R	
人工合成	synthesized
人中变平	philtral flattening
人中沟	philtral groove/dimple
人中嵴	philtral columns/ridge
人中嵴顶点	apex of philtral column (Sbal)
人中嵴和唇弓轮廓清晰	defined philtral columns and Cupid’s bow,
日光损害累积	cumulative solar damage
肉毒毒素	botulinum toxin
肉芽肿	granulomas
S	
三叉神经	trigeminal nerve
丧失弧度	loses curve
上唇白唇	cutaneous upper lip

上唇动脉	superior labial artery (SLA)
上唇口角角度	upper-lip angle
上唇穹窿	upper arches
上唇人中短缩术	upper-lip lift
上唇人中延长术	upper-lip elongation
上颌动脉	maxillary artery
上颌骨垂直向过度发育	vertical maxillary excess
上颌神经	maxillary nerve
上下唇厚度比	upper/lower vermilion ratio
深纹	deep creases
神经阻滞麻醉	nerve block anesthesia
生物膜形成	biofilm formation
生物相容性	biocompatible
矢状中央沟（下唇）	central notching of lower-lip
收缩率	shrinkage
竖直唇颏动脉	vertical labiomental artery (vLMA)
漱口液	oral rinse
水光针（中胚层疗法）	mesotherapy
水平唇颏动脉	horizontal labiomental artery (hLMA)
T	
弹性	elasticity
提口角肌	levator anguli oris muscle
提上唇鼻翼肌	levator labii superioris alaeque nasi muscle
提上唇肌	levator labii superioris muscle
体积重新分布	redistribution of volume
填充剂	fillers
透明质酸酶	hyaluronidase
突出	extrusion
突出度	protrusion
突嘴	protruding jaw

W	
外翻	eversion
文唇	lip tattoo
X	
吸收率	resorption
下唇侧唇珠顶点	top point of the paramedian tubercles (Pmt)
下唇唇红缘中点	labrale inferius (Li)
下唇动脉	inferior labial artery (ILA)
下唇方肌（降肌群）	quadratus (depressor) labii inferioris
下唇静脉	inferior labial vein
下唇口角角度	lower-lip angle
下颌唇沟（木偶纹）	labiomandibular fold (marionette lines)
下颌神经	mandibular nerve
下颌下窝	submandibular fossa
下牙槽神经	inIerior alveolar nerve
先天性变异	congenital variations
香肠嘴	sausage lip
小颏畸形	microgenia
小口畸形	microstomia
笑肌	risorius muscle
斜位观	oblique view
修饰，修补	touch-up
血管堵塞	vascular occlusion
Y	
牙齿显露过少	minimal dental show
牙列	dentition
牙龈显露	gum show
仰卧位	supine position
移位	migration
异体移植物	allogeneic graft
瘀斑	ecchymosis

Z

增生性或萎缩性瘢痕	hypertrophic or atrophic scarring
粘连	synechia
张口	lips parted
长颏后缩畸形	long retrogenia
针尖斜面	bevel
真皮层变薄	dermis thinness
正颌手术	orthognathic surgery
正畸	orthodontics
正面观	frontal view
脂肪室	fat compartment
中央唇珠	central tubercle
中央丰盈	central pout
肿块与结节	lumps and nodules
肿胀	swelling
逐渐变细	taper
灼烧（止血）	cautery
自限性	self-limited
坐位	sitting position

校对：MedDRA 维护和支持服务组织（MSSO）朱丽琳

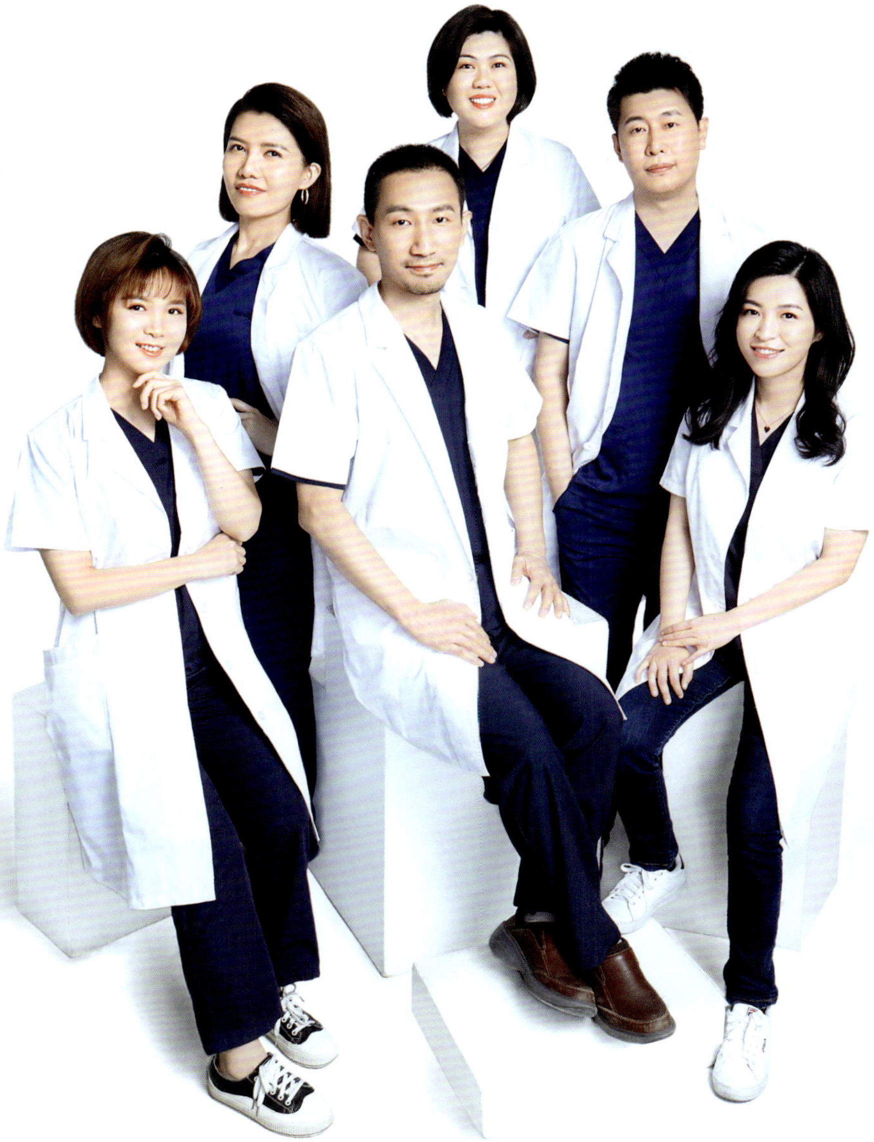

唇情物語

LIPS & TALE

潘柏林医生团队

Dr. Pan @ PUTH